仲景医学系列教材

仲景诊病学

王世勋　樊德春　主编

河南科学技术出版社

·郑州·

图书在版编目（CIP）数据

仲景诊病学/王世勋，樊德春主编 . —郑州：河南科学技术出版社，2016.1
（2023.3 重印）
ISBN 978-7-5349-7996-5

Ⅰ . ①仲… Ⅱ . ①王… ②樊… Ⅲ . ①中医诊断学–中医学院–教材 Ⅳ . ①R241

中国版本图书馆 CIP 数据核字（2015）第 262555 号

出版发行：河南科学技术出版社
　　　　　地址：郑州市郑东新区祥盛街 27 号　　　邮编：450016
　　　　　电话：（0371）65788613　65788629
　　　　　网址：www. hnstp. cn
策划编辑：李喜婷　胡　静
责任编辑：李明辉
责任校对：柯　姣
封面设计：中文天地
版式设计：栾亚平
责任印制：朱　飞
印　　刷：三河市同力彩印有限公司
经　　销：全国新华书店
开　　本：787 mm×1 092 mm　1/16　印张：23.75　字数：530 千字
版　　次：2023 年 3 月第 2 次印刷
定　　价：198.00 元

如发现印、装质量问题，影响阅读，请与出版社联系并调换。

"仲景医学系列教材"编委会

编委会主任　　方家选

编委会副主任　梁新武　张须学

名　誉　主　编　桂延耀　孙耀志

名　誉　副　主　编　王若愚

总　　主　　编　庞景三

副　总　主　编　周小琳　肖跃红

编　　　　委　（按姓氏笔画排序）

王世勋　王若愚　卞　华　方家选

冯冬兰　刘　冰　刘怀举　刘洪波

孙　锋　孙耀志　李书香　李红普

杨小欣　肖跃红　宋红旗　张东献

张须学　陈亦工　瓮　恒　周小琳

庞景三　赵体浩　秦玖刚　袁国卿

桂延耀　郭延东　梁新武　葛均西

冀文鹏

《仲景诊病学》编者名单

主　编　王世勋　樊德春

副主编　何　杨　史　丽

编　委　(以姓氏笔画为序)

王世勋　史　丽　何　杨　樊德春

编写说明

中医学是伴随中华民族的发展而孕育、产生、发展起来的中国传统医学。张仲景的《伤寒杂病论》集东汉以前中国医学之大成，将理论医学与临床医学紧密地结合起来，熔理、法、方、药于一炉，确立了辨证论治理论体系，影响着从它问世以来1 800多年的中医学方药、理论及临床各个方面。《伤寒杂病论》在传承过程中被分为《伤寒论》和《金匮要略》，一直被奉为中医学经典。历代医家不断地研究与应用《伤寒杂病论》，为之整理、诠释、补充、发挥、验证、修订，并进行现代研究，中西汇通，取得了极为丰富的成果，成为仲景医学的新内容。

从某种角度讲，仲景医学是中医学中最核心、最精髓、最实用，也最有生命力的学问。尽管古今有诸多医家、学者对其进行集注或分编，但仍存在一些不足：一是仍未能全面系统地反映仲景医学的全部，二是仅靠原著或选读不利于现代乃至今后的深入学习和发展。另外，目前中医高等教育并不能很快适应临床，流水线式的培养方法不利于中医人才成长，核心问题都是没有把经典教育作为主线，特别是没有将仲景的学术思想贯穿始终。要学透仲景著作十分不易，要用仲景的理、法、方、药很好地解决临床实际问题更不易，所以我们尽其所能进行探索，组织编写这套"仲景医学系列教材"。本套教材具有仲景学术思想特色，不但可作为我们的校本教材，也可作为继续教育或临床及科研的参考教材。

本套教材共 11 本，包括《仲景医学发展史》《仲景药物学》《仲景方剂学》《仲景诊病学》《仲景外感病学》《仲景内伤杂病学》《仲景妇科杂病学》《仲景病案学》《仲景养生保健学》《仲景医学现代研究》《仲景文化概论》。本套教材参考现代学科门类划分，并参考现行教育课程，自成体系，以仲景学术及指导思想为主线，结合后世研究成果，继承而不泥古，发展而不离宗，全面反映仲景医学的内容，便于教师的启发教学和学生的自主学习，更便于引导实际应用。

特别需要说明的是，"仲景医学系列教材"的编写不拘于《伤寒论》《金匮要略》原文，我们先将两书条文糅到一起，再行组分，甚至用白话形式编写，以便于学习与理解。教材编写的基本原则是突出仲景思想，突出继承与发展，突出实用。

本套教材没有统一的编写体例，每本教材是根据自己的内容和特色来选择适当的表述形式，这种"不甚规范"的编写形式是完全服从于编写内容的。就本套教材而言，有的属于全新的教材，如《仲景文化概论》《仲景医学发展史》《仲景病案学》《仲景养生保健学》《仲景医学现代研究》；有的属于同现行教材有重叠，又有差别的教材，如《仲景药物学》《仲景方剂学》《仲景诊病学》《仲景外感病学》《仲景内伤杂病学》《仲景妇科杂病学》。全新教材相对好处理，只需要高度提炼与精心编排，编写的自由度较大；而有重叠的教材则要处理好仲景学术思想与现行教材的关系。我们的做法是，《仲景药物学》以仲景用药为主线，同时收入后世发现的常用药物，基本涵盖《中药学》的内容。《仲景方剂学》以经方应用为主线，同时收入后世有效的时方，基本涵盖《方剂学》的内容。《仲景诊病学》重点突出仲景的诊病方法，同时包括了《中医诊断学》的内容。《仲景外感病学》则论述临床各种外感病，包括《伤寒论》和《温病学》的内容。《仲景内伤杂病学》全面论述临床常见内科疾病，包括《中医内科学》和《金匮要略》的内容。《仲景妇科杂病学》既论述仲景的"妇人三篇"，又包括《中医妇科学》。

编写本套教材的目的是希望改变我国目前中医高等教育"千人一面"的状况，努力培养德技双馨的仲景传人。尽管我们是在具有深厚中医药文化底蕴的医圣故里，有着多年高等中医药教育的经验教训，但我们深知与兄弟院校之间有很大的差距，更知道改革的艰辛，希望我们的微薄之力能够对当今中医药发展做出一点贡献。

本套教材的编写得到了河南省南阳张仲景基金会、河南省宛西制药股份有限公司、南阳市仲景堂医院大力支持，更有许多兄弟院校学者的加盟。由于学识和编写经验有限，书中可能存在不妥之处，我们恳请广大中医人，特别是研究《伤寒论》《金匮要略》的专家、学者多提宝贵的意见和建议，以便于我们今后工作的改进和教材的修订。

"仲景医学系列教材"编委会

2013 年 10 月

前　言

　　《仲景诊病学》是以仲景诊病方法和本科教材《中医诊断学》为基础，进行重新整合，以突出仲景特色和实用性的一门课程。本教材是根据中医学专业培养仲景学术特色目标，按照中医学专业教学计划中对本课程的要求和培养仲景学说传承者的特点编写的。本教材的编写是在对中医学专业本科生能力的要求进行调研，通过课程体系建设与改革中的课程剖析和课程内容调整方案的反馈信息，听取相关课程教师意见，在充分讨论并广泛征求相关专家意见的基础上制定的。

　　本教材是始终贯穿张仲景诊病学说的基本理论，研究诊察病情、判断疾病、辨别症候的基础理论、基本知识和基本技能的一门学科。主要包括诊法、辨证、病案等内容。诊法部分包括望、闻、问、切四诊，辨证部分为八纲辨证、病性辨证、脏腑辨证、六经辨证、卫气营血辨证、三焦辨证、经络辨证。

　　本教材引用《伤寒论》原文部分，以明代赵开美复刻宋本《伤寒论》（上海科学技术出版社，1987 年出版）为蓝本进行分条；引用《金匮要略》原文部分，以林亿校注的《金匮要略方论》（人民卫生出版社，1986 年出版）为准。

　　通过本课程的学习，可使学习者掌握中医诊断学及仲景诊病学说的基本理论、基本知识和基本技能。

　　仲景诊病学是中医学各专业的特色基础课，是基础理论与临床各科之间的桥梁，是中医学专业课程体系中的主干课程。通过系统地学习仲景诊病学，为临床各科学习仲景学术思想奠定了坚实的基础。

编者

2013 年 10 月

目 录

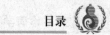

第一篇 绪 论

一、主要内容

（一）诊法

诊法，即诊察收集病情资料的方法，主要包括望诊、闻诊、问诊、切诊四种方法，简称"四诊"。

"望诊"是医生运用视觉察看病人，以了解病情的诊察方法。"闻诊"是医生运用听觉诊察病人，以及运用嗅觉嗅病人发出的气味，以了解病情的诊察方法。"问诊"是医生询问病人，以了解病情的诊察方法。"切诊"是医生用手触按病人身体，以了解病情的诊察方法。

（二）诊病

诊病，亦称"辨病"，是指通过综合分析四诊资料，对疾病的病种做出判断，得出诊断结果的思维过程。

（三）辨证

"辨证"是对病人的各种临床资料进行分析、综合，从而对疾病当前的病位与病性等本质做出判断，并概括为完整证名的诊断思维过程。

（四）病案

病案，又称"病历"，古称"诊籍"，是临床有关诊疗等情况的书面记录，要求把病人的详细病情、病史、诊断和治疗过程等情况如实的记录。

病案是医疗、科研、教学、管理及司法的重要资料。病案书写是临床工作者必须掌握的基本技能。

二、基本原理

（一）司外揣内

外，指疾病表现于外的症状、体征；内，指脏腑等内在的病理本质。司外揣内就是通过诊察其反映于外部的现象，便有可能测知内在的变动情况。

（二）见微知著

微，指微小、局部的变化；著，指明显的、整体的情况。见微知著是指机体的某些局部，常包含着整体的生理、病理信息，通过微小的变化，可以测知整体的情况。

（三）以常衡变

常，指健康的、生理的状态；变，指异常的、病理的状态。以常衡变是指在认识正常的基础上，发现病人的异常变化。

以常衡变亦称"揆度奇恒"，《素问·玉机真脏论》说："五色脉变，揆度奇恒。"

恒，指正常、常规；奇，指异常、变动；揆度，是观察比较、推测揣度的意思。

三、基本原则

（一）整体审察

整体审察一是指通过诊法收集病人的临床资料时，必须从整体上进行多方面的考虑，而不能只看到局部的痛苦。二是要求对病情进行全面分析、综合判断，既不能只顾一点，不及其余；也不能只注意到当前的、局部的、明显的病理改变，而忽视了时、地、人、病的特殊性。同时，还要从疾病的前因后果、演变发展趋势上加以考虑。

（二）诊法合参

"诊法合参"，是指四诊并重，诸法参用，综合收集病情资料。

望、闻、问、切四诊是从不同的角度检查病情和收集临床资料，各有其独特的方法与意义，不能互相取代。《医门法律》说："望闻问切，医之不可缺一。"《四诊抉微》也说："然诊有四，在昔神圣相传，莫不并重。"

张仲景曰："省疾问病，务在口给。相对斯须，便处汤药。按寸不及尺，握手不及足，人迎跌阳，三部不参……明堂阙庭，尽不见察，所谓窥管而已。夫欲视死别生，实为难矣。"

（三）病证结合

病是对疾病全过程的特点与规律所做的概括，证是对疾病当前阶段的病位、病性等所做的结论。病注重从贯穿疾病始终的整个过程上认识病情，证主要是从机体反应状况某一阶段上认识病情。

辨病和辨证，对于诊断来说，都是重要的。辨病有利于从疾病全过程、特征上认识疾病的本质，重视疾病的基本矛盾；辨证则重在从疾病当前的表现中判断病变的位置与性质，抓住当前的主要矛盾。正由于"病"与"证"对疾病本质反映的侧重面有所不同，所以强调要"辨病"与"辨证"相结合，从而有利于对疾病本质的全面认识。

临床进行思维分析时，有时是先辨病然后再辨证，有时是先辨证然后再辨病。如果通过辨病而确定了病种，便可根据该病的一般演变规律而确定证型，此为在辨病基础上进行辨证。当疾病的本质反映不够充分时，先辨证不仅有利于当前的治疗，而且通过对证的变化的观察，有利于对疾病本质的揭示，从而确定病名，即在辨证基础上进行辨病。

四、发展简史

早在《周礼·天官》中就有"以五气、五声、五色，其死生"的记载。

公元前5世纪，著名医家扁鹊就以"切脉、望色、听声、写形"而"言病之所在"为人诊病。

在《黄帝内经》和《难经》中，不仅奠定了望、闻、问、切四诊的理论基础和方法，而且提出诊断疾病必须结合致病的内外因素全面考虑。《素问·疏五过论》指出："凡欲诊病者，必问饮食居处，暴乐暴苦……"《难经》则特别重视脉诊，其所提出的独取寸口诊脉法，对后世的影响甚大。

2世纪，西汉名医淳于意首创"诊籍"（即病案），记录病人的姓名、居址、病状、方药、日期等，作为复诊的参考。

东汉医学家张仲景所著的《伤寒杂病论》，把病、脉、证、治结合起来，对诊病、辨证、论治进行了规范。著名医家华佗的《中藏经》也记载了丰富的诊病经验，以论脉、论病、论脏腑寒热虚实、生化顺逆之法著名。

西晋王叔和的《脉经》，是我国最早的脉学专著，既阐明脉理，又分述寸口、三部九候、二十四脉等脉法，对后世影响很大。

隋代巢元方的《诸病源候论》是一部论述病源与症候诊断的专著，载列各种疾病的症候1 739论。唐代孙思邈认为，诊病要不为外部现象所迷惑，要透过现象看本质。他在《备急千金要方·大医精诚》中指出："五脏六腑之盈虚，血脉营卫之通塞，固非耳目之所察，必先诊候以审之。"

宋、金、元时期，诊断学又有了新的发展，宋代朱肱的《南阳活人书》强调治伤寒切脉是辨别表里虚实的关键，陈无择的《三因极一病证方论》论述了内因、外因、不内外因三因辨证。南宋施发的《察病指南》是诊法的专著，并绘脉图33种，以图来示意脉象，颇有特色。南宋崔紫虚的《崔氏脉诀》，以浮沉迟数为纲，分类论述24脉，对后世颇有影响。元代有敖氏者，著《点点金》及《金镜录》，论伤寒舌诊，分12图，为论舌的第一部专著，后经杜清碧增补为36图，即为现在所见的敖氏《伤寒金镜录》。戴起宗撰《脉诀刊误集解》，对脉学颇有贡献。滑寿的《诊家枢要》，为脉诊的专著，载脉29种。刘昉著《幼幼新书》，论述望指纹在儿科诊断中的重要意义。危亦林的《世医得效方》，论述了危重疾病的"十怪脉"。金元四大家在诊疗上各有特点，刘河间诊病，重视辨识病机；李东垣诊病，重视四诊合参；朱丹溪诊病，主张"欲知其内者，当以观乎外，诊于外者，斯以知其内。盖有诸内者形诸外，苟不以相参，而断其病邪之顺逆，不可得也"。张从正诊病，重视症状的鉴别诊断，如对各种发疹性疾病的鉴别颇为明确。

明清时期，以脉诊和舌诊的发展尤为突出。明代伟大的医药学家李时珍著《濒湖脉学》，摘取诸家脉学精华，详分27种脉，编成歌诀，便于习诵。

明代张介宾著《景岳全书》，内容十分丰富，论述甚为精辟，尤其是其中的《脉神章》"十问歌""二纲六变"之论等，对后世的影响甚大。

清代李延星的《脉诀汇辨》、贺升平的《脉要图注详解》等把脉学与生理、病理及症候结合起来进行研究。在舌诊方面，继元代杜清碧增补敖氏《伤寒金镜录》，明代申斗垣的《伤寒观舌心法》、清代张登的《伤寒舌鉴》、傅松元的《舌胎统志》等对察舌辨证多有研究。清代《医宗金鉴·四诊心法要诀》以四言歌诀简要地介绍四诊理论和方法，便于实用。

清代程钟龄的《知觉心悟》，把阴阳表里、寒热虚实作为辨证的大法。明清重《伤寒论》，致力于六经辨证研究的百余家，各有精辟见解，如明初王初道的《医经溯洄集》、清代柯韵伯的《伤寒来苏集》等。明清创温病的辨证，叶天士的《外感温热篇》中卫气营血辨证、吴鞠通的《温病条辨》中三焦辨证，分别开创了对温热病病变表现特征与转变规律的研究。

第二篇 诊 法

《难经·六十一难》说："望而知之者谓之神，闻而知之者谓之圣，问而知之者谓之工，切而知之者谓之巧。"《医宗金鉴·四诊心法要诀》亦说："望以目察，闻以耳占，问以言审，切以指参，明斯诊道，识病根源。"

第一章 问 诊

问诊是医生通过对病人或知情者进行有目的的询问，以了解病情的方法。《素问·三部九候论》说："必审问其所始病，与今之所方病，而后各切循其脉。"《素问·疏五过论》又说："凡欲诊病者，必问饮食居处。"明代张介宾在《景岳全书·十问篇》中，将问诊归纳为十问，便于临床应用。清代喻嘉言也在《寓意草》中拟定病案的书写格式，对于问诊的一般项目、现病史、既往病史等内容都做了详细的规定。

第一节 问诊的意义及方法

一、问诊的意义

问诊是了解病情、诊察疾病的重要方法。因为疾病的很多情况，如疾病发生、发展、变化的过程及治疗经过，病人的自觉症状、既往病史、生活史和家族史等，只有通过问诊才能获得。尤其在某些疾病早期，病人尚未出现客观体征，仅有自觉症状时，只有通过问诊，医生才能抓住疾病的线索，做出诊断。此外，问诊还可以为其他诊法提供一个大体查病的范围，并且通过问诊可了解病人的思想状况，以便及时进行开导，也有助于疾病的诊断和治疗。《素问·征四失论》说："诊病不问其始，忧患饮食之失节，起居之过度，或伤于毒，不先言此，卒持寸口，何病能中。"这就是说，在诊察疾病时，应首先询问疾病的开始情况、致病原因等，若不询问明白，仓促诊脉，是难以做出正确诊断的。明代张景岳以问诊为"诊病之要领，临证之首务"。清代医家赵晴初在《存存斋医话稿续集》中也曾说："脉居四诊之末，望、闻、问贵焉。其中一问字，尤为辨证之要。"其充分说明了问诊在诊察疾病中的重要作用。

二、问诊的方法

1. 环境要安静适宜 问诊应在较安静适宜的环境中进行，以免受到干扰。尤其对某些病情不便当众表述者，应单独询问，以便使其能够无拘束地叙述病情。《素问·移精变气论》中说："闭户塞牖，系之病者，数问其情，以从其意。"就是直接向病人本人询问病情。若因病重意识不清等原因而不能自述者，可向知情者询问。但当病人能陈述时，应及时加以核实或补充，以便资料准确、可靠。

2. 态度要严肃和蔼 医生对病人要关心体贴，视病人如亲人。在问诊时，切忌审讯式的询问。对病人的态度，既要严肃认真，又要和蔼可亲，细心询问，耐心听取病人的陈述，使病人感到温暖亲切，愿意主动陈述病情。如《医门法律·问病论》所说："问者不觉烦，病者不觉厌，庶可详求本末，而治无误也。"如遇病情较重或较难治愈的病人，要鼓励病人树立战胜疾病的信心。医生切忌有悲观、惊讶的语言或表情，以免给病人带来不良的刺激，增加其思想负担，而使病情加重。

3. 不用医学术语询问 医生询问病情，切忌使用病人听不懂的医学术语。应使用通俗易懂的语言进行询问，以便使病人听懂，能够准确地叙述病情。

4. 避免资料片面失真 医生在问诊时，既要重视主症，又要注意了解一般情况，全面地收集有关临床资料，以避免遗漏病情。如发现病人叙述病情不够清楚，可对病人进行必要的、有目的的询问或做某些提示，但决不可凭个人主观臆测去暗示、套问病人，以避免所获临床资料片面或失真，影响诊断的正确性。

5. 重视主诉的询问 医生在问诊时，应重视病人的主诉。因为主诉是病人最感痛苦的症状或体征，也往往是疾病的症结所在，所以要善于围绕主诉进行深入询问。对危急病人应扼要地询问，不必面面俱到，以便迅速抢救，待病情缓解后，再进行详细的询问。

第二节 问诊的内容

一、一般情况

问诊的一般情况包括姓名、性别、年龄、婚否、民族、职业、籍贯、工作单位、现住址、联系电话等。

询问一般情况，一是为了便于与病人或其家属进行联系和随访，对病人的诊治负责。二是可使医生获得与疾病有关的资料，为疾病的诊断提供一定的依据。例如，年龄、性别、职业、籍贯等不同，则有不同的多发病。水痘、麻疹、顿咳等病，多见于小儿。青壮年气血充盛，抗病力强，患病多实证。老年人气血已衰，抗病力弱，患病多虚证。癌症、胸痹、中风等病，多见于中老年人。妇女有月经、带下、妊娠、产育等方面的疾病。男子可有遗精、早泄、阳痿等病变。长期从事水中作业者，易患寒湿痹病。矽肺、汞中毒、铅中毒等，常与病人所从事的职业有关。某些地区因水土关系而使人易患瘿瘤病。疟疾在岭南等地发病率较高。蛊虫病多见于长江中下游一带。诚如清代喻嘉言所说："识病时，辨高卑燥湿，五方忌宜。"

二、主诉

主诉是病人就诊时最感痛苦的症状、体征及其持续时间。如"发热咳嗽 3 d，加重 1 d。"

主诉往往是疾病的主要矛盾所在，一般只有一两个症状，即是主症。通过主诉常可初步估计疾病的范畴和类别、病情的轻重缓急。因此，主诉具有重要的诊断价值，是了解、分析和认识疾病的重要线索。询问时，医生首先要善于抓住主诉。例如，病人叙述有眩晕、汗出、心悸、胸痛、神疲、乏力等，在这些症状中，其主要症状是心悸、胸痛。医生根据心悸、胸痛这两个主症，可初步考虑为心病。这样就抓住了病变所在的部位，然后围绕主症，进一步深入询问有关兼症和病史，再结合其他三诊全面诊察，才能做出正确诊断。

问诊时还要将主诉所述的症状或体征的部位、性质、程度、时间等情况询问清楚，不能笼统、含糊。就是说，医生要善于抓住主诉，问深问透、问准问清，这对于疾病的诊断是极其有益的。在描述主诉时，不能使用诊断术语，如"风寒表证""肺气虚证"等，而只能用具体症状、体征进行描述。

三、现病史

现病史是指病人从起病到此次就诊时疾病的发生、发展及其诊治的经过。

1. 发病情况 主要包括发病的时间，是突然发作，还是缓慢发生；发病的原因或诱因；最初的症状及其性质、部位，当时曾做何种处理等。

2. 病变过程 一般可按疾病发生的时间顺序进行询问。如某一阶段出现哪些症状，症状的性质、程度；何时病情好转或加重；何时出现新的病情，病情有无变化规律等。

3. 诊治经过 有些病人，尤其是患病较久者，在就诊前已经在其他医院进行过诊断和治疗。所以对此类初诊者，有必要询问曾做过哪些检查，结果怎样；做过何种诊断，诊断的依据是什么；经过哪些治疗，治疗的效果及反应如何等。了解既往诊断和治疗的情况，可作为当前诊断与治疗的参考。

仲景诊断疾病过程中，问治疗经过还要注意询问误治的情况。

（1）误汗：主要分为发汗不当与发汗太过两个部分。

1）发汗不当：①见于太阳病发汗不当，邪陷化热，热结阳明则见发汗后不恶寒但热之调胃承气汤证（《伤寒论》第70条）。②热迫于肺则见发汗后汗出而喘，无大热之麻杏石甘汤证（《伤寒论》第63条）。

2）发汗太过：①发汗太过导致阳虚液伤，见于"发汗，遂漏不止，其人恶风，小便难，四肢微急难以屈伸"之桂枝加附子汤证（《伤寒论》第20条）。②发汗太过导致营血耗伤，见于"发汗后，身疼痛，脉沉迟"之桂枝加芍药生姜（各一两）人参（三两）之新加汤证（《伤寒论》第60条）。③发汗太过导致心阳亏虚，轻者见于"发汗过多，其人叉手自冒心，心下悸，欲得按者"之桂枝甘草汤证（《伤寒论》第64条）；重者由于身重发汗致虚，见于"两耳聋无闻也"（《伤寒论》第75条）。④发汗太过导致心脾阳虚，水气上凌，见于"发汗后，其人脐下悸者，欲作奔豚"之茯苓桂枝甘草大枣汤证（《伤寒论》第65条）。⑤发汗太过导致脾虚气滞，见于"发汗后，腹胀满"之厚朴生姜半夏甘草人参汤证（《伤寒论》第66条）。⑥发汗太过导致胃中虚冷，见于"以此发汗，令阳气微，膈气虚，脉乃数也。数为客热，不能消谷，以胃中虚冷，故吐也"（《伤寒论》第122条）。⑦发汗太过导致病陷少阴，见于"发汗后，恶寒者，虚故也"（《伤寒论》第70条），"发汗，病不解，反恶寒者，虚故也，芍药甘草附子汤主之"（《伤寒论》第68条）。⑧发汗太过导致脾肾阳虚水泛，见于"太阳病发汗，汗出不解，其人仍发热，心下悸，头眩，身瞤动，振振欲擗地"之真武汤证（《伤寒论》第82条）。

（2）误下：指误用下法导致的情况。①太阳病误下后表未解，一则兼见下利，见于"太阳病，桂枝证，医反下之，利遂不止，脉促者，表未解也"（《伤寒论》第34条）；二则导致胸阳受损，见于"太阳病，下之后，脉促，胸满者"之桂枝去芍药汤证（《伤寒论》第21条）。②太阳病误下后，里阳虚，表邪内陷，见于"太阳病，下之后，见微寒者"之桂枝去芍药加附子汤证（《伤寒论》第22条）。③太阳病误下后表邪内陷化热，热迫于肺，见于"下后，不可更行桂枝汤，若汗出而喘，无大热者，可与麻黄杏仁甘草石膏汤"（《伤寒论》第63条）；热迫于大肠，见于"太阳病，桂枝证，医反下之，利遂不止……喘而汗出者，葛根黄芩黄连汤主之"（《伤寒论》第34条）。④太阳病误下后表未解，中阳损伤，见于"太阳病，外证未除，而数下之，遂协热而利，利下不止，心下痞硬，表里不解者，桂枝人参汤主之"（《伤寒论》第163条）。

（3）误汗下：指误用汗法后又用下法，或误用下法后又用汗法的情况。①太阳病误汗下导致表未解兼停水饮，见于"服桂枝汤，或下之，仍头项强痛，翕翕发热，无汗，心下满微痛，小便不利"之桂枝去桂加茯苓白术汤证（《伤寒论》第28条）。②太阳病误汗下导致正虚邪郁致冒，见于"太阳病，先下之而不愈，因复发汗，以此表里俱虚，其人因致冒"（《伤寒论》第93条）。③误汗下太阳病转属少阴，出现表里阴阳俱虚，见于"下之后，复发汗，必振寒，脉微细，所以然者，以内外俱虚故也"（《伤寒论》第60条）；阳衰阴伤，见于"发汗，若下之，病仍不解，烦躁者"之茯苓四逆汤证（《伤寒论》第69条）；阳气虚衰，见于"下之后，复发汗，昼日烦躁不得眠，夜而安静，不呕，不渴，无表证，脉沉微，身无大热者"之干姜附子汤证（《伤寒论》第61条）。

（4）误吐下：指误用吐下之法所致的情况。

1）太阳病误吐下后导致中阳损伤：①中阳损伤，水饮内停，见于"伤寒，若吐若下后，心下逆满，气上冲胸，起则头眩，脉沉紧"之茯苓桂枝白术甘草汤证（《伤寒论》第67条）。②中阳损伤，脾胃虚冷，如"太阳病，当恶寒发热，今自汗出，反不恶寒发热，关上脉细数者，以医吐之过也"，轻者可见"一二日吐之者，腹中饥，口不能食"；重者可见"三四日吐之者，不喜糜粥，欲食冷食，朝食暮吐，以医吐之所致也，此为小逆"（《伤寒论》第120条）。

2）太阳病误吐下转属阳明：①阳明热盛损伤气阴，见于"太阳病吐之，但太阳病当恶寒，今反不恶寒，不欲近衣，此为吐之内烦也"（《伤寒论》第121条）。②阳明热结于腑，见于"太阳病，过经十余日，心下温温欲吐，而胸中痛，大便反溏，腹微满，郁郁微烦，先此时自极吐下者，与调胃承气汤"（《伤寒论》第123条）。

（5）火逆：指误用火法导致的情况。①太阳病误用火法导致里热亢盛，汗出津伤，故见烦躁、谵语等症状，如"太阳病二日，反躁，凡熨其背而大汗出，大热入胃。胃中水竭，躁烦，必发谵语"（《伤寒论》第110条）。另外，伤寒证被火劫后，火热亢盛，也可发生谵语，见于"形作伤寒，其脉不弦紧而弱，弱者必渴，被火必谵语"（《伤寒论》第113条）。②中风证误用火法，两阳相搏，风邪入里化热，蒸灼营血，外溢而发黄；阳邪亢盛，迫血妄行，而致衄血；热盛伤阴，阴津虚竭则小便难；气血不足，无以濡养，则肌肤干瘪粗糙。见于"太阳病中风，以火劫发汗，邪风被火热，血气流溢，失其常度。两阳相熏灼，其身发黄。阳盛则欲衄，阴虚小便难。阴阳俱虚竭，身体则枯燥，但头汗出，剂颈而还，腹满微喘，口干咽烂，或不大便，久则谵语，甚者至哕，手足躁扰，捻衣摸床。小便利者，其人可治"（《伤寒论》第111条）。③伤寒以火劫，汗出，亡失心阳，见于"伤寒，脉浮，医以火迫劫之，亡阳，必惊狂，卧起不安者"之桂枝去芍药加蜀漆牡蛎龙骨救逆汤证（《伤寒论》第112条）。④太阳病误用火法，火郁下迫可发生便血，见于"太阳病，以火熏之，不得汗，其人躁。伤到经不解，必清血，名为火邪"（《伤寒论》第114条）。⑤太阳病误灸，火邪上逆可发生吐血，见于"脉浮，热甚，而反灸之，此为实。实以虚治，因火而动，必咽燥，吐血"（《伤寒论》第115条）。⑥太阳病虚热或表证不解而误用火攻，不但不能攻邪而反伤阴助热，见于"微数之脉，慎不可灸，因火为邪，则为烦逆，追虚逐实，血散脉中，火气虽微，内攻有力，焦骨伤筋，血难复也。脉浮，宜以汗解。用火灸之，邪无从出，因火而盛，病从腰以下必重而痹，名火逆也"（《伤寒论》第116条）。⑦太阳病烧针导致心阳虚，而发奔豚，见于"烧针令其汗，针处被寒，核起而赤者，必发奔豚，气从少腹上冲心者，灸其核上各一壮，与桂枝加桂汤，更加桂枝二两也"（《伤寒论》第117条）。⑧太阳病烧针导致心阳虚烦躁，见于"火逆下之，因烧针烦躁者，桂枝甘草龙骨牡蛎汤主之"（《伤寒论》第118条）。⑨伤寒表证误用火法，可以劫伤心阳，导致神气不宁而发惊，见于"太阳伤寒者，加温针必惊也"（《伤寒论》第119条）。

4. 现在症状 即病人就诊时的症状。

四、既往史

既往史又称过去病史，主要包括病人平素身体健康状况，以及过去患病情况。

1. 既往健康状况 病人平素健康状况，可能与其现患疾病有一定的关系，故对分析判断现发疾病的病情具有重要的参考价值。

2. 既往患病情况 病人过去曾患过何种疾病，如痢疾、疟疾、白喉、麻疹、肝病、痹病等，以及是否接受过预防接种，有无药物或其他物品的过敏史，做过何种手术治疗等，都应该加以询问。

病人既往所患某些疾病，可能与现患病证有着密切关系。例如，哮病、痫病、中风等病，经治疗之后，症状虽已消失，但尚未根除，某些诱因常可导致复发。由此可见，问诊时不能忽视对既往史的询问。

张仲景重视宿疾对疾病诊治的影响。在其《伤寒论》中有下列称谓，喘家：指平素患有咳喘病的人；衄家：指素易鼻衄之人；亡血家：指平素经常出血的病人；淋家：指久患小便淋沥不畅的病人；疮家：指久患疮疡的病人；呕家：平素易呕吐的病人；酒客：指嗜酒之人；湿家：指平素有水气的病人。

小儿应当注意询问预防接种、传染病和传染病接触史。小儿6个月至5周岁，从母体获得的先天免疫力逐渐消失，而后天的免疫功能尚未形成，故易感染水痘、麻疹等急性传染病。预防接种可帮助小儿建立后天免疫功能，以避免感染发病。患过某些传染病，如麻疹、顿咳等，常可获得终身免疫力，一般不会再患此病，如正值麻疹流行之际，患儿出现类似将出麻疹之象，通过询问患儿既往是否患过麻疹，以及是否接受过麻疹预防接种，即可做出判断。

五、个人生活史

个人生活史，主要包括生活经历、精神情志、饮食起居、婚姻生育等。

1. 生活经历　询问病人的出生地、居住地及经历地，应注意某些地方病或传染病的流行区域，以便判断所患疾病是否与此相关。

2. 精神情志　人生活在社会之中，常常会受到外界因素的刺激，使精神情志产生变化，导致脏腑气血功能紊乱，从而引起疾病。同时，人的精神情志变化，对某些疾病的发展与变化亦有一定影响。因此，了解病人的性格特征、当前精神情志状况及其与疾病的关系等，有助于对疾病的诊断，并可提示医生对因精神情志刺激所导致的疾病，在药物治疗的同时，辅以思想上的开导，以助于治疗。

3. 饮食起居　饮食嗜好、生活起居，对身体健康影响很大，甚至会引起疾病。例如，素嗜肥甘者，多患痰湿；偏食辛辣者，易患热证；贪食生冷者，易患寒证。好逸恶劳者，脾失健运者，易生痰湿；劳倦过度，耗伤精气者，易患诸虚劳损；起居无常，饮食失节者，易患胃病等。通过了解饮食嗜好、生活起居情况，对分析判断病情有一定的意义。

4. 婚姻生育　对成年男女病人，应注意询问其是否结婚、结婚年龄、配偶的健康状况，以及有无传染病或遗传性疾病。对女性应询问月经的初潮年龄、月经周期、行经天数，以及月经的色、质、量和带下的变化，绝经年龄和绝经前后的情况。已婚女性还应询问妊娠次数、生产胎数，以及有无流产、早产、难产等。

5. 小儿出生前后情况　新生儿（出生后至1个月）的疾病多与先天因素或分娩情况有关，故应着重询问妊娠期及产育期母亲的营养健康状况，有何疾病，曾服何药，分娩时是否难产、早产等，以了解小儿的先天情况。婴幼儿（1个月至3周岁）发育较快，需要充足的营养。但其脾胃功能较弱，如喂养不当，易患营养不良、腹泻及"五软""五迟"等病。故应重点询问喂养方法，以及坐、爬、立、走、出牙、学语的迟早等情况，从而了解小儿的营养状况和生长发育情况。

六、家族史

家族史是询问病人的家庭成员，包括父母、兄弟姐妹、爱人、子女等人的健康和患病情况。必要时应注意询问直系亲属的死亡原因。

询问家族史，是由于遗传性疾病与血缘关系密切；有些传染性疾病，如结核病等，与生活密切接触有关。因而询问家族病史，对诊断现患疾病有一定的意义。

第三节　问现在症

问现在症是询问病人就诊时所感受到的痛苦和不适，以及与病情相关的全身情况。

明代医学家张景岳在总结前人问诊经验的基础上，编成《十问篇》，清代陈修园将其略做修改，而成《十问歌》，即"一问寒热二问汗，三问头身四问便，五问饮食六胸腹，七聋八渴俱当辨，九问旧病十问因，再兼服药参机变，妇女尤必问经期，迟速闭崩皆可见，再添片语告儿科，天花麻疹全占验"。《十问歌》的内容言简意赅，目前仍具有一定的指导意义，但是在临床实际运用时，要根据病人的具体病情，灵活而有主次地进行询问，不能千篇一律地机械套问。

一、问寒热

问寒热指询问病人有无怕冷或发热的感觉。寒与热是临床最常见的症状，是辨别病邪性质和机体阴阳盛衰的重要依据。

"寒"指病人自觉怕冷的感觉。临床上有恶风、恶寒和畏寒之分。病人遇风觉冷，避之可缓者，谓之恶风；病人自觉怕冷，多加衣被或近火取暖而不能缓解者，谓之恶寒；病人自觉怕冷，多加衣被或近火取暖而能够缓解者，谓之畏寒。

"热"指发热，包括病人体温升高，或者体温正常而病人自觉全身或局部（如手足心）发热。

寒与热的产生，主要取决于病邪的性质和机体阴阳的盛衰两个方面。邪气致病者，由于寒为阴邪，其性清冷，故寒邪致病，恶寒症状突出；热为阳邪，其性炎热，故热邪致病，发热症状明显。机体阴阳失调时，阳盛则热，阴盛则寒，阴虚则热，阳虚则寒。由此可见，寒热是机体阴阳盛衰的反应，即寒为阴征，热为阳象。诚如张介宾所说："阴阳不可见，寒热见之。"所以，通过询问病人的怕冷与发热的情况，可以辨别病变的性质和阴阳盛衰的变化。

临床上常见的寒热症状有恶寒发热、但寒不热、但热不寒、寒热往来四种类型。

（一）恶寒发热

恶寒发热指病人恶寒与发热同时出现，是表证的特征性症状，是外邪侵袭肌表，正气与邪气相互斗争，卫气宣发失常所致。外邪袭表，卫阳被遏，肌腠失于温煦则恶寒；邪气外束，正邪交争，卫阳失于宣发，则郁而发热。

由于感受外邪性质的不同，寒热症状可有轻重的区别。临床上常见以下三种类型。

1. 恶寒重发热轻　指病人感觉怕冷明显，并有轻微发热的症状。此为风寒表证的特征，由外感风寒之邪所致。因寒为阴邪，其性收引，寒邪袭表，正邪相争，肌腠闭塞，卫阳郁闭于内，肌表失于温煦，故恶寒重而发热轻。

2. 发热轻而恶风　指病人自觉有轻微发热，并有遇风觉冷、避之可缓的症状。此为伤风表证的特征，由外感风邪所致。因风性开泄，肌腠疏松，阳气郁遏不甚，正邪交争不剧，故发热轻而恶风。有的病人只有恶风的感觉，无（或尚无）发热之感，一般为外感风邪，或者为肺卫气虚，卫表不固所致。

3. 发热重恶寒轻 指病人自觉发热较重，同时又有轻微怕冷的症状。此为风热表证的特征，由外感风热之邪所致。因风热为阳邪，阳邪致病则阳盛，阳盛则热，故发热明显；风热袭表，使腠理开泄，故同时有轻微恶寒。

外感表证的寒热轻重，不仅与感受病邪的性质有关，而且与感邪的轻重和邪正的盛衰有着密切的关系。一般情况下，感邪轻，则寒热俱轻；感邪重，则寒热俱重；邪正俱盛，则寒热俱重；邪盛正衰，则恶寒重而发热轻。

外感病初期的表证阶段，有的病人虽然只有恶寒的感觉，并不觉得发热，但实际体温多有升高。随着病情的发展，病人很快就会出现同时发热的感觉。因此，恶寒与发热并见是诊断表证的重要依据。特别是恶寒，尤为诊断表证所必需，如《伤寒论》第3条说："太阳病，或已发热，或未发热，必恶寒……"就是说，恶寒是发热的前奏，外邪侵袭肌表，无论自觉发热与否，恶寒为必有之症，因而古人有"有一份恶寒就有一份表证"的说法。

尽管恶寒发热是表证的特征性症状，但某些里热证亦可表现为寒热并见。例如，肠痈、疮疡、瘟疫及邪毒内陷等，常表现为自觉恶寒严重，甚至寒战，而又有发热、体温升高的症状，这是正气与邪气剧烈斗争的反映。

（二）但寒不热

但寒不热指病人只感寒冷而不发热的症状。此为里寒证的寒热特征。其怕冷的原因，多为感受寒邪或为阳气不足而阴寒内生。根据发病的缓急和病程的长短，临床上常见以下两种类型。

1. 新病恶寒 指病人突然感觉怕冷，且体温不高的症状。此类还会有四肢不温，或有脘腹、肢体冷痛，或有呕吐泄泻，或咳喘痰鸣、脉沉紧等症状。其主要见于里实寒证，多因感受寒邪较重，寒邪直中脏腑、经络，郁遏阳气，肌体失于温煦，故突起恶寒而体温不高。某些风寒表证在发病初期，亦可只出现怕冷的感觉而不发热，但这种怕冷感常是发热的前奏。随着病情的发展，病人很快会体温升高，呈现出恶寒发热的状态。

2. 久病畏寒 指病人经常怕冷、四肢凉、得温可缓的症状。常兼面色㿠白，舌淡胖嫩，脉弱等症状。其主要见于里虚寒证，因阳气虚衰，形体失于温煦所致。

（三）但热不寒

但热不寒指病人只发热，而无怕冷之感的症状。此类多系阳盛或阴虚所致，是里热证的寒热特征。根据发热的轻重、时间、特点等，临床上常见以下三种类型。

1. 壮热 指高热（体温在39℃以上）持续不退，不恶寒只恶热的症状。常兼面赤、口渴、大汗出、脉洪大等症状。多因风热内传，或者风寒入里化热，正邪相搏，阳热炽盛，蒸达于外所致。其多见于伤寒阳明经证和温病气分阶段，属里实热证。

2. 潮热 指按时发热，或者按时热势加重，如潮汐之有定时的症状。

（1）日晡潮热：下午3~5时（即申时）热势较高者，称为日晡潮热，常见于阳明腑实证，故亦称阳明潮热。由于胃肠燥热内结，阳明经气旺于申时，正邪斗争剧烈，故在此时热势加重。

（2）午后或夜间潮热：午后和夜间有低热者，称为午后或夜间潮热。有热自骨内向外透发感觉者，称为骨蒸发热。其多属阴虚火旺所致，由于阴液亏虚，不能制阳，机体阳气偏亢，午后卫阳渐入于里，夜间卫阳行于里，使体内偏亢的阳气更加亢盛而生内热，故午后和夜间有低热。此外，午后或夜间发热，亦可见于瘀血积久，郁而化热者。

（3）身热夜甚：发热以夜间为甚者，称为身热夜甚。常是温病热入营分，耗伤营阴的表现。

3. 微热　指发热不高，体温一般在 38 ℃以下，或者仅自觉发热的症状。发热时间一般较长，病因病机较为复杂。多见于温病后期和某些内伤杂病。

（1）气虚发热：长期微热，劳累则甚，兼疲乏、少气、自汗等症状者，多属气虚发热。

（2）阴虚发热：长期低热，兼颧红、五心烦热等症状者，多属阴虚发热。

（3）血虚发热：时有低热，兼面白、头晕、舌淡、脉细等症状者，多属血虚发热。

（4）气郁发热：每因情志不舒而时有微热，兼胸闷、急躁易怒等症状者，多属气郁发热，亦称郁热。

（5）气阴两虚发热：小儿于夏季气候炎热时长期发热，兼有烦渴、多尿、无汗等症状，至秋凉自愈者，多属气阴两虚发热。

（四）寒热往来

寒热往来指病人自觉恶寒与发热交替发作的症状，是正邪相争、互为进退的病理反映，为半表半里证寒热的特征。

1. 寒热往来无定时　指病人自觉时冷时热，一日多次发作而无时间规律的症状。多见于少阳病，为半表半里证。因外感病邪至半表半里阶段时，正邪相争，正胜则发热，邪胜则恶寒，故恶寒与发热交替发作，发无定时。

2. 寒热往来有定时　指病人恶寒战栗与高热交替发作，每日或两三日发作一次，发有定时的症状。兼有剧烈头痛、口渴、多汗等症状。常见于疟疾。因疟邪侵入人体，潜伏于半表半里的膜原部位，入与阴争则寒，出与阳争则热，故恶寒战栗与高热交替出现，休作有时。

3. 气郁化火　指病人自觉时冷时热，每因情绪波动而发作。伴有性情急躁易怒，胸胁胀满、口苦而干，或头痛、目赤、耳鸣，或者嘈杂吞酸，大便秘结，舌质红、苔黄，脉弦数。多因情志不舒，气机郁结所致。

4. 妇女热入血室　寒热往来，并同时伴有胸胁下满，如结胸状，昼则明了，暮则谵语，如见鬼状，少腹疼痛等。多因妇女月经前后或月经适来，外感风寒，恶寒发热，或者感受外邪后月经来潮，邪气乘虚侵入子宫，化热与瘀血相结所致。

（五）寒热真假

在疾病发展到寒极或热极的危重阶段，可以发现一些寒极似热、热极似寒的假象。

1. 真寒假热　如慢性消耗性疾病病人常见身热、两颧潮红、躁扰不宁、舌苔黑、脉浮大等症状。表面上看似有热象，但病人却喜热覆被，精神委顿淡漠，蜷缩而卧，舌质淡白、舌苔黑而润，脉虽浮大但无力。此为阴盛于内，格阳于外，其本质仍是寒证，故称真寒假热。

2. 真热假寒　即内有真热而外见假寒的症候，如热性病中毒较重时可见表情淡漠、困倦懒言、手足发凉、脉沉细等，粗看好似寒证，但又有口鼻气热，胸腹灼热，口渴喜冷饮，大便秘结，小便短赤，舌红绛、苔黄干，脉虽沉细但数而有力。此为阳热内郁不能外达，本质是热证，故称真热假寒。

《伤寒论》第 11 条："病人身大热，反欲得衣者，热在皮肤，寒在骨髓也；身大寒，不欲近衣者，寒在皮肤，热在骨髓也。"病人身大热，疑其非真热。可加之衣被，若喜覆盖，则可能为假热，是虚阳浮越所致。病人身大寒，手足厥逆，口鼻气冷，疑其乃假寒。可加之衣被，若病人扬手掷足，掀去覆盖，则可能属假寒，乃热邪郁遏于里，阳气不得外达所致。

（六）无热症

疾病治疗过程中无热症者，为病机发生变化，可作为治疗选方的依据。《伤寒论》第 141 条："病在阳，应以汗解之，反以冷水潠之。若灌之，其热被劫不得去，弥更益烦，肉上粟起，意欲饮水，反不渴者，服文蛤散；若不瘥者，与五苓散；寒实结胸，无热证者，与三物小陷胸汤，白散亦可服。"

二、问汗

汗是阳气蒸化津液经玄府达于体表而成。《素问·阴阳别论》说："阳加于阴谓之汗。"正常汗出有调和营卫，滋润皮肤，调节体温的作用。正常人在体力活动、进食辛辣、气候炎热、衣被过厚、情绪激动等情况下出汗，属于生理现象。若当汗出而无汗，不当汗出而多汗，或者仅见身体的某一局部汗出，均属病理现象。

询问时，应首先询问病人汗出与否。若有汗，则应进一步询问汗出的时间、多少、部位及其主要兼症；若无汗，则应重点询问其兼症。

（一）有汗无汗

在疾病过程中，特别是外感病，汗的有无，是判断病邪性质和卫阳盛衰的重要依据。

1. 无汗　病理性无汗有表证、里证之分。表证无汗者，多属风寒表证，因寒性收引，寒邪袭表，腠理致密，玄府闭塞所致。里证无汗者，多因津血亏虚，化汗之源，或者阳气虚，无力化汗所致。

2. 有汗　病理性有汗有表证、里证之分。表证有汗出者，多见于风邪犯表证和风热表证，由于风性开泄，热性升散，故风邪、热邪袭表，使肌腠疏松，玄府不能密闭而汗出。里证有汗出者，多见于里热证，如风热内传或寒邪入里化热，或者其他原因导致里热炽盛，迫使津液外泄，则汗出量多。亦可见于里虚证，如阳气亏虚，肌表不固，或阴虚内热，蒸津外泄，均常有出汗的症状。

（二）特殊汗出

特殊汗出指具有某些特征的病理性汗出，见于里证。主要有下列四种。

1. 自汗　指醒时经常汗出，活动尤甚的症状。多见于气虚证和阳虚证。因阳气亏虚，不能固护肌表，玄府不密，津液外泄，故见自汗，动则耗伤阳气，故活动后汗出尤甚。

2. 盗汗　指睡则汗出，醒则汗止的症状。多见于阴虚证。因阴虚阳亢而生内热，入睡则卫阳由表入里，肌表不固，内热加重，蒸津外泄而汗出；醒后卫阳由里出表，内热减轻而肌表得以固密，故汗止。若气阴两虚，常自汗、盗汗并见。

3. 绝汗 指在病情危重的情况下，出现大汗不止的症状。常是亡阴或亡阳的表现，由于亡阴、亡阳属危重症候，故其汗出谓之绝汗，又称为脱汗。若病势危重，冷汗淋漓如水，面色苍白，肢冷脉微者，属亡阳之汗，为阳气亡脱、津随气泄之象。若病势危重，汗热而黏如油，躁扰烦渴，脉细数疾者，属亡阴之汗，为内热逼枯竭之阴津外泄之象。

4. 战汗 指病人先恶寒战栗而后汗出的症状。因邪盛正馁，邪伏不去，一旦正气来复，正邪剧争所致。常见于温病或伤寒邪正剧烈斗争的阶段，是病变发展的转折点。若汗出热退，脉静身凉，提示邪去正复，疾病向愈；若汗出而身热不退，烦躁不安，脉来急疾，提示邪盛正衰，病情恶化。

5. 冷汗 指所出之汗有冷感的症状。多因阳气虚或惊吓所致。

6. 热汗 指所出之汗有热感的症状。多因里热蒸迫所致。

7. 黄汗 指汗出沾衣、色如黄柏汁的症状。多因风湿热邪交蒸所致。

（三）局部汗出

身体的某一部位汗出，也是体内病变的反映。应询问病人局部汗出的情况及其兼症，有助于病证的诊断。临床常见的局部汗出，有以下几种。

1. 头汗 又称但头汗出。指汗出仅见于头部或头颈部汗出量多的症状。可因上焦热盛，迫津外泄；中焦湿热蕴结，湿郁热蒸，迫津上越；元气将脱，虚阳上越，津随阳泄；进食辛辣、热汤、饮酒，使阳气旺盛，热蒸于头等导致。

2. 半身汗 指病人仅一侧身体汗出的症状，或者左侧，或者右侧，或者见于上半身，或者见于下半身。但汗出常见于健侧，无汗的半身常是病变的部位。多见于痿病、中风及截瘫病人。多因风痰、痰瘀、风湿等阻滞经络，营卫不能周流，气血失和所致，故《素问·生气通天论》说："汗出偏沮，使人偏枯。"

3. 手足心汗 指手足心汗出的症状。手足心微汗出，多为生理现象。若手足心汗出量多，则为病理性汗出。可因阴经郁热熏蒸；阳明燥热内结，热蒸迫津外泄；脾虚运化失常，津液旁达四肢而引起。

4. 心胸汗 指心胸部易出汗或汗出过多的症状，多见于虚证。伴心悸、失眠，腹胀、便溏者，多为心脾两虚；伴心悸心烦、失眠、腰膝酸软者，多为心肾不交。

5. 阴汗 指外生殖器及其周围汗出的症状。多因下焦湿热郁蒸所致。

三、问疼痛

疼痛是临床上最常见的一种自觉症状，患病机体的各个部位皆可发生。疼痛有虚实之分，实性疼痛多因感受外邪、气滞血瘀、痰浊凝滞，或者食积、虫积、结石等阻滞脏腑经脉，气血运行不畅所致，即所谓"不通则痛"。虚性疼痛多因阳气亏虚、精血不足、脏腑经脉失养所致，即所谓"不荣则痛"。

问疼痛，应注意询问疼痛的部位、性质、程度、时间及喜恶等。

（一）问疼痛的性质

1. 胀痛 指疼痛兼有胀感的症状，为气滞作痛的特点。如胸、胁、脘、腹胀痛，多是气滞为患。但头目胀痛，则多因肝火上炎或肝阳上亢所致。

2. 刺痛 指疼痛如针刺之状的症状，为瘀血致痛的特点。如胸、胁、脘、腹等部位刺痛，多是瘀血阻滞，血行不畅所致。

3. 冷痛 指疼痛有冷感而喜暖的症状。常见于腰脊、脘腹、四肢关节等处。寒邪阻滞经络所致者，为实证；阳气亏虚，脏腑经脉失于温煦所致者，为虚证。

4. 灼痛 指疼痛有灼热感而喜凉的症状。火邪窜络所致者，为实证；阴虚火旺所致者，为虚证。

5. 重痛 指疼痛兼有沉重感的症状。多因湿邪困阻气机所致。由于湿性重浊黏滞，故湿邪阻滞经脉，气机不畅，使人有沉重而痛的感觉。重痛常见于头部、四肢、腰部及全身。但头重痛亦可因肝阳上亢、气血上壅所致。

6. 酸痛 指疼痛兼有酸软感的症状。多因湿邪侵袭肌肉关节，气血运行不畅所致，亦可因肾虚骨髓失养引起。

7. 绞痛 指痛势剧烈，如刀绞割的症状。多因有形实邪阻闭气机或寒邪凝滞气机所致。如心脉痹阻所引起的"真心痛"、结石阻滞胆管所引起的上腹痛、寒邪犯胃所引起的胃脘痛等，皆具有绞痛的特点。

8. 空痛 指疼痛兼有空虚感的症状。多因气血亏虚，阴精不足，脏腑经脉失养所致。常见于头部或小腹部等处。

9. 隐痛 指疼痛不剧烈，尚可忍耐，但绵绵不休的症状。多因阳气精血亏虚，脏腑经脉失养所致。常见于头、胸、脘、腹等部位。

10. 走窜痛 指疼痛部位游走不定或走窜攻冲作痛的症状。若胸胁脘腹疼痛而走窜不定，称之为窜痛，多因气滞所致；四肢关节疼痛而游走不定，多见于痹病，因风邪偏胜所致。

11. 固定痛 指疼痛部位固定不移的症状。若胸胁脘腹等处固定作痛，多是瘀血为患；若四肢关节固定作痛，多因寒湿、湿热阻滞或热壅血瘀所致。

12. 掣痛 指抽掣牵引作痛，由一处连及他处的症状，也称引痛、彻痛。多因筋脉失养或筋脉阻滞不通所致。

除此之外，一般而言，新病疼痛，痛势剧烈，持续不解，或者痛而拒按，多属实证；久病疼痛，痛势较轻，时痛时止，或者痛而喜按，多属虚证。

（二）问疼痛的部位

由于机体的各个部位与一定的脏腑经络相联系，所以通过询问疼痛的部位，可以了解病变所在的脏腑经络，对于诊断有着重要的意义。

1. 头痛 指头的某一部位或整个头部疼痛的症状。由于手三阳经、足三阳经均直接循行于头部，故"头为诸阳之会"，而足厥阴肝经亦上行于头，与督脉相交，其他阴经也多间接与头部相联系，故根据头痛的部位，可确定病变在哪一经。

阳明经与任脉行于头前，故前额连眉棱骨痛，病在阳明经；太阳经与督脉行于头后，故后头连项痛，病在太阳经；少阳经行于头两侧，故头两侧痛，病在少阳经；足厥阴经系目达巅顶，故巅顶痛，病在厥阴经等。

头痛有虚实之分。凡外感风、寒、暑、湿、燥、火，以及瘀血、痰浊、郁火、亢阳、癥积、寄生虫等阻滞或上扰脑窍所致者，多属实证；凡气血阴精亏虚，不能上荣于头，脑窍空虚所致者，多属虚证。另外，痨虫犯脑、疟疾、中毒等均可引起头痛；某些耳、目、鼻的疾病亦可引起头痛。临床应根据病史、兼症及头痛的性质，辨别头痛的原因。

2. 胸痛　指胸的某一部位疼痛的症状。胸居上焦，内藏心肺，故胸痛多与心肺病变有关。临床应根据胸痛的具体部位、性质和兼症进行诊断。

左胸心前区憋闷作痛，时痛时止者，多因痰、瘀等邪阻滞心脉所致，可见于胸痹等病。胸痛剧烈，面色青灰，手足青冷者，多因心脉急骤闭塞所致，可见于厥（真）心痛等病。胸痛，颧赤盗汗，午后潮热者，多因肺阴亏虚，虚火灼络所致，可见于肺痨等病。胸痛，咳喘气粗，壮热面赤者，多因热邪壅肺，肺络不利所致，可见于肺热病等病。胸痛，壮热，咳吐脓血腥臭痰者，多因痰热阻肺，热壅血瘀所致，可见于肺痈等病。胸肋软骨疼痛而局部高起，皮色不变，或者沿肋骨相引痛者，多因气结痰凝血瘀，经气不和所致，可见于胁肋痛等病。此外，肺癌、胸部外伤等，亦可导致胸部疼痛。

3. 胁痛　指胁的一侧或两侧疼痛的症状。两胁为足厥阴肝经和足少阳胆经的循行部位，肝胆又位于右胁下，故胁痛多与肝胆病变有关。肝郁气滞、肝胆湿热、肝胆火盛、肝阴亏虚、饮停胸胁，阻滞气机，经脉不利，均可导致胁痛。

4. 胃脘痛　指上腹部、剑突下，胃之所在部位疼痛的症状。胃失和降、气机不畅，则会导致胃脘痛。因寒、热、气滞、瘀血和食积所致者，属实证；因胃阴虚或胃阳不足，胃失所养引起者，属虚证。实证多在进食后疼痛加剧，虚证多在进食后疼痛缓解。胃脘突然剧痛暴作，出现压痛及反跳痛者，多因胃脘穿孔所致。胃脘疼痛失去规律，痛无休止而明显消瘦者，应考虑胃癌的可能。临床应根据病史，结合疼痛的性质和兼症进行辨证。

5. 腹痛　指剑突下至耻骨毛际以上（胃脘所在部位除外）的腹部疼痛，或者其中某一部位疼痛的症状。腹有大腹、小腹和少腹之分。脐以上为大腹，属脾胃；脐以下至耻骨毛际以上为小腹，属膀胱、大小肠及胞宫；小腹两侧为少腹，是足厥阴肝经循行的部位。因寒、热、寒湿、湿热、气滞、瘀血、结石、虫积和食积等所致者，多属实证；因气虚、血虚、阳虚、阴虚所致者，多属虚证。但某些外科、妇科疾病所出现的疼痛，不能单纯以虚实概括之。

腹部持续性疼痛，阵发性加剧，伴腹胀、呕吐、便闭者，多见于肠痹或肠结，因肠道麻痹、肠梗阻、肠扭转或肠套叠，气机闭塞不通所致。全腹痛，有压痛及反跳痛者，多因腹部脏器穿孔或热毒弥漫所致。脐外侧及下腹部突然剧烈绞痛，向大腿内侧及阴部放射，尿血者，多系结石所致。腹部脏器破裂或癌瘤亦可引起腹痛，疼痛部位多是破裂脏器或癌瘤所在部位。妇女小腹及少腹部疼痛，常见于痛经、异位妊娠破裂等病。另外，某些心肺病变可引起上腹部疼痛。肠痈、脂膜痨等病，可致全腹、脐周或右少腹疼痛。

总之，腹痛病因复杂，涉及内科、妇科、外科、儿科各科，需要问诊与按诊相配合，首先查明疼痛的确切部位，判断出病变所在的脏腑，然后根据病史，结合疼痛的性质及兼症，确定疼痛的原因。

6. 背痛 是指自觉背部疼痛的症状。背指躯干后部上至大椎、下至季肋的部位。背部中央为脊骨，脊骨内有髓，督脉贯脊行于正中，足太阳膀胱经分行夹于腰背两侧，其上有五脏六腑腧穴，两肩背部又是手三阳经分布之处。脊痛不可俯仰者，多因寒湿阻滞或督脉损伤所致；背痛连项者，多因风寒客于太阳经所致；肩背痛，多因寒湿阻滞，经脉不利所致。

7. 腰痛 指腰部两侧或腰脊正中疼痛的症状。腰指躯干后部季肋以下、髂嵴以上的部位。腰部中间为脊骨，腰部两侧为肾所在部位，故称"腰为肾之府"，带脉横行环绕腰腹，总束阴阳诸经。

腰部经常酸软而痛，多因肾虚所致；腰部冷痛沉重，阴雨天加重，多因寒湿所致；腰部刺痛或痛连下肢者，多因瘀血阻络或腰椎病变所致；腰部突然剧痛，向少腹部放射，尿血者，多因结石阻滞所致；腰痛连腹，绕如带状，多因带脉损伤所致。另外，骨痨、外伤亦可导致腰痛。临床应根据病史和疼痛的性质以确定引起腰痛的原因。

8. 四肢痛 指四肢的肌肉、筋脉和关节等部位疼痛的症状。多因风、寒、湿邪侵袭，或者风湿郁而化热，或者痰瘀、瘀热阻滞气血运行所致。亦可因脾胃虚损，水谷精微不能布达于四肢引起。若独见足跟痛或胫膝酸痛者，多因肾虚所致，常见于老年人或体弱者。

9. 周身痛 指头身、腰背及四肢等部位皆痛的症状。新病周身痛者，多属实证，以外感风寒、风湿或湿热疫毒所致居多。久病卧床不起而周身痛者，多属虚证，常因气血亏虚，形体失养所致。临床应注意询问病史、疼痛的性质及其兼症，以确定疼痛的原因。

四、问头身胸腹

问头身胸腹指问头身胸腹除疼痛之外的其他不适或异常。其主要包括头晕、胸闷、心悸、胁胀、脘痞、腹胀、身重、麻木、阳痿、遗精，以及恶心、神疲、乏力、气坠、心烦、胆怯、身痒等。这些症状不仅临床常见，各有重要的诊断价值，并且只有病人自己才能感觉到，故应注意询问。

（一）头晕

头晕指病人自觉头脑眩晕，轻者闭目自止，重者感觉自身或眼前景物旋转，不能站立的症状。头晕是临床上常见症状之一，可由多种原因引起。

头晕胀痛，口苦，易怒，脉弦数者，多因肝火上炎、肝阳上亢，脑神被扰所致。头晕面白，神疲乏力，舌淡脉弱者，多因气血亏虚，脑失充养所致。头晕而重，如物缠裹，痰多苔腻者，多因痰湿内阻，清阳不升所致。头晕耳鸣，腰酸遗精者，多因肾虚精亏，髓海失养所致。外伤后头晕刺痛者，多因瘀血阻滞脑络所致。

（二）胸闷

胸闷指病人自觉胸部痞塞满闷的症状。胸闷与心、肺等脏气机不畅，肺失宣降，肺气壅滞有着密切的关系。

胸闷，心悸气短者，多因心气虚或心阳不足所致。胸闷，咳喘痰多者，多因痰饮停肺所致。胸闷，壮热，鼻翼煽动者，多因热邪或痰热壅肺所致。胸闷气喘，畏寒肢冷者，多因寒邪客肺所致。胸闷气喘，少气不足以息者，多因肺气虚或肺肾气虚所致。

另外，气管、支气管异物，气胸，以及肝气郁结等，均可导致胸闷。

（三）心悸

心悸指病人自觉心跳不安的症状。心悸包括怔忡与惊悸，多是心与心神病变的反应。因受惊而致心悸或心悸易惊者，谓之惊悸。心跳剧烈，上至心胸，下至脐腹，悸动不安者，谓之怔忡。怔忡多由心悸发展而来，病情较心悸为重。

引起心悸的原因主要有以下几种：心胆气虚，突受惊吓；胆郁痰扰，心神不安；心气、心阳亏虚，鼓动乏力；心阴、心血不足，心神失养；心脉痹阻，血行不畅；脾肾阳虚，水气凌心等。

（四）胁胀

胁胀指病人自觉一侧或两侧胁部胀满不舒的症状。由于肝胆居于右胁，其经脉又皆分布于两胁，故胁胀多与肝胆病变有关。

胁胀易怒，脉弦，多因肝气郁结所致。胁胀口苦，舌苔黄腻，多因肝胆湿热所致。胁胀而肋间饱满，咳唾引痛，多因饮停胸胁所致。

（五）脘痞

脘痞指病人自觉胃脘胀闷不舒的症状，是脾胃病变的表现。

脘痞，嗳腐吞酸者，多为食积胃脘。脘痞，食少，便溏者，多属脾胃气虚。脘痞，饥不欲食，干呕者，多为胃阴亏虚。脘痞，纳呆呕恶，舌苔腻者，多为湿邪困脾。脘痞，胃脘有振水声者，为饮邪停胃。

"本以下之，故心下痞，与泻心汤，痞不解，其人渴而口燥，烦，小便不利，五苓散主之"（《伤寒论》第156条）。以泻心汤治心下痞证，本为正治之法，但服汤后，痞不解，说明此非寒热错杂之痞，而又见口燥渴、心烦、小便不利等，反映内有停饮，是为水痞，故用五苓散。

（六）腹胀

腹胀指病人自觉腹部胀满，痞塞不适，甚则如物支撑的症状。

腹胀喜按者，属虚证，多因脾胃虚弱，腐熟运化无力所致。腹胀拒按者，属实证，多因食积胃肠或燥热结滞肠道或肠道气机阻塞所致。

（七）身重

身重指病人自觉身体沉重的症状。其症主要与水湿泛溢及气虚不运有关。

身重，脘闷苔腻者，多因湿困脾阳，阻滞经络所致。身重，水肿，系水湿泛溢肌肤所致。身重，嗜卧，疲乏者，多因脾气虚，不能运化精微布达四肢、肌肉所致。热病后期见身重乏力，多系邪热耗伤气阴，形体失养所致。

（八）麻木

麻木指病人肌肤感觉减退，甚至消失的症状，亦称不仁。

麻木可因气血亏虚、风寒入络、肝风内动、风痰阻络、痰湿或瘀血阻络，肌肤、经脉失养所致。

（九）阳痿

阳痿指病人阴茎不能勃起，或者勃起不坚，或者坚而不能持久，不能进行性交的症状。阳痿不是病人的不适感觉，而是性功能低下的表现。

阳痿，腰膝酸软，畏寒肢冷者，多因肾阳虚，命火衰微，性机能衰减所致。阳痿，心悸失眠，纳呆腹胀者，多因思虑过度，损伤心脾所致。阳痿，精神抑郁易怒者，多因肝气郁结，失于疏泄，宗筋弛缓所致。阳痿，肢体困重，舌苔黄腻者，多因湿热下注，宗筋弛纵所致。暴受惊恐之后而出现阳痿者，系惊恐伤肾之故。

（十）遗精

遗精指病人不性交而精液遗泄的症状。其中，清醒时精液流出者，谓之"滑精"；梦中遗精者，谓之"梦遗"。成年未婚男子或婚后夫妻分居者，一个月遗精1~2次，为精满自溢，属于生理现象。遗精频繁，甚至清醒时，精液自出，并出现其他症状者，则属于病理表现。

梦遗，失眠多梦，腰膝酸软，颧赤潮热者，多是肾阴亏虚，相火扰动精室所致。遗精，过劳则甚，心悸失眠，纳呆腹胀者，多是心脾两虚，气不摄精所致。梦遗频作，甚则滑精，腰膝酸软，面白，头晕耳鸣者，多是肾气亏虚，精关不固所致。遗精，小便混赤，舌苔黄腻者，多是湿热下注，扰动精室所致。

五、问四肢

（一）四肢沉重疼痛

四肢沉重疼痛指四肢感觉重滞疼痛，为少阴肾阳虚兼寒水为患。《伤寒论》第316条："少阴病，二三日不已，至四五日，腹痛，小便不利，四肢沉重疼痛，自下利者，此为有水气。"

（二）四肢拘急

四肢拘急指手足拘挛强急屈伸不利。由汗吐下后津液消亡，不能充养筋脉，阳气虚衰，不能温煦经脉所致。《伤寒论》第338条："吐利汗出，发热恶寒，四肢拘急，手足厥冷者，四逆汤主之。"《伤寒论》第390条："吐已下断，汗出而厥，四肢拘急不解，脉微欲绝者，通脉四逆加猪胆汁汤主之。"

（三）四肢疼

四肢疼指四肢肌肉或骨节疼痛。为阳虚筋脉失于温煦、运行不利所致。《伤寒论》第353条："大汗出，热不去，内拘急，四肢疼，又下利厥逆而恶寒者，四逆汤主之。"

（四）四肢烦疼

四肢烦疼指四肢疼痛并因此而心绪不宁、烦扰不安。由太阴之经感受风邪，风邪郁于肌肉所致。《伤寒论》第274条："太阴中风，四肢烦疼，脉阳微阴涩而长者，为欲愈。"

（五）四肢微急

四肢微急指四肢运动屈伸不自如，有拘急紧缩现象。病机为阳不足以温煦，阴不足以濡养，又以阳虚为主。《伤寒论》第20条："太阳病，发汗，遂漏不止，其人恶风，小便难，四肢微急，难以屈伸者，桂枝加附子汤主之。"

（六）四逆

四逆即四肢逆冷的简称，与"厥""厥逆"含义相近，其诊断意义如下：

1）阳气衰微，阴寒内盛，不能温煦四肢。《伤寒论》第296条："少阴病，吐，利，躁烦，四逆者，死。"《伤寒论》第 298 条："少阴病，四逆，恶寒而身踡，脉不至，不烦而躁者，死。"《伤寒论》第 330 条："诸四逆厥者，不可下之，虚家亦然。"

2）肝胃气郁，气机不利，阳气不达四肢。《伤寒论》第 318 条："少阴病，四逆，其人或咳，或悸，或小便不利，或腹中痛，或泄利下重者，四逆散主之。"

（七）肤冷

肤冷指周身皮肤凉冷，低于正常体温。阳气虚衰，阴寒内盛，阳不敷布温煦周身，乃纯阴无阳之候。《伤寒论》第 338 条："伤寒，脉微而厥，至七八日肤冷，其人躁无暂安时者，此为藏厥。"

（八）肤瞤

肤瞤指肌肤跳动。由阳气虚弱，肌肤失于温煦与濡养所致。《伤寒论》第 153 条："太阳病……面色青黄，肤瞤温者，易愈。"

（九）形体不仁

形体不仁指身体不知痛痒。因营卫滞涩，不行不用所致，为"命绝"症状之一。《伤寒论·辨脉法》第 27 条："脉浮而洪，身汗如油，喘而不休，水浆不下，形体不仁，乍静乍乱，此为命绝也。"

（十）身为振振摇

身为振振摇指身体振动摇摆而不能自持。为不应汗而发汗，重虚表阳，经脉失其温养，且被水饮浸渍。《伤寒论》第 67 条："伤寒，若吐、若下后，心下逆满，气上冲胸，起则头眩，脉沉紧，发汗则动经，身为振振摇者，茯苓桂枝白术甘草汤主之。"

（十一）身体重

身体重指身体沉重，转侧不便，亦作"身重"。由热入精室，真元亏耗所致。《伤寒论》第 382 条："伤寒阴阳易之为病，其人身体重，少气，少腹里急，或引阴中拘挛，热上冲胸，头重不欲举，眼中生眊，膝胫拘急者。"

（十二）身体枯燥

身体枯燥指身体消瘦，皮肤干燥而无光泽。由于气血衰少，失其温煦濡养之职，肌肉皮毛失养所致。《伤寒论》第 111 条："太阳病中风，以火劫发汗，邪风被火热，血气流溢，失其常度。两阳相熏灼，其身发黄，阳盛则欲衄，阴虚小便难，阴阳俱虚竭，身体则枯燥。"

（十三）身体疼烦

身体疼烦指身体疼痛较甚。由风寒湿邪搏结于肌表，气血受阻所致。《伤寒论》第 174 条："伤寒八九日，风湿相搏，身体疼烦，不能自转侧，不呕不渴，脉浮虚而涩者，桂枝附子汤主之。"

（十四）身疼痛

身疼痛指全身肌肉疼痛，亦可包括骨节疼痛。又作"身疼""身体痛""身体疼痛"。

1）太阳风寒表实证，风寒束表，营阴郁滞。《伤寒论》第 38 条："太阳中风，脉浮紧，发热恶寒，身疼痛，不汗出而烦躁者，大青龙汤主之。"《伤寒论》第 46 条："太阳病，脉浮紧，无汗，发热，身疼痛，八九日不解，表证仍在，此当发其汗。"《伤寒论》第50条："脉浮紧者，法当身疼痛，宜以汗解之。"

《伤寒论》第92条："病发热头痛，脉反沉，若不差，身体疼痛，当救其里。"《伤寒论》第372条："下利腹胀满，身体疼痛者，先温其里，乃攻其表。"

2）表里同病，里阳虚弱，寒邪束表。《伤寒论》第91条："伤寒，医下之，续得下利清谷不止，身疼痛者，急当救里；后身疼痛，清便自调者，急当救表。"

3）疮家感寒，素体营血不足，不能濡养肌体，不荣致痛。《伤寒论》第85条："疮家，虽身疼痛，不可发汗，发汗则痉。"

4）荣气不足，风邪在表。《伤寒论》第62条："发汗后，身疼痛，脉沉迟者，桂枝加芍药生姜各一两人参三两新加汤主之。"

5）霍乱病证，外有表邪郁闭。《伤寒论》第386条："霍乱，头痛发热，身疼痛，热多欲饮水者，五苓散主之；寒多不用水者，理中丸主之。"

6）表里同病的霍乱证，为内伤饮食生冷，外感六淫邪气，经脉不利所致。《伤寒论》第382条："问曰：病发热头痛，身疼恶寒，吐利者，此属何病？答曰：此名霍乱。"

7）寒湿阻塞经脉。《金匮要略·痉湿暍病脉证第二》："湿家病身疼发热，面黄而喘，头痛鼻塞而烦，其脉大，自能饮食，腹中和无病，病在头中寒湿，故鼻塞，痉内药鼻中则愈。"

（十五）身灼热

身灼热指身热程度如烧灼状，扪之烙手。为温病误汗的变局。《伤寒论》第6条："太阳病，发热而渴，不恶寒者为温病。若发汗已，身灼热者，名风温。"

（十六）身热

身热即"发热"，指病理性的体温升高。

1）余热未清，留扰胸膈。《伤寒论》第78条："伤寒五六日，大下之后，身热不去，心中结痛者，未欲解也，栀子豉汤主之。"《伤寒论》第80条："伤寒，医以丸药大下之，身热不去，微烦者，栀子干姜汤主之。"

2）邪入半表半里。《伤寒论》第99条："伤寒四五日，身热恶风，颈项强，胁下满，手足温而渴者，小柴胡汤主之。"

3）邪入阳明。《伤寒论》第182条："问曰：阳明病外证云何？答曰：身热，汗自出，不恶寒反恶热也。"

4）痉病。《金匮要略·痉湿暍病脉证第二》："病者身热足寒，颈项强急，恶寒，时头热，面赤目赤，独头动摇，卒口噤，背反张者，痉病也。"

（十七）身凉

身凉指发热退后体温恢复正常或略低于常温。见于热邪乘血室之虚而入，但表热已去。《伤寒论》第143条："妇人中风，发热恶寒，经水适来，得之七八日，热除而脉迟身凉，胸胁下满如结胸状，谵语者，此为热入血室也。"

（十八）身𣶏动

身𣶏动指身体筋肉跳动。为肾虚饮邪上泛，阳气受阻，不能温煦肌肤与经脉。《伤寒论》第82条："太阳病，发汗，汗出不解，其人仍发热，心下悸，头眩，身𣶏动，振振欲擗地者，真武汤主之。"

（十九）身微肿

身微肿指身体轻度水肿。由风湿之邪外搏肌表所致。《伤寒论》第 175 条："风湿相搏，骨节疼烦，掣痛不得屈伸，近之则痛剧，汗出短气，小便不利，恶风不欲去衣，或身微肿者，甘草附子汤主之。"

（二十）身微热

身微热指身体发热，但热度不甚高。为热邪与燥屎搏结于肠道，深伏于里，未散发于表所致。《伤寒论》第 252 条："伤寒六七日，目中不了了，睛不和，无表里证，大便难，身微热者，此为实也，急下之，宜大承气汤。"

（二十一）肿

《金匮要略·水气病脉证并治第十四》："皮水其脉亦浮，外证胕肿，按之没指，不恶风，其腹如鼓，不渴，当发其汗。"

六、问耳目

耳目为人体的感觉器官，与内脏、经络有着密切的联系。肾开窍于耳，手足少阳经分布于耳，耳为宗脉所聚；肝开窍于目，五脏六腑之精气皆上注于目。所以，问耳目不仅能够了解耳目局部有无病变，根据耳目的异常变化还可以了解肝、胆、肾、三焦等相关脏腑的病变情况。

（一）问耳

1. 耳鸣、耳聋　耳鸣是指病人自觉耳内鸣响的症状。耳聋是指听力减退，甚至听觉完全丧失的症状。耳鸣、耳聋可为单侧，也可为双侧。耳鸣与耳聋常同时出现或先后发生，正如《杂病源流犀烛》所说："耳鸣者，聋之渐也，唯气闭而聋者则不鸣，其余诸般耳聋，未有不先鸣者。"

耳鸣与耳聋的病因病机及辨证基本相同。突发耳鸣，声大如雷，按之尤甚，或者新起耳暴聋者，多属实证。可因肝胆火扰、肝阳上亢，或者痰火壅结、气血瘀阻、风邪上袭，或者药毒损伤耳窍等所致。渐起耳鸣，声细如蝉，按之可减，或者耳渐失聪而听力减退者，多属虚证。可因肾精亏虚，或者脾气亏虚，清阳不升，或者肝阴、肝血不足，耳窍失养所致。

2. 重听　指病人自觉听力略有减退，听音不清、声音重复的症状。

日久渐成者，以虚证居多，常见于老年体弱者，多因肾之精气亏虚，耳窍失荣所致。若骤发重听，以实证居多，常因痰浊上蒙或风邪上袭耳窍所致。

3. 耳胀、耳闭　耳胀是指自觉耳内胀闷不适的症状。耳闭是指耳内胀闷，且有堵塞感，听力减退的症状。

耳胀反复发作，迁延日久，多成耳闭，故耳胀、耳闭是同一疾病由轻变重的两个不同阶段。耳胀、耳闭的病因病机基本相同，多因风邪侵袭，经气痞塞，或者痰湿蕴结于耳，或者邪毒滞留，气血瘀阻所致。

（二）问目

目的症状繁多，在此仅简要介绍几个常见症状及其临床意义。

1. 目痒　指自觉眼睑、眦内或目珠瘙痒的症状，轻者揉拭则止，重者极痒难忍。

两目痒甚如虫行，伴有畏光流泪、灼热者，多属实证，因肝火上扰或风热上袭等所致。目微痒而势缓，多属虚证，因血虚，目失濡养所致，亦可见于实性目痒初起或剧痒渐愈，邪退正复之时。

2. 目痛　指病人自觉单目或双目疼痛的症状。可见于许多眼科疾病，原因复杂。一般痛剧者，多属实证；痛微者，多属虚证。目剧痛难忍，面红目赤者，多因肝火上炎所致；目赤肿痛，羞明多眵者，多因风热上袭所致；目微痛微赤，时痛时止而干涩者，多因阴虚火旺所致。

3. 目眩　指眼前发黑的症状。因肝肾精血不足、肝阳风火、痰浊上扰等所致。

4. 眼花　指病人自觉视物不清、变形，或者眼前如有蚊蝇飞动的症状。由肝阳上亢、肝火上炎、肝阳化风及痰湿上蒙清窍所致者，多属实证或本虚标实证。由气虚、血亏、阴精不足，目失所养引起者，多属虚证。

5. 目昏、雀盲、歧视　目昏是指视物昏暗、模糊不清的症状。雀盲是指白昼视力正常，每至黄昏以后视力减退、视物不清的症状，亦称夜盲、雀目、鸡盲。歧视是指视一物成二物而不清的症状。

目昏、雀盲、歧视三者，皆为视力有不同程度减退的病变，各有特点，但其病因、病机基本相同，多因肝肾亏虚，精血不足，目失所养所致，常见于年老、体弱或久病之人。

七、问睡眠

睡眠的情况与人体卫气的循行和阴阳的盛衰有着密切的关系。在正常情况下，卫气昼行于阳经，阳气盛则醒；夜行于阴经，阴气盛则眠。如《灵枢·口问》所说："阳气尽，阴气盛，则目瞑；阴气尽而阳气盛，则寤矣。"此外，睡眠还与人体气血的盛衰、心肾等脏腑的功能活动有着密切的关系。通过询问睡眠时间的长短、入睡的难易程度、有无多梦等情况，有助于了解机体阴阳气血的盛衰，心神是否健旺安宁等。睡眠的异常主要有失眠和嗜睡。

（一）失眠

失眠指病人经常不易入睡，或者睡而易醒，难以复睡，或者时时惊醒，睡不安宁，甚至彻夜不眠的症状。失眠又称为不寐或不得眠，其主要是由于机体阴阳平衡失调，阴虚阳盛，阳不入阴，神不守舍所致。

营血亏虚，或者阴虚火旺，心神失养，或者心胆气虚，心神不安所致者，其证属虚。火邪、痰热内扰心神，心神不安，或者食积胃脘所致者，其证属实。

（二）嗜睡

嗜睡指病人精神疲倦，睡意很浓，经常不自主地入睡的症状。亦称多寐、多眠睡。嗜睡多因机体阴阳平衡失调，阳虚阴盛或痰湿内盛所致。

困倦嗜睡，头目昏沉，胸闷脘痞，肢体困重者，多是痰湿困脾，清阳不升所致。饭后困倦嗜睡，纳呆腹胀，少气懒言者，多因脾失健运，清阳不升，脑失所养引起。精神极度疲惫，神志朦胧，困倦易睡，肢冷脉微者，多因心肾阳虚，神失温养所致。大病之后，神疲嗜睡，乃正气未复的表现。

嗜睡伴轻度意识障碍，叫醒后不能正确回答问题者，多因邪闭心神所致。其病邪以热邪、痰热、湿浊为多见。此种嗜睡常是昏睡、昏迷的前期表现。邪闭心神的嗜睡，伴有轻度意识障碍，而上述各种嗜睡尽管睡意很浓，但神志始终清醒。

嗜睡与昏睡、昏迷不同，后者难以唤醒，强行唤醒而仍神志模糊，甚至呼之不醒。

八、问饮食口味

问饮食口味主要是询问口渴与饮水、食欲与食量以及口中气味等情况。饮食及口味的异常，不仅提示津液的盈亏、脾胃运化的失常，也能够反映疾病的寒热虚实性质。

（一）口渴与饮水

口渴即口中干渴的感觉。饮水是指实际饮水量的多少。口渴与饮水是两个密切关联的症状。口渴与饮水的异常，主要反映体内津液的盈亏和输布情况，以及症候的寒热虚实。一般口渴则欲饮，不渴则不欲饮。但津液输布发生障碍时，有时也会出现口渴而不欲饮的情况。

1. 口不渴饮　指口不渴，亦不欲饮。提示津液未伤，多见于寒证、湿证。因寒、湿之邪为阴邪，不耗伤津液，故口不渴，亦不欲饮。无明显燥热的病证，因津液未伤，亦可见口不渴饮的症状。

1）不渴乃无阳明里热证。《伤寒论》第 61 条："下之后，复发汗，昼日烦躁不得眠，夜而安静，不呕，不渴，无表证，脉沉微，身无大热者，干姜附子汤主之。"《伤寒论》第 174 条："伤寒八九日，风湿相搏，身体疼烦，不能自转侧，不呕，不渴，脉浮虚而涩者，桂枝附子汤主之。若其人大便硬，小便自利者，去桂加白术汤主之。"

2）口中和乃无里热。见于《伤寒论》第 304 条："少阴病得之一二日，口中和，其背恶寒者，当灸之，附子汤主之。"

3）不渴乃里气和。见于《伤寒论》第 96 条："伤寒五六日中风，往来寒热，胸胁苦满，嘿嘿不欲饮食……或不渴、身有微热，或咳者，小柴胡汤主之……若不渴，外有微热者，去人参，加桂枝三两，温覆微汗愈……"

4）反不渴乃为水寒所伤。《伤寒论》第 141 条："病在阳，应以汗解之，反以冷水潠之。若灌之，其热被劫，不得去，弥更益烦，肉上粟起，意欲饮水，反不渴者，服文蛤散；若不瘥者，与五苓散；寒实结胸，无热证者，与三物小陷胸汤，白散亦可服。"

5）自利不渴乃脾虚寒盛。《伤寒论》第 277 条："自利不渴者，属太阴，以其脏有寒故也，当温之，宜服四逆辈。"

6）不渴者乃水停中焦。《伤寒论》第 73 条："伤寒汗出而渴者，五苓散主之；不渴者，茯苓甘草汤主之。"《伤寒论》第 41 条："伤寒心下有水气，咳而微喘，发热不渴，服汤已渴者，此寒去欲解也。属小青龙汤证。"

7）肺痈，邪在营分，咽燥不渴。《金匮要略·肺痿肺痈咳嗽上气病脉证治第七》："咳而胸满，振寒，脉数，咽干不渴，时出浊唾腥臭，久久吐脓如米粥，为肺痈，桔梗汤主之。"

8）肺痿，肺中寒冷，其人不渴。《金匮要略·肺痿肺痈咳嗽上气病脉证治第七》："肺痿吐涎沫而不咳者，其人不渴，必遗尿，小便数，所以然者，以上虚不能制下故也。此为肺中冷，必眩，多涎唾，甘草干姜汤以温之。若服汤已渴者，属消渴。"

9）寒实内结，里无热，躁而不渴。《金匮要略·腹满寒疝宿食病脉证治第十》"病者痿黄，躁而不渴，胸中寒实，而利不止者死。"

10）皮水充斥全身，不渴。《金匮要略·水气病脉证并治第十四》："师曰：病有风水、有皮水、有正水、有石水、有黄汗。风水，其脉自浮，外证骨节疼痛，恶风；皮水，其脉亦浮，外证胕肿，按之没指，不恶风，其腹如鼓，不渴，当发其汗。"

11）风水郁热轻微，其人不渴。《金匮要略·气病脉证并治第十四》："太阳病，脉浮而紧，法当骨节疼痛，反不疼，身体反重而酸，其人不渴，汗出即愈，此为风水。恶寒者，此为极虚，发汗得之。渴而不恶寒者，此为皮水。身肿而冷，状如周痹，胸中窒，不能食，反聚痛，暮躁不得眠，此为黄汗。痛在骨节，咳而喘，不渴者，此为脾胀，其状如肿，发汗则愈。然诸病此者，渴而下水利，小便数者，皆不可发汗。"

12）黄疸病邪浅热轻，疸而不渴。《金匮要略·黄疸病脉证并治第十五》："疸而渴者，其疸难治；疸而不渴者，其疸可治。发于阴部，其人必呕；阳部，其人振寒而发热也。"

13）妇人水血结在血室，小便微难而不渴。《金匮要略·妇人杂病脉证并治第二十二》："妇人少腹满如敦状，小便微难而不渴，生后者，此为水与血俱结在血室也，大黄甘遂汤主之。"

2. 口渴欲饮 指口干，欲饮水，饮水则舒的症状。津液耗伤，阴液亏少；气化不利，津液输布障碍，均可致津液不能承于口，而见口渴欲饮。

口渴咽干，鼻干唇燥，发于秋季者，多因燥邪伤津所致。口干微渴，发热，脉浮数者，多见于温热病初期，邪热伤津不甚。大渴喜冷饮，壮热，大汗出者，为里热炽盛，津液大伤的表现。严重腹泻，或者汗、吐、下及利尿太过，耗伤津液，均可导致大渴引饮。口渴咽干，夜间尤甚，颧赤盗汗，五心烦热者，是阴虚津亏，虚火内炽的表现。口渴而多饮，小便量多，形体消瘦者，属消渴病。小儿夏季见之，且有无汗或少汗、发热者，为夏季热。渴不多饮，兼身热不扬，心中烦闷，舌苔黄腻者，属湿热证。因热盛伤津则口渴，体内有湿故不多饮。渴不多饮，兼身热夜甚，心烦不寐，舌红绛者，属温病营分证。因邪热耗伤阴津，故口渴，但热邪又能蒸腾营阴上潮于口，故不多饮。渴喜热饮而量不多，或水入即吐者，多由痰饮内停所致。因痰饮内阻，津液不能气化上承于口，故口渴，但体内有饮邪，故不多饮，或水入即吐。口干，但欲漱水不欲咽，兼面色黧黑或肌肤甲错者，为有瘀血的表现。因瘀血内阻，气不化津，津不上承，故口干，体内津液本不匮乏，故但欲漱水不欲咽。

3. 不能饮

1）水气内停不能饮。《伤寒论》第74条："中风发热，六七日不解而烦，有表里证，渴欲饮水，水入则吐者，名曰水逆，五苓散主之。"

2）胃中虚寒不能饮。《伤寒论》第226条："若胃中虚冷，不能食者，饮水则哕。"

（二）食欲与食量

食欲即对进食的要求和进食的欣快感觉。食量是指进食的实际数量。胃主受纳、腐熟，脾主运化，故食欲、食量与脾胃功能密切相关。人以胃气为本，胃气的有无直接关系到疾病的轻重和转归。所以，询问病人的食欲与食量情况，对了解脾胃功能的强弱、判断疾病的轻重和预后有重要的意义。

1. 能食 指饮食尚可或饮食量多。

（1）邪未伤胃：

1）饮食如故，乃邪未伤胃。《伤寒论》第129条："何谓藏结？答曰：如结胸状，饮食如故，时时下利，寸脉浮、关脉小细沉紧，名曰藏结，舌上白苔滑者，难治。"

2）若能食，乃邪未伤胃。《伤寒论》第190条："阳明病若能食，名中风；不能食，名中寒。"

3）初欲食，乃邪未伤胃。《伤寒论》第192条："阳明病，初欲食，小便反不利，大便自调，其人骨节疼，翕翕如有热状……"

4）若能食，乃阳明热盛，尚未化燥成实而阻滞气机。《伤寒论》第215条："阳明病，谵语，有潮热，反不能食，胃中必有燥屎五六枚也，若能食者，但硬耳。"

5）虽能食，乃邪未伤胃。《伤寒论》第251条："得病二三日，脉弱，无太阳柴胡证，烦躁，心下硬。至四五日，虽能食，以小承气汤，少少与，微和之，令小安；至六日，与承气汤一升。若不大便六七日，小便少者，虽不受食，但初头鞕，后必溏，未定成硬，攻之必溏；须小便利，屎定硬，乃可攻之，宜大承气汤。"

6）三阴当受邪，其人反能食乃邪未伤胃。《伤寒论》第270条："伤寒三日，三阳为尽，三阴当受邪，其人反能食而不呕，此为三阴不受邪也。"

7）湿伤头部，腹中无病，乃邪未伤胃。《金匮要略·痉湿暍病脉证治第二》："湿家病身疼发热，面黄而喘，头痛鼻塞而烦，其脉大自能饮食，腹中和无病，病在头中寒湿，故鼻塞，内药鼻中而愈。"

8）腹满兼表证，胃气未伤，饮食如故。《金匮要略·腹满寒疝宿食病脉证治第十》："病腹满，发热十日，脉浮而数，饮食如故，厚朴七物汤主之。"

9）肾着病，胃中无病，饮食如故。《金匮要略·五脏风寒积聚病脉证并治第十一》："肾着之病，其人身体重，腰中冷，如坐水中，形如水状，反不渴，小便自利，饮食如故，病属下焦，身劳汗出，衣里冷湿，久久得之，腰以下冷痛，腹重如带五千钱，甘姜苓术汤主之。"

10）病不在中焦，妊娠小便难，饮食如故。《金匮要略·妇人妊娠病脉证并治第二十》："妇人得平脉，阴脉小弱，其人渴，不能食，无寒热，名妊娠，桂枝汤主之。"

11）妇人转胞，病不在胃，饮食如故。《金匮要略·妇人杂病脉证并治第二十二》："妇人病，饮食如故，烦热不得卧，而反倚息者，何也？师曰：此名转胞。"

（2）胃气恢复：

1）胃阳素旺，胃气来复，受纳腐熟功能正常。《伤寒论》第160条："阳明病，若能食，名中风。"

2）颇能食，复过一经能食，为胃气逐渐恢复之故。《伤寒论》第384条："……下利后当便硬，硬则能食者愈。今反不能食，到后经中，颇能食，复过一经能食，过之一日当愈；不愈者，不属阳明也……"

3）病解能食，妇人郁冒之证已解，胃气冲和。《金匮要略·金妇人产后病脉证治第二十一》："病解能食，七八日更发热者，此为胃实，大承气汤主之。"

4）饮食或有美时，百合病胃气稍舒。《金匮要略·百合狐惑阴阳毒病脉证治第三》："论曰：百合病者……欲行不能行，饮食或有美时，或有不用闻食臭时，如寒无寒，如热无热……"

5）狐惑病脓已成。《金百合狐惑阴阳毒病脉证治第三》："病者脉数，无热，微烦，默默但欲卧，汗出，初得之三四日，目赤如鸠眼；七八日，目四眦黑。能食者，脓已成也，赤豆当归散主之。"

2. 食欲减退 指病人进食的欲望减退，甚至不想进食的症状。又称不欲食、食欲不振，亦有称纳呆者。食欲减退是疾病过程中常见的病理现象，主要是脾胃病变的反映，抑或是其他脏腑病变影响到脾胃功能的表现。

新病食欲减退，一般是邪气影响脾胃功能，正气抗邪的保护性反应，不一定是脾胃本身的病变。久病食欲减退，兼面色萎黄，食后腹胀，疲倦者，多因脾胃虚弱，腐熟运化无力所致。纳呆少食，脘闷腹胀，头身困重，舌苔腻、舌脉濡者，多因湿邪困脾，运化机能障碍所致。

纳呆少食，脘腹胀闷，嗳腐食臭者，多因食滞胃脘，腐熟不及引起。

3. 厌食 指厌恶食物，甚至恶闻食臭的症状，或称恶食。

厌食，兼脘腹胀痛，嗳腐食臭，舌苔厚腻者，为食滞胃脘，腐熟不及所致。厌食油腻，脘闷呕恶，便溏不爽，肢体困重者，为湿热蕴脾，运化机能障碍所致。厌食油腻，胁肋灼热胀痛，口苦泛恶者，为肝胆湿热，肝失疏泄，脾失健运所致。

孕妇厌食，多是妊娠反应，因妊娠后冲脉之气上逆，影响胃之和降，一般属生理现象。若厌食兼严重恶心呕吐者，为妊娠恶阻。

（1）寒证：胃中寒，受纳失职不能食。《伤寒论》第190条："阳明病若能食，名中风；不能食，名中寒。"《伤寒论》第191条："阳明病，若中寒者，不能食，小便不利，手足濈然汗出，此欲作固瘕，必大便初硬后溏。所以然者，以胃中冷，水谷不别故也。"

（2）热证：

1）嘿嘿不欲饮食。胆热犯胃，胃中不和可出现此症。《伤寒论》第96条："伤寒五六日中风，往来寒热，胸胁苦满，嘿嘿不欲饮食，心烦喜呕，或……" 阳热内郁中焦也可导致此症，《伤寒》第339条："伤寒热少微厥，指头寒，嘿嘿不欲饮食，烦躁，数日，小便利，色白者，此热除也，欲得食，其病为愈；若厥而呕，胸胁烦满者其后必便血。"

2）口不欲食，为热结于里所致。《伤寒论》第148条："伤寒五六日，头汗出，微恶寒，手足冷，心下满，口不欲食，大便硬，脉细者，此为阳微结，必有表，复有里也。脉沉，亦在里也。"

3）不能食，因热邪阻胃，胃不受纳之故。《伤寒论》第185条："本太阳初得病时，发其汗，汗先出不彻，因转属阳明也。伤寒发热无汗，呕不能食，而反汗出濈濈然者，是转属阳明也。"

4）反不能食，因热伤胃阴，胃虚不能受纳。《伤寒论》第215条："阳明病，谵语有潮热，反不能食者，胃中必有燥屎五六枚也；若能食者，但硬耳。宜大承气汤下之。"

5）饥不欲食，因阳明余热不尽之故。《伤寒论》第228条："阳明病，下之，其外有热，手足温，不结胸，心中懊侬，饥不能食，但头汗出者，属栀子豉汤证。"

6）干呕不能食，因病转少阳，热邪阻胃，胃失和降。《伤寒论》第266条："本太阳病不解，转入少阳者，胁下硬满，干呕不能食，往来寒热，尚未吐下，脉沉紧者，与小柴胡汤。"

（3）虚证：

1）脾胃虚弱，不能受纳。《伤寒论》第98条："得病六七日，脉迟浮弱，恶风寒，手足温，医二三下之，不能食，而胁下满痛，面目及身黄，颈项强，小便难者，与柴胡汤，后必下重；本渴饮水而呕者，柴胡不中与也，食谷者哕。"

2）胃中虚冷所致。《伤寒论》第194条："阳明病，不能食，攻其热必哕。所以然者，胃中虚冷故也。以其人本虚，攻其热必哕。"《伤寒论》第226条："若胃中虚冷，不能食者，饮水则哕。"

3）胃气已伤。《伤寒论》第120条："太阳病，当恶寒发热，今自汗出，反不恶寒发热，关上脉细数者，以医吐之过也。一二日吐之者，腹中饥，口不能食；三四日吐之者，不喜糜粥，欲食冷食，朝食暮吐；以医吐之所致也，此为小逆。"

4）阳明中寒，不能运化。《伤寒论》第195条："阳明病脉迟，食难用饱，饱则微烦头眩，必小便难。"

5）脾失健运所致。《伤寒论》第273条："太阴之为病，腹满而吐，食不下，自利益甚，时腹自痛。若下之，必胸下结硬。"

6）胃气未复。《伤寒论》第384条："伤寒，其脉微涩者，本是霍乱，今是伤寒，……今反不能食，到后经中，颇能食，复过一经能食，过之一日当愈，不愈者，不属阳明也。"

7）脾胃虚弱，不知食味。《金匮要略·中风历节病脉证并治第五》："《近效方》术附汤，治风虚，头重眩苦极，不知食味，暖肌补中，益精气。"

8）厥阴病，下焦有寒，脾失健运，饥而不欲食。《金匮要略·消渴小便利淋病脉证并治第十三》："厥阴之为病，消渴，气上冲心，心中疼热，饥而不欲食，食即吐，下之不肯止。"

9）黄汗病，胃中虚冷。《金匮要略·水气病脉证并治第十四》："黄汗之病，两胫自冷，假令发热，此属历节。食已汗出，又身常暮盗汗出者，此劳气也。若汗出已反发热者，久久其身必甲错；发热不止者，必生恶疮，若身重，汗出已辄轻者，久久必身瞤，瞤即胸中痛，又从腰以上必汗出，下无汗，腰髋弛痛，如有物在皮中状，剧者不能食，身疼重，烦躁，小便不利，此为黄汗，桂枝加黄芪汤主之。"

10）脾胃虚寒，食难用饱。《金匮要略·黄疸病脉证并治第十五》："阴明病脉迟者，食难用饱，饱则发烦头眩，小便必难，此欲作谷疸；虽下之，腹满如故，所以然者，脉迟故也。"

11）妊娠恶阻，脾胃不和。《金匮要略·妇人妊娠病脉证并治第二十》："师曰：妇人得平脉，阴脉小弱，其人渴，不能食，无寒热，名妊娠，桂枝汤主之。于法六十日当有此证，设有医治逆者，却一月加吐下者，则绝之。"

12）产后脾胃虚弱，胆胃不和，呕不能食。《金匮要略·妇人产后病脉证治第二十一》："产妇郁冒，其脉微弱，不能食，大便反坚，但头汗出。所以然者，……大便坚，呕不能食，小柴胡汤主之。"

（4）实证：

1）邪逆于上，痰涎壅阻。《伤寒论》第355条："病人手足厥冷，脉乍紧者，邪结在胸中，心下满而烦，饥不能食者。病在胸中，当须吐之，宜瓜蒂散。"

2）寒邪客胸。《伤寒论·辨可吐第十九》："病手足逆冷，脉乍结，以客气在胸中，心下满而烦，欲食不能食者，病在胸中，当吐之。"

3）酒疸，热毒伤胃，不能食。《金匮要略·黄疸病脉证并治第十五》："趺阳脉紧而数，数则为热，热则消谷，紧则为寒，食即为满。尺脉浮为伤肾，趺阳脉紧为伤脾。风寒相搏，食谷即眩，谷气不消，胃中苦浊，浊气下流，小便不通，阴被其寒，热流膀胱，身体尽黄，名曰谷疸。额上黑，微汗出，手足中热，薄暮即发，膀胱急，小便自利，名曰女劳疸；腹如水状不治。心中懊而热，不能食，时欲吐。名曰酒疸。"

4）狐惑病，湿热内蕴，不欲饮食。《金匮要略·百合狐惑阴阳毒病脉证治第三》："论曰：百合病者，百脉一宗，悉致其病也。意欲食复不能食，常默默，欲卧不能卧，欲行不能行，饮食或有美时，或有不用闻食臭时，如寒无寒，如热无热，口苦，小便赤，诸药不能治，得药则剧吐利，如有神灵者，身形如和，其脉微数。每溺时头痛者，六十日乃愈；若溺时头不痛，淅然者，四十日愈；若溺快然，但头眩者，二十日愈。其证或未病而预见，或病四五日而出，或病二十日，或一月微见者，各随证治之。"

5）风邪入中心脾，终日不欲饮食。《金匮要略·中风历节病脉证并治第五》："《千金》三黄汤，治中风手足拘急，百节疼痛，烦热心乱，恶寒，经日不欲饮食。"

6）宿食尚未尽去，下利不欲食。《金匮要略·腹满寒疝宿食病脉证治第十》："下利不欲食者，有宿食也，当下之，宜大承气汤。"

7）不欲饮食，恶闻食臭，狐惑病湿热内蕴，脓成局限，无热。《金匮要略·百合狐惑阴阳毒病脉证治第三》："狐惑之为病，状如伤寒，默默欲眠，目不得闭，卧起不安。蚀于喉为惑，蚀于阴为狐，不欲饮食，恶闻食臭，其面目乍赤、乍黑、乍白，蚀于上部则声喝，甘草泻心汤主之。"

4. 消谷善饥 指病人食欲过于旺盛，进食量多，但食后不久即感饥饿的症状。亦称多食易饥。

消谷善饥，兼多饮多尿，形体消瘦者，多见于消渴病。因胃火炽盛，腐熟太过所致。消谷善饥，兼大便溏泻者，属胃强脾弱。胃强则胃腐熟功能亢奋，故消谷善饥；脾弱则脾运化无力，故大便溏薄。

1）能食不大便，为阳结者。《伤寒论·辨脉法》第2条："问曰：脉有阳结、阴结者，何以别之？答曰：其脉浮而数，能食，不大便者，此为实，名曰阳结也，期十七日当剧……"

2）欲食冷食乃胃虚客热乘之。《伤寒论》第120条："太阳病，当恶寒发热，今自汗出，反不恶寒发热，关上脉细数者，以医吐之过也。一二日吐之者，腹中饥，口不能食；三四日吐之者，不喜糜粥，欲食冷食，朝食暮吐。以医吐之所致也，此为小逆。"

3）阴明风热犯肺故能食。《伤寒论》第 198 条："阳明病，但头眩，不恶寒，故能食而咳，其人咽必痛，若不咳者咽不痛。"

4）能食者也可见于阳明腑实，尚未燥结。《伤寒论》第 215 条："阳明病，谵语有潮热，反不能食者，胃中必有燥屎五六枚也；若能食者，但硬耳。宜大承气汤下之。"合热则消谷善饥乃血分有热，影响于胃病。

5）表时俱热乃能食。《伤寒论》第 227 条："脉浮发热，口干鼻燥，能食者则衄。"《伤寒论》第 257 条："人无表里证，发热七八日，虽脉浮数者，可下之。假令已下，脉数不解，合热则消谷善饥，至六七日，不大便者，有瘀血，宜抵当汤。"

5. 饥不欲食　指病人虽然有饥饿的感觉，但不想进食，勉强进食，量亦很少的症状。

饥不欲食，兼脘痞，干呕呃逆者，多属胃阴虚证。胃阴不足，虚火内扰，则有饥饿感；阴虚失润，胃之腐熟功能减退，故不欲食。此外，蛔虫内扰，亦可见饥而不欲食的症状。

6. 偏嗜食物或异物　指嗜食生米、泥土等症状。多见于小儿虫积。妇女妊娠期间，偏食酸辣等食物，为生理现象。

正常人由于地域或生活习惯的不同，亦常有饮食的偏嗜，一般不会引起疾病。但若偏嗜太过，亦可能诱发或导致疾病，如偏嗜肥甘，易生痰湿；过食辛辣，易致火盛；偏嗜生冷，易伤脾胃等。

7. 食量变化　主要指进食量的改变。疾病过程中，食欲渐复，食量渐增，是胃气渐复，疾病向愈之征；若食欲渐退，食量渐减，是脾胃功能渐衰之兆，提示疾病逐渐加重。若危重病人，本来毫无食欲，突然索食，食量大增，称为"除中"，是假神的表现之一，因胃气败绝所致。

胃气垂绝，饮食自救，主除中危候。《伤寒论》第 332 条："凡厥利者，当不能食，今反能食，恐为除中。"

当不能食，今反能食，乃胃气败绝之象。如《伤寒论》第 333 条："伤寒脉迟六七日，而反与黄芩汤彻其热。脉迟为寒，今与黄芩汤，复除其热，腹中应冷，当不能食；今反能食，此名除中，必死。"

（三）口味

口味指口中的味觉或气味。脾开窍于口，其他脏腑之气亦可循经上至口中，故口有异常味觉或气味，多是脏腑，特别是脾胃病变的反映。实际上口味异常多为感受外邪、饮食所伤、七情失调及劳倦过度等，导致脏腑功能失调或虚衰，引起脏气上溢于口所致。

1. 口淡　指病人味觉渐退，口中乏味，甚至无味的症状。多见于脾胃虚弱、寒湿中阻及寒邪犯胃。脾胃阳气亏虚，运化腐熟功能低下，故口淡乏味；寒湿与寒邪俱为阴邪，阴不耗液，故而口淡不渴。

2. 口甜 指病人自觉口中有甜味的症状。多因湿热蕴结于脾，与谷气相搏，上蒸于口，故口甜而黏腻不爽。口甜而少食、神疲乏力者，多属脾气亏虚，可能是甘味入脾，脾气虚则甘味上泛之故。

3. 口黏腻 指病人自觉口中黏腻不爽的症状。常见于痰热内盛、湿热中阻及寒湿困脾。因湿性浊腻，痰热、湿热上蒸，或者寒湿上泛于口，导致口中黏腻不爽。

4. 口酸 指病人自觉口中有酸味或泛酸，甚至闻之有酸腐气味的症状。多见于伤食、肝胃郁热等。进食过量，食滞胃脘，化腐生酸，浊气上泛，则口中泛酸，气味酸腐。酸味入肝，肝郁化热犯胃，胃失和降，则泛吐酸水。

5. 口苦 指病人自觉口中有苦味的症状。多见于心火上炎或肝胆火热之证。心烦失眠者，常口苦，乃心火上炎之故；胆汁味苦，故胆火上炎或胆气上泛，皆可致口苦。

6. 口涩 指病人自觉口有涩味，如食生柿子的症状。多与舌燥同时出现，为燥热伤津，或者脏腑热盛，气火上逆所致。

7. 口咸 指病人自觉口中有咸味的症状。多认为是肾病及寒水上泛之故。

九、问欲呕与不呕

（一）《伤寒论》欲呕

《伤寒论》第 243 条："食谷欲呕，属阳明也。吴茱萸汤主之。得汤反剧者，属上焦也。"吴茱萸汤治中焦阳明寒呕，若服用反剧，知病不在中焦，以上焦论治。

（二）《伤寒论》不呕

1）表示邪未入少阳。《伤寒论》第 23 条："太阳病，得之八九日，如疟状，发热恶寒，热多寒少，其人不呕，清便欲自可，一日二三度发。脉微缓者，为欲愈也；脉微而恶寒者，此阴阳俱虚，不可更发汗、更下、更吐也；面色反有热色者，为欲解也，以其不能得小汗出，身必痒，宜桂枝麻黄各半汤。"

2）不呕不渴乃无少阳病变。《伤寒论》第 61 条："下之后，复发汗，昼日烦躁不得眠，夜而安静，不呕，不渴，无表证，脉沉微，身无大热者，干姜附子汤主之。"《伤寒论》第 174 条："伤寒八九日，风湿相搏，身体疼烦，不能自转侧，不呕，不渴，脉浮虚而涩者，桂枝附子汤主之。若其人大便硬，小便自利者，去桂加白术汤主之。"

3）胸中烦而不呕乃邪犯胸胁，未犯胃腑。《伤寒论》第 96 条："伤寒五六日中风，往来寒热，胸胁苦满，嘿嘿不欲饮食，心烦喜呕，或胸中烦而不呕，或渴，或腹中痛，或胁下痞鞕，或心下悸、小便不利，或不渴、身有微热，或咳者，小柴胡汤主之。"

4）渴而不呕乃胃气尚和。《伤寒论》第 147 条："伤寒五六日，已发汗而复下之，胸胁满微结，小便不利，渴而不呕，但头汗出，往来寒热，心烦者，此为未解也，柴胡桂枝干姜汤主之。"

5）不呕乃邪未内传。如《伤寒论》第 270 条："伤寒三日，三阳为尽，三阴当受邪，其人反能食而不呕，此为三阴不受邪也。"又如《伤寒论》第 244 条："太阳病，寸缓关浮尺弱，其人发热汗出，复恶寒，不呕，但心下痞者，此以医下之也。如其不下者，病人不恶寒而渴者，此转属阳明也。小便数者，大便必硬，不更衣十日，无所苦也。渴欲饮水，少少与之，但以法救之。渴者，宜五苓散。"

6）用吐法而不吐者，乃药力不够。如《伤寒论》第 166 条："（瓜蒂散方后注）

病如桂枝证，头不痛，项不强，寸脉微浮，胸中痞硬，气上冲咽喉不得息者，此为胸有寒也。当吐之，宜瓜蒂散。不吐者，少加；得快吐，乃止。"

7）支饮病胃中饮邪暂去，水去呕止。如《金匮要略·呕吐哕下利病脉证治第十七》："呕家本渴，今反不渴者，以心下有支饮故也。"

8）饮停于胃中，上犯胸中，气机郁闭，似呕不呕。如《呕吐哕金下利病脉证治第十七》："病人胸中似喘不喘，似呕不呕，似哕不哕，彻心中愦愦然无奈者，生姜半夏汤主之。"

十、问二便

大便由肠道排出，但与脾胃的腐熟运化、肝的疏泄、肾阳的温煦及肺气的肃降有着密切的关系。小便由膀胱排出，但与脾的运化、肾的气化、肺的肃降及三焦的通调等有着密切的关系。因此，询问大小便的情况，不仅可以直接了解消化功能和水液的盈亏与代谢情况，亦是判断疾病寒热虚实的重要依据。诚如《景岳全书》所说："二便为一身之门户，无论内伤外感，皆当察此，以辨其寒热虚实。"

问二便应注意询问二便的性状、颜色、气味、时间、便量、排便次数、排便时的感觉及兼有症状等。其中颜色、气味等内容将分别在望诊和闻诊中讨论，这里着重介绍二便的次数、便量、性状、排便感等内容。

（一）大便

健康人一般每日或隔日大便一次，排便通畅，成形不燥，多呈黄色，内无脓血黏液及未消化的食物。便次、便质及排便感的异常，主要有下列情况：

1. 便次异常

（1）便秘：又称大便难，指大便燥结，排便时间延长，便次减少，或者时间虽不延长但排便困难的症状。胃肠积热，或者阳虚寒凝，或者气血阴津亏损，或者腹内癥块阻结等，可导致肠道燥化太过，肠失濡润，或推运无力，传导迟缓，气机阻滞而成便秘。便秘除常见于肠道病变外，肛门部的病变、肌痿、风（喑）痱、肠外肿块压迫、温热病过程中、过服止泻药或温燥之品、腹部手术之后、全身衰惫状态等均可出现便秘。

"若不大便六七日，恐有燥屎，欲知之法，少与小承气汤，汤入腹中，转矢气者，此有燥屎也，乃可攻之。若不转矢气者，此但初头鞕，后必溏，不可攻之，攻之必胀满不能食也"（《伤寒论》第206条）。此证似属大便已硬，腑实已成。可能热邪未全归腑，这时宜用小承气汤试探之。若服小承气汤后，腹中行动而转矢气者，为腑实可下之征。不转矢气者，其腑实未成，或为里虚之证。此证启示我们：伤寒用攻下法时，当先从平缓之剂入手，切不可妄攻。

（2）泄泻：又称腹泻。指大便次数增多，粪质稀薄不成形，甚至呈水样的症状。外感风寒湿热疫毒之邪，或者饮食所伤，食物中毒，痨虫或寄生虫积于肠道，或者情志失调，肝气郁滞，或者久病脾肾阳气亏虚等，均可导致脾失健运，小肠不能分清别浊，大肠传导亢进，水湿下趋而成。脾胃、大小肠、肝胆胰的病变常有泄泻的症状。临床有暴泻与久泻之分，暴泻多实，久泻多虚。

2. 便质异常 除便秘和泄泻均包含有便质的异常外，便质异常还有以下几种：

（1）完谷不化：指大便中含有较多未消化食物的症状。病久体弱者见之，多属脾虚、肾虚；新起者多为食滞胃肠。

（2）溏结不调：指大便时干时稀的症状。多因肝郁脾虚，肝脾不调所致。若大便先干后稀，多属脾虚。

（3）脓血便：又称大便脓血，指大便中含有脓血黏液。多见于痢疾和肠癌。常因湿热疫毒等邪，积滞交阻肠道，肠络受损所致。

（4）便血：指血自肛门排出，包括血随便出、便黑如柏油状、单纯下血的症状。多因脾胃虚弱，气不统血，或者胃肠积热，湿热蕴结，气血瘀滞等所致。若血色暗红或紫黑，或者大便色黑如柏油状者，谓之远血，多见于胃脘等部位出血。若便血鲜红，血附在大便表面或于排便前后滴出者，谓之近血，多见于内痔、肛裂、息肉痔及锁肛痔（直肠癌）等肛门部的病变。除胃肠病变外，许多全身性疾病，如疫斑热、稻瘟病、血溢病、紫癜病、食物中毒、药物中毒等，均可见到便血症状。

3. 排便感异常

（1）肛门灼热：指排便时自觉肛门灼热的症状。多因大肠湿热或热结旁流，热迫直肠所致。

（2）里急后重：指便前腹痛，急迫欲便，便时窘迫不畅，肛门重坠，便意频数的症状。常见于湿热痢疾。多因湿热内阻，肠道气滞所致。

（3）排便不爽：指排便不通畅，有涩滞难尽之感的症状。泻下如黄糜而黏滞不爽者，多因湿热蕴结大肠，气机不畅，传导不利所致；腹痛欲便而排出不爽，抑郁易怒者，多因肝郁脾虚，肠道气滞所致；腹泻不爽，大便酸腐臭秽者，多因食积化腐，肠道气机不畅所致。

（4）大便失禁：指大便不能随意控制，滑出不禁，甚至便出而不自知的症状。常因督脉损伤，年老体衰，久病正虚，久泻不愈，脾虚气陷，肠道湿热瘀阻等引起脾肾虚损，肛门失约所致，多见于脊柱外伤、久泻、休息痢、脱肛、肛门及肠道癌瘤、高年体衰及久病虚损等。骤起暴泻，后阴难以约束，或者神志昏迷，神机失控者，亦可发生大便失禁，但一般不属脾肾虚损。

（5）肛门气坠：指肛门有下坠感的症状。肛门气坠常于劳累或排便后加重，多因脾虚中气下陷所致，常见于久泻久痢或体弱病人。

（二）小便

在一般情况下，健康成人日间排尿 3~5 次，夜间排尿 0~1 次。一昼夜总尿量为 1 000~2 000 mL。尿量和尿次的多少受温度（气温、体温）、饮水、出汗和年龄等因素的影响。

问小便，主要应询问尿次、尿量及排尿时的异常感觉。

1. 小便利

（1）热证：

1）若小便利者乃里热，津液下注，内实已成。《伤寒论》第 105 条："伤寒十三日，过经谵语者，以有热也，当以汤下之。若小便利者，大便当硬，而反下利，脉调和者，知医以丸药下之，非其治也。若自下利者，脉当微厥，今反和者，此为内实也，调胃承气汤主之。"

2）《伤寒论》第251条："得病二三日，脉弱，无太阳，柴胡证，烦躁，心下硬。至四五日，虽能食，以小承气汤，少少与，微和之，令小安；至六日，与承气汤一升。若不大便六七日，小便少者，虽不受食，但初头硬，后必溏，未定成硬，攻之必溏；须小便利，屎定硬，乃可攻之，宜大承气汤。"

3）《伤寒论》第247条："趺阳脉浮而涩，浮则胃气强，涩则小便数。浮涩相搏，大便则硬，其脾为约，麻子仁丸主之。"

（2）虚寒证：

1）小便利乃阳虚阴盛水泄。《伤寒论》第197条："阳明病，反无汗，而小便利，二三日呕而咳，手足厥者，必苦头痛。若不咳不呕，手足不厥者，头不痛。"

2）小便自利者乃津液下泄，以致津液内竭。《伤寒论·辨不可下病脉证并治第二十》："脉浮而大，浮为气实，大为血虚。血虚为无阴，孤阳独下阴部者，小便当赤而难，胞中当虚，今反小便利，而大汗出，法应卫家当微，今反更实，津液四射，荣竭血尽，干烦而不眠，血薄肉消，而成暴液。医复以毒药攻其胃，此为重虚，客阳去有期，必下如污泥而死。"《伤寒论·辨不可发汗病脉证并治第十五》："咳而小便利，若失小便者，不可发汗，汗出则四肢厥逆冷。"

3）小便复利乃里虚阳衰。《伤寒论》第377条："呕而脉弱小便复利，身有微热，见厥者难治，四逆汤主之。"

4）小便利乃肾阳虚，水饮变动不居。《伤寒论》第316条："少阴病，二三日不已，至四五日，腹痛，小便不利，四肢沉重疼痛，自下利者，此为有水气。其人或咳，或小便利，或下利，或呕者，真武汤主之。"

5）小便复利乃元阳大虚将脱。《伤寒论》第389条："既吐且利，小便复利而大汗出，下利清谷内寒外热，脉微欲绝，四逆汤主之。"

6）湿病误下伤阳，阳虚不固小便利。见于《金匮要略·痉湿暍病脉证治第二》："湿家，下之，额上汗出，微喘，小便利者死；若下利不止者亦死。"

7）女劳疸，肾虚无湿，膀胱急，小便自利。见于《金匮要略·黄疸病脉证并治第十五》："额上黑，微汗出，手足中热，薄暮即发，膀胱急，小便自利，名曰女劳疸。"

8）虚劳萎黄，非湿热之黄。见于《金匮要略·黄疸病脉证并治第十五》："男子黄，小便自利，当与虚劳小建中汤。"

9）肾虚不摄。《金匮要略·呕吐哕下利病脉证治第十七》："呕而脉弱，小便复利，身有微热，见厥者，呕吐难治，四逆汤主之。"

（3）实证：

1）小便利者因水停中焦。《伤寒论》第127条："太阳病，小便利者，以饮水多，必心下悸。小便少者，必苦里急也。"

2）少腹痛反小便利者因蓄血，非蓄水。《伤寒论》第126条："伤寒有热，少腹痛，应小便不利，今反利者，为有血也，当下之，不可余药，宜抵当丸。"

（4）反映气化功能尚可：

1）汗下后小便利，因津液回复。《伤寒论》第59条："大下之后，复发汗，小便不利者，亡津液故也。勿治之，得小便利，必自愈。"

2）伤寒小便利，肺通调水道之机复常。《伤寒论》第 109 条："伤寒发热，啬啬恶寒，大渴欲饮水，其腹必满，自汗出，小便利，其病欲解，此肝乘肺也，名曰横，刺期门。"

3）小便利者，其人可治，因津液尚存。《伤寒论》第 111 条："太阳病中风，以火劫发汗，邪风被火热，血气流溢，失其常度，两阳相熏灼，其身发黄。阳盛则欲衄，阴虚小便难。阴阳俱虚竭，身体则枯燥，但头汗出，剂颈而还。腹满微喘，口干咽烂，或不大便，久则谵语，甚者至哕，手足躁扰，捻衣摸床者。小便利者，其人可治。"《伤寒论》第 283 条："伤寒脉阴阳俱紧，恶寒发热，则脉欲厥。厥者，脉初来大，渐渐小，更来渐大，是其候也。如此者恶寒，甚者翕翕汗出，喉中痛；若热多者，目赤脉多，睛不慧。医复发之，咽中则伤；若复下之，则两目闭，寒多便清谷，热多便脓血；若熏之，则身发黄；若熨之，则咽燥。若小便利者，可救之；若小便难者，为危殆。"

4）小便自利者，湿邪有出路。《伤寒论》第 174 条："伤寒八九日，风湿相搏，身体疼烦，不能自转侧，不呕，不渴，脉浮虚而涩者，桂枝附子汤主之。若其人大便硬，小便自利者，去桂加白术汤主之。"见于脾能转输，湿邪可出。《伤寒论》第 187 条："若小便自利者，不能发黄。"

5）小便自可，为津液未伤。《伤寒论》第 229 条："阳明病发潮热，大便溏，小便自可，胸胁满不去者，与小柴胡汤。"

6）小便利，色白者因热邪已除。《伤寒论》第 339 条："伤寒热少微厥，指头寒，嘿嘿不欲食，烦躁，数日小便利，色白者，此热除也，欲得食，其病为愈；若厥而呕，胸胁烦满者，其后必便血。"

7）小便利因脾能转输，水气得化，水邪从尿而去。《伤寒论》第 28 条（桂枝去桂加茯苓白术汤后方）："服桂枝汤，或下之，仍头项强痛，翕翕发热，无汗，心下满微痛，小便不利者，属桂枝去桂加茯苓白术汤。……温服一升，小便利则愈。"《伤寒论》第 395 条（牡蛎泽泻散后方）："大病差后，从腰以下有水气者，牡蛎泽泻散主之。上七味，异捣，下筛为散；更于臼中治之，白饮和服方寸匕，日三服。小便利，止后服。"

8）小便当利乃服药所致。见于《伤寒论》第 236 条："阳明病，发热汗出者，此为热越，不能发黄也，但头汗出，身无汗，剂颈而还，小便不利，渴引水浆者，此为瘀热在里，身必发黄，茵陈蒿汤主之……分三服，小便当利，尿如皂荚汁状，色正赤，一宿腹减，黄从小便去也。"

烧裈散，见于《伤寒论》第 392 条："烧裈散方：妇人中裈，近隐处，取烧作灰……小便即利，阴头微肿，此为愈矣。"

9）风湿病湿有去路，小便自利。《金匮要略·痉湿暍病脉证治第二》："伤寒八九日，风湿相搏，身体疼烦，不能自转侧……若大便坚，小便自利者，去桂加白术汤主之。"

10）消渴气盛迫水，小便利数。《金匮要略·肺痿肺痈咳嗽上气病脉证治第七》："问曰：热在上焦者，因咳为肺痿。肺痿之病，何从得之？师曰：或从汗出，或从呕吐，或从消渴，小便利数……数实者为肺痈。"

11）肾着，下焦有寒，小便自利。见于《金匮要略·五脏风寒积聚病脉证并治第十一》："肾着之病，其人身体重，腰中冷。如生水中，形如水状，反不渴，小便自利，饮食如故，病属下焦，身劳汗出，衣里冷湿，久久得之，腰以下冷痛，腰重如带五千钱，甘姜苓术汤主之。"

12）黄汗病气化正常，小便通利。见于《金匮要略·水气病脉证并治第十四》："不恶风者，小便通利，上焦有寒，其口多涎，此为黄汗。"

13）水气病，阳气恢复，小便自利及汗出。见于《金匮要略·水气病脉证并治第十四》："里水者，一身面目黄肿，其脉沉，小便不利，故令病水。假如小便自利，此亡津液，故令渴也，越婢加术汤主之。"

14）肝水证，疏泄不利，时时津液微生，小便续通。见于《金匮要略·水气病脉证并治第十四》："肝水者，其腹大，不能自转侧，胁下腹痛，时时津液微生，小便续通。"

15）肠痈病在肠，未及膀胱，小便自调。见于《金匮·疮痈肠痈浸淫病脉证并治第十八》："肠痈者，少腹肿痞，按之即痛，如淋，小便自调，时时发热，自汗出，复恶寒。"

16）心热去，六腑气通，小便微利则愈。见于《金匮要略·妇人妊娠病脉证并治第二十》："妊娠有水气，身重，小便不利，洒淅恶寒，起即头眩，葵子茯苓散主之。"

2. 小便不利　小便不利，指小便排出不畅，一般有小便量少等表现。

（1）蓄膀胱、气化不利，见于蓄水证。常与脉浮、发热、消渴、小腹满等症状伴见，治之宜化气行水，用五苓散（《伤寒论》第71、第156条）。

（2）水气内郁。多伴见发热、无汗、心下满硬痛，头项强痛，翕翕治宜桂枝去桂加茯苓白术汤解水气之郁等。

（3）湿热内蕴。多见于湿热发黄证（《伤寒论》第134、第199、第200、第236、第260条）。

（4）风寒湿邪阻遏，三焦水道不利。《伤寒论》第175条："风湿相搏，骨节疼烦，掣痛不得屈身，近之则痛剧，汗出短气，小便不利，恶风不欲去衣，或身微肿。"

（5）阴虚水热互结，伴发热、渴欲饮水、心烦不得眠等症状。

（6）少阳枢机不利，三焦决渎失司，水饮内停。《伤寒论》第147条："伤寒五六日，已发汗，而复下之，胸胁满微结，小便不利，渴而不呕，但头汗出，往来寒热，心烦者，此为未解也，属柴胡桂枝干姜汤。"

（7）燥热伤津、津液不足。"若被下者，小便不利，直视失溲"。

（8）阳虚水饮不化。少阴寒化证所见者属于这种类型。此外，阳明和太阴寒化证所见小便不利，亦属此种类型。

3. 尿次异常

（1）小便频数：指排尿次数增多，时欲小便的症状。新病小便频数，尿急、尿痛、小便短赤者，多因湿热蕴结膀胱，热迫气滞所致，常见于淋病类疾病；久病小便频数，色清量多，夜间明显者，多因肾阳虚或肾气不固，膀胱失约所致，常见于老人及神衰、久病肾虚等病人。

（2）癃闭：小便不畅，点滴而出为癃；小便不通，点滴不出为闭，合称癃闭。癃闭有虚实之分。实性癃闭多由瘀血、结石或湿热、败精阻滞、阴部手术等，使膀胱气化失司，尿路阻塞所致。虚性癃闭，多因久病或年老气虚、阳虚，肾之气化不利、开合失司所致。

4. 尿量异常

（1）尿量增多：指尿次、尿量皆明显超过正常量次的症状。小便清长量多者，属虚寒证，因阳虚不能蒸化水液，水津直趋膀胱所致。多尿、多饮而形体消瘦者，多为消渴，因燥热阴虚，肾阳偏亢，气化太过所致。

（2）尿量减少：指尿次、尿量皆明显少于正常量次的症状。多由热盛伤津、腹泻伤津、汗吐下伤津，小便化源不足；或者心阳衰竭及脾、肺、肾功能失常，气化不利，水液内停；或者湿热蕴结或尿路损伤、阻塞等，水道不利所致。常见于肾和膀胱的疾病、前阴疾病及心脾疾病之中。

5. 排尿感异常

（1）尿道涩痛：指排尿时自觉尿道灼热疼痛，小便涩滞不畅的症状。可因湿热内蕴、热灼津伤、结石或瘀血阻塞、肝郁气滞、阴虚火旺、中气下陷等所致。常见于各种淋病类疾病，膀胱的癌病、痨病等亦可见尿痛。

（2）余溺不尽：指小便之后仍有余溺，点滴不净的症状。多因病久体弱、肾阳亏虚，肾气不固，湿热邪气留着于尿路等所致。常见于劳淋、痨淋、精癃等病中，也可见于老年人及久病体弱者。

（3）小便失禁：指小便不能随意控制而自行溢出的症状。多因肾气亏虚，下元不固，膀胱失约，或者脾虚气陷及膀胱虚寒，不能约摄尿液所致。尿路损伤或湿热瘀血阻滞，使尿路失约，气机失常，亦可见小便失禁。若神昏而小便失禁，多因邪闭心包，心神失去其主宰作用所致。

（4）遗尿：指成人或 3 岁以上小儿于睡眠中经常不自主地排尿的症状。多因禀赋不足，肾气亏虚或脾虚气陷及膀胱虚寒所致。亦可因肝经湿热，下迫膀胱引起。

十一、问经带

由于妇女有月经、带下、妊娠、产育等生理特点，所以对妇女的问诊，应注意询问月经、带下、妊娠、产育等方面的异常情况。

（一）月经

月经是发育成熟女子有规律的周期性胞宫腔出血。月经一般每月一次，周期为28 d左右，行经天数为 3~5 d，经量中等（一般为 50~100 mL），经色正红无块，质地不稀不稠。女子 14 岁左右月经初潮，49 岁左右绝经。

问月经主要询问月经的周期，行经的天数，月经的色、质、量及有无闭经或行经腹痛等情况。必要时可询问末次月经日期，以及初潮或绝经年龄。

1. 经期异常

（1）月经先期：指连续 2 个月经周期出现月经提前 7 d 以上的症状。多因脾气亏虚、肾气不足，冲任不固，或者因阳盛血热、肝郁化热、阴虚火旺，热扰冲任，血海不宁所致。

（2）月经后期：指连续 2 个月经周期出现月经延后 7 d 以上的症状。多因营血亏损，肾精不足，或者因阳气虚衰，无以化血，使血海不能按时蓄溢所致；亦可因气滞血瘀、寒凝血瘀、痰湿阻滞、冲任不畅所致。

（3）月经先后无定期：指月经周期时而提前，时而延后达 7 d 以上的症状，亦称经期错乱。多因肝气郁滞，气机逆乱，或者脾肾虚损，冲任失调，血海蓄溢失常所致。

2. 经量异常

（1）月经过多：指月经血量较常量明显增多的症状。多因血热内扰，迫血妄行；或因气虚，冲任不固，经血失约，或为因瘀血阻滞冲任，血不归经所致。

（2）月经过少：指月经血量较常量明显减少，甚至点滴即净的症状。多因营血不足，或者肾气亏虚，精血不足，血海不盈，或者因寒凝、血瘀、痰湿阻滞，血行不畅所致。

（3）崩漏：指非正常行经期间阴道出血的症状。若来势迅猛，出血量多，谓之崩（中）；势缓而量少，淋漓不断，谓之漏（下），合称崩漏。崩与漏虽然在病势上有缓急之分，但发病机制基本相同，且在疾病演变过程中，常互相转化，交替出现。崩漏形成的原因主要是热伤冲任，迫血妄行；瘀血阻滞，血不循经；脾气亏虚，血失统摄；肾阳虚衰，冲任不固；肾阴不足，阴虚火旺，虚火迫血妄行所致。

（4）闭经：指女子年逾 18 周岁，月经尚未来潮，或者已行经，未受孕、不在哺乳期，而停经达 3 个月以上的症状。多因肝肾不足，气血亏虚，阴虚血燥，血海空虚，或者因痨虫侵及胞宫，或者气滞血瘀、阳虚寒凝、痰湿阻滞胞脉，冲任不通所致。

3. 经色、经质异常　经色淡红质稀，为血少不荣；经色深红质稠，乃血热内炽；经色紫暗，夹有血块，兼小腹冷痛，属寒凝血瘀。

4. 痛经　指在行经时，或者行经前后，周期性出现小腹疼痛，或者痛引腰骶，甚至剧痛难忍的症状，亦称行经腹痛。若经前或经期小腹胀痛或刺痛拒按，多属气滞血瘀；小腹灼痛拒按，平素带下黄稠臭秽，多属湿热蕴结；小腹冷痛，遇暖则减者，多属寒凝或阳虚；月经后期或行经后小腹隐痛、空痛，多属气血两虚，或肾精不足，胞脉失养所致。

（二）带下

在正常情况下，妇女阴道内有少量无色、无臭的分泌物，谓之带下。带下具有濡润阴道的作用。若带下明显过多，淋漓不断，或者色、质、气味异常，即为病理性带下。

问带下，应注意询问带下量的多少、色质和气味等情况。因带下颜色不同，有白带、黄带、赤带、青带、黑带、赤白带及五色带等名称。临床以白带、黄带、赤白带较为多见。

1. 白带　指带下色白量多，质稀如涕，淋漓不绝而无臭味的症状。多因脾肾阳虚，寒湿下注所致。

2. 黄带　指带下色黄，质黏臭秽的症状。多因湿热下注或湿毒蕴结所致。

3. 赤白带　指白带中混有血液，赤白杂见的症状。多因肝经郁热或湿毒蕴结所致。若绝经后仍见赤白带淋漓不断者，可能癌瘤引起。

第二章 望 诊

望诊，是医生运用视觉对人体外部情况进行有目的的观察，以了解病人健康状况，测知病情的方法。

《灵枢·本脏》说："视其外应，以知其内脏，则知所病矣。"《医门法律》说："凡诊病不知察色之要，如舟子不识风汛，动罹复溺，鲁莽粗疏，医之过也。"

望诊的注意事项：

（1）光线充足，避免干扰：应尽量在充足的自然光线下进行，如无天然光线，也应在日光灯下进行，必要时白天再进行复诊，要避开有色光线及室温高低的干扰。

（2）充分暴露，排除假象：诊察时要充分暴露受检部位，以便能清楚地进行观察。对于个别与整体病情不符的征象，应认真分析，排除非病理原因所致的假象。

（3）熟悉生理，以常衡变：为了更好地识别病理体征，必须熟悉各部位组织的正常表现和生理特点，将病理体征与生理体征相比较。并要熟悉各部位组织与内在脏腑经络的联系，运用整体观念进行分析，动态观察，从病情发展角度判断病理体征所提示的临床意义。

（4）四诊合参，综合判断：不能以望诊代替四诊。单纯望诊的信息不够，资料不全，要注意将望诊与其他诊法密切结合，四诊合参，进行综合判断。

望诊的主要内容包括：全身望诊（望神、望色、望形、望态）、局部望诊（望头面、五官、躯体、四肢、二阴、皮肤）、望舌（望舌体、舌苔）、望排出物（望痰涎、呕吐物、大便、小便）和望小儿示指指纹五个部分。因舌诊的内容极其丰富，故专章叙述。学习望诊时虽划分为不同内容，但临床诊病时还须综合运用，不必严格区分。

第一节 全身望诊

全身望诊，又称整体望诊，是医生在诊察病人时首先对病人的精神、色泽、形体、姿态等整体表现进行扼要的观察，以期对病情的寒热虚实和轻重缓急等能获得一个总体的印象。

一、望神

神是人体生命活动的总称，是对人体生命现象的高度概括。神的意义有二，一是"神气"，是指脏腑功能活动的外在表现；二是"神志"，是指人的思维、意识和情志活动。此处所望之神，既指脏腑组织功能活动的外征，又指精神意识情志活动的状态，是神气与神志的综合判断。望神就是通过观察人体生命活动的整体表现来判断病情的方法。

（一）望神的原理

《灵枢·本神》指出："生之来谓之精，两精相搏谓之神。"《灵枢·平人绝谷》说："神者，水谷之精气也。"可见，神的产生与人体精气和脏腑功能的关系十分密切。神产生于先天之精，而又必须依赖后天水谷精气的不断充养。只有当先天、后天之精充足，而精所化生的气血津液充盛，脏腑组织功能才能正常，人体才能表现出有神。由此可见，神是通过脏腑组织的功能活动表现出来的。精气是神的物质基础，而神是精气的外在表现。精气充足则体健神旺，抗病力强，即使有病也多属轻病，预后较好；精气亏虚，则体弱神衰，抗病力弱，有病多重，预后较差。所以，观察病人神的旺衰，可以了解其精气的盛衰，推断病情的轻重，判断病变的预后。正如《素问·移精变气论》所说："得神者昌，失神者亡。"

（二）神的具体表现

中医理论强调"神形合一"，有形才显神，形健则神旺。神是人体生命活动的总的体现，具体表现于人体的目光、色泽、神情、体态诸方面，而诊察眼神的变化是望神的重点。

望神应重视诊察病人时的第一印象。神的表现在病人无意流露之时最真，所以医生要重视刚一接触病人时的第一直觉印象，做到静气凝神，细心观察，一会儿即觉。同时望神要做到神形合参。神为形之主，形为神之舍，两者关系密切。如体健则神旺，体弱则神衰。当形神表现不一致时，应注意区别对待。如久病形羸色败，虽神志清醒，亦属失神；新病昏迷烦躁，虽形体丰满，亦非佳兆。

1. 两目 因目系通于脑，目的活动直接受心神支配，故眼神是心神的外在反映，故有"神藏于心，外候在目"的说法。《灵枢·大惑论》说："五脏六腑之精气皆上注于目而为之精。"目为脏腑精气汇聚之处，目之视觉功能可反映脏腑精气的盛衰，故望神重点是观察两目。

一般而言，凡两目神光充沛，精彩内含，运动灵活，视物清晰者为有神，是脏腑精气充足之象；凡两目浮光外露，目无精彩，运动不灵，视物模糊者为无神，是脏腑精气虚衰之征。

2. 色泽 是指人体周身皮肤（以面部为主）的色泽。《医门法律》说："色者，神之旗也，神旺则色旺，神衰则色衰，神藏则色藏，神露则色露。"皮肤的色泽荣润或枯槁，是脏腑精气盛衰的重要表现。

3. 神情 指人的精神意识和面部表情，是心神和脏腑精气盛衰的外在表现。心神为人体的主宰，在人体生命活动中具有重要的作用。心神正常，则人神志清晰，思维有序，表情自然，反应灵敏；如心神已衰，则神志昏蒙，思维混乱，表情淡漠，反应迟钝。

4. 体态 指人的形体动态。形体丰满还是消瘦，动作自如还是艰难，也是机体功能强弱的外征，是反映神之好坏的主要标志。

望神时除重点观察上述几方面外，还要结合神在其他方面的表现，如语言、呼吸、舌象、脉象等，进行综合判断。

（三）神的分类及判断

临床根据神的盛衰和病情的轻重一般可分为得神、少神、失神、假神及神乱五类。

1. 得神　又称"有神"。其临床表现为两目灵活，明亮有神，面色荣润，含蓄不露，神志清晰，表情自然，肌肉不削，反应灵敏。提示精气充盛，体健神旺，为健康表现，或者虽病而精气未衰，病轻易治，预后良好。

2. 少神　又称"神气不足"。其临床表现为两目晦滞，目光乏神，面色少华，黯淡不荣，精神不振，思维迟钝，少气懒言，肌肉松软，动作迟缓。提示精气不足，功能减退，多见于虚证病人或疾病恢复期病人。

3. 失神　又称"无神"。是精亏神衰或邪盛神乱的重病表现，可见于久病虚证和邪实病人。

（1）精亏神衰而失神：临床表现为两目晦暗，目无光彩，面色无华，晦暗暴露，精神萎靡，意识模糊，反应迟钝，手撒尿遗，骨枯肉脱，形体羸瘦。提示精气大伤，功能衰减，多见于慢性久病重病之人，预后不良。

（2）邪盛神乱而失神：临床表现为神昏谵语，循衣摸床，撮空理线，或者猝倒神昏，两手握固，牙关紧闭。提示邪气亢盛，热扰神明，邪陷心包；肝风夹痰蒙蔽清窍，阻闭经络，属机体功能严重障碍，气血津液失调，多见于急性病人，亦属病重。

4. 假神　久病、重病之人，精气本已极度衰竭，而突然一时间出现某些神气暂时"好转"的虚假表现者是为假神。如原本目光晦滞，突然目似有光，但却浮光外露；本为面色晦暗，一时面似有华，但为两颧泛红如妆；本已神昏或精神极度萎靡，突然神志似清，想见亲人，言语不休，但精神烦躁不安；原本身体沉重难移，忽思起床活动，但并不能自己转动；本来毫无食欲，久不能食，突然索食，且食量大增等。

假神的出现，是因为脏腑精气极度衰竭，正气将脱，阴不敛阳，虚阳外越，阴阳即将离决所致，古人比作"回光返照"或"残灯复明"，常是危重病人临终前的征兆。

假神与病情好转应加以区别。一般假神见于垂危病人，病人局部症状的突然"好转"，与整体病情的恶化不相符合，且为时短暂，病情很快恶化。重病好转时，其精神好转是逐渐的，并与整体状况好转一致，如饮食渐增、面色渐润、身体功能渐复等。

得神、少神、失神、假神的鉴别，见表2-1。

表2-1　得神、少神、失神、假神鉴别

	得神	少神	失神	假神
目光	两目灵活	两目晦滞	两目晦暗	虽目似有光
	明亮有神	目光乏神	目无光彩	但浮光暴露
面色	面色荣润	面色少华	面色无华	虽面似有华
	含蓄不露	黯淡不荣	晦暗暴露	但泛红如妆
神情	神志清晰	精神不振	精神萎靡	虽神志似清
	表情自然	思维迟钝	意识模糊	但烦躁不安
体态	肌肉不削	肌肉松软	形体羸瘦	虽思欲活动
	反应灵敏	动作迟缓	反应迟钝	但不能自转

5. 神乱　指神志错乱失常。临床常表现为焦虑恐惧、狂躁不安、淡漠痴呆和猝然昏倒等，多见于癫、狂、痴、痫、脏躁等疾病病人。

（1）焦虑恐惧：指病人时时恐惧，焦虑不安，心悸气促，不敢独处一室的症状。多属虚证，常见于卑慄、脏躁等疾病病人，由心胆气虚，心神失养所致。

（2）狂躁不安：指病人狂躁妄动，胡言乱语，少寐多梦，打人骂詈，不避亲疏的症状。多属阳证，常见于狂病等，由暴怒气郁化火，煎津为痰，痰火扰乱心神所致。

（3）淡漠痴呆：指病人表情淡漠，神志痴呆，喃喃自语，哭笑无常，悲观失望的症状。多属阴证，常见于癫病、痴呆等，由忧思气结，津凝为痰，痰浊蒙蔽心神，或先天禀赋不足所致。

（4）猝然昏倒：指病人突然昏倒，口吐涎沫，两目上视，四肢抽搐，醒后如常的症状。属痫病，多由脏气失调，肝风夹痰上逆，阻闭清窍所致。

神志错乱失常与邪盛神乱而失神的临床意义不同。前述邪盛所致神昏谵语，循衣摸床等，亦属神乱，但主要是言神志昏迷，一般出现于全身性疾病的严重阶段，病重已致失神；此处所说神乱主要是言神志错乱，多反复发作，缓解时常无"神乱"表现，病情不一定危重，神乱症状主要是作为诊病的依据。

二、望色

望色，又称"色诊"，是通过观察人体皮肤的色泽变化来诊察病情的方法。望色还包括对体表黏膜、分泌物和排泄物色泽的观察，其重点是对面部色泽的望诊。《素问·阴阳应象大论》："善诊者，察色按脉，先别阴阳。"《素问·五脏生成》中描述了五脏常色、病色、死色的具体表现，《灵枢·五色》详细记述了面部分候脏腑的部位。

（一）望色诊病的原理

1. 色、泽的意义与关系　望色包括望皮肤的颜色和光泽。

（1）皮肤的颜色：一般分成赤、白、黄、青、黑五种色调，简称为五色。皮肤的颜色可反映气血的盛衰和运行情况，并在一定程度上反映疾病的不同性质和不同脏腑的病证。五脏之气外发，五脏之色可隐现于皮肤之中，当脏腑有病时，则可显露出相应的异常颜色。

（2）皮肤的光泽：指肤色的荣润或枯槁。可反映脏腑精气的盛衰，对判断病情的轻重和预后有重要的意义。凡面色荣润光泽者，为脏腑精气未衰，属无病或病轻；凡面色晦暗枯槁者，为脏腑精气已衰，属病重。

《四诊抉微》说："夫气由脏发，色随气华。"说明人体的肤色随着精气的充养而光彩于外，而精气是由脏腑的功能活动所产生，因此皮肤的光泽是脏腑精气盛衰的表现。临床不论所见何色，凡有色有气，表示脏腑精气内藏未衰；若有色无气，表示脏腑精气泄漏衰败。气与色相比较，气的盛衰有无，对判断病情轻重和预后比色更为重要。五色之中，凡明润含蓄为气至，晦暗暴露为气不至，正如《望诊遵经》所说："有气不患无色，有色不可无气也。"但临床诊病时，还必须将泽与色两者综合起来，才能做出正确的判断。

2. 望面色的诊断意义　《灵枢·邪气脏腑病形》说："十二经脉，三百六十五络，其血气皆上注于面而走空窍。"由于心主血脉，其华在面，手、足三阳经皆上行于头面，特别是多气多血的足阳明胃经分布于面，故面部的血脉丰盛，为脏腑气血之所荣。加之面部皮肤外露，其色泽变化易于观察。凡脏腑的虚实、气血的盛衰，皆可通过面部色泽的变化而反映于外，因而临床将面部作为望色的主要部位。

3. 面部分候脏腑　是将面部不同部位分候不同的脏腑，通过观察面部不同部位色泽的变化，以诊察相应脏腑的病变。根据《内经》的有关论述，具体分候方法有两种。

（1）《灵枢·五色》分候法：该篇将面部的不同部位加以命名（图2-1、表2-2）。

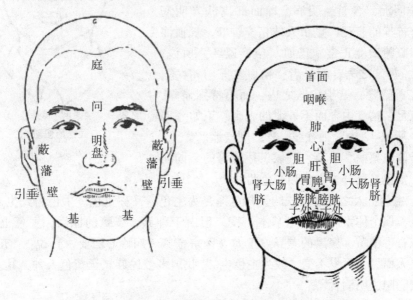

图2-1　《灵枢·五色》分候法面部名称及所候脏腑

表2-2　《灵枢·五色》分候法面部名称及所候脏腑

面部名称		所候脏腑	面部名称		所候脏腑
现用名称	《灵枢·五色》名称		现用名称	《灵枢·五色》名称	
额	庭（颜）	首面	鼻尖	肝下（面王、准头）	脾
眉心上	阙上	咽喉	鼻翼旁	面王以上	小肠
眉心	阙中	肺	鼻翼	方上	胃
鼻根	阙下（下极、山根）	心	颧骨下	中央	大肠
鼻柱	下极之下（直下、年寿）	肝	颊	夹大肠	肾
鼻柱旁	肝部左右	胆	人中	面王以下	膀胱、子处

（2）《素问·刺热》分候法：以额部候心、鼻部候脾、左颊候肝、右颊候肺、颏部候肾（图2-2）。

以上两种面部分候脏腑的方法，可作为临床诊病的参考。应用时，应以观察病人面部整体色泽变化为主，以分部色诊为辅。一般内伤杂病多应用《灵枢·五色》面部分候脏腑，而外感热病则多按《素问·刺热》面部分候脏腑。

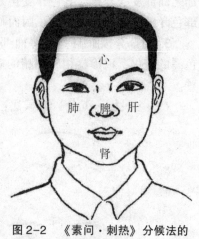

图2-2　《素问·刺热》分候法的面部所候脏腑

（二）常色和病色

面色可分为常色和病色两类。

1. 常色　健康人面部皮肤的色泽，谓之常色。其特点是明润，含蓄。明润，即面部皮肤光明润泽，是有神气的表现，显示人体精充神旺、气血津液充足、脏腑功能正常。正如《望诊遵经》所说："光明者，神气之著；润泽者，精血之充。"含蓄，即面色红黄隐隐，见于皮肤之内，而不特别显露，是胃气充足、精气内含而不外泄的表现。正如《四诊抉微》所说："内含则气藏，外露则气泄。"

由于体质禀赋、季节、气候、环境等的不同而有差异，常色又可分为主色和客色两种。

（1）主色：人之种族皮肤的正常色泽是为主色，又称正色。主色为人生来就有的基本肤色，属个体素质，终生基本不变。但由于种族、禀赋的原因，主色也有偏赤、偏白、偏青、偏黄、偏黑的差异。正如《医宗金鉴·四诊心法要诀》说："五脏之色，随五形之人而见，百岁不变，故为主色也。"我国多数民族属于黄色人种，其主色的特点是红黄隐隐，明润含蓄。

（2）客色：因外界因素（如季节、昼夜、阴晴气候等）的不同，或者生活条件的差别，而微有相应变化的正常肤色（特别是面色），谓之客色。客色属于常色范围，仍具有常色的明润、含蓄等基本特征。其变化不如主色明显，并且是暂时的，易于恢复成主色。如春季可面色稍青，夏季可面色稍赤，长夏可面色稍黄，秋季可面色稍白，冬季可面色稍黑。正如《医宗金鉴·四诊心法要诀》所说："四时之色，随四时加临，推迁不常，故为客色也。"又如天热则脉络扩张，气血充盈，面色可稍赤；天寒则脉络收缩，血行减少而迟滞，面色可稍白或稍青。这些变化均属正常范围，临床须仔细观察，才能发现和领会。

除上述变化外，人的面色也可因情绪、运动、饮酒、水土、职业、日晒等影响而发生变化，但只要不失明润含蓄的特征，仍属常色的范畴。

2. 病色　人体在疾病状态时面部显示的色泽，称为病色。病色的特点是晦暗、暴露。晦暗，即面部皮肤枯槁晦暗而无光泽，是脏腑精气已衰、胃气不能上荣的表现。暴露，即某种面色异常明显地显露于外，是病色外现或真脏色外露的表现。例如，实热证见满面通红，即为病色外现；肾病病人出现面黑暴露，枯槁无华，即为真脏色外露。故病色可反映不同性质、不同脏腑的病变。

一般而言，新病、轻病、阳证病人的面色鲜明显露，但尚有光泽；而久痛、重病、阴证病人则面色暴露与晦暗并见。观察病色的关键，在于分辨面色的善色与恶色。

（1）善色：指病人面色虽有异常，但仍光明润泽。这说明病变尚轻，脏腑精气未衰，胃气尚能上荣于面，多见于新病、轻病、阳证，其病易治，预后较好，故称善色。如黄疸病人面色黄而鲜明如橘皮色，即为善色。

（2）恶色：指病人面色异常，且枯槁晦暗。这说明病变深重，脏腑精气已衰，胃气不能上荣于面，多见于久病、重病、阴证，其病难治，预后较差，故称恶色。如鼓胀病人面色黄黑晦暗枯槁，即为恶色。

《内经》对审察面部色泽已有较详细的记载，并以取类比象的方法来形容面色的"平、病、善、恶"。据《素问·脉要精微论》和《素问·五脏生成》中的有关论述，列表鉴别如下（表2-3）。

表2-3 《内经》论述面部色泽变化归纳表

五色	五脏	正常人		病人	
		有华无病	无华将病	有华主生（善色）	无华病危（恶色）
赤	心	如白裹朱	如赭	如鸡冠	如衃血
白	肺	如鹅羽	如盐	如豕膏	如枯骨
黄	脾	如罗裹雄黄	如黄土	如蟹腹	如枳实
青	肝	如苍璧之泽	如蓝	如翠羽	如草兹
黑	肾	如重漆色	如地苍	如乌羽	如炲

（三）五色主病

病色可分为赤、白、黄、青、黑五种，分别见于不同脏腑和不同性质的疾病。《灵枢·五色》认为以五色分属于五脏，其对应关系是"青为肝，赤为心，白为肺，黄为脾，黑为肾"；以五色反映疾病的不同性质，则"青黑为痛，黄赤为热，白为寒"。这种根据病人面部五色变化以诊察疾病的方法，即五色主病，或称"五色诊"。

《金匮要略·脏腑经络先后病脉证第一》："问曰：病人有气色见于面部，愿闻其说。师曰：鼻头色青，腹中痛，苦冷者死。鼻头色微黑色，有水气；色黄者，胸上有寒；色白者，亡血也。设微赤非时者死。其目正圆者痉，不治。又色青为痛，色黑为劳，色赤为风，色黄者便难，色鲜明者有留饮。"此段论述了面部望诊在临床上的应用。鼻部出现青色为肝乘脾，如再见极度怕冷，则属阳气衰败；鼻部色现微黑，黑为水色，此属肾水反侮脾土，所以主有水气；黄为脾色，脾病不能耗精四布，而水饮停于胸膈之间，故色黄者胸上有寒，寒指水饮而言；面色白是血色不能上荣于面，是失血过多之征，故主亡血，亡血之人面反见微赤，又不在气候炎热之时，此乃失血伤阴，阴不涵阳，虚阳上浮之象。青为血脉凝涩之色，故主痛；黑为肾色，劳则肾精不足，其色外露，所以黑色主劳；风为阳邪，多从火化，火色赤，故面赤主风；黄为脾色，色鲜明者是湿热蕴结，脾气瘀滞，多有大便难之症；面色鲜明为体内停积水饮，上泛于面，形成面目水肿，所以反见明亮光泽之色。

五色主病具体表现和主病如下：

1. 赤色 主热证，亦可见于戴阳证。满面通红者，属实热证。是因邪热亢盛，血行加速，面部脉络扩张，气血充盈所致。午后两颧潮红者，属阴虚证。是因阴虚阳亢，虚火炎上所致。可见于肺痨等病人。久病重病面色苍白，却时而泛红如妆、游移不定者，属戴阳证。是因久病肾阳虚衰，阴寒内盛，阴盛格阳，虚阳上越所致，属病重。

古人按五行理论，认为火行人面色稍赤；夏季面色稍赤为正常。心病面赤而枯槁晦暗，如衃血，或者如赭石者，为真脏色见；肺病面赤无华为难治。

仲景望诊的面赤有面少赤、面色赤、面合色赤、面色缘缘正赤。

（1）面少赤：指面部颜色较正常人稍红。阴寒内盛，虚阳欲脱，故面少赤，其特点为两颧泛红如妆。《伤寒论》第 366 条："下利，脉沉而迟，其人面少赤，身有微热、下利清谷者，必郁冒汗出而解，病人必微厥。所以然者，其面戴阳，下虚故也。"本证临床上除面少赤外，尚有身微热，四肢冷，下利清谷，唇舌色淡，脉沉迟等症状。

（2）面色赤：指颜面发红。少阴病，阴盛于内，格阳于外，可使面色赤。《伤寒论》第 317 条："少阴病，下利清谷，里寒外热，手足厥逆，脉微欲绝，身反不恶寒，其人面色赤，或腹痛，或干呕，或咽痛，或利止脉不出者，通脉四逆汤主之。"临床除面赤外同时伴见下利清谷，手足厥逆，脉微欲绝，身反不恶寒等。治宜破阴回阳，通达内外，仲景用方通脉四逆汤。

（3）面合色赤：指满面通红。热郁阳明，不得宣泄，熏蒸于上，故面合色赤。《伤寒论》第 206 条："阳明病，面合色赤，不可攻之。"

（4）面色缘缘正赤：赤指满面通红，持续不去。太阳表郁轻证，日久不解，外邪闭遏，阳气怫郁在表，不得发越，故面色缘缘正赤。《伤寒论》第 48 条："若太阳病证不罢者，不可下，下之为逆。如此可发汗。设面色缘缘正赤者，阳气怫郁在表，当解之熏之。"

《金匮要略》中记载的面赤有：外感痉病趋于化热的"面赤、目赤"；阳毒证感受疫毒，血分热盛的"阴毒之为病，面赤斑斑如锦纹"；心血损伤阳浮于上的"头面赤"；虚寒下利而虚阳浮越的"下利脉沉而迟，其人面少赤"，以及产后中风兼阳虚证的"产后中风，发热，面正赤"。

2. 白色　主虚证（包括血虚、气虚、阳虚）、寒证、失血证。病人面色发白，多由气虚血少，或阳衰寒盛，气血不能上充于面部脉络所致。面色淡白无华，唇舌色淡者，多属血虚证或失血证。面色㿠白者，多属阳虚证；若㿠白虚浮，则多属阳虚水泛。面色苍白者，多属亡阳、气血暴脱或阴寒内盛。因阳气暴脱，脱血夺气，则气血不荣，面部脉络血少，血行迟滞而兼血郁所致；若阴寒内盛，寒邪凝滞，面部脉络收缩而凝滞，亦可见面色苍白。

按五行理论，认为金行人面色可略白；秋季面色稍白为正常。肺病面白枯槁无华，如枯骨之色者，为真脏色见；肝病面白无华，为难治。

仲景望诊的面色白可分为血虚面白和阳虚面白两类。

（1）血虚面白：脾胃素虚，营血生化不足，或者失血过多，阴血虚少，面失所荣，故面色白。《金匮要略·脏腑经络先后病脉证第一》曰："病人有气见于面部……色白者，亡血也。"《金匮要略·血痹虚劳病脉证并治第六》曰："男子面色薄者，主渴及亡血，卒喘悸，脉浮者，里虚也。"本证除面色白以外，临床尚有头晕目眩，心悸失眠，形体消瘦，手足麻木，唇舌色淡，脉浮无力或细弱等症状。治当养血补虚，方以四物汤为主。

（2）阳虚面白：阳气虚弱，不能鼓舞血行于面，故面色白。《金匮要略·血痹虚劳病脉证并治第六》曰："男子脉虚沉迟，无寒热，短气里急，小便不利，面色白，时目瞑，兼衄，少腹满，此为劳使之然。"本证应与血虚面白相鉴别。后者为阴血本虚，面失充养所致，并见心悸头晕，手足麻木等症状；本证为阳虚血运无力，不能上达于面所致，临床除面色白以外，尚有形寒肢冷，口淡不渴，尿清便溏，短气懒言，少腹拘急，小便不利或水肿，舌淡苔薄白，脉沉无力等症状。治宜温阳补气，方选右归饮。

3. 黄色　主脾虚、湿证。病人面色发黄，多由脾虚机体失养，或湿邪内蕴、脾失运化所致。面色萎黄者，多属脾胃气虚，气血不足。因脾胃虚衰，水谷精微不足，气血化生无源，机体失养，故面色淡黄无华。面黄虚浮者，属脾虚湿蕴。因脾运不健，机体失养，水湿内停，泛溢肌肤所致。面目一身俱黄者，为黄疸。其中面黄鲜明如橘皮色者，属阳黄，乃湿热为患；面黄晦暗如烟熏色者，属阴黄，乃寒湿为患。

按五行理论，认为土行人面色可略黄；长夏面色较黄为正常。脾病面黄而枯槁晦暗，如黄土或如枳实之色者，为真脏色见；肾病面黄无华为难治。

仲景望诊的面色黄，按其病因不同主要分为寒湿郁表面黄、湿热蕴结面黄、脾虚寒湿面黄。

（1）寒湿郁表面黄：寒湿侵犯肌表，病位偏于上，阳气被郁，故面黄而不鲜明。《金匮要略·痉湿暍病脉证第二》曰："湿家病身疼发热，面黄而喘，头痛鼻塞而烦，其脉大，自能饮食，腹中和无病，病在头中寒湿，故鼻塞，内药鼻中则愈。"临床除面黄以外，尚有发热恶寒，头痛身疼，鼻塞气喘，心烦，舌苔白，脉大等症状。治宜宣泄上焦，通利肺气，方选瓜蒂散。

（2）湿热蕴结面黄：湿热蕴结于脾，肝胆疏泄失常，胆汁不循常道而外溢，故面色黄，其特点为面色黄而鲜明。《金匮要略·脏腑经络先后病脉证第一》曰："病人有气色现于面部……色黄者便难。"本证与上证不同，上证为病邪在表在上，其色黄而不鲜明，无目黄、小便黄，并有发热恶寒，头痛身痛，脉大等症状；本证为病邪在里，其色黄而鲜明，多见于黄疸病，临床除面色黄之外，多有身目俱黄，小便黄，大便难，舌苔黄腻，脉滑数等症状。治宜清利湿热，方选茵陈蒿汤。

（3）脾虚寒湿面黄：脾阳虚弱，寒湿中阻，影响肝胆疏泄功能，胆汁不循常道而外溢故面黄，其特点为色黄而晦暗。《伤寒论》第98条："得病六七日……医二三下之，不能食，面胁下满痛，面目及身黄……"《伤寒论》第259条："伤寒发汗已，身目为黄，所以然者，以寒湿在里不解故也。以为不可下也，于寒湿中求之。"本证与湿热蕴结面黄均可见于黄疸病，但后者面色黄而鲜明，且有腹满，大便难，舌苔黄腻等症状，属实热证；本证面色黄而晦暗，临床尚有四肢不温，口淡不渴，便溏，舌淡苔白，脉沉迟等症状，属虚寒证。治宜温中散寒除湿，方选理中汤加茵陈。

另外，仲景诊断疾病中还有面色青黄者，指面部颜色青黄不泽。肝色青，脾色黄，发汗后，阳气大虚，木邪克土，故面色青黄。如《伤寒论》第153条："太阳病，医发汗，遂发热恶寒，因复下之，心下痞。表里俱虚，阳明气并竭，无阳则阴独，复加烧针，因胸烦，面色青黄，肤瞤者，难治。"

4. 青色　主寒证、气滞、血瘀、疼痛、惊风。病人面见青色，多由寒凝气滞，或者瘀血内阻，或者筋脉拘急，或者因疼痛剧烈，或者因热盛而动风，使面部脉络血行瘀阻所致。面色淡青或青黑者，属寒盛、痛剧。多因阴寒内盛，经脉挛急收引，不通则痛，以致面部脉络拘急，气血凝滞而色青。可见于骤起的气腹痛、寒滞肝脉等病证中。突见面色青灰，口唇青紫，肢凉脉微，则多为心阳暴脱，心血瘀阻之象，可见于真心痛等病人。久病面色与口唇青紫者，多属心气、心阳虚衰，血行瘀阻，或肺气闭塞，呼吸不利。面色青黄（即面色青黄相兼，又称苍黄）者，可见于肝郁脾虚的病人，胁下每有癥积作痛。小儿眉间、鼻柱、唇周发青者，多属惊风。多因热闭心神，外引筋肉，面部脉络血行瘀阻所致，可见于高热抽搐患儿。

按五行理论，认为木行人面色稍青；春季面色稍青为正常。肝病面青而枯槁晦暗，色如枯草者，为真脏色见；脾病面青无华为难治。

仲景望诊的面色青根据病机的不同可分为阴毒瘀血面青和肝木乘脾面青。

（1）阴毒瘀血面青：病毒侵袭血脉，瘀血凝滞，阻塞不通，气血运行不畅，故面色青。《金匮要略·脏腑经络先后病脉证》曰："病人有气色见面部……色青为痛。"《金匮要略·百合狐惑阴阳毒病脉证治》曰："阴毒之为病，面目青，身痛如被杖，咽喉痛。"临床除面色青以外，尚有目青，咽喉痛，遍身疼痛有如被杖之感，舌质紫暗，脉涩等症状。治宜解毒散瘀，方选升麻鳖甲汤去雄黄、蜀椒。

（2）肝木乘脾面青：青为肝木色，鼻位应脾，脾胃虚寒，木郁不达，肝气犯脾，其色现于脾位，故鼻头色青。《金匮要略·脏腑经络先后病脉证第一》曰："病人有气色见于面部……鼻头色青，腹中痛，苦冷者死。"本证与上证不同，上证主因是瘀血为患，色青在面部，且有目青，身痛，舌质紫暗，脉涩等症状；本证系脾胃虚寒，肝气犯脾所致，色青在鼻头部，临床上除鼻头色青外，尚有胁腹胀痛，嗳气少食，便溏，舌苔薄白，脉弦等症状。治宜疏肝理气，温中健脾，方选四逆散加味。

5. 黑色　主肾虚、寒证、水饮、血瘀、剧痛。病人面色发黑，多因肾阳虚衰，水寒内盛，血失温养，脉络拘急，血行不畅所致。面黑暗淡或黧黑者，多属肾阳虚。因阳虚火衰，水寒不化，浊阴上泛所致。面黑干焦者，多属肾阴虚。因肾精久耗，阴虚火旺，虚火灼阴，机体失养所致。眼眶周围发黑者，多属肾虚水饮或寒湿带下。面色黧黑，肌肤甲错者，多由血瘀日久所致。

按五行理论，认为水行人面色稍黑；冬季面色稍黑为正常。肾病面黑而枯槁晦暗，如锅底之炲者，为真脏色见；心病面黑无华为难治。

仲景望诊面色黑可分为肾阴虚面黑、支饮面黑、水气面黑等。

（1）肾阴虚面黑：肾阴虚生内热，虚热熏蒸于上，肾色外露故面黑，其特点是额上发黑。《金匮要略·脏腑经络先后病脉证第一》有云："病人有气色见于面部……色黑为劳"；《金匮要略·黄疸病脉症并治第十五》："额上黑，微汗出，手足中热，薄暮即发，膀胱急，小便自利。"此为房劳伤肾所致之女劳疸。临床上除额上黑以外，尚有腰膝酸软，眩晕耳鸣，手足心热，少腹拘急，舌红少苔，脉细数等症状。治疗后世以滋阴降火为法，方选知柏地黄汤。

（2）支饮面黑：寒饮伏于肺间，营卫运行不利，故面色黑，特点为面黑晦暗。《金匮要略·痰饮咳嗽病脉证并治第一》曰："膈间支饮，其人喘满，心下痞坚，面色黧黑其脉沉紧。"本证与肾阴虚面黑不同，后者为额上发黑，主要是由虚热熏蒸所致，属虚证，并见腰膝酸软，眩晕耳鸣，手足心热，舌红少苔，脉细数等症状；本证为面黑而晦暗，由饮停胸肺所致，属实证，临床除色黑以外，尚有咳喘胸满，心下痞坚，精神不振，舌苔白滑，脉沉等症状。治宜行水散结，方选木防己汤。

（3）水气面黑：肾阳不足，水气内停，肾水侮脾土，肾色外露于上位鼻部，而鼻头色微黑。《金匮要略·脏腑经络先后病脉证》曰："病人有气色现于面部……鼻头色微黑者，有水气。"本证与肾阴虚面黑均与肾有关，但后者系肾阴虚内热，多为额上黑，并手足心热，舌红少苔，脉细数等症状；本证系肾阳虚水气内停所致，临床除鼻头色黑外，尚有身肿，小便不利，形寒肢冷，舌淡苔白，脉沉细无力等症状。治宜温肾利水，方选济生肾气丸。

另外，还有酒疸误下湿热内陷邪入血分，久久熏蒸，血为瘀滞，变为黑疸之面黑。《金匮要略·黄疸病脉症并治第十五》："酒疸下之，久久为黑疸，目青面黑，心中如啖蒜状，大便正黑，皮肤爪之不仁，其脉浮弱，虽黑微黄，故知之。"

（4）其他：指面部污秽，如蒙油污，洗之不去。阳明主面，胃热循经上熏，滞于面部，故面垢。见于三阳合病。《伤寒论》第219条："三阳合病，腹满，身重，难以转侧，口不仁，面垢，谵语，遗尿……若自汗出者，白虎汤主之。"临床上除面垢以外，伴见腹满身重，难以转侧，口不仁，谵语，遗尿，自汗出等症状。治宜清泻胃热，故用白虎汤。

（四）望色十法

望色十法，是根据面部皮肤色泽的浮、沉、清、浊、微、甚、散、抟、泽、夭十类变化，以分析病变性质、部位及其转归的方法。

望色十法，由清代汪宏《望诊遵经》根据《灵枢·五色》"五色各见其部，察其浮沉，以知浅深；察其泽夭，以观成败；察其散抟，以知远近；视其上下，以知病处"的论述，结合临床实践而归纳成的。望色十法的具体内容是：

1. 浮和沉　浮，是面色浮显于皮肤之外，多主表证；沉，是面色沉隐于皮肤之内，多主里证。面色由浮转沉，是邪气由表入里；由沉转浮，是病邪自里达表。

2. 清和浊　清，是面色清明，多主阳证；浊，是面色浊暗，多主阴证。面色由清转浊，是病从阳转阴；由浊转清，是病由阴转阳。

3. 微和甚　微，是面色浅淡，多主虚证；甚，是面色深浓，多主实证。面色由微转甚，是病因虚而致实；由甚转微，是病由实而转虚。

4. 散和抟　散，是面色疏散，多主新病，或病邪将解；抟，是面色壅滞，多主久病或病邪渐聚。面色由抟转散，是病虽久而邪将解；由散转抟，是病虽近而邪渐聚。

5. 泽和夭　泽，是面色润泽，主精气未衰，病轻易治；夭，是面色枯槁，主精气已衰，病重难医。面色由泽转夭，是病趋重危；由夭转泽，是病情好转。

望色十法，以浮沉、清浊、微甚、散抟、泽夭五对纲领，对病情的表里、阴阳、新久、轻重、善恶，乃至邪正的虚实和疾病的转归情况，做了细致的分析。说明病人的肤色不论其见何种颜色，凡是呈沉、浊、抟、夭表现的，多属里证、久病、重病；反之，呈浮、清、散、泽表现的，多属表证、新病、轻病。

（五）望色的注意事项

1. 知常达变，综合判断 望色目前尚无统一的客观标准作为判断依据，因此望色时须把病人的面色（或肤色等）与其所处人群的常色做比较来加以判断。如病人属某一局部色泽改变，还应与其自身对应部位的正常肤色进行比较。当病人因原来肤色较深不易发现其他病色，或者因病情复杂，面色与病性不符时，则须观察病人体表其他部位组织（如舌体）的色泽，并结合其他诊法进行综合判断，以免造成误诊。

2. 整体为主，荣枯为要 临床望色，应将五色主病、望色十法、五色善恶、面部分候脏腑等各种望色方法相参运用。

望色应以病人的整体面色（或肤色）为主，并以面色的荣润含蓄或晦暗枯槁作为判断病情轻重和估计预后的主要依据。《内经》中面部分部色诊的理论、前人根据五行学说提出的五色生克顺逆的理论，可作为临床诊病的参考。但实际应用时不可机械刻板，必须四诊合参，灵活运用。诚如《望诊遵经》所说："倘色夭不泽，虽相生亦难调治；色泽不夭，虽相克亦可救疗。"

3. 排除干扰，辨别假象 面部色泽除可因疾病而发生异常改变外，还可因气候（详见"客色"）、光线、昼夜、情绪、饮食等非疾病因素的影响而发生变化，故望色诊病时还要注意排除上述因素的干扰，以免造成误诊。

（1）光线：有色光线可使面色发生相应的色调改变而失其本来面色，故望色诊病时应在自然光线（日光）下进行，如无自然光线也应在无色灯光下进行。

（2）昼夜：白昼卫气浮于表，则面色光辉外映；黑夜卫气沉于里，则面色隐约内含。

（3）情绪：喜则神气外扬而面赤，怒则肝气横逆而面青，忧则气并于中而色沉，思则气结于脾而面黄，悲则气消于内而泽减，恐则精神荡惮而面白。

（4）饮食：酒后脉络扩张，则面红目赤；饱食胃气充盈，则面益荣润光泽；过饥胃气消减，则面色泽减而少气。

三、望形

望形，又称望形体，是观察病人形体的强弱胖瘦、体质形态和异常表现等来诊察病情的方法。

《素问·三部九候论》说："必先度其形之肥瘦，以调其气之虚实。"《素问·经脉别论》也说："诊病之道，观人勇怯、骨肉、皮肤，能知其情，以为诊法也。"由于审察形体有助于对疾病的诊断和治疗，故为历代医家所重视。

（一）望形诊病的原理

皮、肉、脉、筋、骨，是构成人的躯体的五种基本组织。人体以五脏为中心，五脏与五体有着密切的联系，肺合皮毛、脾合肌肉、心合血脉、肝合筋腱、肾合骨骼。五体赖五脏精气的充养，五脏精气的盛衰和功能的强弱又可通过五体反映于外。形体的强弱与内脏功能的盛衰是统一的，一般内盛则外强，内衰则外弱。故观察病人形体强弱胖瘦的不同表现，可以了解内在脏腑的虚实、气血的盛衰。而不同的体质形态，其阴阳盛衰不同，对疾病的易感性和患病后疾病的转归也不同。如素体阳盛者，患病易从阳而化热；素体阴盛者，患病易从阴而转寒。所以，观察病人的体质类型有助于对疾病的诊断。

（二）望形体的内容

1. 形体强弱 观察形体强弱时，要将形体的外在表现与机体的功能状态、神的衰旺等结合起来，进行综合判断。

（1）体强：指身体强壮。表现为骨骼粗大，胸廓宽厚，肌肉充实，皮肤润泽，筋强力壮等。为形气有余，说明体魄强壮，内脏坚实，气血旺盛，抗病力强，不易生病，有病易治，预后较好。

《伤寒论》中所言之强人主要在于服药的量上，如白散"以白饮和服，强人服半钱匕，羸者减之"、十枣汤"强人服半钱匕，羸者服半钱"。

（2）体弱：指身体衰弱。表现为骨骼细小，胸廓狭窄，肌肉瘦削，皮肤枯槁，筋弱无力等。为形气不足，说明体质虚衰，内脏脆弱，气血不足，抗病力弱，容易患病，有病难治，预后较差。

《金匮要略》中关于羸瘦之人记载有：历节病者，痛久不解，正气日衰，邪气日盛，身体逐渐消瘦，见"诸肢解疼痛，身体尪羸，脚肿如脱""身体羸瘦，独足肿大，黄汗出，胫冷"；病虚劳者，"五劳虚极羸瘦，腹满不能饮食"；正气不足之人"瘦人绕脐痛，必有风冷"等。

观察形体组织的强弱状态，有助于了解脏腑的虚实和气血的盛衰。如心主血脉，面色荣润，脉象和缓，是心气充盛，气血调和的表现；面色枯槁，脉律紊乱，则属心气血虚，脉气不调。肺主皮毛，皮肤荣润光泽，腠理致密，是肺气充沛，营卫充盛的表现；皮肤枯槁，腠理疏松，则属肺气亏虚，营卫不足。脾主肌肉，肌肉丰满，坚实有力，是脾胃之气旺盛，气血充足的表现；肌肉消瘦，软弱无力，则属脾胃气虚，气血不足。肝主筋，筋粗有力，关节运动灵活，是肝血充盛，血能荣筋的表现；筋细无力，关节屈伸不利，则属肝血不足，筋失血养。肾主骨，骨骼粗壮坚实，是肾气充盛，髓能养骨的表现；骨骼细小脆弱，或有畸形，则属肾气不足，发育不良。

2. 形体胖瘦 正常人胖瘦适中，各部组织匀称。过于肥胖或过于消瘦都可能是病理状态。

（1）肥胖：体重超过正常标准20%者，一般可视为肥胖。其体型特点是头圆形，颈短粗，肩宽平，胸厚短圆，大腹便便，体型肥胖。若胖而能食，为形气有余；肥而食少，是形盛气虚。肥胖多因嗜食肥甘，喜静少动，脾失健运，痰湿脂膏积聚等所致。由于形盛气虚，水湿难以周流，则痰湿积聚，故有"肥人多痰""肥人湿多"之说。

《金匮要略·血痹虚劳脉症并治第六》曰："夫尊荣人，骨弱肌肤盛，重因疲劳汗出，卧不时动摇，加被微风，遂得之。"

（2）消瘦：体重明显下降，较标准体重减少10%以上者，一般可视作消瘦。其体型特点是头长形，颈细长，肩狭窄，胸狭平坦，大腹瘦瘪，体型显瘦长。若形瘦食多，为中焦有火；形瘦食少，是中气虚弱。消瘦多因脾胃虚弱，气血亏虚，或病气消耗等所致。由于消瘦者，形瘦皮皱，多属阴血不足，内有虚火的表现，易患肺痨等病。故有"瘦人多火"之说。若久病卧床不起，骨瘦如柴者，为脏腑精气衰竭，气液干枯，属病危。此即《内经》所谓"大骨枯槁，大肉陷下"。

此外，在观察形体胖瘦时应注意其内在精气的强弱（主要表现为脏腑功能的强弱），并把形与气两者综合起来加以判断，才能得出正确的结论。如《四诊抉微》说："形之所充者气，形胜气者夭，气胜形者寿。"即是说精气充于形体之中，形体虽胖而精气不足，少气乏力者，抗病力弱，故主夭；形体虽瘦而精力充沛，神旺有力者，抗病力强，故主寿。由此可见，形与气两者相比较，气的强弱尤具重要意义。

3. 体质形态 体质是个体在其生长发育过程中形成的形体结构与功能方面的特殊性。体质在一定程度上反映了机体阴阳气血盛衰的禀赋特点和对疾病的易感受性，不同体质的人得病后的转归也有不同，故观察病人的体质形态有助于了解病人阴阳气血的盛衰和预测疾病的发展转归，可作为临床治疗的参考。

中医早在《内经》中就有关于人体体质形态的划分、体质与疾病关系的论述。目前一般主张将人的体质分为阴脏人、阳脏人、平脏人三种类型。

（1）阴脏人：体型偏于矮胖，头圆颈粗，肩宽胸厚，身体姿势多后仰，平时喜热恶凉。其特点是阳气较弱而阴气偏旺，患病易从阴化寒，多寒湿痰浊内停。正如《医法心传》所说："阴脏者阳必虚，阳虚者多寒。""阴脏者所感之病，阴者居多。"

（2）阳脏人：体型偏于瘦长，头长颈细，肩窄胸平，身体姿势多前屈，平时喜凉恶热。其特点是阴气较亏而阳气偏旺，患病易于从阳化热，导致伤阴伤津。正如《医法心传》所说："阳脏者阴必虚，阴虚者多火。""阳脏所感之病，阳者居多。"

（3）平脏人：又称阴阳和平之人，体型介于阴脏人和阳脏人两者之间。其特点是阴阳平衡，气血调匀，在平时无寒热喜恶之偏，是大多数人的体质类型。正如《医法心传》所说："平脏之人，或寒饮或热食，俱不妨事。即大便一日一度，不坚不溏。若患病，若系热者不宜过凉，系寒者不宜过热。至于补剂，亦当阴阳平补。"

此外，望形体的内容还包括对各种形体畸形的观察，其具体表现和临床意义详见局部望诊。

四、望态

望态，又称望姿态，是观察病人的动静姿态、体位变化和异常动作以诊察病情的方法。

（一）望态诊病的原理

病人的动静姿态、体位动作与机体的阴阳盛衰和病性的寒热虚实关系密切。阳主动，阴主静。阳、热、实证病人，机体功能亢进，多表现为躁动不安；阴、寒、虚证病人，机体功能衰减，多表现为喜静懒动。此外，不同的疾病常常可迫使病人采取不同的体位和动态，以减轻疾病痛苦。因此，观察病人的动静姿态和体位动作不仅可以判断疾病的属性，也有助于疾病的诊断。正如《望诊遵经》所说："善诊者，观动静之常，以审动静之变，合乎望闻问切，辨其寒热虚实。"

（二）望态的内容

1. 动静姿态 正常人能随意运动而动作协调，体态自然。若病及脑神，或筋骨经脉发生病变，常可使肢体动静失调，或不能运动，或处于强迫、被动、护持等特殊姿态。《望诊遵经》说："体态异焉，总而言之，其要有八：曰动，曰静，曰强，曰弱，曰俯，曰仰，曰屈，曰伸。八法交参，则虽行住坐卧之际，作止语默之间，不外乎此。"此即所谓"望诊八法"，其辨证意义一般是：动者、强者、仰者、伸者，多属阳证、热证、实证；静者、弱者、俯者、屈者，多属阴证、寒证、虚证。可作为望动静姿态的要点。

（1）坐形：如坐而仰首，多见于哮病、肺胀、气胸，痰饮停肺、肺气壅滞等病证；坐而喜俯，少气懒言，多属体弱气虚；但卧不能坐，坐则晕眩，不耐久坐，多为肝阳化风，或气血俱虚、脱血夺气；坐时常以手抱头，头倾不能昂，凝神熟视，为精神衰败。

（2）卧式：卧时面常向里，喜静懒动，身重不能转侧，多属阴证、寒证、虚证；卧时面常向外，躁动不安，身轻自能转侧，多属阳证、热证、实证。仰卧伸足，掀去衣被，多属实热证；蜷卧缩足，喜加衣被者，多属虚寒证。咳逆倚息不得卧，卧则气逆，多为肺气壅滞，或心阳不足，水气凌心，或肺有伏饮。坐卧不安是烦躁之征，或腹满胀痛之故。

（3）立姿：如站立不稳，其态似醉，常并见眩晕者，多属肝风内动或脑有病变；不耐久站，站立时常欲依靠他物支撑，多属气血虚衰。站立（或坐）时常以两手扪心，闭目不语，多见于心虚怔忡；若以两手护腹，俯身前倾者，多为腹痛之征。

（4）行态：如以手护腰，弯腰曲背，行动艰难，多为腰腿病；行走之际，突然止步不前，以手护心，多为脘腹痛或心痛；行走时身体震动不定，是肝风内动，或是筋骨受损，或为脑有病变。

2. 衰惫姿态 脏腑精气充足和功能正常，是人体强壮的根本保证。脏腑精气虚衰和功能低下时，必然影响机体出现相应的衰惫姿态。观察这些衰惫姿态，可以了解脏腑的病变程度和预测疾病的转归。

《素问·脉要精微论》说："夫五脏者，身之强也。头者，精明之府，头倾视深，精神将夺矣；背者，胸中之府，背曲肩随，府将坏矣；腰者，肾之府，转摇不能，肾将惫矣；膝者，筋之府，屈伸不能，行则偻俯，筋将惫矣；骨者，髓之府，不能久立，行则振掉，骨将惫矣。"即是说：头是精气神明所居之处，如头部低垂，无力抬起，两目深陷，呆滞无光，是精气神明将衰惫之象；背前连胸，是心肺所居之处，如后背弯曲，两肩下垂，是心肺宗气将衰惫之象；腰与肾功能关系密切，如腰酸软疼痛不能转动，是肾将衰惫之象；膝为筋腱聚会之处，如两膝屈伸不利，行则俯身扶物，是筋将衰惫之象；骨为藏髓之处，如不能久立，行则振摇不稳，是髓不养骨、骨将衰惫之象。以上衰惫姿态皆是脏腑精气虚衰的表现，多属病情较重。

3. 异常动作 不同的疾病可产生不同的病态，观察病人肢体的异常动作有助于相应疾病的诊断。病人唇、睑、指、趾颤动者，如见于外感热病，多为动风先兆；如见于内伤虚证，多为气血不足，筋脉失养，虚风内动。颈项强直，两目上视，四肢抽搐，角弓反张者，常见于小儿惊风、破伤风、痫病、子痫、马钱子中毒等。猝然跌倒，不省人事，口眼喎斜，半身不遂者，属中风病。猝倒神昏，口吐涎沫，四肢抽搐，醒后如常者，属痫病。恶寒战栗，谓之寒战，见于疟疾发作，或为外寒袭表，或为伤寒温病邪正剧争欲作战汗之时。肢体软弱，行动不便，多属痿病。关节拘挛，屈伸不利，多属痹病。

儿童手足伸屈扭转，挤眉眨眼，努嘴伸舌，状似舞蹈，不能自制，多由气血不足，风湿内侵所致。

第二节　局部望诊

局部望诊的内容，包括望头面、五官、躯体、四肢、二阴、皮肤等。

一、望头面

（一）望头部

头为精明之府，内藏脑髓，为元神所居之处；脑为髓之海，为肾所主，肾之华在发，发为血之余；头又为诸阳之会，脏腑精气皆上荣于头。故望头部的情况，主要可以诊察肾、脑的病变和脏腑精气的盛衰。望诊时应注意观察头颅、囟门、头发的异常。

1. 头颅　头形的大小异常和畸形，多见于正值颅骨发育期的婴幼儿，可成为某些疾病的典型体征。头颅的大小以头围（头部通过眉间和枕骨粗隆的横向周长）来衡量，一般新生儿约 34 cm，6 个月时约 42 cm，1 周岁时约 45 cm，2 周岁时约 47 cm，3 周岁时约 48.5 cm。明显超出此范围者为头形过大，反之为头形过小。

（1）头大：小儿头颅均匀增大，颅缝开裂，面部较小，智力低下者，多属先天不足，肾精亏损，水液停聚于脑所致。

（2）头小：小儿头颅狭小，头顶尖圆，颅缝早合，智力低下者，多因肾精不足，颅骨发育不良所致。

（3）方颅：小儿前额左右突出，头顶平坦，颅呈方形，亦是肾精不足或脾胃虚弱，颅骨发育不良的表现，可见于佝偻病、先天性梅毒等患儿。

（4）头摇：病人头摇不能自主，不论成人或小儿，多为肝风内动之兆，或为老年气血虚衰，脑神失养所致。

2. 囟门　囟门是婴幼儿颅骨接合不紧所形成的骨间隙，有前囟、后囟之分。后囟呈三角形，在出生后 2~4 个月闭合；前囟呈菱形，在出生后 12~18 个月闭合。

（1）囟填：即囟门突起。多属实证，多因温病火邪上攻，或脑髓有病，或颅内水液停聚所致。但小儿在哭泣时囟门暂时突起为正常。

（2）囟陷：即囟门凹陷。多属虚证，多因吐泻伤津，气血不足和先天肾精亏虚，脑髓失充所致。但 6 个月以内的婴儿囟门微陷属正常。

（3）解颅：即囟门迟闭。是肾气不足，发育不良的表现，多见于佝偻病患儿，常兼有"五软"（头软、项软、手足软、肌肉软、口软）、"五迟"（立迟、行迟、发迟、齿迟、语迟）等症状表现。

3. 头发　头发的生长与肾气和精血的盛衰关系密切，故望发主要诊察肾气的强弱和精血的盛衰。正常人发黑稠密润泽，是肾气充盛，精血充足的表现。

（1）发黄：指发黄干枯，稀疏易落。多属精血不足，可见于大病后或慢性虚损病人。小儿头发稀疏黄软，生长迟缓，甚至久不生发，多因先天不足，肾精亏损所致；

小儿发结如穗，枯黄无泽，多属于疳积。

（2）发白：指青年白发。发白伴有耳鸣、腰酸等症者，属肾虚；伴有失眠健忘等症者，为劳神伤血所致。发白有因先天禀赋所致者，不属病态。

（3）脱发：片状脱发，显露圆形或椭圆形光亮头皮，称为斑秃，多为血虚受风所致。青壮年头发稀疏易落，有眩晕、健忘、腰膝酸软者，为肾虚；有头皮发痒、多屑、多脂者，为血热化燥所致。

（二）望面部

面部又称颜面，指包括额部在内的脸面部。面部是脏腑精气上荣的部位，尤其是心之气血及心神活动外华之处。观察面部的色泽形态和神情表现，不仅可以了解神的衰旺，而且可以诊察脏腑精气的盛衰和有关的病变。

望面部包括望面部色泽、望面容等内容，此处重点叙述面容异常。

1. 面形异常

（1）面肿：面部水肿，多见于水肿病，常是全身水肿的一部分。其中眼睑颜面先肿，发病较速者为阳水，多由外感风邪，肺失宣降所致；兼见面色㿠白，发病缓慢者属阴水，多由脾肾阳衰，水湿泛溢所致；兼见面唇青紫、心悸气喘、不能平卧者，多属心肾阳衰，血行瘀阻，水气凌心所致。

（2）腮肿：一侧或两侧腮部以耳垂为中心肿起，边缘不清，按之有柔韧感及压痛者，为痄腮，因外感温毒之邪所致，多见于儿童。若颧下颌上耳前发红肿起，伴有寒热、疼痛者，为发颐，或为托腮痈，因阳明热毒上攻所致。耳下腮部出现肿块，不红不热者，多为腮腺肿瘤。

（3）面削颧耸：又称面脱。指面部肌肉消瘦，两颧高耸，眼窝、颊部凹陷。因气血虚衰，脏腑精气耗竭所致，多见于慢性病的危重阶段。

（4）口眼㖞斜：突发一侧口眼㖞斜而无半身瘫痪，患侧面肌弛缓，额纹消失，眼不能闭合，鼻唇沟变浅，口角下垂，向健侧歪斜者，病名曰口僻，为风邪中络所致。口眼㖞斜兼半身不遂者，多为中风，为肝阳化风，风痰阻闭经络所致。

2. 特殊面容

（1）惊怖貌：指病人面部呈现恐惧的症状。多见于小儿惊风、客忤以及癫病、瘿气等病。若于声、光、风刺激，或见水、闻水声时出现者，可能为狂犬病。

（2）苦笑貌：指病人面部呈现无可奈何的苦笑样症状。是由于面部肌肉痉挛所致，乃破伤风的特殊征象。

二、望五官

面部眼、耳、鼻、口、舌五官，与五脏相关联。《灵枢·五阅五使》说："鼻者肺之官也，目者肝之官也，口唇者脾之官也，舌者心之官也，耳者肾之官也。"故望五官的异常变化，可以了解脏腑的病变。望舌将另作专章论述，故本处主要介绍目、耳、鼻、口唇、齿龈和咽喉等望诊内容。

（一）望目

目为肝之窍，心之使，目为肾精之所藏，为血之宗，五脏六腑之精气皆上注于目，故目与五脏六腑皆有联系，而与心、肝、肾的关系更为密切，可反映脏腑精气的盛衰。

《重订通俗伤寒论》说："凡病至危，必察两目，视其目色，以知病之存亡也，故观目为诊法之首要。"

目的不同部位分属于五脏，如《灵枢·大惑论》曰："精之窠为眼，骨之精为瞳子，筋之精为黑睛，血之精为络，其窠气之精为白睛，肌肉之精为约束。"后世医家据此而归纳为"五轮学说"，即瞳仁属肾，称为水轮；黑睛属肝，称为风轮；两眦血络属心，称为血轮；白睛属肺，称为气轮；眼睑属脾，称为肉轮，并且认为观察五轮的形色变化，可以诊察相应脏腑的病变。五轮学说对眼科临床和内科病证的诊断具有一定的意义。

望目应重点观察两眼的目神、目色、目形和目态的异常改变。

1. 目神 是诊察两目的神气之有无。凡视物清楚，精彩内含，神光充沛者，是目有神；若视物昏暗，目无精彩，浮光暴露者，是目无神。石芾南说："人之神气，栖于两目。"故目神是望神的重点。目有神者，精气未虚，虽病易治；目无神者，精气亏虚，病重难治。因而《形色外诊简摩》指出："凡病虽剧，而两眼有神，顾盼灵活者吉。"

2. 目色 正常人眼睑内及两眦红润，白睛色白，黑睛褐色或棕色，角膜无色透明。《灵枢·论疾诊尺》说："目赤色者病在心，白在肺，青在肝，黄在脾，黑在肾。"这是目色与五脏的关系。其异常改变主要有：

目赤肿痛，多属实热证。如白睛发红，为肺火或外感风热；两眦赤痛，为心火上炎；睑缘赤烂，为脾有湿热；全目赤肿，为肝经风热上攻。

白睛发黄，为黄疸的主要标志，多由湿热或寒湿内蕴，肝胆疏泄失常，胆汁外溢所致。

目眦淡白，属血虚、失血，是血少不能上荣于目所致。

目胞色黑晦暗，多属肾虚；眼眶周围色黑，常见于肾虚水泛，或寒湿下注。

黑睛灰白混浊，称为目生翳。多因邪毒侵袭，或肝胆实火上攻，或湿热熏蒸，或阴虚火炎等，使黑睛受伤而成。目生翳是黑睛疾病的主要病变形式和必有症状，眼外伤及某些全身疾病、小儿疳积等亦可见目生翳。

3. 目形 目胞水肿，多为水肿的表现。因目胞属脾，脾恶湿，且该处组织疏松，故水肿可先见于目胞。但健康人低枕睡眠后一时性胞睑微肿不属病态。

眼窝凹陷，多见于吐泻伤津或气血虚衰的病人。若久病重病眼窝深陷，甚则视不见人，则为阴阳竭绝之候，属病危。

眼球突出，兼喘咳气短者，属肺胀，因痰浊阻肺，肺气不宣，呼吸不利所致；若兼颈前肿块，急躁易怒者，为瘿气，因肝郁化火，痰气壅结所致。

胞睑红肿，若睑缘肿起结节如麦粒，红肿不甚者，为针眼；若胞睑漫肿，红肿较重者，为眼丹。二者皆为风热邪毒或脾胃蕴热上攻于目所致。

4. 目态 正常人瞳孔圆形，双侧等大，直径为3~4 mm，对光反应灵敏，眼球运动随意灵活。其异常改变主要有：

（1）瞳孔缩小：可见于川乌、草乌、毒蕈、有机磷农药中毒，以及某些西药导致的药物性瞳孔缩小等；眼部疾病见之，主要为瞳神紧小等。

（2）瞳孔散大：常见于绿风内障、青风内障等五风内障、青盲等病人，亦见于杏仁中毒以及某些西药导致的药物性瞳孔散大等。危急症病人，瞳孔完全散大，为脏腑功能衰竭、心神散乱、濒临死亡的重要体征。如一侧瞳孔逐渐散大，可见于温热病热极生风证、中风、颅脑外伤或颅内肿瘤等病人。青少年或成年人在极度兴奋、恐惧、愉快及疼痛之时，出现瞳孔散大，多系情绪急剧变化所致。

（3）目睛凝视：又称目睛微定。指病人两眼固定，不能转动。固定前视者，称瞪目直视；固定上视者，称戴眼反折；固定侧视者，称横目斜视。多属肝风内动之征，常有神昏、抽搐等表现，属病重；或见于脏腑精气耗竭，或痰热内闭证；瞪目直视还见于瘿气。

（4）昏睡露睛：指病人昏昏欲睡，睡后胞睑未闭而睛珠外露。多属脾胃虚衰，或吐泻伤津，以小儿为多见，因脾虚清阳不升，或津液大伤，神气衰惫，胞睑启闭失司所致。某些厥病类病人亦常表现有昏睡露睛，是神明失主之故，病情多属危重。

（5）胞睑下垂：又称睑废。指胞睑无力张开而上睑下垂。其中双睑下垂者，多为先天不足，脾肾亏虚；单睑下垂者，多因脾气虚衰或外伤所致。

（二）望耳

肾开窍于耳，心寄窍于耳；手足少阳经脉布于耳，手足太阳经和足阳明经也分布于耳或耳周围。《灵枢·邪气脏腑病形》说："十二经络，三百六十五络……其别气走于耳而为听。"故耳为"宗脉之所聚"。此外，在耳郭上有全身脏器和肢体的反应点。所以耳与全身均有联系，而尤与肾、胆关系密切，所以望耳可以诊察肾、胆和全身的病变。

耳郭上的一些特定部位与全身各部有一定的联系，其分布大致像一个在子宫内倒置的胎儿，头颅在下，臀足在上。当身体的某些部位有了病变时，在耳郭的相应部位就可以出现充血、变色、变形、丘疹、水泡、脱屑、糜烂或明显的压痛等病理改变，可作为诊断的参考。

1. 耳之色泽 正常人耳郭色泽红润，是气血充足的表现。耳轮淡白，多属气血亏虚；耳轮红肿，多为肝胆湿热或热毒上攻；耳轮青黑，多见于阴寒内盛或有剧痛的病人；耳轮干枯焦黑，多属肾精亏虚，精不上荣，为病重，可见于温病晚期耗伤肾阴及下消等病人；小儿耳背有红络，耳根发凉，多为出麻疹的先兆。

2. 耳之形态 正常人耳郭厚大，是肾气充足的表现。耳郭瘦小而薄，是先天亏损，肾气不足之象；耳郭肿大，是邪气充盛之象。耳轮干枯萎缩，多为肾精耗竭，属病危；耳轮皮肤甲错，可见于血瘀日久的病人。

3. 耳内病变 耳内流脓水，称为脓耳，多由肝胆湿热，蕴结日久所致；脓耳后期转虚，则多属肾阴不足，虚火上炎。耳道之内赘生小肉团，称为耳痔，因湿热痰火上逆，气血瘀滞耳道而成。耳道局部红肿疼痛，为耳疖，多因邪热搏结耳窍所致。

（三）望鼻

鼻居面部中央，为肺之窍；鼻称明堂，为脾之所应。鼻之周围有各脏腑的相应部位，五脏次于中央，六腑夹其两侧，故认为"五色独决于明堂"（《灵枢·五色》）。此外，足阳明胃经分布于鼻旁。所以望鼻不仅可以诊察肺和脾胃的病变，而且还可以判断脏腑的虚实、胃气的盛衰、病情的轻重和预后。

1. 鼻之色泽　正常人鼻色红黄隐隐，含蓄明润，是胃气充足的表现。鼻端微黄明润，见于新病为虽病而胃气未伤，属病轻；见于久病为胃气来复，属向愈。鼻端色白，多属气血亏虚，或见于失血病人；鼻端色赤，多属肺脾蕴热；鼻端色青，多见于阴寒腹痛病人；鼻端色微黑，常是肾虚寒水内停之象；鼻端晦暗枯槁，为胃气已衰，属病重。鼻头枯槁，是脾胃虚衰，胃气失荣之候。

2. 鼻之形态　鼻头红肿生疮，多属胃热或血热；鼻端生红色粉刺，称为酒糟鼻，多因肺胃蕴热，使血瘀成齄所致；鼻柱溃陷，多见于梅毒病人；鼻柱塌陷，且眉毛脱落，多为麻风恶候。鼻翼翕动，称为鼻煽，多见于肺热，或为哮病，是肺气不宣，呼吸困难的表现；若重病中出现鼻孔煽张，喘而额汗如油，是肺气衰竭之危候。

3. 鼻内病变　鼻孔干燥，黑如烟煤，多属高热日久或阳毒热深。鼻塞流涕，可见于外感表证或鼻渊等，其中鼻流清涕者多属外感风寒；鼻流浊涕者多属外感风热；鼻流腥臭脓涕者多为鼻渊，为外邪侵袭或胆经蕴热上攻于鼻所致。鼻腔出血，称为鼻衄，多因肺胃蕴热灼伤鼻络，或外伤所致。鼻孔内赘生柔软、半透明的光滑小肉，撑塞鼻孔，气息难通者，为鼻息肉（鼻痔），多由湿热邪毒壅结鼻窍所致。

（四）望口与唇

口为饮食通道，脏腑要冲，脾开窍于口，其华在唇，手足阳明经环绕口唇，故望口与唇的异常变化，主要可以诊察脾与胃的病变。

1. 望口

（1）口之形色：口角流涎，小儿见之多属脾虚湿盛，成人见之多为中风口歪不收。唇内和口腔黏膜出现灰白色小溃疡，周围红晕，局部灼痛者，为口疮。口腔黏膜糜烂成片，口气臭秽者，为口糜，多由湿热内蕴，上蒸口腔所致。小儿口腔、舌上出现片状白屑，状如鹅口者，为鹅口疮，多因感受邪毒，心脾积热，上熏口舌所致。

（2）口之动态：正常人口唇可随意开合，动作协调。《望诊遵经》将口唇的异常动态归纳为"口形六态"：①口张：口开而不闭，属虚证。若状如鱼口，张口气直，但出不入，则为肺气将绝，属病危。②口噤：口闭而难开，牙关紧闭，属实证。多因筋脉拘急所致，可见于中风、痫病、惊风、破伤风、马钱子中毒等。③口撮：上下口唇紧聚，为邪正交争所致，可见于新生儿脐风，表现为撮口不能吮乳；若兼见角弓反张者，多为破伤风病人。④口歪：口角向一侧歪斜，可见于口僻，属风邪中络；或见于中风，为风痰阻络。⑤口振：战栗鼓颌，口唇振摇，多为阳衰寒盛或邪正剧争所致，可见于外感寒邪，温病、伤寒欲作战汗，或疟疾发作。⑥口动：口频繁开合，不能自禁，是胃气虚弱之象；若口角瞤动不止，则为热极生风或脾虚生风之象。

2. 察唇

（1）唇之色泽：唇部色诊与望面色基本相同，但因唇黏膜薄而透明，故其色泽变化比面色更为明显，易于观察。正常人唇色红润，是胃气充足，气血调匀的表现。唇色淡白，多属血虚或失血，是血少不能上充于唇络所致；唇色深红，多属热盛，是因热而唇部络脉扩张，血液充盈所致；嘴唇红肿而干者，多属热极；嘴唇呈樱桃红色，多见于煤气中毒；嘴唇青紫，多属血瘀证，可见于心气、心阳虚衰和严重呼吸困难的病人；嘴唇青黑，多属寒盛、痛极，是因寒盛血脉凝涩，或痛极血络瘀阻所致。

（2）唇之形态：唇干而裂，为津液已伤，多属燥热伤津或阴虚液亏。嘴唇糜烂，多为脾胃积热上蒸，热邪灼伤唇部所致。唇内溃烂，其色淡红，为虚火上炎。唇边生疮，红肿疼痛，为心脾积热。唇角生疔，麻木痒痛，为锁口疔；人中部生疔，人中沟变浅平，麻木痒痛，为人中疔。久病而人中沟变平，口唇翻卷不能覆齿，称"人中满唇反"，为脾气将绝，属病危。

（五）望齿与龈

齿为骨之余，骨为肾所主；龈护于齿，为手足阳明经分布之处，故望牙齿与牙龈主要可以诊察肾、胃的病变，以及津液的盈亏。温病学派对验齿十分重视，在阳明热盛和热伤肾阴的情况下，观察齿与龈的润燥情况，可以了解胃津、肾液的存亡，正如叶天士所说："温热之病，看舌之后，亦须验齿。齿为肾之余，龈为胃之络，热邪不燥胃津，必耗肾液。"

1. 察牙齿

（1）牙齿色泽：正常人牙齿洁白润泽而坚固，是肾气充足、津液未伤的表现。若牙齿干燥，为胃阴已伤；牙齿光燥如石，为阳明热甚，津液大伤；牙齿燥如枯骨，多为肾阴枯竭、精不上荣所致，可见于温热病的晚期，属病重。牙齿枯黄脱落，见于久病者多为骨绝，属病重。齿焦有垢，为胃肾热盛，但气液未竭；齿焦无垢，为胃肾热甚，气液已竭。

（2）牙齿动态：牙关紧闭，多属风痰阻络或热极动风。咬牙啮齿，多为热盛动风。睡中啮齿，多因胃热或虫积所致，亦可见于常人。

2. 望牙龈

（1）牙龈色泽：正常人牙龈淡红而润泽，是胃气充足，气血调匀的表现。牙龈淡白，多属血虚或失血，因血少不能充于龈络所致；牙龈红肿疼痛，多为胃火亢盛，因火热循经上炎，熏灼于牙龈所致。

（2）牙龈形态：牙缝出血，称为齿衄，可因撞击等外力损伤，或胃腑积热，肝经火盛及阴虚火旺，脉络受损，或脾气虚弱，血不循经所致。龈肉萎缩，牙根暴露，牙齿松动，称为牙宣，多属肾虚或胃阴不足，虚火燔灼，龈肉失养所致。牙龈溃烂，流腐臭血水，甚则唇腐齿落者，称为牙疳，多因外感疫疠之邪，积毒上攻所致。

（六）望咽喉

咽通于胃腑，是饮食之道，为胃所系；喉连于气道，为气息之门，归肺所属；足少阴肾经循喉咙，夹舌本，亦与咽喉关系密切。故望咽喉主要可以诊察肺、胃、肾的病变。

1. 咽喉色泽 健康人咽喉色淡红润泽，不痛不肿，呼吸通畅，发音正常，食物下咽顺利无阻。

若咽部深红，肿痛明显者，属实热证，多由肺胃热毒壅盛所致；若咽部嫩红、肿痛不显者，属阴虚证，多由肾阴亏虚、虚火上炎所致；咽部淡红漫肿，多由痰湿凝聚所致。

2. 咽喉形态

（1）红肿：一侧或两侧喉核红肿肥大，形如乳头或乳蛾，表面或有脓点，咽痛不适者，为乳蛾，属肺胃热盛，邪客喉核，或虚火上炎，气血瘀滞所致。咽喉部红肿高突，疼痛剧烈，吞咽困难，身发寒热者，为喉痈，多因脏腑蕴热，复感外邪，热毒客于咽喉所致。

（2）成脓：咽部肿痛，若肿势高突，色深红，周围红晕紧束，发热不退者，为脓已成；若肿势散漫，无明显界线，疼痛不甚者，为未成脓。

（3）溃烂：咽部溃烂，分散表浅者，为肺胃之热轻浅或虚火上炎；溃烂成片或凹陷者，为肺胃热毒壅盛；咽部溃腐日久，周围淡红或苍白者，多属虚证。

（4）伪膜：咽部溃烂处表面所覆盖的一层黄白或灰白色膜，称为伪（假）膜。如伪膜松厚，容易拭去者，病情较轻，是肺胃热浊之邪上壅于咽；若伪膜坚韧，不易拭去，重剥出血，很快复生者，为白喉，多见于儿童，属烈性传染病。

三、望躯体

望躯体的内容包括望颈项、胸胁、腹部和腰背部。

（一）望颈项

颈项是连接头部和躯干的部分，其前部称颈，后部称项。颈项起着支撑头部，连接头身的重要作用；颈项中有气管、食道、脊髓和血脉通过，是清气、气血、津液循行之要道；手足阳明经与任脉行于颈，太阳经与督脉行于项，少阳经行于两侧，是经气运行之路。颈项若有阻滞，可引起全身的病变；而脏腑气血失调，亦往往可在颈项部反映出来。

1. 外形　正常人的颈项直立，两侧对称，气管居中；矮胖者略粗短，瘦高者略细长，男性喉结突出，女性喉结不显；颈侧动脉搏动在安静时不易见到。其异常表现主要有：

（1）瘿瘤：指颈部结喉处有肿块突起，或大或小，或单侧或双侧，可随吞咽而上下移动。多因肝郁气结痰凝所致，或因水土失调，痰气搏结所致。

（2）瘰疬：指颈侧颌下有肿块如豆，累累如串珠。多由肺肾阴虚，虚火内灼，炼液为痰，结于颈部，或因外感风火时毒，夹痰于颈部所致。

（3）颈瘘：指颈部痈肿、瘰疬溃破后，久不收口，形成管道。病名曰鼠瘘。因痰火久结，气血凝滞，疮孔不收而成。

（4）项痈、颈痈：项部或颈部两侧焮红漫肿，疼痛灼热，甚至溃烂流脓者，谓之项痈或颈痈。多由风热邪毒蕴蒸，气血壅滞，痰毒互结于颈项所致。

（5）气管偏移：指气管不居中，向一侧偏移。多为胸膈有水饮或气体，或因单侧瘿瘤、肿物等，挤压、牵拉气管所致，可见于悬饮、气胸、石瘿、肉瘿、肺部肿瘤等病。

2. 动态　正常人的颈项转侧俯仰自如，其活动范围约是：左右旋转各30°，后仰30°，前屈30°，左右侧屈各45°。其异常改变主要有：

（1）项强：指项部拘紧或强硬。如项部拘急牵引不舒，兼有恶寒、发热，是风寒侵袭太阳经脉，经气不利所致。若项部强硬，不能前俯，兼壮热、神昏、抽搐者，多属温病火邪上攻，或脑髓有病。若项强不适，兼头晕者，多属阴虚阳亢，或经气不利所致。如睡眠之后，项强而痛，并无他苦者，为落枕，多因睡姿不当，项部经络气滞所致。

（2）项软：指颈项软弱，抬头无力。小儿项软，多因先天不足，肾精亏损，后天失养，发育不良，可见于佝偻病患儿。久病、重病颈项软弱，头垂不抬，眼窝深陷，多为脏腑精气衰竭之象，属病危。

（3）颈脉搏动：指在安静状态时出现颈侧人迎脉搏动明显。可见于肝阳上亢或血虚重证等病人。

（4）颈脉怒张：指颈部脉管明显胀大，平卧时更甚。多见于心血瘀阻，肺气壅滞及心肾阳衰、水气凌心的病人。

（二）望胸胁

横膈以上，锁骨以下的躯干正面谓之胸；胸部两侧，由腋下至十一、十二肋骨端的区域谓之胁。胸腔由胸骨、肋骨和脊柱等构成，内藏心肺等重要脏器，属上焦，为宗气所聚，是经脉、血管循行布达之处。胸廓前有乳房，属胃经，乳头则属肝经；胁肋是肝胆经脉循行之处。望胸胁主要可以诊察心、肺的病变和宗气的盛衰，以及肝胆、乳房疾患。

1. 外形 正常人的胸廓呈扁圆柱形，两侧对称，左右径大于前后径（比例约为1.6∶1），小儿和老人则左右径略大于前后径或相等，两侧锁骨上下窝亦对称。常见的胸廓变形有：

（1）扁平胸：表现为胸廓较正常人扁平，前后径小于左右径的一半，颈部细长，锁骨突出，两肩向前，锁骨上、下窝凹陷。多见于形瘦之人，或肺肾阴虚、气阴两虚的病人。

（2）桶状胸：表现为胸廓较正常人膨隆，前后径与左右径约相等，颈短肩高，锁骨上、下窝平展，肋间加宽，胸廓呈圆桶状。多为久病咳喘，肺肾气虚，以致肺气不宣而壅滞，日久促使胸廓变形。

（3）鸡胸：表现为胸骨下部明显前突，胸廓前后径长而左右径短，肋骨侧壁凹陷，形似鸡之胸廓。多见于小儿佝偻病，因先天不足或后天失养，肾气不充，骨骼发育异常所致。

（4）胸廓两侧不对称：一侧胸廓塌陷，肋间变窄，肩部下垂，脊骨常向对侧凸出者，多见于肺痿、肺部手术后等病人；若一侧胸廓膨隆，肋间变宽或兼外凸，气管向健侧移位者，多见于悬饮、气胸等病人。

（5）肋如串珠：指肋骨与肋软骨连接处变厚增大，状如串珠。可见于肾气不足，或后天失养，发育不良的佝偻病患儿。

（6）乳房肿溃：妇女哺乳期乳房红肿热痛，乳汁不畅，甚则破溃流脓，身发寒热者，为乳痈。多因肝气不舒，胃热壅滞，或外感邪毒所致。

2. 动态 胸胁随呼吸而活动。正常人呼吸均匀，节律整齐，每分钟16~18次，胸廓起伏左右对称，均匀轻松。妇女以胸式呼吸为主，男子和儿童以腹式呼吸为主。常见的呼吸异常有：

（1）呼吸形式改变：如胸式呼吸增强，腹式呼吸减弱，多为腹部有病，可见于鼓胀、腹内藏积、腹部剧痛等病人，亦可见于妊娠妇女；如胸式呼吸减弱，腹式呼吸增强，多为胸部有病，可见于肺痨、悬饮、胸部外伤等病；如两侧胸部呼吸不对称，即胸部一侧呼吸运动较另一侧明显减弱，为呼吸运动减弱侧胸部有病，可见于悬饮、气胸、肺肿瘤等病人。

（2）呼吸时间改变：若吸气时间延长，吸气时胸骨上窝、锁骨上窝及肋间凹陷，多因吸气困难所致，可见于急喉风、白喉等病人；若呼气时间延长，伴口张目突、端坐呼吸，多为呼气困难所致，可见于哮病、肺胀、尘肺等病人。

（3）呼吸强度改变：如呼吸急促，胸部起伏显著，多为邪热、痰浊阻肺，肺失清肃，肺气不宣所致。如呼吸微弱，胸廓起伏不显，多为肺气亏虚，气虚体弱所致。

（4）呼吸节律改变：呼吸节律不整，表现为呼吸由浅渐深，再由深渐浅，以至暂停，往返重复，或呼吸与暂停相交替，皆为肺气虚衰之象，属病重。

（三）望腹部

腹部指躯干正面剑突以下至耻骨以上的部位，属中下焦，内藏肝、胆、脾、胃、大肠、小肠、膀胱、胞宫等脏腑。故望腹部可以诊察内在脏腑的病变和气血的盛衰。

1. 外形 正常人腹部对称、平坦（仰卧时腹壁平于胸骨至耻骨中点连线），直立时腹部可稍隆起，约与胸平齐，仰卧时则稍凹陷。外形异常主要包括：

（1）腹部膨隆：即仰卧时前腹壁明显高于胸耻连线。若仅腹部膨胀，四肢消瘦者，多属鼓胀，为肝气郁滞，湿阻血瘀所致；若腹部胀大，周身俱肿者，多属水肿病，为肺脾肾三脏功能失调，水湿泛溢肌肤所致；腹局部膨隆，多见于腹内有癥积的病人。

（2）腹部凹陷：即仰卧时前腹壁明显低于胸耻连线。若腹部凹陷，形体消瘦，多属脾胃虚弱，气血不足，可见于久病脾胃气虚，机体失养，或新病吐泻太过、津液大伤的病人；若腹皮甲错，深凹着脊，可见于长期卧床不起，肉消着骨的病人，为精气耗竭，属病危。

（3）腹壁青筋暴露：即病人腹大坚满，腹壁青筋怒张。多因肝郁气滞，脾虚湿阻日久，导致血行不畅，脉络瘀阻所致，可见于鼓胀重证。

（4）腹壁突起：腹壁有半球状物突起，多发于脐孔、腹正中线、腹股沟等处，每于直立或用力后发生者，多属疝气。

2. 动态 正常人腹部动态主要与呼吸活动有关。腹部的动态异常，多因某些病变致使腹式呼吸强度改变有关。可参考"望胸胁"中有关内容。

（四）望腰背部

背为胸中之府，亦为心肺之所居，与肝胆相关。腰为身体运动的枢纽，为肾之府。故望腰背部的异常表现，可以诊察有关脏腑经络的病变。望腰背时应注意观察脊柱及腰背部有无形态异常及活动受限。

1. 外形 正常人腰背部两侧对称，直立时脊柱居中，颈、腰段稍向前弯曲，胸、骶段稍向后弯曲，但无左右侧弯。其异常改变主要有：

（1）脊柱后突：指脊骨过度后弯，致使前胸塌陷，背部凸起。又名龟背，俗称驼背。多由肾气亏虚、发育异常，或脊椎疾患所致，亦可见于老年人。若久病病人后背弯曲，两肩下垂，称为"背曲肩随"，为脏腑精气虚衰之象。

（2）脊柱侧弯：指脊柱偏离正中线向左或右歪曲。多由小儿发育期坐姿不良所致，亦可见于先天不足、肾精亏损、发育不良的患儿和一侧胸部有病的病人。

（3）脊疳：指病人极度消瘦，以致脊骨突出似锯。为脏腑精气极度亏损之象，见于慢性重病病人。

（4）发背：痈、疽、疮、疖生于脊背部位者，统称为发背，多因火毒凝滞于肌腠而成。

（5）缠腰火丹：腰部皮肤鲜红成片，有水疱簇生如带状，灼热肿胀者，称缠腰火丹，由外感火毒与血热搏结，或湿热浸淫，蕴阻肌肤，不得外泄所致。

2. 动态 正常人腰背部俯仰转侧自如。其异常改变主要有：

（1）角弓反张：指病人病中脊背后弯，反折如弓。常兼颈项强直，四肢抽搐。为肝风内动，筋脉拘急之象，可见于热极生风之惊风、破伤风、马钱子中毒等病人。

（2）腰部拘急：指腰部疼痛，活动受限，转侧不利。多因寒湿内侵，腰部脉络拘急，或跌仆闪挫，局部气滞血瘀所致。

四、望四肢

四肢包括上肢的肩、臑、肘、臂、腕、掌、指和下肢的髀、股、膝、胫、踝、跗、趾等部位。就其与脏腑的关系而言，因心主四肢血脉，肺主四肢皮毛，脾主四肢肌肉，肝主四肢之筋，肾主四肢之骨，故五脏均与四肢有关，而脾与四肢的关系尤为密切。就其与经脉的关系而言，则上肢为手三阴经、手三阳经脉循行之处，下肢为足三阴经、足三阳经脉循行之处。故望四肢主要可以诊察五脏病变和循行于四肢的经脉病变。望诊时应注意观察手足、掌腕、指趾的外形变化和动态的异常。

（一）望手足

1. 外形

（1）四肢萎缩：指四肢或某一肢体肌肉消瘦、萎缩，松软无力。多因气血亏虚或经络闭阻，肢体失养所致。

（2）肢体肿胀：指四肢或某一肢体肿胀。若四肢肿胀，兼红肿疼痛者，多为瘀血或热壅血瘀所致；若足跗肿胀，或兼全身水肿，多见于水肿。下肢肿胀，皮肤粗厚如橡皮者，多见于丝虫病。《金匮要略·中风历节病脉证并治第五》："脚肿如脱""独足肿大……便为历节。"

（3）膝部肿大：膝部红肿热痛，屈伸不利，见于热痹，为风湿郁久化热所致。若膝部肿大而股胫消瘦，形如鹤膝，称为"鹤膝风"，多因寒湿久留、气血亏虚所致。膝部紫暗漫肿疼痛，因外伤所致者，为膝骨或关节受损。

（4）小腿青筋：指小腿青筋暴露，形似蚯蚓。多因寒湿内侵，络脉血瘀所致。

（5）下肢畸形：直立时两踝并拢而两膝分离，称为膝内翻（又称"O"形腿）；两膝并拢而两踝分离，称为膝外翻（又称"X"形腿）。若踝关节呈固定形内收位，称足内翻；呈固定外展位，称足外翻。上述畸形皆属先天不足，肾气不充，或后天失养，发育不良。

2. 动态

（1）肢体痿废：指肢体肌肉萎缩，筋脉弛缓，痿废不用。多见于痿病，常因精津亏虚或湿热浸淫，筋脉失养所致。若一侧上下肢痿废不用者，称为半身不遂，见于中风病人，多因风痰阻闭经络所致；若双下肢痿废不用者，见于截瘫病人，多由腰脊外伤、瘀血阻络所致。

（2）四肢抽搐：指四肢筋脉挛急与弛张间作，舒缩交替，动作有力。见于惊风，多因肝风内动，筋脉拘急所致。

（3）手足拘急：指手足筋肉挛急不舒，屈伸不利。如在手可表现为腕部屈曲，手指强直，拇指内收贴近掌心与小指相对；在足可表现为踝关节后弯，足趾挺直而倾向足心。多因寒邪凝滞或气血亏虚，筋脉失养所致。

（4）手足颤动：指双手或下肢颤抖或振摇不定，不能自主。多由血虚筋脉失养或饮酒过度所致，亦可为动风之兆。

（5）手足蠕动：指手足时时掣动，动作迟缓无力，类似虫之蠕行。多为脾胃气虚，筋脉失养，或阴虚动风所致。

（6）扬手掷足：指热病之中，神志昏迷，手足躁动不宁。是内热亢盛，热扰心神所致。

（7）循衣摸床，撮空理线：指重病神志不清，病人不自主地伸手抚摸衣被、床沿，或伸手向空，手指时分时合。为病重失神之象。

（二）望掌腕

1. 形泽

（1）手掌厚薄：手掌厚实者，是脏气充实之象；手掌瘦薄者，是脏气不足之征。

（2）掌腕润燥：掌腕肌肤滑泽，是津液充足之象；掌腕肌肤干涩，是津液不足之征。手掌水疱、脱屑、粗糙、变厚、干燥皲裂，自觉痒痛者，称鹅掌风，因风湿蕴结，或血虚风燥，肤失濡养所致。

2. 鱼际　掌腕望诊须察鱼际。鱼际是手大指本节后丰满之处，其络脉称为鱼络。鱼际属手太阴肺经之部，因肺经起于中焦，故胃气亦上至手太阴经；加之鱼际位置易察，鱼络显露，故可候胃气之强弱。

（1）鱼际形态：鱼际大肉未削，是胃有生气；鱼际大肉削脱，是胃无生气。

（2）鱼络颜色：鱼络色青，是胃中有寒；鱼络色赤，是胃中有热。

（三）望指趾

1. 形态

（1）手指挛急：指手指拘挛，不能伸直。俗称"鸡爪风"。多因血液亏虚，血不养筋，复感寒邪所致。

（2）手指变形：手指关节呈梭状畸形，活动受限者，称为梭状指，多由风湿久蕴，痰瘀结聚所致；指趾末节膨大如杵者，称为杵状指，常兼气喘唇暗，多由久病心肺气虚，血瘀痰阻而成。

（3）趾节溃脱：脚趾皮肤紫黑、溃烂，趾节脱落，肉色不鲜，气臭痛剧者，称为脱疽。常因正虚阴火燔灼，外感寒湿之邪，阻滞脉络，气血痹阻，脚趾局部骨肉腐烂所致。

（4）指头螺瘪：指头干瘪，螺纹显露者，称为瘪螺。多因吐泻太过，津液暴脱所致。

2. 爪甲　正常爪甲红润，是气血充盛，荣润于甲的表现。望诊应注意甲色与甲态的变化。

（1）甲色：甲色深红，是气分有热；甲色鲜红，多为阴液不足，虚热内生；甲色浅淡，多属气血亏虚，或阳虚气血失运；甲色发黄，多为湿热交蒸之黄疸；甲色紫黑，多属血脉瘀阻，血行不畅。

（2）甲态：甲态候病的方法是医生以拇指、示指按压病人指甲，随即放松，观察其甲色的变化及速度。若按之色白，放之即红，为气血流畅，虽病较轻；若按之色白，放不即红，为气血运行不畅，病情较重。

五、望二阴

前阴为生殖和排尿器官，后阴指肛门，为排便之门户。前阴为肾所司，宗筋所聚，太阴经、阳明经所会，阴户通于胞宫并与冲任二脉密切相关，肝经绕阴器，故前阴病变与肾、膀胱、肝关系密切。后阴为肾所司，脾主运化，升提内脏，大肠主传导糟粕，故后阴病变与脾、胃、肠、肾关系密切。

（一）望前阴

望男性前阴应注意观察阴茎、阴囊和睾丸是否正常，有无硬结、肿胀、溃疡和其他异常的形色改变。对女性前阴的诊察要有明确的适应证，由妇科医生负责检查，男医生需在女护士陪同下进行。前阴常见的异常改变有：

1. 外阴肿胀　男性阴囊或女性阴户肿胀，称为阴肿。阴肿而不痒不痛者，可见于水肿病。阴囊肿大，一般称为疝气，可因小肠坠入阴囊，或内有瘀血、水液停积，或脉络迂曲，睾丸肿胀等引起。若阴囊或阴户红肿、瘙痒、灼痛，多为肝经湿热下注所致。

2. 外阴收缩　男性阴囊阴茎，或女性阴户收缩，拘急疼痛，称为阴缩。多因寒邪侵袭肝经，凝滞气血，肝脉拘急收引所致。

3. 外阴生疮　前阴部生疮，或有硬结破溃腐烂，时流脓水或血水者，称为阴疮，多因肝经湿热下注，或感染梅毒所致。若硬结溃后呈菜花样，有腐臭气，则多为癌肿，病属难治。

4. 外阴湿疹　男子阴囊，或女子大小阴唇起疹，瘙痒灼痛，湿润或有渗液者，分别称为肾（阴）囊风、女阴湿疹。多由肝经湿热下注，风邪外袭所致；若日久皮肤粗糙变厚者，多为阴虚血燥之证。

5. 睾丸异常　小儿睾丸过小或触不到，多属先天发育异常，亦可见于痄腮后遗症（睾丸萎缩）。

6. 阴户有物突出　妇女阴户中有物突出如梨状，名为阴挺。多由脾虚中气下陷，或产后劳伤，使胞宫下坠阴户之外所致。

（二）望后阴

望诊时应注意观察肛门部有无红肿、痔疮、裂口、瘘管及其他病变。

检视时可嘱病人左侧卧位，双腿尽量前屈靠近腹部，或膝胸位、弯腰位，使肛门充分暴露。检查者用双手将臀部分开，即可观察肛门外部的病变；然后再让病人用力屏气，以观察有无内痔突出，内痔的位置、数目、大小、色泽，有无出血等。肛门部常见的异常改变有：

1. 肛痈 肛门周围局部红肿疼痛，状如桃李，破溃流脓者，为肛痈。多由湿热下注，或外感邪毒阻于肛周而成。

2. 肛裂 肛门与肛管的皮肤黏膜有狭长裂伤，可伴有多发性小溃疡，排便时疼痛流血者，为肛裂。多因热结肠燥或阴津不足，燥屎内结，努力排便时撑伤肛门皮肤，或湿热下注所致。

3. 痔疮 肛门内外生有紫红色柔软肿块，突起如峙者，为痔疮。其生于肛门齿状线以内者为内痔，生于肛门齿状线以外者为外痔，内外皆有者为混合痔。多由肠中湿热蕴结或血热肠燥，或久坐、负重、便秘等，使肛门部血脉郁滞所致。

4. 瘘管 肛痈成脓自溃或切开后，久不敛口，外流脓水，所形成的管腔，称为肛瘘。瘘管长短不一，或通入直肠，局部痒痛，缠绵难愈。

5. 脱肛 指直肠黏膜或直肠全层脱出肛外。轻者排便时脱出，便后缩回；重者脱出后不能自回，须用手慢慢还纳。检视时可嘱病人蹲位，用力屏气做排便动作，即可在肛门外看到紫红色球状物（直肠黏膜）或椭圆形块状物（直肠壁）脱出。本病多由脾虚中气下陷所致。

六、望皮肤

皮肤为一身之表，内合于肺，卫气循行其间，有保护机体的作用。脏腑气血亦通过经络而外荣于皮肤。凡感受外邪或内脏有病，皆可引起皮肤发生异常改变。因此，望皮肤不仅可以诊察皮肤所发生的病变、判断病邪的性质，并且可以诊察脏腑的虚实、气血的盛衰、内脏病变的轻重和预后等。

正常人皮肤荣润有光泽，是精气旺盛，津液充沛的征象。

望诊时应注意观察皮肤色泽形态的变化和表现于皮肤的某些病症，如斑、疹、痘、痈、疽、疔、疖等。

（一）色泽异常

（1）皮肤发赤：皮肤突然鲜红成片，色如涂丹，边缘清楚，灼热肿胀者，为丹毒。发于头面者，名抱头火丹；发于小腿足部者，名流火；发于全身、游走不定者，名赤游丹。发于上部者多由风热化火所致，发于下部者多因湿热化火而成，亦有因外伤染毒而引起者。

（2）皮肤发黄：面目、皮肤、爪甲俱黄者，为黄疸，多因外感湿热、疫毒，内伤酒食，或脾虚湿困，血瘀气滞等所致。其黄色鲜明如橘皮色者，属阳黄，因湿热蕴蒸，胆汁外溢肌肤而成。黄色晦暗如烟熏色者，属阴黄，因寒湿阻遏，胆汁外溢肌肤所致。《伤寒论》第 111 条："太阳中风，以火劫发汗。邪风被火热，血气流溢，失其常度。两阳相熏灼，其身发黄……"《伤寒论》第 134 条："太阳病……若不结胸，但头汗出，余处无汗，齐颈而还，小便不利，身必发黄。"

《伤寒论》第 187 条："太阴者，身当发黄。"《伤寒论》第 278 条："太阴当发身黄。"《伤寒论》第259条："伤寒发汗已,身目为黄,所以然者,以寒湿在里不解故也。以为不可下也,于寒湿中求之。"《伤寒论》第199条："阳明病,无汗,小便不利,心中懊侬者,身必发黄。"《伤寒论》第200条："阳明病,被火,额上微汗出,而小便不利者,必发黄。"《伤寒论》第236条："阳明病,发热,汗出者,此为热越,不发黄也。但头汗出,齐颈而还,小便不利,渴饮水浆者,此为瘀热在里,身必发黄,茵陈蒿汤主之。"《伤寒论》第260条："伤寒七八日,身黄如橘子色,小便不利,腹微满者,茵陈蒿汤主之。"

《金匮要略·黄疸病脉证病治第十五》主要包括:湿热发黄、寒湿发黄、火劫发黄、燥劫发黄、女劳发黄及虚黄。

对于黄疸的分类主要从病因来分,有黄疸、酒疸、谷疸、女劳疸等。

(3) 皮肤紫黑:面、手、乳晕、腋窝、外生殖器、口腔黏膜等处呈弥漫性棕黑色改变者,多为黑疸,由劳损伤肾所致;周身皮肤发黑亦可见于肾阳虚衰的病人。

(4) 皮肤白斑:四肢、面部等处出现白斑,大小不等,界线清楚,病程缓慢者,为白驳风。多因风湿侵袭,气血失和,血不荣肤所致。

(二) 形态异常

(1) 皮肤干燥:指皮肤干枯无华,甚至皲裂、脱屑的症状。多因阴津已伤、营血亏虚,肌肤失养,或因外邪侵袭、气血滞涩等所致。

(2) 肌肤甲错:指皮肤干枯粗糙、状若鱼鳞的症状。多属血瘀日久,肌肤失养所致。《金匮要略·血痹虚劳病脉证并治第六》:"内有干血,肌肤甲错,两目黯黑。"

(3) 皮肤硬化:指皮肤粗厚硬肿、失去弹性、活动度减低的症状。可因外邪侵袭、禀赋不足、阳虚血液亏少、情志内伤、饮食不节、瘀血阻滞等,引起肌肤失养所致。

(三) 皮肤病症

1. 斑疹 斑、疹均为全身性疾病表现于皮肤的症状,两者虽常常并称,但实质有别。

(1) 斑:指皮肤黏膜出现深红色或青紫色片状斑块,平铺于皮肤,抚之不碍手、压之不褪色的症状。可由外感温热邪毒,热毒窜络,内迫营血;或因脾虚血失统摄,阳衰寒凝气血;或因外伤等,使血不循经,外溢肌肤所致。

(2) 疹:指皮肤出现红色或紫红色、粟粒状疹点,高出皮肤,抚之碍手、压之褪色的症状。常见于麻疹、风疹、瘾疹等病,亦可见于温热病中。多因外感风热时邪或过敏,或热入营血所致。

不论斑或疹,在外感病中见之,若色红身热,先见于胸腹,后延及四肢,斑疹发后热退神清者,是邪去正安,为顺;若布点稠密成团,色深红或紫暗,先见于四肢,后延及胸腹,壮热不退,神志不清者,是邪气内陷,为逆。

2. 水疱 指皮肤上出现成簇或散在性小水疱的症状。可有白痦、水痘、热气疮、湿疹等。

(1) 白痦:又称白疹。指皮肤出现的一种白色小疱疹。其特点是:晶莹如粟,高出皮肤,根部肤色不变,内含浆液,擦破流水,多发于颈胸部,四肢偶见,面部不发,消失时有皮屑脱落。白痦的出现,多因外感湿热之邪,郁于肌表,汗出不彻,酝酿而发，乃湿温病人湿热之邪透泄外达之机。白痦晶莹饱满，颗粒清楚者，称为晶，说明津气尚充足；白色枯而白，干瘪无浆者，称为枯，说明津气已亏竭。一般白痦透发后热退神清者，是正能胜邪，湿热外达之顺证；若透发后身热不退，反见神昏者，为正不胜邪，邪毒内陷之逆证。

（2）水痘：指小儿皮肤出现粉红色斑丘疹，很快变成椭圆形的小水疱。其特点是：顶满无脐，晶莹明亮，浆液稀薄，皮薄易破，大小不等，分批出现，常兼有轻度恶寒发热表现。因外感时邪，内蕴湿热所致，属儿科常见传染病。

（3）湿疹：指周身皮肤出现红斑，迅速形成丘疹、水疱，破后渗液，出现红色湿润之糜烂面者。多因湿热蕴结，复感风邪，郁于肌肤而发。

3. 疮疡 指发于皮肉筋骨之间的疮疡类疾患。主要有痈、疽、疔、疖等。

（1）痈：指患部红肿高大，根盘紧束，掀热疼痛，并能形成脓疡的疾病。具有未脓易消，已脓易溃，疮口易敛的特点。属阳证，多为湿热火毒蕴结，气血壅滞所致。

（2）疽：指患部漫肿无头，皮色不变，疼痛不已的疾病。具有难消、难溃、难敛，溃后易伤筋骨的特点。一般指无头疽。属阴证，多为气血亏虚，阴寒凝滞而发。

（3）疔：指患部形小如粟，根深如钉，漫肿灼热，麻木疼痛的疾病。多发于颜面和手足。因竹木刺伤，或感受疫毒、疠毒、火毒等邪所致。

（4）疖：指患部形小而圆，红肿热痛不甚，根浅、脓出即愈的疾病。因外感火热毒邪或湿热蕴结所致。

第三节　望排出物

望排出物是观察病人的分泌物、排泄物和某些排出体外的病理产物的形、色、质、量的变化以诊断病情的方法。

分泌物主要是指人体官窍所分泌的液体，它具有濡润官窍等作用，如泪、涕、唾、涎等，其色、质、量的表现与脏腑的功能密切相关，当脏腑有病时，可引起其发生异常改变。排泄物是人体排出的代谢废物，如大便、小便等，当脏腑有病时，也可发生相应的形、色、质、量的异常改变。此外，人体有病时所产生的某些病理产物，如痰液、呕吐物等也属排出物范畴，其色、质、量也与病情密切相关。

望排出物变化总的规律是：凡色白、质稀者，多属虚证、寒证；凡色黄、质稠者，多属实证、热证。

一、望痰涕

（一）望痰

痰是由肺和气道排出的病理性黏液。观察痰的色、质、量，可以判断脏腑的病变和病邪的性质。

（1）痰白清稀者：多属寒痰。因寒邪阻肺，津凝不化，聚而为痰，或脾阳不足，湿聚为痰，上犯于肺所致。

（2）痰黄稠有块者：多属热痰。因邪热犯肺，煎津为痰，痰聚于肺所致。

（3）痰少而黏，难于咯出者：多属燥痰。因燥邪犯肺，耗伤肺津，或肺阴虚津亏，清肃失职所致。

（4）痰白滑量多，易于咯出者：多属湿痰。因脾失健运，水湿内停，湿聚为痰，上犯于肺所致。

（5）痰中带血，色鲜红者：常见于肺痨、肺络张、肺癌等病人。多因肺阴亏虚和肝火犯肺，火热灼伤肺络，或痰热、邪毒壅肺，肺络受损所致。

（6）咯吐脓血痰，气腥臭者：为肺痈，是热毒蕴肺，化腐成脓所致。

（二）望涕

涕是鼻腔分泌的黏液，涕为肺之液。流涕多因六淫侵袭、肺失宣肃，或热邪熏蒸、气血腐败成涕，或气虚阳亏、津液失固所致。可见于多种鼻腔、鼻窦疾病。

（1）新病鼻塞流清涕，为外感风寒所致；鼻流浊涕，为外感风热所致。

（2）阵发性清涕量多如注，伴喷嚏频作者，多属鼻鼽，是风寒束于肺卫所致。

（3）久流浊涕，质稠、量多、气腥臭者，多为鼻渊，是湿热蕴阻所致。

二、望涎唾

（一）望涎

涎是从口腔流出的清稀黏液。涎为脾之液，由口腔分泌，具有濡润口腔、协助进食和促进消化的作用。望涎主要诊察脾与胃的病变。

（1）口流清涎量多者：多属脾胃虚寒。因脾胃阳虚，气不化津所致。

（2）口中时吐黏涎者：多属脾胃湿热。为湿热困阻中焦，脾失运化，湿浊上泛所致。

（3）小儿口角流涎，涎渍颐下：病名曰滞颐。多由脾虚不能摄津所致，亦可见于胃热虫积。

（4）睡中流涎者：多为胃中有热或宿食内停、痰热内蕴。

（二）望唾

唾是从口腔吐出的稠滞泡沫状黏液。唾为肾之液，然亦关乎胃。胃中虚冷，肾阳不足，水液失其温运，气化失司，则水邪上泛，可见时吐唾沫。胃有宿食，或湿邪留滞，唾液随胃气上逆而溢于口，故见多唾。

三、望呕吐物

呕吐物是指胃气上逆，由口吐出的胃内容物。外感内伤皆可引起。

（1）呕吐物清稀无酸臭味，或呕吐清水痰涎：多因胃阳不足，腐熟无力，或寒邪犯胃，损伤胃阳，导致水饮内停于胃，胃失和降所致。

（2）呕吐物秽浊有酸臭味：多因邪热犯胃，胃失和降，邪热蒸腐胃中饮食，则吐物酸臭。

（3）吐不消化、味酸腐的食物：多属伤食，因暴饮暴食，损伤脾胃，食积不化，胃气上逆，推邪外出所致。

（4）呕吐黄绿苦水：多属肝胆郁热或湿热。

（5）吐血色暗红或紫暗有块，夹有食物残渣：属胃有积热，或肝火犯胃，或胃腑血瘀所致。

四、望二便

（一）望大便

（1）正常的大便色黄，呈软圆柱状或条状。

（2）大便清稀水样，多为外感寒湿，或饮食生冷，脾失健运，清浊不分所致。

（3）大便黄褐如糜而臭，多为湿热或暑湿伤及胃肠，大肠传导失常所致。

（4）大便夹有黏冻、脓血，多见于痢疾和肠癌等病，为湿热邪毒蕴结大肠，肠络受损所致。

（5）大便灰白呈陶土色，多见于黄疸。

（6）大便燥结，干如羊屎，排出困难，多因热盛伤津、阴血亏虚，肠失濡润，传化不行所致。

（二）望小便

（1）正常的小便色淡黄，清净而不混浊。冬天汗少尿多，其色较清；夏日汗多尿少，其色较黄。

（2）小便清长，见于病人多属虚寒证。因阳虚不能蒸化津气，水津下趋膀胱，故小便清长量多。

（3）小便短黄，见于病人多属实热证。因热盛伤津，或汗、吐、下、利，伤津所致。

（4）尿中带血，多因结石损伤血络，或湿热蕴结膀胱，或阴虚火旺、疫毒或药毒伤肾，或脾肾不固所致。可见于石淋、热淋、肾癌、膀胱癌，或某些血液病、传染病等。

（5）小便混浊如米泔水，或滑腻如脂膏，称为尿浊。多因脾肾亏虚，清浊不分，或湿热下注，气化不利，不能制约脂液下流所致。

（6）尿中有沙石，见于石淋病人。因湿热蕴结下焦，煎熬尿浊杂质，久而结为沙石。

第四节　望小儿指纹

小儿指纹是指 3 岁以内小儿两手示指掌侧前缘部的浅表络脉。望小儿指纹是观察 3 岁以内小儿指纹的形色变化以诊察病情的方法。

小儿指纹诊法始见于唐代王超《水镜图诀》，是由《灵枢·经脉》"诊鱼际络脉法"发展而来。后世医家如钱乙的《小儿药证直诀》、陈复正的《幼幼集成》、林之翰的《四诊抉微》、汪宏的《望诊遵经》等，对此法都有详细的论述和发挥，使之广泛应用于儿科临床，对诊断小儿疾病具有重要的意义。

因示指掌侧前缘络脉为寸口脉的分支（其支从腕出别上，循次指内廉，出其端），与寸口脉同属手太阴肺经，其形色变化，在一定程度上可以反映寸口脉的变化，故望小儿指纹与诊寸口脉意义相同，可以诊察体内的病变。加之 3 岁以内的小儿寸口脉位短小，切脉时只能"一指定三关"，诊脉时又常哭闹，气血先乱，使脉象失真。而小儿皮肤较薄嫩，示指络脉易于观察，故常以望指纹辅助脉诊。

诊察小儿指纹时，令家长抱小儿面向光亮，医生用左手拇指和示指握住小儿示指末端，再以右手拇指的侧缘蘸少许清水后在小儿示指掌侧前缘从指尖向指根部推擦几次，用力要适中，使指纹显露，便于观察。

一、小儿正常指纹

1. 指纹特点 在示指掌侧前缘，隐隐显露于掌指横纹附近，纹色浅红略紫，呈单支且粗细适中。

2. 影响因素 小儿指纹亦受多种因素的影响。例如，年幼儿络脉显露而较长；年长儿络脉不显而略短。皮肤薄嫩者，指纹较显而易见；皮肤较厚者，络脉常模糊不显。肥胖儿络脉较深而不显；体瘦儿络脉较浅而易显。天热脉络扩张，指纹增粗变长；天冷脉络收缩，指纹变细缩短。因此，望小儿指纹也要排除相关影响，才能做出正确诊断。

二、小儿病理指纹

对小儿病理指纹的观察，应注意其纹位、纹态、纹色、纹形四方面的变化，其要点可概括为：三关测轻重，浮沉分表里，红紫辨寒热，淡滞定虚实。

1. 三关测轻重 小儿示指按指节分为三关：示指第一节（掌指横纹至第二节横纹之间）为风关，第二节（第二节横纹至第三节横纹之间）为气关，第三节（第三节横纹至指端）为命关。

根据络脉在示指三关出现的部位，可以测定邪气的浅深，病情的轻重。

（1）指纹显于风关：是邪气入络，邪浅病轻，可见于外感初起。

（2）指纹达于气关：是邪气入经，邪深病重。

（3）指纹达于命关：是邪入脏腑，病情严重。

（4）指纹直达指端（称透关射甲）：提示病情凶险，预后不良。

据现代研究，心气心阳虚衰和肺热病患儿，大多数指纹向命关伸延，这是由于静脉压升高所致。因指纹充盈度与静脉压有关，静脉压愈高，指纹充盈度就愈大，也就愈向指尖方向发展。血虚患儿由于红细胞及血红蛋白减少，则指纹变淡。

2. 浮沉分表里

（1）指纹浮而显露：为病邪在表，见于外感表证。因外邪袭表，正气抗争，鼓舞气血趋向于表，故指纹浮显。

（2）指纹沉隐不显：为病邪在里，见于内伤里证。因邪气内困，阻滞气血难以外达，故指纹沉隐。

3. 红紫辨寒热 指纹的颜色变化，主要有红、紫、青、黑、白等。

（1）指纹偏红：属外感表证、寒证。因邪正相争，气血趋向于表，指纹浮显，故纹色偏红。

（2）指纹紫红：属里热证。因里热炽盛，脉络扩张，气血壅滞，故见紫红。

（3）指纹青色：主疼痛、惊风。因痛则不通，或肝风内动，使脉络郁滞，气血不通，故纹色变青紫。

（4）指纹淡白：属脾虚、疳积。因脾胃气虚，生化不足，气血不能充养脉络，故纹色淡白。

（5）指纹紫黑：为血络郁闭，病属重危。因邪气亢盛，心肺气衰，脉络瘀阻，故见紫黑。

一般来说，指纹色深暗者，多属实证，是邪气有余；纹色浅淡者，多属虚证，是正气不足。故《四诊抉微》说："紫热红伤寒，青惊白主疳。"

4. 淡滞定虚实 指纹浅淡而纤细者，多属虚证。因气血不足，脉络不充所致。纹浓滞而增粗者，多属实证。因邪正相争，气血壅滞所致。

第三章 舌 诊

舌诊是观察病人舌质和舌苔的变化以诊察疾病的方法。《素问·刺热》曰："肺热病者，先淅然厥起毫毛，恶风寒，舌上黄。"指出表邪传里，肺胃热盛，舌苔变黄的转化规律。《灵枢·经脉》曰："唇青舌卷卵缩，则筋先死"。汉代张仲景《伤寒杂病论》将舌诊作为中医辨证的一个组成部分，《金匮要略》指出："病人胸满，唇痿舌青……为有瘀血。"以舌青作为有瘀血的依据。元代舌诊专著《敖氏伤寒金镜录》中，记载舌象图36幅，结合临床进行病机分析，并确定方药及推测预后。明清时代，随着温病学派的兴起，对辨舌尤为重视，对温病的辨证论治起到重要的指导作用。

第一节 概 说

一、舌的形态结构

舌为一肌性器官，由黏膜和舌肌组成，故《灵枢·经脉》说："唇舌者，肌肉之本也。"它附着于口腔底部、下颌骨、舌骨，呈扁平而长形。其主要功能是辨别滋味，调节声音，伴和食物，协助吞咽。《灵枢·忧恚无言》说："舌者，声音之机也……横骨者，神气所使，主发舌者也。"《中藏经·论小肠》说："舌之官也，和则能言而机关利健，善别其味也。"舌肌是骨骼肌，呈纵行、横行和垂直方向排列，使舌自由地伸缩、卷曲，柔软而无偏斜，保证了舌的功能活动。

舌的上面叫舌背，中医称为舌面，下面叫舌底。舌背又分为舌体和舌根两部分，舌体和舌根之间有一条人字界沟。伸舌时一般只能看到舌体，故中医诊舌的部位主要是舌体。舌体的前端称为舌尖；舌体的中部称为舌中；舌体的后部、人字形界沟之前，称为舌根；舌体两侧称为舌边。舌体的正中有一条不甚明显的纵行皱襞，称为舌正中沟。当舌上卷时，可看到舌底。舌底正中线上有一条连于口腔底的皱襞，叫舌系带。系带终点两侧各有一个小圆形突起，叫舌下肉阜，皆有腺管开口，中医称其左侧的为金津，右侧的为玉液，是胃津、肾液上朝的孔道。

舌面上覆盖着一层半透明的黏膜，舌背黏膜粗糙，形成许多突起，称为舌乳头。根据形状不同，舌乳头分为丝状乳头、蕈状乳头、轮廓乳头和叶状乳头四种。其中丝状乳头与蕈状乳头对舌象的形成有着密切联系，轮廓乳头、叶状乳头与味觉有关。

丝状乳头数目最多，分布在舌尖、舌体和舌缘，呈细长圆锥形，高2~3 mm。它的复层扁平上皮常有角化和脱落，再混以食物残渣、唾液等，使舌黏膜表面覆以一层白色薄苔，称舌苔。此处上皮的形状和颜色，常随健康情况而发生改变。

蕈状乳头数目较少，多见于舌尖，散在于丝状乳头之间，呈蕈状，基部窄而顶端钝圆。上皮表面比较平滑，有时可见有味蕾存在，固有膜中血管丰富，故乳头呈红色，肉眼观察呈红色小点。蕈状乳头的形态及色泽改变，是舌质变化的主要因素。

二、舌诊原理

舌与脏腑、经络、气血、津液有着密切的联系。

舌为心之苗。《灵枢·脉度》说："心气通于舌，心和则舌能知五味矣。"手少阴心经之别系舌本。因心主血脉，而舌的脉络丰富，心血上荣于舌，故人体气血运行情况，可反映在舌质的颜色上。心主神明，舌体的运动又受心神的支配，因而舌体运动是否灵活自如、语言是否清晰，与神志密切相关。故舌与心、神的关系极为密切，可以反映心、神的病变。

舌为脾之外候。足太阴脾经连舌本、散舌下，舌居口中司味觉，而《灵枢·脉度》说："脾气通于口，脾和则口能知五谷矣。"故曰脾开窍于口。中医学认为，舌苔是由胃气蒸发，谷气上承于舌面而成，与脾胃运化功能相应，如章虚谷说："脾胃为中土，邪入胃则生苔，如地上生草也。"舌体赖气血充养，所以舌象能反映气血的盛衰，而与脾主运化、化生气血的功能直接相关。

肝藏血、主筋，足厥阴肝经络舌本；肾藏精，足少阴肾经循喉咙，夹舌本；足太阳膀胱经经筋结于舌本；肺系上达咽喉，与舌根相连。其他脏腑组织，由经络沟通，也直接或间接与舌产生联系，因而其他脏腑一旦发生病变，舌象也会出现相应的变化。所以观察舌象的变化，可以测知内在脏腑的病变。

脏腑的病变反映于舌面，具有一定的分布规律。对此古代医籍有不同的划分记载，其中比较一致的说法是：舌质候五脏病变为主，侧重血分；舌苔候六腑病变为主，侧重气分。舌尖多反映上焦心肺的病变；舌中多反映中焦脾胃的病变；舌根多反映下焦肾的病变；舌两侧多反映肝胆的病变。另外，《伤寒指掌·察舌辨证法》还有"舌尖属上脘，舌中属中脘，舌根属下脘"的说法。根据临床观察，如舌尖红赤或破溃，多为心火上炎；舌体两侧出现青紫色斑点，多为肝经气滞血瘀；若舌见厚腻苔，多见于脾失健运所致的湿浊、痰饮、食积；若舌苔出现剥脱，在舌中多为脾阴不足，在舌根多为肾阴虚等。这些说明某些内脏病变在舌象变化方面有一定的规律，但并非绝对，因为疾病表现是错综复杂的，故还须结合其他症状进行综合分析。

舌为血脉丰富的肌性组织，有赖气血的濡养和津液的滋润。舌体的形质和舌色，与气血的盛衰和运行状态有关；舌苔和舌体的润燥与津液的盈亏有关。舌下肉阜部有唾液腺体的开口，中医认为唾为肾液、涎为脾液，皆为津液的一部分，其生成、输布离不开脏腑功能，尤其与肾、脾胃等脏腑密切相关，所以通过观察舌体的润燥，可判断体内津液的盈亏及病邪性质的寒热。

三、舌诊的方法和注意事项

舌诊以望诊为主，有时还须结合闻诊、问诊和扪摸揩刮等方法进行全面诊察。

（一）望舌的体位和伸舌姿势

望舌时，医者姿势可略高于病人，以便俯视口舌部位。病人可以采用坐位或仰卧位，面向自然光线，头略扬起，自然地将舌伸出口外，舌体放松，舌面平展，舌尖略向下，尽量张口使舌体充分暴露。如伸舌过分用力，舌体紧张卷曲，或伸舌时间过久，都会影响舌体血液循环而引起舌色改变，或舌苔紧凑变样，或干湿度发生变化。

（二）诊舌的方法

望舌的顺序是先看舌尖，再看舌中、舌边，最后看舌根部。由于舌质的颜色易变，伸舌较久则随血脉的运营变化而使舌质色泽失真，而舌苔覆盖于舌体上，一般不会随观察的久暂而变化，因而望舌应当先看舌质，再看舌苔。再根据舌质、舌苔的基本特征，分项察看，望舌质，主要观察舌质的颜色、光泽、形状及动态等；察舌苔，重点观察舌苔的有无、色泽、质地及分布状态等。在望舌过程中，既要迅速敏捷，又要全面准确，尽量减少病人伸舌的时间，以免口舌疲劳。若一次望舌判断不准，可让病人休息片刻后，再重新望舌。根据临床需要，还可察看舌下静脉。

除了通过望诊了解舌象特征之外，为了使诊断更加准确，必要时还应配合其他诊察方法。如清代梁玉瑜在《舌鉴辨证》中提出用刮舌验苔的方法进行舌诊，认为刮去浮苔，观察苔底是辨舌的一个重要方面。刮舌可用消毒压舌板的边缘，以适中的力量，在舌面上由舌根向舌尖刮三五次。若刮之不去或刮而留有污质，多为里有实邪；刮之即去，舌体明净光滑者，多为虚证。如需揩舌，可用消毒纱布卷在示指上，蘸少许清洁水在舌面上揩抹数次。这两种方法可用于鉴别舌苔有根无根，以及是否属于染苔。

此外，还可以询问舌上味觉的情况，舌体是否有疼痛、麻木、灼辣等异常感觉，舌体运动是否灵活等，以协助诊断。

（三）诊舌的注意事项

为了使舌诊所获得的信息准确，必须注意排除各种操作因素所造成的虚假舌象。望舌时应注意以下几点：

1. 光线影响 光线的强弱与色调，对颜色的影响极大，常常会使望诊者对同一颜色产生不同的感觉，稍有疏忽易产生错觉。正如《辨舌指南·观察之心法》所说："灯下看黄苔，每成白苔，然则舌虽可凭，而亦未尽可凭，非细心审察，亦难免于错误矣。"

望舌以白天充足而柔和的自然光线为佳，如在夜间或暗处，用日光灯为好，光线要直接照射到舌面，避免面对有色的门窗。如光线过暗，可使舌色暗滞；日光灯下，舌色多偏紫；白炽灯下，舌苔偏于黄色；用普通灯泡或手电筒照明，易使舌苔黄、白二色难以分辨。周围有色物体的反射光，可使舌色发生相应的改变。

2. 饮食或药品影响 饮食及药物可使舌象发生变化。如进食之后，由于食物的反复摩擦，使舌苔由厚变薄；饮水后，可使干燥舌苔变为湿润。过冷过热的饮食及刺激性食物可使舌色发生改变，如刚进辛热食物，舌色可由淡红变为鲜红，或由红色转为绛色。过食肥甘之品及服大量镇静剂，可使舌苔厚腻；长期服用某些抗生素，可产生黑腻苔或霉腐苔。

某些饮食或药物，会使舌苔染色，称为染苔。如饮用牛奶、豆浆、钡剂、椰汁等可使舌苔变白、变厚；食用花生、瓜子、豆类、核桃、杏仁等富含脂肪的食品，往往在短时间可使舌面附着黄白色渣滓，易与腐腻苔相混；食用蛋黄、橘子、柿子、核黄

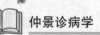

素等，可将舌苔染成黄色；各种黑褐色食品、药品，或吃橄榄、酸梅、长期吸烟等，可使舌苔染成灰色、黑色。一般染苔多在短时间内自然褪去，或经揩舌除去，与病情亦不相符。如有疑问，可询问饮食、服药等情况进行鉴别。

3. 口腔对舌象的影响 牙齿残缺，可造成同侧舌苔偏厚；镶牙可以使舌边留有齿痕；睡觉时张口呼吸者，可以使舌苔增厚、干燥等。这些因素所致的舌象异常，都不能作为机体的病理征象，临床上应仔细鉴别，以免误诊。

四、舌诊的内容和正常舌象

（一）舌诊的内容

舌诊主要是观察舌质和舌苔两个方面的变化。舌质是指舌的肌肉脉络组织，为脏腑气血之所荣。望舌质包括舌的颜色、形质和动态，以诊察脏腑的虚实、气血的盛衰。舌苔是指舌面上附着的一层苔状物，是胃气上蒸所生。望舌苔包括诊察苔质和苔色两个方面的情况，以察病邪的性质、浅深、邪正的消长。《医门棒喝》说："观舌质可验其正之阴阳虚实，审苔垢即知邪之寒热浅深。"望诊时，必须全面观察舌质与舌苔，并进行综合分析，才能全面了解病情。

（二）正常舌象

正常舌象的主要特征是：舌体柔软灵活，舌色淡红明润，舌苔薄白均匀，苔质干湿适中，即"淡红舌，薄白苔"。

正常舌象的形成原理，文献记载的论述颇多，如《舌胎统志》说："舌为心之苗，其色当红，红不娇艳，其质当泽，泽非光滑，其象当毛，毛无芒刺，必得淡红上有薄白之胎气，方是无邪之舌。"又说："舌色淡红，平人之常候……红者心之气，淡者胃之气。"《舌鉴总论》说："舌乃心苗，心属火，其色赤，心居肺内，肺属金，其色白，故当舌地淡红，舌苔微白，红必红润内充，白必苔微不厚，或略厚有花。然皆干湿适中，不滑不燥，斯为无病之舌，乃火藏金内之象。"《伤寒论本旨·辨舌苔》说："舌苔由胃中生气所现，而胃气由心脾发生，故无病之人常有薄苔，是胃中之生气，如地上之微草也。"《辨舌指南》说："舌之苔，胃蒸脾湿上朝而生。"说明舌象的形成，与心、肺、脾、胃等脏腑的功能有关。正常舌象说明胃气旺盛，气血津液充盈，脏腑功能正常。

（三）舌象的生理变异

正常舌象受内外环境的影响，可以产生生理性变异。因此，在掌握正常舌象基本特征的前提下，注意到某些生理变异，知常达变，才能准确地判断舌象。

1. 年龄性别因素 年龄是舌象生理变异的重要因素之一。如老年人精气渐衰，气血常常偏虚，脏腑功能减退，气血运行迟缓，舌色多暗红；儿童阴阳稚弱，脾胃功能尚薄，生长发育很快，往往处于代谢旺盛而营养相对不足的状态，故舌多淡嫩，舌苔偏少易剥。

舌象一般与性别无明显关系，但女性受月经周期的生理影响，在经期可以出现舌蕈状乳头充血而舌质偏红，或舌尖边部点刺增大，月经过后恢复正常。

2. 体质禀赋因素 由于先天禀赋的差异，每个人的体质不尽相同，舌象可以出现一些差异。如《辨舌指南》说："无病之舌，形色各有不同，有常清洁者，有稍生苔层者，有鲜红者，有淡白色者，或为紧而尖，或为松而软，并有牙印者……此因无病时各有禀赋不同，故舌质亦异也。"临床常见肥胖之人舌多见胖大且质淡，消瘦之人舌体略瘦而舌色偏红。

裂纹舌、齿痕舌、地图舌等，均有属于先天性者，除有相应病理表现外，一般情况下多无临床意义。

3. 气候环境因素 季节与地域的差别会产生气候环境的变化，引起舌象相应改变。在季节方面，夏季暑湿盛时，舌苔多厚，多见淡黄色；秋季燥气当令，舌苔多偏薄偏干；冬季严寒，舌常湿润。在地域方面，我国东南地区偏湿偏热，西北及东北地区偏寒冷干燥，均会使舌象发生一定的差异。

此外，由于舌象能灵敏地反映机体内部的病变，可以先于自觉症状而出现。因此，若发现正常人有异常舌象时，除了上述的生理因素外，有一部分可能是疾病的前期征象。要结合实际，认真分析，一般有符合舌象变异的因素存在，而无任何不适症状者，多属于生理变异，否则应考虑是疾病的前期表现，必要时进行随访观察。

第二节 望舌质

舌质，即舌的本体，故又称舌体，是舌的肌肉和脉络组织。望舌质主要观察舌色、舌的形质、动态及舌下络脉四个部分。

一、舌色

舌色，即舌质的颜色。一般分为淡红、淡白、红、绛、青、紫六种。

（一）淡红舌
【舌象特征】 舌色淡红润泽、白中透红。

【临床意义】 为气血调和的征象，常见于正常人。病中见之多属病轻。

【机制分析】 淡红舌主要反映心血充足，胃气旺盛的生理状态。红为血之色，明润光泽为胃气之华。故《舌苔统志》说："舌色淡红，平人之候……红者心之气，淡者胃之气。"《舌鉴辨正·红舌总论》亦说："全舌淡红，不浅不深者，平人也。"

外感病轻浅阶段，尚未伤及气血和内脏时，舌色仍可保持正常而呈现淡红；内伤杂病中，若舌色淡红明润，提示阴阳平和，气血充盈，病情尚轻，或为疾病转愈之佳兆。

（二）淡白舌
【舌象特征】 比正常舌色浅淡，白色偏多红色偏少。舌色白，几无血色者，称为枯白舌。

【临床意义】 主气血两虚、阳虚。枯白舌主脱血夺气。

【机制分析】 气血亏虚，血不荣舌，或阳气虚衰，运血无力，不载血以上充舌质，致舌色浅淡。故《舌鉴辨正》认为淡白舌是"虚寒舌之本色"。若淡白光莹，舌体瘦薄，属气血两虚；若淡白湿润，舌体胖嫩，多属阳虚水湿内停。脱血夺气，病情危重，舌无血气充养，则显枯白无华。

（三）红舌

【舌象特征】 较正常舌色红，甚至呈鲜红色。红舌可见于整个舌体，亦可只见于舌尖、舌两边。

【临床意义】 主实热、阴虚。

【机制分析】 由于血得热则循行加速，舌体脉络充盈；或因阴液亏乏，虚火上炎，故舌色鲜红。

舌色稍红，或仅舌边尖略红，多属外感风热表证初起；舌体不小，色鲜红，多属实热证。舌尖红，多为心火上炎；舌两边红，多为肝经有热。《舌胎统志》说："舌本之正红者，为脏腑已受温热之气而致也。"

舌体小，舌鲜红少苔，或有裂纹，或红光无苔，为虚热（阴虚）证。《辨舌指南》说："舌色鲜红，无苔点，舌底无津，舌面无液者，阴虚火炎也。"

（四）绛舌

【舌象特征】 较红舌颜色更深，或略带暗红色。

【临床意义】 主里热亢盛、阴虚火旺。

【机制分析】 绛舌多由红舌进一步发展而成。其形成的原因是热入营血，气血沸涌，耗伤营阴，血液浓缩而瘀滞，虚火上炎，舌体脉络充盈，故舌呈绛色。

舌绛有苔，多属温热病热入营血，或脏腑内热炽盛。绛色愈深，热邪愈甚。《辨舌指南》说："绛，深红色也。心主营、主血，舌苔绛燥，邪已入营中。"

舌绛少苔或无苔，或有裂纹，多属久病阴虚火旺，或热病后期阴液耗损。《辨舌指南》说："若舌绛而光亮者，胃阴涸也。""舌虽绛而不鲜，干枯而萎者，肾阴涸也。"

（五）紫舌

【舌象特征】 全舌呈现紫色，或局部现青紫斑点。舌淡而泛现青紫者，为淡紫舌；舌红而泛现紫色者，为紫红舌；舌绛而泛现紫色者，为紫绛舌；舌体局部出现青紫色斑点，大小不等，不高于舌面者，为斑点舌。

【临床意义】 主血行不畅。《金匮要略·惊悸吐衄下血胸满瘀血病脉证并治第十六》："病人胸满，唇痿舌青，口燥，但欲漱水不欲嚥，无寒热，脉微大来迟，腹不满，其人言我满，为有瘀血。"

【机制分析】 紫舌多由淡白舌或红绛舌发展而成，故其主病即是在淡白舌或红绛舌的基础上出现气血运行不畅的病理改变。

全舌青紫者，其病多是全身性血行瘀滞；舌有紫色斑点者，可能是瘀血阻滞于某局部，或是局部血络损伤所致。

舌色淡红中泛现青紫者，多因肺气壅滞，或肝郁血瘀，或气虚无力推动血液运行，使血流缓慢所致；亦可见于先天性心脏病，或某些药物、食物中毒等。

淡紫舌多由淡白舌转变而成，其舌淡紫而湿润。可由阴寒内盛，阳气被遏，血行凝滞，或阳气虚衰，气血运行不畅，血脉瘀滞所致。

紫红舌、紫绛舌多为红绛舌的进一步发展，其舌紫红、紫绛而干枯少津。为热毒炽盛，内入营血，营阴受灼，津液耗损，气血壅滞所致。

二、舌形

舌形是指舌质的形状，包括老嫩、胖瘦、点刺、裂纹等方面的特征。

（一）老、嫩舌

【舌象特征】 舌质纹理粗糙或皱缩，坚敛而不柔软，舌色较暗者，为苍老舌；舌质纹理细腻，浮胖娇嫩，舌色浅淡者，为娇嫩舌。

【临床意义】 老舌多见于实证；嫩舌多见于虚证。

【机制分析】 舌质老嫩是舌色和舌形的综合表现。舌质老和嫩是辨别疾病虚实的重要指标之一，正如《辨舌指南》所说："凡舌质坚敛苍老，不论苔色黄、白、灰、黑，病多属实；舌质浮胖娇嫩，不拘苔色灰、黑、黄、白，病多属虚。"

实邪亢盛，充斥体内，而正气未衰，邪正交争，邪气壅滞于上，故舌质苍老。

气血不足，舌体脉络不充，或阳气亏虚，运血无力，寒湿内生，以致舌嫩色淡白。

（二）胖、瘦舌

【舌象特征】 舌体比正常人大而厚，伸舌满口，称为胖大舌。舌体肿大满嘴，甚至不能闭口，不能缩回，称为肿胀舌。舌体比正常舌瘦小而薄，称为瘦薄舌。

【临床意义】 胖大舌多主水湿内停、痰湿热毒上泛。瘦薄舌多主气血两虚、阴虚火旺。

【机制分析】 舌淡胖大者，多为脾肾阳虚，津液输布障碍，水湿之邪停滞于体内的表现。舌红胖大者，多属脾胃湿热或痰热内蕴，或平素嗜酒，湿热酒毒上泛所致。舌肿胀色红绛，多见于心脾热盛，热毒上壅。此外，先天性舌血管瘤病人，可因舌局部血络郁闭，呈现青紫肿胀者，多无全身辨证意义。

瘦薄舌多由气血阴液不足，不能充盈舌体，舌失濡养所致。舌体瘦薄而色淡者，多是气血两虚；舌体瘦薄而色红绛干燥者，多见于阴虚火旺，津液耗伤。

（三）点、刺舌

【舌象特征】 点，指突起于舌面的红色或紫红色星点。大者为星，称红星舌；小者为点，称红点舌。刺，指舌乳头突起如刺，摸之棘手的红色或黄黑色点刺，称为芒刺舌。点和刺相似，时常并见，故可合称点刺舌。点刺多见于舌尖部。

【临床意义】 提示脏腑热极，或为血分热盛。

【机制分析】 点刺是由蕈状乳头增生，数目增多，充血肿大而形成。舌生点刺，是邪热内蕴，营热郁结，舌络充斥所致。一般点刺愈多，邪热愈甚。

观察点刺的颜色，可以判断气血运行情况以及病情的轻重。如舌红而生芒刺，多为气分热盛；点刺色鲜红，多为血热内盛，或阴虚火旺；点刺色绛紫，为热入营血而气血壅滞。

根据点刺出现的部位，一般可区分热在何脏，如舌尖生点刺，多为心火亢盛；舌边有点刺，多属肝胆火盛；舌中生点刺，多为胃肠热盛。

（四）裂纹舌

【舌象特征】 舌面上出现各种形状的裂纹、裂沟，沟裂中并无舌苔覆盖。舌上裂纹可多少不等，深浅不一，可见于全身，亦可见于舌前部或舌尖、舌边等处，裂纹可呈现"人""川""爻""∫"等形状，严重者可如脑回状、卵石状，或如刀割、剪碎一样。

【临床意义】 多由邪热炽盛、阴液亏虚、血虚不润、脾虚湿浸所致。

【机制分析】 舌红绛而有裂纹，多属热盛伤津。因邪热内盛，阴液大伤，或阴虚液损，使舌体失于濡润，舌面萎缩所致。

舌淡白而有裂纹，多为血虚不润。舌淡白胖嫩，边有齿痕又兼见裂纹者，则多属脾虚湿浸。因血虚不能上荣于舌，或脾失健运，湿邪内侵，精微不能濡养舌体，皆可使舌体出现裂纹。

若生来舌面上就有较浅的裂沟、裂纹，裂纹中一般有苔覆盖，且无不适感觉者，称先天性舌裂，应与病理性裂纹加以鉴别。

（五）齿痕舌

【舌象特征】 舌体边缘有牙齿压迫的痕迹。

【临床意义】 主脾虚、水湿内盛证。

【机制分析】 舌边有齿痕，多因舌体胖大而受牙齿挤压所致，故多与胖大舌同见。亦有舌体不大而呈现齿痕者，是舌质较嫩的齿痕舌。

舌淡胖大而润，舌边有齿痕者，多属寒湿壅盛，或阳虚水湿内停；舌质淡红而舌边有齿痕者，多为脾虚或气虚；舌红而肿胀满口，舌有齿痕者，为内有湿热痰浊壅滞。

舌淡红而嫩，舌体不大而边有轻微齿痕者，可为先天性齿痕舌，病中见之示病情较轻，多见于小儿或气血不足者。

三、舌态

舌态，指舌体的动态。舌体伸缩自如，运动灵活，为正常舌态。提示脏腑机能旺盛，气血充足，经脉调匀。常见的病理舌态包括痿软、强硬、歪斜、颤动、吐弄、短缩等。

（一）痿软舌

【舌象特征】 舌体软弱无力，不能随意伸缩回旋。

【临床意义】 多见于伤阴或气血俱虚。

【机制分析】 痿软舌多因气血亏虚，阴液亏损，舌肌筋脉失养而废弛，致使舌体痿软。

舌痿软而淡白无华者，多属于气血俱虚。多因慢性久病，气血虚衰，舌体失养所致。舌痿软而红绛少苔或无苔者，多见于外感病后期，热极伤阴，或内伤杂病，阴虚火旺所致。舌红干而渐痿者，乃肝肾阴亏，舌肌筋脉失养所致。

（二）强硬舌

【舌象特征】 舌失柔和，屈伸不利，或不能转动，板硬强直。

【临床意义】 多见于热入心包，或为高热伤津，或为风痰阻络。

【机制分析】 由于舌能调节发音，故强硬舌多兼见语言謇涩。《千金要方》说："舌强不能言，病在脏腑。"《辨舌指南》说："凡红舌强硬，为脏腑实热已极。"说明舌强硬虽为局部表现，但与内在脏腑病变密切相关。

强硬舌多因外感热病，邪入心包，扰乱心神，致舌无主宰；或高热伤津，筋脉失养，使舌体失其柔和之性，故见强硬。或肝风夹痰，风痰阻滞舌体脉络等，亦可使舌体强硬不灵。

舌强硬而色红绛少津者,多因邪热炽盛所致。舌体强硬、胖大兼厚腻苔者,多因风痰阻络所致。舌强语言謇涩,伴肢体麻木、眩晕者,多为中风先兆。

(三) 歪斜舌

【舌象特征】 伸舌时舌体偏向一侧,或左或右。

【临床意义】 多见于中风、喑痱,或中风先兆。

【机制分析】 《辨舌指南》说:"若色紫红势急者,由肝风发痉,宜熄风镇痉,色淡红势缓者,由中风偏枯;若舌偏歪语謇,口眼㖞斜,半身不遂者,偏风也。"多因肝风内动,夹痰或夹瘀,痰瘀阻滞一侧经络,受阻侧舌肌弛缓,收缩无力,而健侧舌肌如常,故伸舌时向健侧偏斜。

(四) 颤动舌

【舌象特征】 舌体震颤抖动,不能自主。轻者仅伸舌时颤动;重者不伸舌时亦抖颤难宁。

【临床意义】 为肝风内动的征象。可因热盛、阳亢、阴亏、血虚等所致。

【机制分析】 凡气血亏虚,使筋脉失于濡养而无力平稳伸展舌体;或因热极阴亏而动风、肝阳化风等,皆可出现舌颤动。

久病舌淡白而颤动者,多属血虚动风;新病舌绛而颤动者,多属热极生风;舌红少津而颤动者,多属阴虚动风、肝阳化风。另外,酒毒内蕴,亦可见舌体颤动。

(五) 吐弄舌

【舌象特征】 舌伸于口外,不即回缩者,称为吐舌;舌反复吐而即回,或舌舐口唇四周,调动不宁者,称为弄舌。

【临床意义】 一般都属心脾有热。

【机制分析】 吐舌可见于疫毒攻心,或正气已绝;弄舌多见于热甚动风先兆。吐弄舌亦可见于小儿智力发育不全。

(六) 短缩舌

【舌象特征】 舌体卷短、紧缩,不能伸长。短缩舌常与痿软舌并见。

【临床意义】 多为病情危重的征象。

【机制分析】 舌短缩,色淡白或青紫而湿润者,多属寒凝筋脉,舌脉挛缩;或气血俱虚,舌失充养,筋脉痿弱而显短缩。舌短缩而胖、苔滑腻者,多属脾虚不运,痰浊内蕴,经气阻滞所致。舌短缩而红绛干燥者,多属热盛伤津,筋脉挛急所致。总之,病中见舌短缩,是病情危重的表现。

此外,先天性舌系带过短,亦可显现出舌短缩,但无辨证意义,应与短缩舌鉴别。

四、舌下络脉

正常人舌下位于舌系带两侧各有一条纵行的大络脉,称为舌下络脉。其管径不超过 2.7 mm,长度不超过舌尖至舌下肉阜连线的五分之三,颜色暗红。脉络无怒张、紧束、弯曲、增生,排列有序。绝大多数为单支,极少有双支出现。

望舌下络脉主要观察其长度、形态、色泽、粗细、舌下小血络等变化。

望舌下络脉的方法是:让病人张口,将舌体向上腭方向翘起,舌尖轻抵上腭,勿用力太过，使舌体自然放松，舌下络脉充分显露。首先观察舌系带两侧大络脉的长短、粗细、颜色，有无怒张、弯曲等异常改变，然后观察周围细小络脉的颜色、形态有无异常。

舌下络脉异常及其临床意义：舌下络脉短而细，周围小络脉不明显，舌色偏淡者，多属气血不足，脉络不充。舌下络脉粗胀，或呈青紫、绛、绛紫、紫黑色，或舌下细小络脉呈暗红色或紫色网络，或舌下络脉曲张如紫色珠子状大小不等的结节等改变，皆为血瘀的征象。其形成原因可有气滞、寒凝、热郁、痰湿、气虚、阳虚等，需结合其他症状综合分析。

舌下络脉的变化，有时会早于舌色变化，因此，舌下络脉是分析气血运行情况的重要依据。

第三节　望舌苔

舌苔，指舌面上的一层苔状物，由脾胃之气蒸化胃中食浊而产生。正常的舌苔，一般是薄而均匀，干湿适中，舌面的中部和根部稍厚。由于病人的胃气有强弱，病邪有寒热，故可形成各种不同的病理性舌苔。望舌苔要注意苔质和苔色两方面的变化。

一、苔质

苔质，指舌苔的质地、形态。主要观察舌苔的厚薄、润燥、腻腐、剥落、真假等方面的改变。

（一）薄、厚苔

【舌象特征】　舌苔的厚薄以"见底""不见底"作为衡量标准。透过舌苔能隐隐见到舌质者，称为薄苔，又称见底苔；不能透过舌苔见到舌质者，称为厚苔，又称不见底苔。

【临床意义】　主要反映邪正的盛衰和邪气之浅深。

【机制分析】　薄苔是正常舌苔的表现之一，舌苔薄而均匀，或中部稍厚，干湿适中，此为正常舌苔，提示胃有生发之气。厚苔是由胃气夹湿浊、痰浊、食浊、热邪等熏蒸，积滞舌面所致，主痰湿、食积、里热等。《辨舌指南》说："苔垢薄者，形气不足；苔垢厚者，病气有余。"

辨舌苔厚薄可测邪气的深浅。外感疾病初起在表，病情轻浅，或内伤病病情较轻，胃气未伤，舌苔亦无明显变化，可见到薄苔。舌苔厚或舌中根部尤著者，多提示外感病邪气已入里，或胃肠内有宿食，或痰浊停滞，病情较重。

舌苔由薄转厚，提示邪气渐盛，或表邪入里，为病进；舌苔由厚转薄，或舌上复生薄白新苔，提示正气胜邪，或内邪消散外达，为病退的征象。

舌苔的厚薄转化，一般是渐变的过程，如薄苔突然增厚，提示邪气极盛，迅速入里；苔骤然消退，舌上无新生舌苔，为正不胜邪，或胃气暴绝。

（二）润、燥苔

【舌象特征】　舌苔润泽有津，干湿适中，不滑不燥，称为润苔。舌面水分过多，伸舌欲滴，扪之湿滑，称为滑苔。舌苔干燥，扪之无津，甚则舌苔干裂，称为燥苔。

苔质粗糙，扪之碍手，称为糙苔。

【临床意义】 主要反映体内津液的盈亏和输布情况。

《伤寒论·辨脉法》："脉阴阳俱紧者，口中气出，唇口干燥，倦卧足冷，鼻中涕出，舌上胎滑，勿妄治也。到七日以来，其人微发热，手足温者，此为欲解。或到八日以上，反大发热者，此为难治。设使恶寒者，必欲呕也；腹内痛者，必欲利也。"

《伤寒论》第129条："何谓藏结？答曰：如结胸状，饮食如故，时时下利，寸脉浮，关脉小细沉紧，名曰藏结。舌上白胎滑者，难治。"

《伤寒论》第130条："藏结无阳证，不往来寒热，其人反静，舌上苔滑者，不可攻也。"

《金匮要略·痉湿暍病脉证治第二》："湿家，其人但头汗出，背强，欲得被覆向火。若下之则哕或胸满，小便不利，舌上如胎者，以丹田有热，胸上有寒，渴欲得饮而不能饮，则口燥烦也。舌上如苔，指舌上湿润白滑，似苔非苔。湿病误下后，出现寒热错杂，下热上寒，由于寒湿在上，阳郁气不能升腾，故舌上如苔。"

《伤寒论》第137条："太阳病，重发汗而复下，不大便五六日，舌上燥而渴，日晡所小有潮热，从心下至少腹硬满而痛不可近者，大陷胸汤主之。"

《伤寒论》第168条："伤寒若吐若下后，七八日不解，热结在里，表里俱热，时时恶风，大渴，舌上干燥而烦，欲饮水数升者，白虎加人参汤主之。"

《伤寒论》第221条："阳明病……咽燥、口苦……舌上胎者，栀子豉汤主之。"

《伤寒论》第222条："若渴欲饮水，口干舌燥者，白虎加人参汤主之。"

舌根部干燥，舌本即舌根。肝脉循喉咙之后，络于舌本，肝寒火弱，不能蒸血生津上润于舌本，故舌本干燥。《金匮要略·五脏风寒积聚病脉证并治第十一》："肝中寒者，两臂不举，舌本燥，喜太息，胸中痛，不得转侧，食则吐而汗出也。"

《金匮要略·痰饮咳嗽病脉证并治第十二》："腹满，口舌干燥，此肠间有水气，己椒苈黄丸主之。"

【机制分析】 润苔是正常舌苔的表现之一，是胃津、肾液上承，布露舌面的表现。疾病过程中见润苔，提示体内津液未伤，如风寒表证、湿证初起、食滞、瘀血等均可见润苔。

滑苔为水湿之邪内聚的表现，主痰饮、主湿。如寒湿内侵，或阳虚不能运化水液，寒湿、痰饮内生，都可出现滑苔。

燥苔提示体内津液已伤。如高热、大汗、吐泻后，或过服温燥药物等，导致津液不足，舌苔失于滋润而干燥。亦有因痰饮、瘀血内阻，阳气被遏，不能上蒸津液濡润舌苔而见燥苔者，属津液输布障碍。

糙苔可由燥苔进一步发展而成。舌苔干结粗糙，津液全无，多见于热盛伤津之重证；苔质粗糙而不干者，多为秽浊之邪盘踞中焦。

舌苔由润变燥，表示热重津伤，或津失输布；舌苔由燥转润，主热退津复，或饮邪始化。故《辨舌指南》说："滋润者其常，燥涩者其变；滋润者为津液未伤，燥涩者为津液已耗。"

此外，《察舌辨证新法》指出："湿证舌润，热证舌燥，此理之常也。然亦有湿邪传入气分，气不化津而反燥者，热症传入血分，舌反润者……"说明舌苔的润、燥、滑、糙（涩）形成的机制不是单一的。

（三）腻、腐苔

【舌象特征】 苔质致密，颗粒细小，融合成片，如涂有油腻之状，中间厚边周薄，紧贴舌面，揩之不去，刮之不脱，称为腻苔。苔质疏松，颗粒粗大，形如豆腐渣堆积舌面，边中皆厚，揩之易去，称为腐苔。若舌上黏厚一层，有如疮脓，则称脓腐苔。

【临床意义】 主要测知阳气与湿浊的消长。皆主痰浊、食积；脓腐苔主内痈。

【机制分析】 腻苔多由湿浊内蕴，阳气被遏，湿浊痰饮停聚舌面所致。舌苔薄腻，或腻而不板滞者，多为食积，或脾虚湿困，阻滞气机；舌苔白腻而滑者，为痰浊、寒湿内阻，阳气被遏，气机阻滞；舌苔黏腻而厚，口中发甜，是脾胃湿热，邪聚上泛；舌苔黄腻而厚，为痰热、湿热、暑湿等邪内蕴，腑气不畅。

腐苔的形成，多因阳热有余，蒸腾胃中秽浊之邪上泛，聚积舌面，主食积胃肠，或痰浊内蕴。脓腐苔，多见于内痈或邪毒内结，是邪盛病重的表现。病中腐苔渐退，续生薄白新苔，为正气胜邪之象，是病邪消散；若腐苔脱落，不能续生新苔者，为病久胃气衰败，属于无根苔。

（四）剥（落）苔

【舌象特征】 舌面本有舌苔，疾病过程中舌苔全部或部分脱落，脱落处光滑无苔而可见舌质。

根据舌苔剥脱的部位和范围大小不同，可分为以下几种：舌前半部苔剥脱者，称前剥苔；舌中部苔剥脱者，称中剥苔；舌根部苔剥脱者，称根剥苔。舌苔多处剥脱，舌面仅斑驳残存少量舌苔者，称花剥苔；舌苔周围剥脱，仅留中心一小块者，称为鸡心苔；舌苔全部剥脱，舌面光洁如镜者，称为镜面舌。舌苔不规则地剥脱，边缘凸起，界线清楚，形似地图，部位时有转移者，称为地图舌。舌苔剥脱处，舌面不光滑，仍有新生苔质颗粒，或舌乳头可见者，称为类剥苔。

【临床意义】 一般主胃气不足，胃阴枯竭或气血两虚，亦是全身虚弱的一种征象。

【机制分析】 剥脱苔的形成，总因胃气匮乏，不得上熏于舌，或胃阴枯涸，不能上朝于舌所致。由于导致胃气、胃阴亏损的原因不同，损伤的程度亦有轻重，因而形成各种类型的剥脱苔。

舌红苔剥多为阴虚；舌淡苔剥或类剥苔，多为血虚或气血两虚。镜面舌色红绛者，为胃阴枯竭，胃乏生气之兆，属阴虚重证；舌色㿠白如镜，甚则毫无血色者，主营血大虚，阳气虚衰，病重难治。舌苔部分脱落，未剥脱处仍有腻苔者，多为正气亏虚，痰浊未化，病情较为复杂。

剥苔的范围大小，多与气阴或气血不足程度有关。剥脱部位，多与舌面脏腑分布相应，如舌苔前剥，多为肺阴不足；舌苔中剥，多为胃阴不足；舌苔根剥，为肾阴枯竭。

总之，观察舌苔的有无、消长及剥脱变化，不仅能测知胃气、胃阴的存亡，亦可反映邪正盛衰，判断疾病的预后。舌苔从全到剥，是胃的气阴不足，正气渐衰的表现；舌苔剥脱后，复生薄白之苔，为邪去正胜，胃气渐复之佳兆。

辨舌苔的剥落还应与先天性剥苔加以区别。先天性剥苔是生来就有的剥苔，其部位常在舌面中央人字沟之前，呈菱形，多因先天发育不良所致。

（五）偏、全苔

【舌象特征】 舌苔遍布舌面，称为全苔。舌苔仅布于前、后、左、右之某一局部，称为偏苔。

【临床意义】 病中见全苔，常主邪气散漫，多为湿痰阻滞之征。舌苔偏于某处，常示舌所分候的脏腑有邪气停聚。

【机制分析】 舌苔偏于舌尖部，是邪气入里未深，而胃气却已先伤；舌苔偏于舌根部，是外邪虽退，但胃滞依然；舌苔仅见于舌中，常是痰饮、食浊停滞中焦；舌苔偏于左或右，可能是肝胆湿热之类疾患。

偏苔应与剥苔相鉴别，偏苔为舌苔分布上的病理现象，并非剥苔之本来有苔而剥落，以致舌苔显示偏于某处。若因一侧牙齿脱落，摩擦减少而使该侧舌苔较厚者，亦与病理性偏苔有别。

（六）真、假苔

【舌象特征】 舌苔紧贴于舌面，刮之难去，刮后仍留有苔迹，不露舌质，舌苔像从舌体上长出者，称为有根苔，此属真苔。若舌苔不紧贴舌面，不像舌所自生而似涂于舌面，苔易刮脱，刮后无垢而舌质光洁者，称为无根苔，即是假苔。

【临床意义】 对辨别疾病的轻重、预后有重要意义。

【机制分析】 判断舌苔真假，以有根无根为标准。真苔是脾胃生气熏蒸食浊等邪气上聚于舌面而成，苔有根蒂，故舌苔与舌体不可分离。假苔是因胃气匮乏，不能续生新苔，而已生之旧苔逐渐脱离舌体，浮于舌面，故苔无根蒂，刮后无垢。

病之初期、中期，舌见真苔且厚，为胃气壅实，病较深重；久病见真苔，说明胃气尚存。新病出现假苔，乃邪浊渐聚，病情较轻；久病出现假苔，是胃气匮乏，不能上朝，病情危重。舌面上浮一层厚苔，望似无根，刮后却见已有薄薄新苔者，是疾病向愈的善候。

二、苔色

苔色的变化主要有白苔、黄苔、灰黑苔三类，临床可单独出现，亦可相兼出现。各种苔色变化，需要同苔质、舌色和舌的形态变化结合起来综合分析。

（一）白苔

【舌象特征】 舌面上所附着的苔垢呈现白色。白苔有厚薄之分，苔白而薄，透过舌苔可看到舌体者，是薄白苔；苔白而厚，不能透过舌苔见到舌体者，是厚白苔。

【临床意义】 可为正常舌苔，病中多主表证、寒证、湿证，亦可见于热证。

《伤寒论》第230条："邪郁少阳，胃气不和，故舌上白苔，见于阳明病，伴见胁下硬满，不大便而呕。治宜和解少阳，可用小柴胡汤，使上焦得通，津液得下，胃气因和，身濈然汗出而解。"

【机制分析】 白苔为舌苔之本色，是最常见的苔色，其他苔色均可由白苔转化而成。

苔薄白而润，可为正常舌象，或为表证初起，或是里证病轻，或是阳虚内寒。苔薄白而滑，多为外感寒湿，或脾肾阳虚，水湿内停。苔薄白而干，多由外感风热所致。

苔白厚腻，多为湿浊内停，或为痰饮、食积。苔白厚而干，主痰浊湿热内蕴；苔白如积粉，扪之不燥者，称为积粉苔，常见于瘟疫或内痈等病，系秽浊湿邪与热毒相结而成。苔白而燥裂，粗糙如砂石，提示燥热伤津，阴液亏损。

（二）黄苔

【舌象特征】 舌苔呈现黄色。根据苔黄的程度，有淡黄、深黄和焦黄之分。淡黄苔又称微黄苔，苔呈浅黄色，多由薄白苔转化而来；深黄苔又称正黄苔，苔色黄而深厚；焦黄苔又称老黄苔，是正黄色中夹有灰黑色苔。黄苔还有厚薄、润燥、腻等苔质变化。黄苔多分布于舌中，亦可布满全舌。黄苔多与红绛舌同时出现。

【临床意义】 主热证、里证。

《金匮要略·腹满寒疝宿食病脉证治第十》："病者腹满按之不痛为虚，痛者为实，可下之。舌黄未下者，下之黄自去。"

【机制分析】 邪热熏灼于舌，故苔呈黄色。苔色愈黄，说明热邪愈甚，淡黄苔为热轻，深黄苔为热甚，焦黄苔为热极。

舌尖苔黄，为热在上焦；舌中苔黄，为热在胃肠；舌根苔黄，为热在下焦；舌边苔黄，为肝胆有热。

舌苔由白转黄，或呈黄白相兼，为外感表证处于化热入里，表里相兼阶段。故《伤寒指掌》说："白苔主表，黄苔主里，太阳主表，阳明主里，故黄苔专主阳明里证。辨证之法，但看舌苔带一分白，病亦带一分表，必纯黄无白，邪方离表入里。"

薄黄苔提示热势轻浅，多见于风热表证，或风寒化热入里。

苔淡黄而润滑多津者，称为黄滑苔，多为阳虚寒湿之体，痰饮聚久化热；或为气血亏虚，复感湿热之邪所致。

苔黄而干燥，甚至苔干而硬，颗粒粗大，扪之糙手者，称黄糙苔；苔黄而干涩，中有裂纹如花瓣状，称黄瓣苔；黄黑相兼，如烧焦的锅巴，称焦黄苔。均主邪热伤津，燥结腑实之证。

黄苔而质腻者，称黄腻苔，主湿热或痰热内蕴，或为食积化腐。

（三）灰黑苔

【舌象特征】 苔色浅黑，称为灰苔；苔色深灰，称为黑苔。灰苔与黑苔只是颜色浅深之差别，故常并称为灰黑苔。灰黑苔的分布，在人字界沟附近苔黑较深，越近舌尖，灰黑色渐浅。灰黑苔多由白苔或黄苔转化而成，多在疾病持续一定时日，发展到相当程度后才出现。

【临床意义】 主阴寒内盛，或里热炽盛等。

【机制分析】 灰黑苔可见于热性病中，亦可见于寒湿病中，但无论寒热均属重证，黑色越深，病情越重。如《敖氏伤寒金镜录》说："舌见黑色，水克火明矣，患此者百无一治。"又说："若见舌胎如黑漆之光者，十无一生。"但亦有苔灰黑而病轻，甚至无明显症状者，如吸烟过多者，可见舌苔灰黑。

苔质的润燥是辨别灰黑苔寒热属性的重要指征。在寒湿病中出现灰黑苔，多由白苔转化而成，其舌苔灰黑必湿润多津；在热性病中出现，多由黄苔转变而成，其舌苔灰黑必干燥无津液。

舌边舌尖部呈白腻苔，而舌中舌根部出现灰黑苔，舌面湿润，多为阳虚寒湿内盛，或痰饮内停。

舌边舌尖见黄腻苔，而舌中为灰黑苔，多为湿热内蕴，日久不化所致。

苔焦黑干燥，舌质干裂起刺者，无论是外感内伤，均为热极津枯之证。苔黄黑者，为霉酱苔，多由胃肠素有湿浊宿食，积久化热，熏蒸秽浊上泛舌面所致，亦可见于湿热夹痰的病证。

第四节　舌象分析要点及舌诊意义

一、舌象分析的要点

（一）察舌之神气和胃气

舌象有神气、有胃气者，说明病情较轻，正气未衰，或疾病虽重，但预后较好；舌象无神气、无胃气者，说明病情较重，或不易恢复，预后较差。

1. 舌之神气　舌神是全身神气表现的一部分。无论舌象如何变化，通过观察舌神的有无，可把握体内气血、津液的盈亏，脏腑的盛衰及疾病转归之凶吉等基本情况。《望诊遵经·望舌诊法提纲》指出："神也者……得之则生，失之则死，变化不可离，斯须不可去者也。"

舌神的基本特征主要表现在舌体的色泽和舌体运动两方面。舌之颜色反映气血的盛衰，舌体润泽与否可反映津液的盈亏，而舌体运动可反映脏腑的虚实。舌色红活明润，舌体活动自如者，为有神气；舌色晦暗枯涩，活动不灵者，为无神气。其中尤以舌色是否"红活润泽"作为辨别要点。有神之舌，说明阴阳气血精神皆足，生机乃旺，虽病也是善候，预后较好；无神之舌，说明阴阳气血精神皆衰，生机已微，预后较差。正如《辨舌指南》所说："荣者谓有神，凡舌质有光有体，不论黄、白、灰、黑，刮之里面红润，神气荣华者，诸病皆吉；若舌质无光无体，不拘有苔无苔，视之里面枯晦，神气全无者，诸病皆凶。"

2. 舌之胃气　胃气的盛衰，可从舌苔是否有根表现出来。有根苔提示胃气充足，无根苔提示胃气衰败，是无胃气的征象。正如《形色外诊简摩·舌苔有根无根辨》所说："前人论有地无地，只可辨邪气之浮沉虚实，有根无根才能辨中气之存亡，地是苔之里一层，根是舌质与舌苔之交际；无苔是胃阳不能上蒸，肾阴不能上濡，胃肾乃舌与苔之根。"

（二）舌质舌苔综合分析

舌苔和舌质的变化，所反映的生理病理意义各有侧重。一般认为，舌质颜色、形态主要反映脏腑气血津液的情况；舌苔的变化，主要与感受病邪和病证的性质有关。所以，察舌质可以了解脏腑虚实、气血津液的盛衰；察舌苔重在辨别病邪的性质、邪正的消长及胃气的存亡。如《医门棒喝·伤寒论本旨》指出："观舌体，可验其阴阳虚实；审舌垢，即知其邪之寒热浅深也。"

然而人是有机的整体，疾病是一个复杂的发展过程，舌象与机体的脏腑、气血以及各项生理功能都有密切联系。因此，临床诊病时，不仅要分别掌握舌质、舌苔的基本变化及其主病，还应注意舌质和舌苔之间的相互关系，将舌体和舌苔综合起来进行分析。

1. 舌苔或舌质单方面异常　一般无论病之新久，提示病情尚属单纯。如淡红舌而伴有干、厚、腻、滑、剥等苔质变化，或苔色出现黄、灰、黑等异常时，主要提示病邪性质、病程长短、病位深浅、病邪盛衰和消长等方面情况，正气尚未明显损伤，故临床治疗时应以祛邪为主。舌苔薄白而出现舌质老嫩、舌体胖瘦或舌色红绛、淡白、青紫等变化时，主要反映脏腑功能强弱，或气血、津液的盈亏及运行的畅滞，病邪损及营血的程度等，临床治疗应着重于调整阴阳，调和气血，扶正祛邪。

2. 舌苔和舌质均出现异常

（1）舌质与舌苔变化一致：提示病机相同，所主病证一致，说明病变比较单纯。例如，舌质红、舌苔黄而干燥，主实热证；舌质红绛而有裂纹、舌苔焦黄干燥，多主热极津伤；舌质红瘦、苔少或无苔，主阴虚内热；舌质淡嫩、舌苔白润，主虚寒证；青紫舌、舌苔白腻，多为气血瘀阻、痰湿内停的病理特征。

（2）舌苔和舌质变化不一致：舌质与舌苔不一致，甚至相反的变化，多提示病因病机比较复杂，此时应对二者的病因病机以及相互关系进行综合分析。如淡白舌黄腻苔，舌色淡白主虚寒，而苔黄腻又主湿热，舌色与舌苔反映的病性相反，但舌质主要反映正气，舌苔主要反映病邪，所以，若平素脾胃虚寒者，再复感湿热之邪便可见上述舌象，此为寒热夹杂，本虚标实。又如舌质红绛，舌苔白滑腻，舌质红绛，本属内热，而苔白腻，又常见于寒湿内郁，苔与舌反映出寒、热两种病性，其成因可由外感热病，营分有热，故舌质红绛，但气分有湿，则苔白滑腻；或平素为阴虚火旺之体，复感寒湿之邪，痰食停积，故舌苔白而滑腻；或外感湿温病，因体内有热可见舌红绛，但又因为内有湿邪困阻，阳气不能外达，亦可见苔白腻。所以，当舌质舌苔所反映的病性不一致时，往往提示体内存在两种或两种以上的病理变化，舌象的辨证意义亦是二者的结合，临床应注意分析病变的标本缓急。

（三）舌象的动态分析

在疾病发展过程中，无论外感或内伤，都有一个发生、发展及转归的变动过程，舌象作为反应疾病的敏感体征，亦会随之发生相应的改变，通过对舌象的动态观察，可以了解疾病的进退、顺逆等病变势态。

如外感病中舌苔由薄变厚，表明邪气由表入里；舌苔由白转黄，为病邪化热的征象；舌色由淡红变红绛，舌苔干燥为邪热充斥，气营两燔；舌苔剥落，舌质红绛，为热入营血，气阴俱伤等。内伤杂病的发展过程中，舌象亦会产生一定的变化规律。如中风病人见舌色淡红，舌苔薄白，表示病情较轻，预后良好；如舌色由淡红转红、转暗红、红绛、紫暗，舌苔黄腻或焦黑，或舌下络脉怒张，表明风痰化热，瘀血阻滞；反之，舌色由暗红、紫暗转为淡红，舌苔渐化，多提示病情趋向稳定好转。掌握舌象与疾病发展变化的关系，可以充分认识疾病不同阶段所发生的病理改变，为早期诊断、早期治疗提供重要依据。

二、舌诊的临床意义

舌诊简便易行，舌象的变化能较客观准确地反映病情，可作为诊断疾病、了解病情的发展变化和辨证的重要依据。《临症验舌法》说："凡内外杂证，无一不呈其形、著其气于舌……据舌以分虚实，而虚实不爽焉；据舌以分阴阳，而阴阳不谬焉；据舌以分脏腑、配主方，而脏腑不差，主方不误焉。危急疑难之顷往往无证可参，脉无可按，而唯以舌为凭，妇女幼稚之病，往往闻之无息，问之无声，而唯有舌可验。"

舌诊的临床意义有如下几个方面：

（一）判断邪正盛衰

正气之盛衰，可在舌象方面反映出来，如舌体淡红、柔软灵活、苔薄白而润，说明正气充足，气血运行正常，津液未伤；舌色淡白，是气血两虚；舌干苔燥，是津液已伤；舌苔有根，是胃气充足；舌苔无根或光剥无苔，是胃气衰败；舌色青紫，或有斑点，或舌下络脉怒张，为血瘀的指征。

（二）区别病邪性质

不同的病邪致病，在舌象上反映出不同的变化。如外感风寒，舌苔多薄白；外感风热，舌苔多薄白而干；寒湿为病，多见舌淡苔白滑；湿浊、痰饮、食积或外感秽浊之气，均可见舌苔厚腻；燥邪为患，则舌红少津；实热证，则舌红绛苔黄燥；内有瘀血，舌紫暗或有斑点，或舌下络脉怒张。故风、寒、热、燥、湿、痰、瘀、食等诸种病因，大多可从舌象上加以鉴别。

（三）辨别病位浅深

病邪轻浅多见舌苔变化，而病情深重可见舌苔舌质同时变化。如外感病中，苔薄白是疾病初起，病情轻浅；苔黄厚，舌质红为病邪入里，病情较重，主气分热盛；邪入营分，可见舌绛；邪入血分，可见舌质深绛或紫暗，苔少或无苔。说明不同的舌象提示病位浅深不同。内伤杂病中，若脏腑功能失常，亦可反映于舌。一般舌尖红起芒刺，属心火亢盛；舌边红多属肝胆有热；舌苔白而厚腻，多因脾失健运，湿邪内阻，如见于湿浊、痰饮等；舌中苔黄厚腻，多属脾胃湿热；舌体颤动，多为肝风内动；舌体歪斜，为中风或中风先兆等。

（四）推断病势进退

通过对舌象的动态观察，可测知疾病发展的进退趋势。从舌苔上看，若苔色由白转黄，由黄转为灰黑，苔质由薄转厚，由润转燥，多为病邪由表入里，由轻变重，由寒化热，邪热内盛，津液耗伤，为病势发展。反之，若舌苔由厚变薄，由黄转白，由燥转润，为病邪渐退，津液复生，病情向好的方向转变。若舌苔骤增骤退，多为病情暴变所致。如薄苔突然增厚，是邪气急骤入里的表现；若满舌厚苔突然消退，是邪盛正衰，胃气暴绝的表现，二者皆为恶候。从舌质上看，舌色由淡红转为红、绛或绛紫，或舌面有芒刺、裂纹，是邪热内入营血，有伤阴、血瘀之势；若淡红舌转淡白、淡紫湿润，舌体胖嫩有齿痕，为阳气受伤，阴寒内盛，病邪由表入里，由轻转重，病情由单纯变为复杂，为病进。

（五）估计病情预后

舌荣有神，舌面有苔，舌态正常者，为邪气未盛，正气未伤，胃气未败，预后较好；舌质枯晦，舌苔无根，舌态异常者，为正气亏虚，胃气衰败，病情多凶险。

附一 危重舌象的诊法

病情发展到危重阶段，脏腑气机紊乱，阴阳气血精津告竭，作为疾病外征的舌象，也常有特殊的形色变化，称为危重舌象。总结前人危重舌象如下：

（1）猪腰舌：舌面无苔，如去膜的猪腰。多见于热病伤阴，胃气将绝，主病危。

（2）镜面舌：舌深绛无苔而光亮如镜，主胃气、胃阴枯涸；舌色㿠白如镜，毫无血色，也称㿠白舌，主营血大亏，阳气将脱，均属病危难治。

（3）砂皮舌：舌粗糙有刺，如鲨鱼皮，或干燥枯裂。主津液枯竭，病危。

（4）干荔舌：舌敛束而无津，形如干荔肉。主热极津枯，病危。

（5）火柿舌：舌如火柿色，或色紫而干晦如猪肝色。主内脏败坏，病危。

（6）赭黑舌：舌质色赭带黑。主肾阴将绝，病危。

（7）瘦薄无苔舌：舌体瘦小薄嫩，光而无苔。属胃气将绝，难治。

（8）囊缩卷舌：舌体卷缩，兼阴囊缩入。属厥阴气绝，难治。

（9）舌强语謇：舌体强直，转动不灵，且语言謇涩。多属中风痰瘀阻络，难治。

（10）蓝舌而苔黑或白舌质由淡紫转蓝，舌苔由淡灰转黑，或苔白如霉点、糜点。主病危重，难治。

以上所列危重舌象，是前人望舌的经验总结。临证参考这些舌象，对推断病情轻重，预测病情吉凶，具有一定意义，但也不能拘泥。同时病至危期，不仅影响舌象，也必然会有全身症候表现，故临床仍应四诊合参，综合判断，并进行积极治疗。

附二 临床常见舌象及主病

临床常见舌象及主病见表 3-1。

表 3-1 临床常见舌象及主病

舌象		简称	主病
舌质	舌苔		
淡红	薄白	淡红舌，薄白苔	健康人；风寒表证；病势轻浅
	白苔	舌尖红，白苔	风热表证；心火亢盛
	白似积粉	淡红舌，积粉苔	瘟疫初起；或有内痈
	白腐	淡红舌，白腐苔	痰食内停；胃浊蕴热
	黄白相兼	淡红舌，黄白苔	外感表证将要传里化热
	白腻而厚	淡红舌，白厚腻苔	湿浊痰饮内停；食积胃肠；寒湿痹证
淡红	薄黄	淡红舌，薄黄苔	里热轻证
	黄干少津	淡红舌，黄干苔	里热伤津化燥
	黄腻	淡红舌，黄腻苔	里有湿热，痰热内蕴，食积化热
	灰黑湿润	淡红舌，灰黑润苔	寒证；阳虚

舌象		简称	主病
舌质	舌苔		
鲜红	白而干燥	红舌，白干苔	邪热入里伤津
	白而浮垢	红舌，白垢苔	正气亏虚；湿热未净
	白黏	红舌，白黏苔	里热夹痰湿；阴虚兼痰湿
	薄黄少津	红舌，薄黄干苔	里热证，津液已伤
	厚黄少津	红舌，厚黄干苔	气分热盛，阴液耗损
	黄腻	红舌，黄腻苔	湿热内蕴；痰热互结
	黑而干燥	红瘦舌，黑干苔	津枯血燥
绛红	焦黄干燥	绛舌，焦黄苔	邪热深重；胃肠热结
	黑而干燥	绛舌，黑干苔	热极伤阴
	无苔	绛舌，无苔	热入血分；阴虚火旺
青紫	黄燥	紫舌，黄燥苔	热极津枯
	焦黑而干	紫舌，苔黑干焦	热毒深重，津液大伤
	白润	紫舌，白润苔	阳衰寒盛；气血凝滞
淡白	无苔	淡白舌，无苔	久病阳衰；气血俱虚
	透明	淡白舌，无苔	脾胃虚寒
	边薄白中无	淡白舌，中剥苔	气血两虚；胃阴不足
	白	淡白舌，白苔	阳气不足；气血虚弱
	白腻	淡白舌，白腻苔	脾胃虚弱，痰湿停聚
	灰黑润滑	淡白舌，黑润苔	阳虚内寒；痰湿内停

第四章　闻　诊

闻诊是通过听声音和嗅气味来诊察疾病的方法。听声音包括诊察病人的声音、呼吸、语言、咳嗽、心音、呕吐、呃逆、嗳气、太息、喷嚏、呵欠、肠鸣等各种响声。嗅气味包括嗅病体发出的异常气味、排出物的气味及病室的气味。

人体的各种声音和气味，都是在脏腑生理活动和病理变化过程中产生的，所以鉴别声音和气味的变化，可以判断出脏腑的生理和病理变化，为诊病、辨证提供依据。

闻诊是诊察疾病的重要方法之一，颇受历代医家重视。早在《黄帝内经》中就有根据病人发出的声音来测知内在病变的记载，如《素问·阴阳应象大论》提出以五音、五声应五脏的理论；《素问·脉要精微论》以声音、语言、呼吸等来判断疾病过程中正邪盛衰状态。东汉张仲景在《伤寒论》和《金匮要略》中也以病人的语言、咳嗽、喘息、呕吐、呃逆、肠鸣、呻吟等作为闻诊的主要内容。后世医家又将病体气味及排出物等气味列入闻诊范围，从而使闻诊从耳听扩展到鼻嗅。正如清代王秉衡所说："闻字虽从耳，但四诊之闻，不专注于听声也。"现代还可借助听诊器等，帮助提高对内脏声音的听诊水平。

第一节　听声音

听声音是指听辨病人言语气息的高低、强弱、清浊、缓急变化以及咳嗽、呕吐、肠鸣等脏腑病理变化所发出的异常声响，以判断病变寒热虚实等性质的诊病方法。

除正常生理变化和个体差异之外的声音，均属病变声音。听病变声音的内容，主要包括听辨病人的声音、语言、呼吸、咳嗽、心音、胃肠异常声音等。

一、声音

声音的发出，不仅是口鼻诸器官直接作用的结果，而且与肺、心、肾等脏腑虚实盛衰有着密切的关系。因此，听声音不仅能察发声器官的病变，而且根据声音的变化，可以进一步推断脏腑和整体的变化。

正常生理状态下人的声音称为常声，具有发声自然、声调和畅、柔和圆润、语言流畅、应答自如、言与意符等特点。表示人体气血充盈，发声器官和脏腑功能正常。但是，由于年龄、性别和禀赋等个体的差异，正常人的声音也有不同，一般男性多声低而浊，女性多声高而清，儿童声尖利而清脆，老年人声多浑厚而低沉。此外，语声的变化亦与情志变化有关，如喜时发声多欢悦、怒时发声多急厉、悲时发声多悲惨而断续、快乐时发声多舒畅而缓和、敬则发声多正直而严肃、爱则发声多温柔等，这些因一时感情触动而发的声音，也属于正常范围，与疾病无关。

听病变声音，主要是辨别病人的语声、鼻鼾、呻吟、惊呼、喷嚏、呵欠、太息等异常声响，通过声音变化来判断正气的盛衰、邪气的性质及病情的轻重。

声音的辨别要注意语声的有无、语调的高低、强弱、清浊，以及有无呻吟、惊呼、喷嚏、鼻鼾、呵欠等异常声音。

（一）发声

发声指语声的高低清浊。一般来说，在疾病状态下，语声高亢洪亮有力，声音连续者，多属阳证、实证、热证；语声低微细弱，懒言而沉静，声音断续者，多属阴证、虚证、寒证；语声重浊者，称为声重，多属外感风寒，或湿浊阻滞，以致肺气不宣，鼻窍不通所致。

（二）音哑与失音

语声嘶哑者为音哑，语而无声者为失音，或称为"喑"。前者病轻，后者病重。新病音哑或失音者，多属实证，多因外感风寒或风热袭肺，或痰湿壅肺，肺失清肃，邪闭清窍所致，即所谓"金实不鸣"。久病音哑或失音者，多属虚证，多因各种原因导致阴虚火旺，肺肾精气内伤所致，即所谓"金破不鸣"。暴怒喊叫或持续高声宣讲，伤及喉咙所致音哑或失音者，亦属气阴耗伤之类。若久病重病，突见语声嘶哑，多是脏气将绝之危象。妇女妊娠末期出现音哑或失音者，称为妊娠失音，系因胎儿渐长，压迫肾之络脉，使肾精不能上荣于舌咽所致，分娩后即愈，一般不必治疗。

此外，应注意失音与失语的区别，失音是神志清楚而声音不能发出，即语而无声；失语为神志昏迷或欠清，不能言语，多见于中风或脑外伤之后遗症。

"少阴病，咽中伤，生疮，不能语言，声不出者，苦酒汤主之"（《伤寒论》第312条）。

（三）鼻鼾

鼻鼾指熟睡或昏迷时鼻喉发出的一种声响。是气道不利所发出的异常呼吸声。熟睡鼾声若无其他明显症状，多因慢性鼻病，或睡姿不当所致，体胖、老年之人较常见。若昏睡不醒或神志昏迷而鼾声不绝者，多属高热神昏，或中风入脏之危候。

（四）呻吟

呻吟指病痛难忍所发出的痛苦哼哼声。新病呻吟，声音高亢有力，多为实证、剧痛；久病呻吟，声音低微无力，多为虚证。临床常结合姿态变化，判断病痛部位，如呻吟护腹者，多为脘痛或腹痛；扪腮者可能为齿痛。

（五）惊呼

惊呼指病人突然发出的惊叫声。其声尖锐，表情惊恐者，多为剧痛或惊恐所致。小儿阵发惊呼，多为受惊。成人发出惊呼，除惊恐外，多属剧痛，或精神失常。

（六）喷嚏

喷嚏指肺气上逆于鼻而发出的声响。应注意喷嚏的次数及有无兼症。偶发喷嚏，不属病态。若新病喷嚏，兼有恶寒发热，鼻流清涕等症状，多因外感风寒，刺激鼻道之故，属表寒证。久病阳虚之人，突然出现喷嚏，多为阳气回复，病有好转趋势。

（七）呵欠

呵欠是张口深吸气，微有响声的一种表现。因困倦欲睡而欠者，不属病态。病者不拘时间，呵欠频频不止，称数欠，多为体虚阴盛阳衰之故。

（八）太息

太息又称叹息，指情志抑郁，胸闷不畅时发出的长吁或短叹声。不自觉地发出太息声，太息之后自觉宽舒者，是情志不遂，肝气郁结之象。

二、语言

语言方面主要是分析病人语言的表达与应答能力有无异常、吐字的清晰程度等。语言的异常，主要是心神的病变。病态语言主要有谵语、郑声、独语、错语、狂言、言謇等。

（一）谵语

谵语指神志不清，语无伦次，声高有力的症状。多属邪热内扰神明所致，属实证，故《伤寒论》谓"实则谵语"。见于外感热病，温邪内入心包或阳明实热证、痰热扰乱心神等。

1. 实证

《伤寒论》第30条："问曰：证象阳旦，按法治之而增剧，厥逆，咽中干，两胫拘急而谵语。师曰：言夜半手足当温，两脚当伸。后如师言。何以知此？……厥逆，咽中干，烦躁，阳明内结，谵语烦乱，更饮甘草干姜汤……"

《伤寒论》第105条："伤寒十三日，过经谵语者，以有热也，当以汤下之。若小便利者，大便当硬，而反下利，脉调和者，知医以丸药下之，非其治也。若自下利者，脉当微厥，今反和者，此为内实也，调胃承气汤主之。"

《伤寒论》第212条："伤寒若吐利下者，不解，不大便五六日，上十余日，日所发潮热，不恶寒，独语如见鬼状。若剧者，发则不识人，循衣摸床，惕而不安，微喘直视，脉弦者生，涩者死；微者，但发热谵语者，大承气汤主之。若一服利，则止后服。"

《伤寒论》第213条："阳明病，其人多汗，以津液外出，胃中燥，大便必硬，硬则谵语，小承气汤主之。若一服谵语止者，更莫复服。"

《伤寒论》第214条："阳明病，谵语发潮热，脉滑而疾者，小承气汤主之……"

《伤寒论》第215条："阳明病，谵语有潮热，反不能食者，胃中必有燥屎五六枚也；若能食者，但硬耳。宜大承气汤下之。"

《伤寒论》第217条："汗出谵语者，以有燥屎在胃中，此为风也。须下者，过经乃可下之。下之若早，语言必乱，以表虚里实故也。下之愈，宜大承气汤。"

《伤寒论》第218条："伤寒四五日，脉沉而喘满。沉为在里，而反发其汗，津液越出，大便为难；表虚里实，久则谵语。"

《伤寒论》第220条："三阳并病，太阳证罢，但发潮热，手足漐漐汗出，大便难而谵语者，下之则愈，宜大承气汤。"

《伤寒论》第221条："阳明病，脉浮而紧，咽燥口苦，腹满而喘，发热汗出。不恶寒，反恶热，身重。若发汗则躁，心愦愦，反谵语。"

《伤寒论》第374条："下利谵语者，有燥屎也，宜小承气汤。"

2. 虚证

（1）谵语脉短者死，为伤津，亡阳，致心气散乱。《伤寒论》第 211 条："发汗多，若重发汗者，亡其阳，谵语脉短者死。"

（2）少阴病谵语者，为阳微阴伤神浮。《伤寒论》第 284 条："少阴病，咳而下利，谵语者，被火气劫故也，小便必难，以强责少阴汗也。"

3. 热证

（1）谵语在阳明病外，多表示体内邪热亢盛，以致扰乱心神。胃热上扰，心神被扰。《伤寒论》第 107 条："伤寒八九日，下之，小便不利，谵语，一身尽重，不可转侧者，柴胡加龙骨牡蛎汤主之。"

（2）《伤寒论》第 111 条："太阳病中风，以火劫发汗，邪风被火热，血气流溢，失其常度，两阳相熏灼，其身发黄，阳盛则欲衄，阴虚小便难，阴阳俱虚竭，身体则枯燥，但头汗出，……干咽烂，或不大便。久则谵语，甚者至哕，手足躁扰，捻衣摸床。小便利者，其人可治。"

（3）火热入胃，上扰心神。《伤寒论》第 113 条："形作伤寒，其脉不弦紧而弱，弱者必渴。被火，必谵语。"

（4）胃中津伤，里热更盛。《伤寒论》第 110 条："太阳病二日，反躁，凡熨其背而大汗出，大热入胃，胃中水竭躁烦，必发谵语，十余日，震栗，自下利者，此为欲解也……"

（5）肝乘脾。《伤寒论》第 108 条："伤寒腹满谵语，寸口脉浮而紧，此肝乘脾也，名曰纵，刺期门。"

（6）肝胆火热炽盛亦会出现。《伤寒论》第 142 条："太阳与少阳并病，头项强痛，或眩冒，时如结胸，心下痞硬者，当刺大椎第一间……慎不可发汗，发汗则谵语，脉弦，五日谵语不止，当刺期门。"

（7）热入血室，血热上乘，心神不安。《伤寒论》第 143 条："妇人中风，发热恶寒，经水适来，得之七八日热除而脉迟身凉，胸胁下满如结胸状，谵语者，此为热入血室也，当刺期门，随其实而取之。"《伤寒论》第 145 条："妇人伤寒，发热，经水适来，昼日明了，暮则谵语如见鬼状，此为热入血室，无犯胃气及上二焦，必自愈。"

（8）下血谵语者乃血热上扰。《伤寒论》第 216 条："阳明病，谵语，此为热入血室，但头汗出者，刺期门，随其实而泻之，濈然汗出则愈。"

（9）阳热亢盛，阴精告竭。《伤寒论》第 216 条："夫实则谵语，虚则郑声。郑声者，重语也，直视谵语，喘满者死，下利者亦死。"

（10）汗出谵语，邪随热化。《伤寒论》第 217 条："汗出谵语者，以有燥屎在胃中，此为风也，须下者，过经乃可下之。下之若早，语言必乱，以表虚里实故也。下之愈，宜大承气汤。"

（11）发汗则津伤热更甚。《伤寒论》第 219 条："三阳合病，腹满、身重、难以转侧，口不仁、面垢、谵语、遗尿。发汗则谵语；下之，则额上生汗、手足逆冷；若自汗出者，白虎汤主之。"《伤寒论》第 267 条："若已吐、下、发汗、温针，谵语，柴胡证罢，此为坏病。知犯何逆，随证治之。"

（12）若胃气不和，内有燥热。《伤寒论》第29条："伤寒脉浮，自汗出，小便数，心烦，微恶寒，脚挛急，反与桂枝，欲攻其表，此误也。……若胃气不和，谵语者，少与调胃承气汤；若重发汗，复加烧针者，四逆汤主之。"

（二）郑声

郑声指神识不清，语言重复，时断时续，语声低弱模糊的症状。多因久病脏气衰竭，心神散乱所致，属虚证，故《伤寒论》谓"虚则郑声"。见于多种疾病的晚期、危重阶段。

此外，语言低微，气短不续，欲言不能复言者，称为夺气，是宗气大虚之象。

《伤寒论》第210条："夫实则谵语，虚则郑声。郑声者，重语也。直视，谵语，喘满者死，下利者亦死。"

（三）独语

独语指自言自语，喃喃不休，见人语止，首尾不续的症状。多因心气虚弱，神气不足，或气郁痰阻，蒙蔽心神所致，属阴证。常见于癫病、郁病。

燥热内结，腑实已甚，《伤寒论》第212条："伤寒，若吐利下者，不解，不大便五六日，上十余日，日晡所发潮热，不恶寒，独语如见鬼状。若剧者，发则不识人，循衣摸床，惕而不安，微喘直视，脉弦者生，涩者死；微者，但发热谵语者，大承气汤主之。若一服利，则止后服。"

《金匮要略·中风历节病脉证并治第五》："病如狂状，妄行，独语不休，无寒热，其脉浮。"

（四）错语

错语指病人神志清楚而语言时有错乱，语后自知言错的症状。证有虚实之分，虚证多因心气虚弱、神气不足所致，多见于久病体虚或老年脏气衰微之人；实证多为痰湿、瘀血、气滞阻碍心窍所致。

（五）狂言

狂言指精神错乱，语无伦次，狂叫骂詈的症状。《素问·脉要精微论》说："衣被不敛，言语不避亲疏者，此神明之乱也。"多因情志不遂，气郁化火，痰火互结，内扰神明所致。多属阳证、实证，常见于狂病、伤寒蓄血证。

（六）言謇

言謇指神志清楚、思维正常而吐字困难，或吐字不清。因习惯而成者，不属病态。病中言语謇涩，每与舌强并见者，多因风痰阻络所致，为中风之先兆或后遗症。

（七）声喝

声喝指说话声音噎塞、嘶哑，多由湿热虫毒引起上部咽喉被蚀伤及声门，则声音嘶哑，《金匮要略·百合狐惑阴阳毒病脉证治第三》："狐惑之为病……蚀于上部则声喝，甘草泻心汤主之。"

（八）惊呼

语声寂然喜惊呼者、喑喑然不彻者、啾啾然细而长者。《金匮要略·脏腑经络先后病脉证第一》："病人语声寂然喜惊呼者，骨节间病；语声喑喑然不彻者，心膈间病；语声啾啾然细而长者，头中病。""骨节间病，动则作痛，故病人喜安静，但偶一转动，其痛甚剧，故又突然惊呼。心膈间病，指结胸、心痞、懊忱之类的病证，由于气道不畅，所以发声喑喑然不彻。头中病指头中痛，痛在头中，大声则震动头部，其痛愈甚，所以声不扬，但胸膈气道正常无病，故声音细小而清长。"

三、呼吸

闻呼吸是诊察病人呼吸的快慢、是否均匀通畅，以及气息的强弱粗细、呼吸音的清浊、有无啰音等情况。一般来说，有病而呼吸正常，是形病气未病；呼吸异常，是形气俱病。呼吸气粗，疾出疾入者，多属实证；呼吸气微，徐出徐入者，多属虚证。

（一）病态呼吸

1. 喘 即气喘。指呼吸困难、急迫，张口抬肩，甚至鼻翼翕动，难以平卧。常由肺、心病变及白喉、急喉风等导致，而辨证还与脾、肾有关。

发作急骤，呼吸深长，息粗声高，唯以呼出为快者，为实喘。多为风寒袭肺或痰热壅肺、痰饮停肺，肺失宣肃，或水气凌心所致。

病势缓慢，呼吸短浅，急促难续，息微声低，唯以深吸为快，动则喘甚者，为虚喘。是肺肾亏虚，气失摄纳，或心阳气虚所致。

（1）寒喘：由于寒邪犯肺，肺气失宣而喘，见于太阳伤寒无汗而喘的麻黄汤证（《伤寒论》第35、第36、第235条）；寒饮迫肺，肺气上逆而咳，见于"发汗后饮水多，必喘，以水灌之，亦喘"（《伤寒论》第75条）；"伤寒，心下有水气，咳而微喘，发热不渴"的小青龙汤证（《伤寒论》第41条）；太阳中风，外寒引动宿疾，引起肺气不利而喘，见于"太阳病，下之微喘者，表未解故也"之桂枝加厚朴杏子汤证（《伤寒论》第43条）。

（2）热喘：邪热壅肺，肺失清肃而喘，见于汗后或下后，汗出而喘，外无大热之麻杏石甘汤证（《伤寒论》第63、第162条）；表邪外束，里热内迫，表里俱热，肺气不利而喘，见于"太阳病，桂枝证，医反下之，利遂不止。脉促者，表未解也。喘而汗出者"之葛根芩连汤证（《伤寒论》第34条）；实热内结，腑气壅滞，上逆于肺而喘，见于阳明病腹满而喘之大承气汤证（《伤寒论》第208、第212、第242条）。

（3）喘家：指素患喘疾之病人。本有喘息之证，又触冒风邪而病太阳中风，见于《伤寒论》第18条："喘家作，桂枝加厚朴杏子佳。"

（4）喘冒：指呼吸急促而头昏目眩。由于燥热内结于下，浊热之气上冲而肺气不降，清窍被熏所致。见于《伤寒论》第242条："病人小便不利，大便乍难乍易，时有发热，喘冒不能卧者，有燥屎也。"

（5）喘满：指呼吸急促与腹部胀满共见。一则由于阴竭于内，阳无所附，正气上脱而致喘满之阴竭气脱证，见于《伤寒论》第210条："直视谵语，喘满者死"；二则由于热结于里，腑气壅滞，不散，血脉凝滞腐溃，随上逆之肺气而咳出。肺失清肃而致喘满，见于《伤寒论》第218条："伤寒四五日，脉沉而喘满，沉为在里，而反发其汗，津液越出，大便为难，表虚里实，久则谵语。"

（6）息高：指呼吸表浅，喘促息短。由于肾气下绝，肺气上脱，气息浮游于上，不能归根，故息高，见于《伤寒论》第299条："少阴病，六七日，息高者，死。"

2. 哮　指呼吸急促似喘，喉间有哮鸣音的症状。多因痰饮内伏，复感外邪所诱发，或因久居寒湿之地，或过食酸咸生冷所诱发。

喘不兼哮，但哮必兼喘。喘以气息急迫、呼吸困难为主，哮以喉间哮鸣声为特征。临床上哮与喘常同时出现，所以常并称为哮喘。

3. 短气　指自觉呼吸短促而不相接续，气短不足以息的轻度呼吸困难。其表现似喘而不抬肩，气急而无痰声，即只自觉短促，他觉征象不明显。短气有虚实之别，虚证短气，兼有形瘦神疲，声低息微等，多因体质衰弱或元气虚损所致；实证短气，常兼有呼吸声粗，或胸部窒闷，或胸腹胀满等，多因痰饮、胃肠积滞或气滞或瘀阻所致。

4. 少气　又称气微。指呼吸微弱而声低，气少不足以息，言语无力的症状。属诸虚劳损，多因久病体虚或肺肾气虚所致。

（二）听诊呼吸音异常

临床可以借助听诊器诊察肺部的呼吸音。

1. 肺泡音异常　肺泡呼吸音一般形容为"微风声"，类似发出"夫"的声音，吸气时听到的声音较呼气时长而强、音调较高，肺的大部分均能听到。

肺泡呼吸音增强，多因邪热迫肺，肺失清肃，使息粗气高所致；若一侧或某局部肺泡呼吸音增强，则是由另侧或其他部位发生病变所致。

肺泡呼吸音减弱，可因咳喘病久，肺气亏虚，肺司呼吸之能减弱，或实热壅肺、痰瘀阻肺、肿瘤压迫，肺不主气，气道阻塞，或悬饮、气胸、肋骨骨折，使呼吸受限而导致。

2. 支气管呼吸音异常　支气管呼吸音类似将舌抬高后张口呼吸时发出的"哈"音，越靠近气管的区域音响越强。

在肺部其他区域听到支气管呼吸音，则为病理现象。常因肺热炽盛或痰热壅肺，或因肺痈、肺痨或肺部恶性肿瘤等使肺部形成空洞，或因悬饮或肺部肿瘤等，使肺组织受压致密，而呼吸音传导增强所致。

（三）啰音

啰音是呼吸音的附加音。应借助听诊器进行诊察。

1. 湿性啰音　又称水泡音，相似于用小管插入水中吹气时所产生的水泡破裂声，是空气通过含有痰饮等分泌物的支气管时所产生。

不借助听诊器就可听到，犹如"呼噜……呼噜……"声者，为粗湿性啰音。多见于重度昏迷、风中脏腑或濒死的病人，由于痰湿壅塞气道，病人无力咳出而成，也可见于肺痨空洞病人。

多在吸气终了时出现，声音常带细爆裂性，发生的时限很短者，为细湿性啰音。常见于痰饮阻肺或邪热壅肺之咳喘、肺痨以及肺痈等病人。

2. 干性啰音　是一种持续时间较长的音乐性呼吸附加音，故有音乐性啰音之称。其产生与气道狭窄、痉挛，或痰饮黏着气道，或肿瘤、异物压迫气道，或瘀血阻滞气道等有关，多见于肺咳、肺胀、哮病，心肾阳虚之水气泛滥等病人。

四、咳嗽

咳嗽指肺气向上冲击喉间而发出的一种"咳"声音。古人将其分为有声无痰谓之咳，有痰无声谓之嗽，有痰有声谓之咳嗽。多因六淫外邪袭肺、有害气体刺激、痰饮停肺、气阴亏虚等而致肺失清肃宣降，肺气上逆所致。除肺咳以咳嗽为主症外，几乎所有肺系疾病均可见到咳嗽，他脏疾病亦可影响到肺而伴见咳嗽。故《素问·咳论》有"五脏六腑皆令人咳，非独肺也"的记载。

临床上首先应分辨咳声和痰的色、量、质的变化，其次参考时间、病史及兼症等，以鉴别病证的寒热虚实性质。

咳声重浊紧闷，多属实证，是寒痰湿浊停聚于肺，肺失肃降所致。

咳声轻清低微，多属虚证，多因久病肺气虚损，失于宣降所致。

咳声不扬，痰稠色黄，不易咯出，多属热证，多因热邪犯肺，肺津被灼所致。

咳有痰声，痰多易咯，多属痰湿阻肺所致。

干咳无痰或少痰，多属燥邪犯肺或阴虚肺燥所致。

咳声短促，呈阵发性、痉挛性，连续不断，咳后有鸡鸣样回声，并反复发作者，称为顿咳（百日咳），多因风邪与痰热搏结所致，常见于小儿。

咳声如犬吠，伴有声音嘶哑，吸气困难，是肺肾阴虚，疫毒攻喉所致，多见于白喉。

水饮犯肺，肺失清肃而咳太阳伤寒兼里停水饮证，外寒内饮，相互搏结，壅塞肺系，而致咳，见于《伤寒论》第40条："伤寒表不解，心下有水气，干呕，发热而咳，……"《伤寒论》第41条："伤寒，心下有水气，咳而微喘……"；少阴病，阳虚水泛，水饮内停，上逆犯肺而咳"；《伤寒论》第316条："少阴病，……其人或咳，或小便利，或下利，或呕者，真武汤主之"；《伤寒论》第284条："少阴病，咳而下利，谵语者，被火劫故也。小便必难，以强责少阴汗也。"少阴病，阴虚有热，水气不利，上泛于肺而咳，《伤寒论》第319条："少阴病，下利六七日，咳而呕渴，心烦不得眠者，猪苓汤主之。"

肝胆气郁，逆而犯肺，故咳邪在少阳，枢机不利，肺失清肃而咳，《伤寒论》第96条："伤寒五六日，中风，往来寒热……或咳者，小柴胡汤主之。"少阴病，肝胃气滞阳郁，肝气上逆犯肺而咳，《伤寒论》第318条："少阴病，四逆，其人或咳，或悸，或小便不利，或腹中痛，或泄利下重者，四逆散主之。"

阳明病，邪热上扰犯肺而咳，《伤寒论》第198条："阳明病，但头眩，不恶寒，故能食而咳，其人咽必痛；若不咳者，咽不痛。"

《金匮要略》中咳主要见于《金匮要略·肺痿肺痈咳嗽上气病脉证治第七》，咳嗽上气而喘多由外邪内饮，邪实气闭所致，见于外寒内饮郁热之厚朴麻黄汤证和小青龙汤加石膏证、寒饮郁肺之射干麻黄汤证、痰浊壅肺之皂荚丸证，症状表现多为咳嗽气喘，不能平卧，或喉中痰鸣有声等；另肺痿可见咳唾涎沫，由于肺气痿弱，通调失职，不能敷布脾气上散之津液，又为邪热熏灼，以致成稠痰白沫，随肺气上逆而吐出；肺痈可见咳吐脓痰腥臭，由于邪热壅肺，结而不散，血脉凝滞腐溃，随上逆之肺气而咳出。

五、心音

心音指借助听诊器，听取心脏正常及病理的音响，是诊察心脏病证的重要方法。

心率、心律异常的临床意义与脉率、脉律异常基本一致。

若听诊心音增强，可见于胸壁较薄、运动之后、情绪激动等生理状况下，病变中主要见于气分热盛，或阴虚火旺、肝阳上亢，或血虚之代偿性心音增强者。

若听诊心音减弱，可见于肥胖而胸壁较厚者，病变中主要见于心气虚弱、心阳不足、心脉瘀阻、心阳暴脱，或心肺气虚、气血亏虚等病人，亦可见于胸壁水肿、肺胀、悬饮和支饮等病人。

在心音以外听到杂音时，多见于心痹、胸痹、心瘅等心脏病变；或见于外感高热、瘿气、肝阳上亢等阳热亢奋的病证；亦可见于先天心脏发育不良、肺胀等心肾阳虚证病人。

六、胃肠异常声音

（一）呕吐

呕吐指饮食物、痰涎从胃中上涌，由口中吐出的症状。是胃失和降，胃气上逆的表现。前人以有声有物为呕吐，有物无声为吐，有声无物为干呕。但临床上难以截然分开，一般统称为呕吐。根据呕吐声音的强弱和吐势的缓急，可判断症候的寒热虚实等。

吐势徐缓，声音微弱，呕吐物清稀者，多属虚寒证。常因脾胃阳虚，脾失健运，胃失和降，胃气上逆所致。

吐势较猛，声音壮厉，呕吐出黏稠黄水，或酸或苦者，多属实热证。常因热伤胃津，胃失濡养所致。

呕吐呈喷射状者，多为热扰神明，或因头颅外伤，颅内有瘀血、肿瘤等，使颅内压力增高所致。

呕吐酸腐味的食糜，多因暴饮暴食，或过食肥甘厚味，以致食滞胃脘，胃失和降，胃气上逆所致。

共同进餐者皆发吐泻，可能为食物中毒。朝食暮吐、暮食朝吐者，为胃反，多属脾胃阳虚证。口干欲饮，饮后则吐者，称为水逆，因饮邪停胃，胃气上逆所致。

（二）呃逆

呃逆指从咽喉发出的一种不由自主的冲击声，声短而频，呃呃作响的症状。俗称打呃，唐代以前称"哕"。是胃气上逆的表现。临床上根据呃声的高低强弱，间歇时间的长短不同，来判断病证的虚实寒热性质。

呃声频作，高亢而短，其声有力者，多属实证。呃声低沉，声弱无力，多属虚证。

新病呃逆，其声有力，多属寒邪或热邪客于胃；久病、重病呃逆不止，声低气怯无力者，属胃气衰败之危候。故《形色外诊简摩》说："新病闻呃，非火即寒；久病闻呃，胃气欲绝也。"

突发呃逆，呃声不高不低，无其他病史及兼症者，多属饮食刺激，或偶感风寒，一时胃气上逆动膈所致，一般为时短暂，不治自愈。

胃中虚冷，误用吐下发汗伤败胃气，浊阴之气上逆故哕，见于《伤寒论》第194条："阳明病，不能食，攻其热必哕。所以然者，胃中虚冷也，以其人本虚，攻其热必哕"；《伤寒论》第380条："伤寒大吐大下之，极虚，复极汗者，其人外气怫郁，复与之水，以发其汗，因得哕。所以然者，胃中寒冷故也。"

脾胃素虚，寒湿中阻，误用柴胡汤，重败胃气，故哕，见于《伤寒论》第98条："本渴饮水而呕者，柴胡汤不中与也，食谷者哕。"

胃中虚冷，寒邪内踞，复有水饮滞留胃中，寒水相搏，胃气失和，故哕，见于《伤寒论》第226条："若胃中虚冷不能食者，饮水则哕。"

邪实内结，气机阻滞，胃气上逆，故哕，见于《伤寒论》第381条："伤寒，哕而腹满，视其前后，知何部不利，利之则愈"；《伤寒论》第232条："若不尿，腹满加哕者不治。"

火淫于内，津液大伤，胃气欲败而上逆，故哕，见于《伤寒论》第111条："太阳中风，以火劫发汗，邪风被火热，邪气流溢，失其常度，……久则谵语，甚者至哕。"

少阳气郁，枢机不利，邪热郁闭，胃气不降，故哕，见于《伤寒论》第231条："阳明中风，脉弦浮大，而短气，腹都满，胁下及心痛，久按之气不通，鼻干，不得汗，嗜卧，一身及目悉黄，小便难，有潮热，时时哕，耳前后肿。"

（三）嗳气

嗳气指胃中气体上出咽喉，所发出的一种声长而缓的症状。古称"噫"。是胃气上逆的一种表现。

饱食之后，或饮汽水后，偶有嗳气，无其他兼症者，是饮食入胃排挤胃中气体上出所致，不属病态。临床根据嗳声和气味的不同，可判断虚实寒热。

嗳气酸腐，兼脘腹胀满者，多因宿食内停，属于实证。

嗳气频作而响亮，嗳气后脘腹胀减，嗳气发作因情志变化而增减者，多为肝气犯胃，属于实证。

嗳气频作，兼脘腹冷痛，得温症减者，多为寒邪犯胃，或为胃阳亏虚。

嗳声低沉断续，无酸腐气味，兼见纳呆食少者，为胃虚气逆，属虚证。多见于老年人或体虚之人。

伤寒汗出解后，汗后致虚，表证已解，但胃中不和，故噫气，见于《伤寒论》第157条："伤寒汗出解后，胃中不和，心下痞硬，干噫食臭"；或由于伤寒发汗，若吐、若下，解后，脾胃气伤，痰饮内生，胃虚气逆，故噫气不除，见于《伤寒论》第161条："伤寒发汗，若吐，若下，解后，心下痞硬，噫气不除者，旋覆代赭汤主之。"

（四）肠鸣

肠鸣又称腹鸣，是气体或液体通过肠道而产生的一种气过水声或沸泡音。在正常情况下，肠鸣声低弱而和缓，一般难以直接闻及，肠鸣声高时，病人或旁人可以直接听到。借助听诊器诊察肠鸣音，在脐部听得较为清楚，4~5次/min，若超过10次/min则为肠鸣频繁，持续3~5 min才听到1次者为肠鸣稀少。

肠鸣发生的频率、强度、音调等与胃肠功能、进食情况、感邪性质等有关。当肠道传导失常或阻塞不通时，则肠鸣声高亢而频急，或肠鸣音减少甚至完全消失。

1. 肠鸣增多 当病人动摇身体，或推抚脘部时，脘腹部鸣响如囊裹浆，辘辘有声者，称为振水声，若是饮水过后出现多属正常，若非饮水而常见此声者，多为水饮留聚于胃。

鸣响在脘腹，如饥肠辘辘，得温得食则减，饥寒则重者，为中气不足，胃肠虚寒。故《灵枢·口问》说："中气不足……肠为之苦鸣。"

肠鸣高亢而频急，脘腹痞满，大便泄泻者，多为感受风寒湿邪以致胃肠气机紊乱所致。

肠鸣阵作，伴有腹痛欲泻，泻后痛减，胸胁满闷不舒者，为肝脾不调。

《伤寒论》第157条："胁下有水气，腹中雷鸣"；《伤寒论》第158条："其人下利日数十行，谷不化，腹中雷鸣，心下痞硬而满。"

由于脾胃虚寒，不能运化水湿，故肠鸣，见于《金匮要略·血痹虚劳病脉证并治第六》："若肠鸣，马刀侠瘿者，皆为劳得之"；《金匮要略·腹满寒疝宿食病脉证治第十》："腹中寒气，雷鸣切痛，胸胁逆满，呕吐"；或者见于痰饮证，水饮停留于胃肠，而见"水走肠间，沥沥有声"《金匮要略·痰饮咳嗽病脉证并治第十二》。

2. 肠鸣稀少　肠鸣稀少主要显示肠传导功能障碍。可因实热蕴结肠胃，肠道气机受阻；肝脾不调，气机郁滞，肠道腑气欠通；脾肺气虚，肠道虚弱，传导无力；阴寒凝滞，气机闭阻，肠道不通等所致。

肠鸣音完全消失，腹胀满痛者，多属肠道气滞不通之重证，可见于肠痹或肠结等病。

（五）阴吹而正喧

阴吹指前阴出气，如后阴矢气一样；正喧，意味前阴出气很频繁，甚至声响连续不断。多由于胃肠燥结，腑气不畅，以致浊气下泄，干及前阴，而发生阴中出气有声之症。见于《金匮要略·妇人杂病脉证并治第二十二》："胃气下泄，阴吹而正喧，此谷气之实也，膏发煎导之。"

第二节　嗅气味

嗅气味，是指嗅辨与疾病有关的气味，分嗅病体气味与病室气味两种。疾病情况下，由于邪气侵扰，气血运行失常，脏腑功能失调，秽浊排除不利，腐浊之气由是而生，故可出现体气、口气、分泌物、排出物的气味异常。嗅气味可以了解疾病的寒热虚实，一般气味酸腐臭秽者，多属实热；气味偏淡或微有腥臭者，多属虚寒。

一、病体气味

病体散发的各种异常气味，临床上除医生直接闻诊所得外，其他诸如痰、涕、二便、经、带、恶露等排出物的异常气味，还可通过询问病人或陪护者闻及而获知。

（一）口气

口气指从口中散发出的异常气味。正常人呼吸或讲话时，口中无异常气味散出。若口中散发臭气者，称为口臭，多与口腔不洁、龋齿、便秘或消化不良有关。

口气酸臭，并伴食欲不振，脘腹胀满者，多属食积胃肠。

口气臭秽者，多属胃热。

口气腐臭，或兼咳吐脓血者，多是内有溃腐脓疡。

口气臭秽难闻，牙龈腐烂者，为牙疳。

（二）汗气

汗气指汗液散发出的气味。病人身有汗气味，可知曾有汗出。

汗出腥膻，是风湿热邪久蕴皮肤，津液受到蒸变所致，多见于风温、湿温、热病，或汗后衣物不洁所致。

汗出腥臭，可见于瘟疫或暑热火毒炽盛之证。

腋下随汗散发阵阵臊臭气味者，是湿热内蕴所致，可见于狐臭病。

（三）痰、涕之气

正常状态下，人体排出少量痰和涕，无异常气味。

咳吐浊痰脓血，腥臭异常者，多是肺痈，为热毒炽盛所致。

咳痰黄稠味腥者，是肺热壅盛所致。咳吐痰涎清稀味咸，无特异气味者，属寒证。

鼻流浊涕腥秽如鱼脑者，为鼻渊；鼻流清涕无气味者，为外感风寒。

《金匮要略·肺痿肺痈咳嗽上气病脉证治第七》："喘而胸满，振寒脉数，咽干不渴，时出浊唾腥臭，久久吐脓如米粥者，为肺痈，桔梗汤主之。"

（四）二便之气

二便闻诊除注意了解特殊气味外，还要结合望诊综合判断分析。

大便酸臭难闻者，多属肠有郁热。大便溏泻而腥者，多属脾胃虚寒。大便泄泻臭如败卵，或夹有未消化食物，矢气酸臭者，为伤食，是食积化腐而下趋的表现。

小便黄赤混浊，有臊臭味者，多属膀胱湿热。尿甜并散发烂苹果样气味者，为消渴厥。

（五）经、带、恶露之气

经、带闻诊主要是了解其有无异常气味。

月经臭秽者，多属热证；月经味腥者，多属寒证。

带下黄稠而臭秽者，多属湿热；带下清稀而腥者，多属寒湿。

崩漏或带下奇臭，并见异常颜色，常见于癌病，病情多危重。

产后恶露臭秽者，多属湿热或湿毒下注。

（六）呕吐物之气

呕吐物清稀无臭味者，多属胃寒；气味酸腐臭秽者，多属胃热。呕吐未消化食物，气味酸腐者为食积。呕吐脓血而腥臭者为内有溃疡。

（七）干噫食臭

干噫食臭，指嗳气中有食物味道。由于伤寒汗不得法，损伤脾胃之气，脾胃运化失健，转输不利，谷物不化，留置化作馊腐，故干噫食臭，见于："伤寒汗出，解之后，胃中不和，心下痞硬，干噫食臭"（《伤寒论》第 157 条）。

二、病室气味

病室气味是由病体本身或排出物、分泌物散发而形成。气味从病体发展到充斥病室，说明病情重笃。临床上通过嗅病室气味，可作为推断病情及诊断特殊疾病的参考。

病室臭气触人，多为瘟疫类疾病。如戴天章《瘟疫明辨》说："瘟疫病气从中蒸达于外，病即有臭气触人，轻则盈于床帐，重则蒸然一室。"

病室有血腥味，病者多患失血。

病室散有腐臭气，病者多患溃腐疮疡。

病室尸臭，多为脏腑衰败，病情重笃。

病室尿臊气（氨气味），见于肾衰。病室有烂苹果样气味（酮体气味），多为消渴厥病人，属危重病证。病室有蒜臭气味，多见于有机磷中毒。

第五章 脉 诊

脉诊又称切脉，是医生用手指对病人身体某些特定部位的动脉进行切按，体验脉动应指的形象，以了解健康或病情，辨别病证的一种诊察方法。

脉诊有着悠久的历史，公元前5世纪，著名医家扁鹊擅长候脉诊病。《史记·扁鹊仓公列传》曰："今天下之言脉者，由扁鹊也。"《黄帝内经》记载了"三部九候"等脉法；《难经》弘扬"独取寸口"候脉言病。东汉张仲景确立了"平脉辨证"的原则。西晋王叔和著《脉经》，分述三部九候、寸口脉法等，确定了二十四种脉象，是我国现存最早的脉学专著。明代张景岳《景岳全书·脉神章》对脉神、正脉十六部、脉之常变、脉之顺逆与从舍等论述甚详。李时珍《濒湖脉学》撷取明代以前脉学精华，载二十七脉，编成"七言诀"，附有《四言举要》，易于诵习。李士材《诊家正眼》增定脉象为二十八种。

第一节 概 述

一、脉诊原理

脉象是手指感觉脉搏跳动的形象，或称为脉动应指的形象。

（一）心、脉是形成脉象的主要脏器

1. 心脏的搏动　在宗气和心气的作用下，心脏一缩一张地搏动，把血液排入脉管而形成脉搏。《素问·五脏生成》说："诸血者，皆属于心"，《素问·六节脏象论》说："心者，其充在血脉。"这些论述说明，脉动源出于心，脉搏是心功能的具体表现。因此，脉搏的跳动与心脏搏动的频率、节律基本一致。

2. 脉管的舒缩　《素问·脉要精微论》说："夫脉者，血之府也。"脉是气血运行的通道。《灵枢·决气》说："壅遏营气，令无所避，是谓脉。"这说明脉管尚有约束、控制和推进血液沿着脉管运行的作用。当血液由心脏排入脉管，则脉管必然扩张，然后血管依靠自身的弹性收缩，压迫血液向前运行，脉管的这种一舒一缩功能，既是气血周流、循行不息的重要条件，也是产生脉搏的重要因素。所以脉管的舒缩功能正常与否，能直接影响脉搏，产生相应的变化。

3. 心阴与心阳的协调　心血和心阴是心脏生理功能活动的物质基础，心气和心阳是心脏的功能活动。心阴心阳的协调，是维持脉搏正常的基本条件。当心气旺盛，血液充盈，心阴心阳调和时，心脏搏动的节奏和谐有力，脉搏亦从容和缓，均匀有力。反之，可以出现脉搏的过大过小、过强过弱、过速过迟或节律失常等变化。

（二）气血是形成脉象的物质基础

气、血是构成人体组织和维持生命活动的基本物质。脉道必赖血液以充盈，因而血液的盈亏，直接关系到脉象的大小等；气属阳主动，血液的运行全赖于气的推动，脉的壅遏营气有赖于气的固摄，心搏的强弱和节律亦赖气的调节，因此，气的作用对脉象的影响更为重大。若气血不足，则脉象细弱或虚软无力；气滞血瘀，可以出现脉象细涩而不利；气盛血流薄疾，则脉多洪大滑数等。

（三）其他脏腑与脉象形成的关系

脉象的形成不仅与心、脉、气、血有关，同时与脏腑的整体功能活动亦有密切关系。

肺主气，司呼吸。肺对脉的影响，首先体现在肺与心，以及气与血的功能联系上。由于气对血有运行、统藏、调摄等作用，所以肺的呼吸运动是主宰脉动的重要因素，一般情况下，呼吸平缓则脉象徐和；呼吸加快，脉率亦随之急促；呼吸匀和深长，脉象流利盈实；呼吸急迫浅促，或肺气壅滞而呼吸困难，脉象多呈细涩；呼吸不已则脉动不止，呼吸停息则脉搏亦难以维持。因而前人亦将脉搏称为脉息，并有"肺朝百脉"之谓。

脾胃能运化水谷精微，为气血生化之源，"后天之本"。气血的盛衰和水谷精微的多寡，表现为脉之"胃气"的多少。脉有胃气为平脉（健康人的脉象），胃气少为病脉，无胃气为死脉，所以临床上根据胃气的盛衰，可以判断疾病预后的善恶。同时，血液之所以能在脉管中正常运行而形成脉搏，还依赖脾气的统摄与裹护，使血液不溢于脉管之外而在脉管内运行，即"脾主统血"之谓。

肝藏血，具有贮藏血液、调节血量的作用。肝主疏泄，可使气血调畅，经脉通利。肝的生理功能失调，可以影响气血的正常运行，从而引起脉象的变化。

肾藏精，为元气之根，是脏腑功能的动力源泉，亦是全身阴阳的根本。肾气充盛则脉搏重按不绝，尺脉有力，是谓"有根"。若精血衰竭，虚阳浮越则脉象变浮，重按不应指，是为无根脉，提示阴阳离散、病情危笃。

二、诊脉部位

诊脉部位历史上有多种。《素问·三部九候论》有三部九候诊法；《灵枢·终始》提出人迎寸口相参合的诊法；《素问·五脏别论》有独取寸口可以诊察全身状况的论述。汉代张仲景吸取人迎、寸口脉相比较的思路，在《伤寒杂病论》中常用寸口、趺阳或太溪的诊法。"独取寸口"的理论，经《难经》的阐发，到晋代王叔和的《脉经》，不仅理论上已趋完善，方法亦已确立，从而得到推广运用，一直沿用至今。

（一）三部九候诊法

三部九候诊法，又称为遍诊法，出自《素问·三部九候论》。是遍诊上、中、下三部有关的动脉，以判断病情的一种诊脉方法。

上为头部、中为手部、下为足部。上、中、下三部又各分为天、地、人三候，三三合而为九，故称为三部九候诊法。（表5-1、图5-1）。

表 5-1 遍诊法诊脉部位及临床意义

三部	九候	相应经脉和穴位	所属动脉	诊断意义
上部 （头）	天	足少阳经（两额动脉）太阳穴	颞浅动脉	候头角之气
	地	足阳明经（两颊动脉）巨髎穴	面动脉（颌内动脉）	候口齿之气
	人	手少阳经（耳前动脉）耳门穴	颞浅动脉	候耳目之气
中部 （手）	天	手太阴经寸口部的太渊穴、经渠穴	桡动脉	候肺之气
	地	手阳明经合谷穴	拇主要动脉	候胸中之气
	人	手少阴经神门穴	尺动脉	候心之气
下部 （足）	天	足厥阴经五里穴或太冲穴	跖背动脉	候肝之气
	地	足少阴经太溪穴	胫后动脉跟支	候肾之气
	人	足太阴经箕门穴或足阳明冲阳穴	股动脉或足背动脉	候脾胃之气

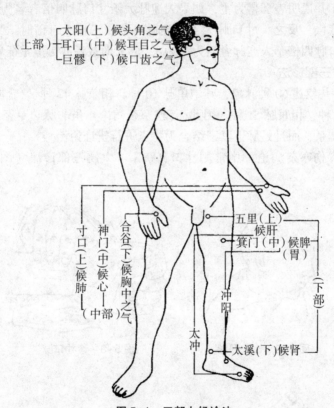

图 5-1 三部九候诊法

上部"天"是指两侧颞动脉，可以反映头额及颞部的病痛；上部"人"是指耳前动脉，可以了解目和耳的情况；上部"地"，是指两颊动脉，可以了解口腔与牙齿的情况。中部"天"，是手太阴肺经的动脉处，可候肺气；中部"人"，是手少阴心经的动脉处，可候心气；中部"地"，是手阳明大肠经的动脉处，可候胸中之气。下部"天"，是足厥阴肝经的动脉处，候肝气；下部"人"，是足太阴脾经或足阳明胃经的动脉处，候脾胃之气；下部"地"，是足少阴肾经的动脉处，候肾气。诊察这些脉动部位的脉象，可以了解全身各脏腑、经脉的生理病理状况。《素问·三部九候论》说："人有三部，部有三候，以决死生，以处百病，以调虚实，而除邪疾。"可见三部九候诊法是一种最古老的诊脉方法，其用义是何处脉象有变化，便可以提示相应部位、经络、脏腑发生病变的可能，而不是用一处或几处脉象来测知全身情况。

（二）人迎寸口诊法

人迎寸口诊法，是对人迎和寸口脉象互相参照，进行分析的一种方法，它比遍诊法简单（图5-2、图5-3）。

《灵枢·终始》提出："持其脉口（寸口）人迎，以知阴阳有余不足，平与不平。"寸口主要反映内脏的情况，人迎（颈总动脉）主要反映体表情况，这两处脉象是相应的，来去大小亦相一致。按照《内经》的认识，在正常情况下，春夏季人迎脉稍大于寸口脉；秋冬季寸口脉稍大于人迎脉。如果人迎脉大于寸口脉一倍、二倍、三倍时，疾病由表入里，并说明表邪盛为主，如果人迎脉大于寸口脉四倍者名为"外格"，大而数者是危重的症候。反之，寸口脉大于人迎脉一倍、二倍、三倍时，为寒邪在里，或内脏阳虚，寸口脉四倍于人迎脉者名为"内关"，大而数者亦为危重征象。

（三）仲景三部诊法

《伤寒论》共叙述60种脉象，其中单脉10种，相兼脉42种。《金匮要略》脉象达69种，单脉18种，相兼脉51种。因此，《伤寒杂病论》虽非脉学专著，但对脉象及主病已形成理论体系，而且是脉证紧密结合为特点进行辨证论治。

张仲景在《伤寒杂病论》中常用寸口、趺阳、太溪三部诊法（图5-3、图5-4、图5-5）。

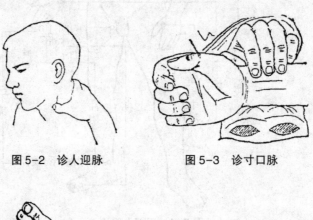

图5-2　诊人迎脉　　　　　　　图5-3　诊寸口脉

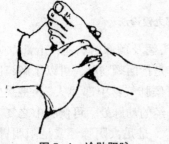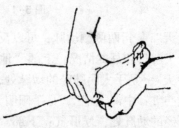

图5-4　诊趺阳脉　　　　　　　图5-5　诊太小溪脉

三部诊法是以诊寸口脉候脏腑病变，诊趺阳脉候胃气，诊太溪脉候肾气。现在这种方法多在寸口无脉搏或者观察危重病人时运用。如两手寸口脉象十分微弱，而趺阳脉尚有一定力量时，提示病人的胃气尚存，尚有救治的可能；如趺阳脉难以触及时，提示病人的胃气已绝，难以救治。

（四）寸口诊法

寸口又称气口或脉口。是指单独切按桡骨茎突内侧一段桡动脉的搏动，根据其脉动形象，以推测人体生理、病理状况的一种诊察方法。

1. 寸口部位 寸口脉分为寸、关、尺三部（图5-6）。通常以腕后高骨（桡骨茎突）为标记，其内侧的部位关前（腕侧）为寸，关后（肘侧）为尺。两手各有寸、关、尺三部，共六部脉。寸关尺三部又可施行浮、中、沉三候。《难经·十八难》说："三部者，寸、关、尺也；九候者，浮、中、沉也。"

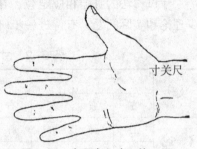

图5-6 寸口脉之寸、关、尺

由此可见，寸口诊法的三部九候和遍诊法的三部九候名同而实异。

2. 寸口脉诊病的原理 《素问·五脏别论》说："胃者水谷之海，六腑之大源也。五味入口，藏于胃，以养五脏气，气口亦太阴也。是以五脏六腑之气味，皆出于胃，变见于气口。"《难经·一难》指出："十二经皆有动脉，独取寸口，以决五脏六腑死生吉凶之法，何谓也？然，寸口者，脉之大会，手太阴之动脉也。"以上说明独取寸口的道理：①寸口部为"脉之大会"。寸口脉属手太阴肺经之脉，气血循环流注起始于手太阴肺经，营卫气血遍布周身，循环50°又终止于肺经，复会于寸口，为十二经脉的始终。脉气流注肺而总会聚于寸口，故全身各脏腑生理功能的盛衰，营卫气血的盈亏，均可从寸口部的脉象上反映出来。②寸口部脉气最明显。寸口部是手太阴肺经"经穴"（经渠）和"输穴"（太渊）的所在处，为手太阴肺经经气流注和经气渐旺，以至达到最旺盛的特殊反应点，故前人有"脉会太渊"之说，其脉象变化最有代表性。③可反映宗气的盛衰。肺脾同属太阴经，脉气相通，手太阴肺经起于中焦，而中焦为脾胃所居之处，脾将通过胃所受纳腐熟的食物之精微上输于肺，肺朝百脉而将营气与呼吸之气布散至全身，脉气变化见于寸口，故寸口脉动与宗气一致。④寸口处为桡动脉，该动脉所在桡骨茎突处，其行径较为固定，解剖位置亦较浅表，毗邻组织比较分明，方便易行，便于诊察，脉搏强弱易于分辨，同时诊寸口脉沿用已久，在长期医疗实践中，积累了丰富的经验，所以说寸口部为诊脉的理想部位。

3. 寸口分候脏腑 关于寸关尺分候脏腑，文献记载有不同说法，具有代表性者如表5-2所示。

从下表可以看出，寸口六部脏腑分候中，五脏及胃、胆、膀胱的分属部位，各家所说皆同，分歧主要在大肠、小肠和三焦。产生分歧的主要原因不外两个方面，一是根据脏腑经络相表里的关系，把肺与大肠定位于右寸，心与小肠定位于左寸；另一种是根据脏腑的解剖位置，"尺主腹中"，所以把大小肠定位在尺部；将尺部定为三焦者，只是个别医家的意见。

现在临床上一般是根据《内经》"上竟上""下竟下"的原则，即上（寸脉）以候上（身躯上部），下（尺脉）以候下（身躯下部），来划分寸口三部所分候的脏腑（表5-3）：左寸候心，右寸候肺，并统括胸以上及头部的疾病；左关候肝胆，右关候脾胃，统括膈以下至脐以上部位的疾病；两尺候肾，并包括脐以下至足部疾病。

此外，也有不分寸、关、尺，但以浮、中、沉分候脏腑的方法，如以左手浮取候心，中取候肝，沉取候肾；右手浮取候肺，中取候脾，沉取候肾（命门）。

寸口诊法的脏腑相应定位，在临床实践中积累了丰富的经验。但其中还存在着不少理论和实际问题，有待进一步研究。

表5-2　寸口与脏腑相应的几种说法比较

文献	寸		关		尺		说明
	左	右	左	右	左	右	
《难经》	心	肺	肝	脾	肾	肾	大小肠配心肺，是表里相属；右肾属火，故右尺亦候命门
	小肠	大肠	胆	胃	膀胱	命门	
《脉经》	心	肺	肝	脾	肾	肾	
	小肠	大肠	胆	胃	膀胱	三焦	
《景岳全书》	心	肺	肝	脾	肾	肾 小肠	小肠配右尺是火居火位；大肠配左尺是金水相从
	心包络	膻中	胆	胃	膀胱 大肠	三焦 命门	
《医宗金鉴》	心	肺	肝	脾	肾	肾	小肠配左尺，大肠配右尺，是以尺候腹中的部位相应，故又以三焦分配寸、关、尺三部
	膻中	胸中	胆膈	胃	膀胱 小肠	大肠	

表5-3　常用寸口三部分候脏腑

寸口	寸	关	尺
左	心 膻中	肝 胆膈	小腹（膀胱、小肠）
右	肺 胸中	脾胃	肾 小腹（大肠）

关于寸口分候脏腑的理论根据，诸说不一。

（1）根据气血阴阳的理论而确定：中医学认为，右手偏旺于气，左手偏旺于血。肺主气，气旺于右，胸中为肺的宫城，肺又主气，并为宗气所居之处，故以右寸配肺；心主血，血旺于左，膻中（心包络）为心的外围，故以左寸候心与膻中；脾居中州，体虽偏左而气行于右，由于脾胃互为表里，故以右关配脾胃；肝主藏血，其体虽在右而气化作用实行于左，由于肝与胆互为表里，故以肝胆配左关；肾在腰之两旁，位居低下，故候于两尺；小腹属下，为大小肠、膀胱所居之处；而膀胱、小肠从阴以配于左尺；大肠从阳以配于右尺。诚如李时珍所云："两手六部皆肺经之脉，特取此以候五脏六腑之气耳，非为五脏六腑所居之处也。"说明寸口脉所候，为五脏六腑之气，而非其体。

（2）根据脏腑部位所在而确定：《难经·十八难》指出："上部法天，主胸以上至头之有疾也；中部法人，主膈以下至脐之有疾也；下部法地，主脐之以下至足之有疾也。"这是把躯体划分为胸、膈、腹三部，由于心肺居于胸中，故应于两寸；肝脾居于膈下，故应于两关；两肾居于脐下，故应于两尺。这种脏腑配属方法，实际是源于《内经》"上竟上""下竟下"的原则。

寸口脉象主病的意义，在临床上常用"独异"主病的概念。即首先综观三部脉的共同特征，了解脉象变化与病性病位的关系，如：弦主肝病，濡主脾病，洪数多主热证，沉紧多主寒证等；然后再比较六部脉象，是否在某一部位有独特的变化，根据脏腑与寸口脉相应的关系，推测发病部位。

三、诊脉方法

（一）时间

诊脉的时间，以清晨（平旦）未起床、未进食时为最佳。由于脉象是非常灵敏的生理与病理信息，它的变化与气血的运行有密切关系，并受饮食、运动、情绪等方面因素的影响。清晨未起床、未进食时，机体内外环境比较安定，脉象能比较准确地反映机体的基础生理情况，同时亦比较容易发现病理性脉象。《素问·脉要精微论》说："诊法常以平旦，阴气未动，阳气未散，饮食未进，经脉未盛，络脉调匀，气血未乱，故乃可诊有过之脉。"说明清晨是诊脉的理想时间。但这样的要求一般很难做到，特别是对门诊、急诊的病人，要及时诊察病情，而不能拘泥于平旦。但是诊脉时应保持诊室安静，且应让病人在比较安静的环境中休息片刻，以减少各种因素的干扰，这样诊察到的脉象才比较真实。

（二）体位

诊脉时病人的正确体位是正坐或仰卧，前臂自然向前平展，与心脏置于同一水平，手腕伸直，手掌向上，手指微微弯曲，在腕关节下面垫一松软的脉枕（图5-3），使寸口部充分暴露伸展，气血畅通，便于诊察脉象。如果是侧卧，下面手臂受压；或上臂扭转，脉气不能畅通；或手臂过高或过低，与心脏不在一个水平面时，都可以影响气血的运行，使脉象失真。《医存》说："病者侧卧，则在下之臂受压而脉不行；若覆其手，则腕扭而脉行不利；若低其手，则血下注而脉滞；若举其手，则气上窜而脉弛；若身覆则气压而脉困；若身动则气扰而脉忙。"因此，诊脉时必须注意病人的体位，只有采取正确的体位，才能获得比较真切的指感。

（三）指法

指法是指医生诊脉的具体操作方法。正确而规范地运用指法，可以获得比较丰富而准确的病理信息。临床诊脉常用的指法，可概括为选指、布指和运指等。

1. 选指　医者在诊脉时应当选用左手或右手的示指、中指和环指三个手指指目，手指指端平齐，手指略呈弓形倾斜，与受诊者体表约呈45°为宜，这样的角度可以使指目紧贴于脉搏搏动处。指目即指头和指腹交界棱起之处，与指甲二角连线之间的部位（图5-7），形如人目，是手指触觉比较灵敏的部位，而且推移灵活，便于寻找指感最

清晰的部位，并可根据需要适当地调节指力。如脉
象细小时，手指着力点可偏重于指目前端；脉象粗
大时，着力点偏重于指目后端。指尖的感觉虽灵
敏，但因有指甲，不宜垂直加压。指腹的肌肉较丰
厚，用指腹切脉有时会受医者自身手指动脉搏动的
干扰，容易产生错觉。所以诊脉时三指平按或垂直
下指都是不合适的。

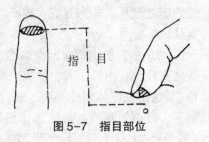

图 5-7　指目部位

2. 布指　医生下指时，先以中指按在掌后高骨内侧动脉处，称为中指定关，然后
用示指按在关前（腕则）定寸，用无名指按在关后（肘侧）定尺。切脉时布指的疏密
要得当，要与病人手臂长短和医生的手
指粗细相适应，病人的手臂长或医者手
指较细者，布指宜疏，反之宜密。小儿
寸口部位甚短，一般多用"一指（拇指
或示指）定关法"，而不必细分寸、关、
尺三部。

3. 运指　指医生布指之后，运用指
力的轻重、挪移及布指变化以体察脉
象。常用的指法有举、按、寻、总按和
单诊等（图5-8）。

图 5-8　手指以浮、中、沉三个等级的压力取脉

（1）举法：指医生的手指用较轻的
力按在寸口脉搏跳动部位以体察脉象。用举的指法取脉又称为"浮取"。

（2）按法：指医生手指用力较重，甚至按到筋骨以体察脉象。用按的指法取脉又
称为"沉取"。

（3）寻法：寻即寻找的意思，指医生手指用力不轻不重，按至肌肉，并调节适当
指力，或左右推寻，以细细体察脉象。用力不轻不重，按至肌肉而取脉，称为"中取"。

（4）总按：即三指同时用大小相等的指力诊脉的方法，从总体上辨别寸关尺三部
和左右两手脉象的形态、脉位、脉力等。

（5）单诊：用一个手指诊察一部脉象的方法。主要用于分别了解寸、关、尺各部
脉象的位、次、形、势等变化特征。

临床时一般三指均匀用力，但亦可三指用力不一，总按和单诊配合运用，以求全
面捕获脉象信息。

（四）平息

平息指医者在诊脉时要保持呼吸调匀，清心宁神，以自己的呼吸计算病人的脉搏
至数。平息的主要意义有二：一是指以医生的一次正常呼吸为时间单位，来检测病人
的脉搏跳动次数。如《素问·平人气象论》说："人一呼脉再动，一吸脉亦再动，呼吸
定息，脉五动，闰以太息，命曰平人。平人者，不病也。常以不病调病人，医不病，
故为病人平息以调之为法。"正常人呼吸每分钟 16~18 次，每次呼吸脉动 4 次，间或 5
次，正常人的脉搏次数为每分钟 72~80 次，由此可见，凭医生的呼吸对病人的脉搏进

行计数的方法是有科学根据的。另一方面，在诊脉时平息，有利于医生思想集中，专注指下，以仔细地辨别脉象，即所谓"持脉有道，虚静为保"。诊脉时最好不要参入问诊，以避免医生分散精力，避免病人由于情绪的波动而引起脉象变化。

（五）五十动

五十动指医生对病人诊脉的时间一般不应少于 50 次脉跳的时间。每次诊脉每手应不少于 1 min，两手以 3 min 左右为宜。诊脉时间过短，则不能仔细辨别脉象的节律等变化；诊脉时间过长，则因指压过久亦可使脉象发生变化，所诊之脉有可能失真。古人提出诊脉需要诊"五十动"，其意义有二，一是有利于仔细辨别脉搏的节律变化，了解脉搏跳动 50 次中有没有出现脉搏节律不齐的促、结、代等脉象，或者是否有时快时慢、三五不调的脉象，如果在脉跳五十次中不见节律不齐的脉象，则以后的脉搏跳动也就一般不会出现了。二是提醒医者在诊脉时态度要严肃认真，不得随便触按而草率从事，正如张仲景所说："动数发息，不满五十，短期未知决诊，九候曾无仿佛……夫欲视死别生，实为难矣！"

四、脉象要素

脉象的辨识主要依靠手指的感觉。脉象的种类很多，中医文献常从位、次、形、势四个方面加以分析归纳，它与脉搏的频率、节律，显现的部位、长度，宽度，脉管的充盈度、紧张度，血流的通畅流利度，心脏搏动的强弱等因素有关。掌握脉象要素，对于理解各种脉象的特征及形成机制，可起到执简驭繁的作用。

（一）脉位

脉位指脉搏跳动显现的部位和长度。每次诊脉均应诊察脉搏显现部位的浅深、长短。正常脉搏的脉位不浮不沉，中取可得，寸、关、尺三部有脉。如脉位表浅者为浮；脉位深沉者为沉脉等；脉搏超越寸、关、尺三部为长脉；脉动不及寸、尺者为短脉。

（二）脉次

脉次指脉搏跳动的至数和节律。每次诊脉均应诊察脉搏的频率快慢和节律是否均匀。正常成人，脉搏的频率每分钟 72~80 次，且节律均匀，没有歇止。如一息五至以上为数脉等；一息不满四至为迟脉；出现歇止者，有促、结、代等脉的不同；脉律快慢不匀者，为三五不调。

（三）脉形

脉形指脉搏跳动的宽度等形态。每次诊脉均应诊察脉搏的大小、软硬等形状。脉形主要与脉管的充盈度、脉搏跳动的幅度及紧张度等因素有关。如脉管较充盈，跳动幅度较大者为洪脉；脉管充盈度较小，跳动幅度较小者为细脉；脉体大小不匀者，为参差不齐；脉管弹性差、欠柔和者为弦脉；脉体柔软无力者为濡脉、缓脉等。

（四）脉势

脉势指脉搏应指的强弱、流畅等趋势。脉势包涵着多种因素，如脉动的轴向和径向力度；主要由心脏和阻力影响所产生的流利度；由血管弹性和张力影响而产生的紧张度等。每次诊脉均应诊察脉动势力的强弱及流畅程度。正常脉象，应指和缓，力度适中。应指有力为实脉；应指无力为虚脉；通畅状态较好、脉来流利圆滑者为滑脉；通畅状态较差、脉来艰涩不畅者为涩脉等。

以上是构成脉象的基本要素，也是体察脉象的基本要点。脉象的辨别，主要依据医者指下感觉，因此，医者察脉，必须反复练习指感，细心体察，尤其是对脉象的位、次、形、势等更应反复体察，将各种脉象要素综合起来进行分析，才能形成比较完整的脉象，才能正确地分辨各种病脉。

第二节　正常脉象

正常脉象也称为平脉、常脉。是指正常人在生理条件下出现的脉象，既具有基本的特点，又有一定的变化规律和范围，而不是指固定不变的某种脉象。

正常脉象反映机体气血充盈，气机健旺，阴阳平衡，精神安和的生理状态，是健康的象征。

一、正常脉象的特点

正常脉搏的形象特征是：寸、关、尺三部皆有脉，不浮不沉，不快不慢，一息四五至，相当于72～80次/min（成年人），不大不小，从容和缓，节律一致，尺部沉取有一定的力量，并随生理活动、气候、季节和环境等的不同而有相应变化。

古人将正常脉象的特点概括称为"有胃""有神""有根"。

（一）有胃

"有胃"即脉有胃气。脉之胃气，主要反映脾胃运化功能的盛衰、营养状况的优劣和能量的储备状况。正如《素问·平人气象论》所说："人以水谷为本，故人绝水谷则死，脉无胃气亦死。"

脉象中的胃气，在切脉时可以感知，《灵枢·终始》认为是"谷气来也徐而和"，就是说有胃气的脉应是不疾不徐、从容和缓。《素问·玉机真脏论》说："脉弱以滑，是有胃气。"戴启宗《脉诀刊误》则称："凡脉不大不细，不长不短，不浮不沉，不滑不涩，应手中和，意思欣欣，难以名状者，为胃气。"陈士铎《脉诀阐微》指出："无论寸关尺，下指之时觉有平和之象，即是有胃气。"这些论述，虽说法不一，但均可供参考。

现在一般认为，脉有胃气的表现是指下具有从容、徐和、软滑的感觉。平人脉象不浮不沉，不疾不徐，来去从容，节律一致，是为有胃气。即使是病脉，不论浮沉迟数，但有冲和之象，便是有胃气。

胃为"水谷之海"，是人体营卫气血生化之源，各脏腑、组织、经络的功能活动，有赖于胃气的充养。脉之胃气亦赖水谷之气的充养，在一定程度亦决定于胃气的有无。人以胃气为本，脉亦以胃气为本，有胃气则生，少胃气则病，无胃气则死；正如清代程国彭《医学心悟·脉法金针》所言："凡诊脉之要，有胃气曰生，胃气少曰病，胃气尽曰不治。"因此，诊察脉象有无胃气，对于推断疾病的预后具有重要的意义。

（二）有神

"有神"即脉有神气。诊脉神之有无，可察精气之盈亏，并与胃气的盛衰有关。

脉之有神的表现，李杲认为"脉中有力，即为有神"，周学霆认为"缓即为有神"，陈士铎《脉诀阐微》中说："无论浮沉、迟数、滑涩、大小之各脉，按指之下若有条理，先后秩然不乱者，此有神之至也。若按指而充然有力者，有神之次也。其余按指而微微鼓动者，亦谓有神。"综合各家之说，脉之有神是指脉律整齐、柔和有力。即使微弱之脉，但未至于散乱而完全无力；弦实之脉，仍带柔和之象，皆属脉有神气。反之，脉来散乱，时大时小，时急时徐，时断时续，或弦实过硬，或微弱欲无，都是无神的脉象。

脉有神与脉有胃气的表现基本一致，都是具有和缓有力之象，故周学海说："脉以胃气为有神。"神以精气为物质基础，而精气产生于水谷之气，故有胃即有神。

"神"是机体生命活动的体现，可表现在各个方面，亦可表现在脉象上。脉象有神，常人见之，精气充盛；有病之人见之，虽病而精气未竭。故观察脉神推测病情，须与全身情况结合，病人形神充沛，虽见脉神不振，尚有挽回之望；若形神已失，虽脉无凶象，亦不能掉以轻心。

（三）有根

"有根"，即脉有根基。脉之有根无根主要说明肾气的盛衰。由于肾藏精，乃先天之本，元气之根，人身十二经脉全赖肾间动气之生发，故《难经·八难》说："然诸十二经脉者，皆系于生气之原，所谓生气之原者，谓十二经之根本也，谓肾间动气也，此五脏六腑之本，十二经脉之根……"

有根脉主要表现为尺脉有力、沉取不绝两个方面。因为尺脉候肾，沉取候肾，尺脉沉取应指有力，就是有根的脉象。若在病中，证虽危重，但尺脉沉取尚可摸得，则为肾气未绝，犹如树木之有根，枝叶虽枯，根本不坏，尚有生机。正如王叔和所说："寸口虽无，尺犹不绝，如此之流，何忧陨灭。"相反，若尺脉沉取不应，则说明肾气已败，病情危笃。

总之，脉贵有胃、有神、有根，是从不同侧面强调正常脉象的必备条件。胃、神、根三者是三位一体的，相互补充而不能截然分开，有胃必然有神、有根，即不论是何种脉象，只要节律整齐，有力中不失柔和，和缓中不失有力，尺部沉取应指有力，就是有胃、有神、有根的表现，说明脾胃、心、肾等脏腑功能不衰，气血精神未绝，虽病而病尚轻浅，正气未伤，生机仍在，预后良好。

二、脉象的生理变异

脉象受年龄、性别、形体、生活起居、职业和精神情志等因素的影响，机体为适应内外环境的变化而进行自身调节，因而可以出现各种生理变异。当然，这些脉象的变异，往往是暂时的，或者是可逆的，只要有胃、有神、有根，仍属平脉范围，临床应与病脉相鉴别。

（一）个体因素影响

1. 性别 由于性别的不同，导致体质的差异，而脉象亦随之各异。一般说女性的脉势较男性的脉势弱，且至数稍快，脉形较细小。

2. 年龄 健康人的脉象，随年龄的增长而产生各种变异。三岁以内的小儿，一息七八至为平脉；五六岁的小儿，一息六至为平脉；青年人的脉象较大且有力，老年人脉象多弦，所以，滑脉、弦脉都可以是相应年龄组的平脉。

3. 体质 身躯高大的人，脉的显现部位较长；矮小的人，脉的显现部位较短。瘦人脉多浮；胖人脉多沉；运动员脉多缓而有力。由于禀赋的不同，体质的差异，有六脉同等沉细而无病者，称为六阴脉；有六脉同等洪大而无病者，称为六阳脉，均不属病脉。

4. 脉位变异 有的人脉不见于寸口，而从尺部斜向手背，名叫斜飞脉；若脉出现在寸口的背侧，名叫反关脉；还有出现于腕侧其他位置的，都是生理特异的脉位，即桡动脉解剖位置的变异，不属病脉。

（二）外部因素影响

1. 情志 恐惧、兴奋、忧虑、紧张等情绪的变化，常导致脉象的变异，当情绪恢复宁静之后，脉象亦随之恢复正常。《素问·经脉别论》指出："人之居处、动静、勇怯，脉亦为之变乎……凡人之惊恐恚劳动静，皆为变也。"一般是喜则气缓而脉多缓；怒则气上而脉多弦；惊则气乱而可脉动暂时无序。

2. 劳逸 剧烈活动之后，脉多洪数；入睡之后，脉多迟缓。长期从事体力劳动之人与从事脑力劳动之人比较，脉多大而有力。

3. 饮食 酒后、饭后脉稍数而有力；饥饿时脉多缓弱。

4. 季节 季节气候的变化，时时影响着人体的生理活动，人体为适应自然而进行的生理性调节，亦可反映在脉象上。《素问·脉要精微论》说："万物之外，六合之内，天地之变，阴阳之应……四变之动，脉与之上下。"因此，正常人形成了与时令气候相应的四季脉象，《素问·平人气象论》总结为"春胃微弦""夏胃微钩""秋胃微毛""冬胃微石"曰平脉。这是因为，春令虽阳气初升，人体应生发之气，阳气向外浮越，但寒气未尽除，气机仍有约束之象，故脉位较浅，且端直而长，如按琴弦；夏天阳气旺盛，人应盛长之气，气盛血涌，脉管充盈，故脉来形体较大，且来势盛而去势衰；秋天气机开始收敛，人应之而阳气乍敛，故脉在肤下，但脉势已减而但见浮象；冬日气候严寒，人应闭藏之气，腠理致密，阳气内潜，故脉位深沉而有力。此为应时之脉，属无病，反此则病，故《素问·玉机真脏论》曰："脉从四时，谓之可治……脉逆四时，为不可治。"

5. 昼夜 一日之中随着平旦、日中、日西、夜半的阴阳消长，脉象也有昼夜节律的变化，总的趋势是昼日脉象偏浮而有力，夜间脉象偏沉而细缓。

6. 地理环境 长时期生活在不同地区的人，由于受地理环境的影响，以致体质有别，因而出现的平脉亦不同。如我国东南方地势低下，气候偏温，空气湿润，人体肌腠缓疏，故脉多细软偏数；西北方地势高，空气干燥，气候偏寒，人体肌腠致密紧缩，故脉象多沉实。

（三）诊断意义

（1）霍乱吐利后，大邪已去，表里俱解，阴阳调和，故脉平。主病欲愈。《伤寒论》第391条："吐、利，发汗，脉平，小烦者，以新虚不胜谷气故也。"

（2）温疟，外寒郁闭，里热不显。《金匮要略·疟病脉证并治第四》："温疟者，其脉如平，身无寒但热，骨节疼烦，时呕，白虎加桂枝汤主之。"

（3）痰饮不盛。《金匮要略·痰饮咳嗽病脉证并治第十二》："支饮亦喘而不能卧，加短气，其脉平也。"

（4）下利，正气不虚。《金匮要略·下利病脉证并治第十七》："下利三部脉皆平，按之心下坚者，急下之，宜大承气汤呕吐哕。"

（5）妊娠早期，胎气未盛。《金匮要略·妊娠病脉证并治第二十》："师曰：妇人得平脉，阴脉小弱，其人渴，不能食，无寒热，名妊娠，桂枝汤主之。"

第三节 病理脉象

疾病反映于脉象的变化，叫病理脉象，简称"病脉"。一般说来，除了正常生理变化范围以内及个体生理特异变化之外的脉象，均属病脉。

一、常见病脉

由于对脉象感觉与体会的差异，历代医家对常见病脉的分类和命名亦存在着差别。《内经》记载有二十一种脉象，《伤寒论》中记载二十六种，《脉经》总结分为二十四种，《景岳全书》只分为十六种脉，《濒湖脉学》《三指禅》则分为二十七种，《诊家正眼》增疾脉而为二十八脉，《脉理求真》增至三十种，《辨证录》则更有三十八种之多。近代临床所提及的脉象，有浮、沉、迟、数、洪、细、虚、实、滑、涩、弦、紧、结、代、促、长、短、缓、濡、弱、微、散、芤、伏、牢、革、动、疾二十八种。

（一）浮脉

【脉象特征】 轻取即得，重按稍减而不空，举之有余，按之不足。

浮脉可理解为"浅脉"，形容为"浮如水漂木""浮如水上负轻舟"。其脉象特征是脉管的搏动在皮下较浅表的部位，即位于皮下浅层。因此，轻取即得，按之稍减而不空。

【临床意义】 一般见于表证。亦可见于里证。

（1）外邪袭表，正气趋表抗邪，故脉浮。主病在太阳。《伤寒论》第1条："太阳之为病，脉浮，头项强痛而恶寒。"《伤寒论》第394条："脉浮，宜以汗解。"

1）汗出表虚，表证未解。见于《伤寒论》第45条："太阳病，先发汗不解，而复下之。"

2）寒邪束表。证见发热，无汗等。治宜发汗解表，酌用麻黄汤（《伤寒论》第51、第115、第170条）。

3）温病初起，邪在卫分。《伤寒论》第113条："形作伤寒，其脉不弦紧而弱，弱者必渴，被火必谵语，弱者发热脉浮，解之当汗出愈。"

4）太阳蓄水，表邪未解。见于太阳病，发汗后，大汗出，胃中干。证见小便不利，微热消渴。治宜化气行水解表，用五苓散（《伤寒论》第71条）。

5）阴阳俱虚，复感外邪。《伤寒论》第29条："伤寒脉浮，自汗出，小便数，心烦，微恶寒，脚挛急，反与桂枝，欲攻其表，此误也。"

6）太阴病兼有表证。一说太阴病由阴转阳，邪气外达肌表。治宜发汗解肌，酌用桂枝汤（《伤寒论》第26条）。

（2）阳明里热蒸腾，气血涌迫于外，故脉浮。

1）阳明津伤，水热互结。证见发热，渴欲饮水，小便不利。治宜育阴清热利水，用猪苓汤（《伤寒论》第223条）。

2）阳明热盛，气血两燔。《伤寒论》第227条："脉浮，发热，口干，鼻燥，能食者则衄。"

（3）正气驱邪外出，邪气退出于表，故脉浮。《伤寒论》第116条："（火逆）欲自解者，必当先烦，烦乃有汗而解。何以知之？脉浮，故知汗出解。"

（4）关前浮，正气奋起抗邪，病在表；关后浮，肾虚阳浮，病在里。《金匮要略·脏腑经络先后病脉证第一》："师曰：病人脉浮者在前，其病在表；浮者在后，其病在里，腰痛背强不能行，必短气而极也。"

（5）风邪侵袭，其性轻扬开泄，鼓脉外达，故脉浮。

1）《金匮要略·脏腑经络先后病脉证第一》："五邪中人，各有法度……风令脉浮。"

2）《金匮要略·水气病脉证并治第十四》："风水，其脉自浮，外证骨节疼痛，恶风。""风水，脉浮身重，汗出恶风者，防己黄芪汤主之。""风水恶风，一身悉肿，脉浮而渴，续自汗出，无大热，越婢汤主之。"

（6）湿病，风湿在表。《金匮要略·痉湿暍病脉证治第二》："风湿脉浮身重，汗出恶风者，防己黄芪汤主之。"

（7）阴虚阳浮。

1）男子虚劳。《金匮要略·病脉证并治第六》："男子面色薄者，主渴及亡血，卒喘悸，脉浮者，血痹虚劳里虚也。"

2）女劳疸，肾虚有热。《金匮要略·黄疸病脉证并治第十五》："尺脉浮为伤肾，趺阳脉紧为伤脾。"

3）衄血，肾虚火炎。《金匮要略·惊悸吐下血胸满瘀病脉证并治第十六》："师曰：尺脉浮，目睛晕黄，衄未止。黄去，目睛慧了，知衄今止。"

（8）病位在上或在表。

1）中寒，病在上焦。《金匮要略·五脏风寒积聚病脉证并治第十一》："心中寒者，其人苦病心如啖蒜状，剧者心痛彻背，背痛彻心，譬如蛊注。其脉浮者，自吐乃愈。"

2）咳喘病，寒邪迫肺，病偏于表。《金匮要略·肺痿肺痈咳嗽上气病脉证并治第七》："咳而脉浮者，厚朴麻黄汤主之。"

3）肺胀，外邪束表。《金匮要略·嗽上气病脉证并治第七》："肺胀，咳而上气，烦躁而喘，脉浮者，肺痿肺痈咳心下有水，小青龙加石膏汤主之。"

4）酒疸，病近于上。《金匮要略·黄疸病脉证并治第十五》："酒黄疸者，或无热，靖言了，腹满欲吐，鼻燥；其脉浮者先吐之，沉弦者先下之。"

（9）太阳经腑同病。《金匮要略·消渴小便不利淋病脉证并治第十三》："脉浮，小便不利，微热消渴者，宜利小便发汗，五苓散主之。"

（10）肺热津伤，里热外达。《金匮要略·消渴小便不利淋病脉证并治第十三》："脉浮发热，渴欲饮水，小便不利，猪苓汤主之。"

【机制分析】　浮脉为阳脉，《内经》称为毛脉，在时应秋，在脏应肺。桡动脉部位浅表而显浮象，瘦人肌薄而见浮脉，夏秋脉象偏浮，皆属常脉。

表证见浮脉是机体驱邪向外的表现。外邪侵袭肤表，卫阳抗邪于外，人体气血趋向于肤表，脉气亦鼓动于外，故见浮脉。邪盛而正气不虚时，脉浮而有力；虚人外感或邪盛正虚时，脉多浮而无力。外感风寒，则寒主收引，血管拘急，故脉多浮紧；外感风热，热则血流薄急，故脉多浮数。

【相类脉】

1. 散脉

（1）脉象特征：浮取散漫，中候似无，沉候不应，并常伴有脉动不规则，时快时慢而不匀（但无明显歇止），或脉力往来不一致。故散脉为浮而无根之脉，形容其为"散似杨花无定踪"。

（2）临床意义：多见于元气离散，脏腑精气衰败，尤其是心、肾之气将绝的危重之证。

（3）机制分析：由于气血虚衰，精气欲竭，阴不敛阳，阳气离散，脉气不能内敛，涣散不收，无力鼓动于脉，以致浮大无根，至数不匀。

2. 芤脉

（1）脉象特征：浮大中空，如按葱管。芤脉的脉象特点是应指浮大而软，按之上下或两边实而中间空。说明芤脉位偏浮、形大、势软而中空，是脉管内血量减少，充盈度不足、紧张度低下的一种状态。

（2）临床意义：常见于失血、伤阴之际。

（3）机制分析：多因血崩、呕血、外伤性大出血等突然出血过多之时，血量骤然减少，无以充脉，或因剧烈吐泻津液大伤，血液不得充养，阴血不能维系阳气，阳气浮散所致。若失血、伤液之后，血管自敛，或经输血、补液等而阴液得到补充，则往往不再现脉芤。

3. 革脉

（1）脉象特征：浮而搏指，中空外坚，如按鼓皮。革脉的脉象特点是，浮取感觉脉管搏动的范围较大而且较硬，有搏指感，但重按则乏力，有豁然而空之感，因而恰似以指按压鼓皮上的外急内空之状。革脉与芤脉虽均有按之豁然中空之感，但革脉为浮弦而硬，如按鼓皮；芤脉为浮虚而软，如按葱管。

（2）临床意义：多见于亡血、失精、半产、漏下等。

1）虚劳亡血气浮。《金匮要略·血痹虚劳病脉证并治第六》："脉弦而大，弦则为减，大则为芤，减则为寒，芤则为虚，虚寒相搏，此名为革。妇人则半产漏下，男子则亡血失精。"

2）男子亡血，阳气浮越。《金匮要略·下血胸满瘀血病脉证并治十六》："寸口脉弦而大，弦则为减，大则为芤，减则为寒，芤则为虚，寒虚相搏，此名曰革，妇人则半产漏下，惊悸吐衄男子则亡血。"

3）妇人半产漏下，亡血，气浮。《金匮要略·妇人杂病脉证并治第二十二》："寸口脉弦而大，弦则为减，大则为芤，减则为寒，芤则为虚，虚寒相搏，此名曰革，妇人则半产漏下，旋覆花汤主之。"

（3）机制分析：因精血耗伤，脉管不充，正气不固，气无所恋而浮越于外，以致脉来浮大搏指，外急中空，恰似绷急的鼓皮，有刚无柔，此为太过。为无胃气的真脏脉，多属危候。

（二）沉脉

【脉象特征】 轻取不应，重按始得，举之不足，按之有余。

沉脉显现的部位较正常脉深，故可理解为"深脉"。其脉象特点是脉管搏动的部位在皮肉之下靠近筋骨之处，因此用轻指力按触不能察觉，用中等指力按触搏动也不明显，只有用重指力按到筋骨间才能感觉到脉搏明显的跳动。这是因为沉脉脉气沉，脉搏显现部位深沉所致。

【临床意义】 多见于里证。有力为里实；无力为里虚。亦可见于正常人。

（1）阳虚阴盛，脉气鼓动乏力，陷而不举，故脉沉而无力。

1）少阴寒化，阳气大虚。见于少阴病。治宜回阳救逆，酌用四逆汤（《伤寒论》第323条）。

2）太阳少阴两感。见于少阴病，始得之，反发热。治宜温经解表，用麻黄附子细辛汤（《伤寒论》第301条）。

3）寒湿凝滞。见于少阴病，证见身体痛，手足寒，骨节痛。治宜温经散寒，除湿止痛，用附子汤（《伤寒论》第305条）。

4）肾阳虚衰，水湿内停。《金匮要略·水气病脉证并治第十四》："水之为病……水，发其汗即已，脉沉者宜麻黄附子汤；浮者宜杏子汤。"

5）阴寒凝结下焦。《金匮要略·水气病脉证并治第十四》："石水其脉自沉，外证腹满不喘。"

（2）阳邪内郁，正邪搏结，气血困滞，故脉沉而有力。

1）《伤寒论》第148条："脉沉，亦在里也。"

2）《伤寒论》第218条："伤寒四五日，脉沉而喘满，沉为在里，而发其汗，津液越出，大便为难，表虚里实，久则谵语。"

3）《金匮要略·痰饮咳嗽病脉证并治第十二》："胸中有留饮，其人短气而渴；四肢历节痛。脉沉者；有留饮。"

（3）水湿阻遏，营卫受阻。《金匮要略·水气病脉证并治第十四》："里水者，一身面目黄肿，其脉沉，小便不利，故令病水。""脉得诸沉，当责有水，身体肿重。水病脉出者，死。""黄汗之为病，身体肿，发热汗出而渴，状如风水汗沾衣，色正黄如柏汁，脉自沉。"

（4）湿热郁滞于里。《金匮要略·黄疸病脉证并治第十五》："脉沉，渴欲饮水，小便不利者，皆发黄。"

（5）水饮内停，病趋于里。《金匮要略·肺痿肺痈咳嗽上气病脉证治第七》："脉沉者，泽漆汤主之。"

【机制分析】 沉脉为阴脉，《内经》称其为"石脉"，在时应冬，在脏应肾。肥人脂厚，脉管深沉，故脉多沉；冬季气血收敛，脉象亦偏沉；有的人两手六脉皆沉细而无临床症状，均可视为平脉，不一定是病脉。

病理性沉脉的形成，一为邪实内郁，正气尚盛，邪正相争于里，致气滞血阻，阳气被遏，不能鼓搏脉气于外，故脉沉而有力，可见于气滞、血瘀、食积、痰饮等病证；二为气血不足，或阳虚气乏，无力升举鼓动，故脉沉而无力，可见于各脏腑的虚证。

【相类脉】

1. 伏脉

（1）脉象特征：重按推筋着骨始得，甚则暂伏而不显。伏为深沉与伏匿之象，伏脉的脉象特点是脉管搏动的部位比沉脉更深，隐伏于筋下，附着于骨上。因此，诊脉时浮取、中取均不见，需用重指力直接按至骨上，然后推动筋肉才能触到脉动，甚至伏而不见。

（2）临床意义：常见于邪闭、厥病和痛极的病人。

（3）机制分析：伏脉多为邪气内伏，不得宣通而致。邪气闭塞，气血凝结，致正气不能宣通，脉管潜伏而不显，但必伏而有力，多见于暴病。如实邪内伏，气血阻滞所致气闭、热闭、寒闭、痛闭、痰闭等。

危重病证的伏脉，与血管病变造成的无脉症不同。无脉症往往发生在肢体的某一局部，出现相应肢体无脉，而其他部位的脉象可正常。

2. 牢脉

（1）脉象特征：沉取实大弦长，坚牢不移。"牢"者，深居于内，坚固牢实之义。牢脉的脉象特点是脉位沉长，脉势实大而弦。牢脉轻取、中取均不应，沉取始得，但搏动有力，势大形长，为沉、弦、大、实、长五种脉象的复合脉。

（2）临床意义：多见于阴寒内盛，疝气癥积之实证。

（3）机制分析：邪气牢固，而正气未衰者，如阴寒内积，阳气沉潜于下，或气血瘀滞，凝结成癥积而固结不移，在脉象上则可表现为沉弦实大的牢脉。

若失血、阴虚等病人反见牢脉，当属危重征象。

（三）迟脉

【脉象特征】　脉来迟慢，一息不足四至（相当于每分钟脉搏在60次以下）。

迟脉的脉象特点是脉管搏动的频率小于正常脉率。

【临床意义】　多见于寒证，迟而有力为实寒；迟而无力为虚寒。亦见于邪热结聚之实热证。

（1）寒凝脉道，阳气不运，脉行滞缓，故脉迟而无力。《伤寒论》第195条："阳明病，脉迟，食难用饱，饱则微烦头眩，必小便难，此欲作谷瘅。"《伤寒论》第333条："伤寒脉迟六七日，而反与黄芩汤彻其热。脉迟为寒，今与黄芩汤复除其热，腹中应冷，当不能食。"

（2）实热内壅，腹气不通，脉道郁滞，故脉迟而有力。证见汗出不恶寒，身重，短气，腹满而喘，有潮热，手足漐然汗出。治宜通腑泄热，用大承气汤（《伤寒论》第208条）。

（3）热入血室，气血搏结，脉道阻滞，故脉迟而有力。《伤寒论》第143条："妇人中风，发热恶寒，经水适来，得之七八日，热除而脉迟。身凉，胸胁下满，如结胸状，谵语者，此为热入血室也，当刺期门。"

【机制分析】　脉管的搏动缘于血流，而血的运行有赖于阳气的推动。当寒邪侵袭人体，困遏阳气，或阳气亏损，均可导致心动迟缓，气血凝滞，脉流不畅，使脉来迟慢。若为阴寒内盛而正气不衰的实寒证，则脉来迟而有力；若心阳不振，无力鼓运气血，则脉来迟而无力。

阳明腑实证多因邪热亢盛与糟粕相搏，结为燥屎，阻塞肠道，腑气壅滞不通，气血运行受阻，经隧阻滞，脉道不利，故必迟而有力。所以迟脉不可概认为寒，临床当脉症合参。

此外，运动员或经过体力锻炼之人，在静息状态下脉来迟而和缓；正常人入睡后，脉率较慢，都属生理性迟脉。

【相类脉】

缓脉

（1）脉象特征：其义有二：一是脉来和缓，一息四至（每分钟 60～70 次），应指均匀，是脉有胃气的一种表现，称为平缓，多见于正常人。二是脉来怠缓无力，弛纵不鼓的病脉。缓脉的脉象特点是脉搏的跳动不疾不徐，从容和缓稍慢于正常而快于迟脉。

（2）临床意义：多见于湿病，脾胃虚弱，亦可见于正常人。

1）脉来和缓舒徐，不数不动，不结不促，寸口尺中上下相等，为平人和缓之脉象。《伤寒论·辨脉法》第 8 条："阳脉浮大而濡，阴脉浮大而濡，阴脉与阳脉同等者，名曰缓也。"

2）脉来柔弱松弛，来去怠缓，与紧脉相对。多见于太阳中风表虚证。乃因汗出营弱，脉道松弛使然。《伤寒论》第 2 条："太阳病，发热汗出，恶风，脉缓者，名为中风。"

3）《伤寒论》第 244 条："太阳病，寸缓、关浮、尺弱，其人发热汗出，复恶寒，不呕，但心下痞者，此以医下之也。"

（3）机制分析：脾胃为气血生化之源，脾胃虚弱，气血不足，则脉管不充，亦无力鼓动，其脉必见怠缓弛纵之象。湿性黏滞，阻遏脉管，气机被困，则脉来虽缓，必见怠慢不振，脉管弛缓，有似缚之象。若有病之人，脉转和缓，是正气恢复之征，疾病将愈。

（四）数脉

【脉象特征】　脉来急促，一息五至以上而不满七至。

数脉的脉象特点是脉率较正常为快，脉搏每分钟在 90～130 次。

【临床意义】　多见于热证，亦见于里虚证。

（1）邪热内蕴，搏于血分，脉行加速，故脉数。《伤寒论》第 258 条："若脉数不解，而下不止，必协热便脓血也。"《伤寒论》第 257 条："若证见发热，消谷喜饥，至六七日不大便。治宜泻热逐瘀，酌用抵当汤。"

（2）厥阴阳复，热迫气血，故脉数。《伤寒论》第 361 条："下利脉数，有微热汗出，今自愈，设脉紧，为未解。"

1）阳复太过，热壅经脉。《伤寒论》第 332 条："后三日脉之，而脉数，其热不罢者，此为热气有余，必发痈脓也。"

2）阳复太过，灼伤阴络。《伤寒论》第 367 条："下利脉数而渴者，今自愈；设不差，必清脓血，以有热故也。"

（3）胃中虚冷，虚阳浮动，故脉数而无力。《伤寒论》第 122 条："病人脉数，数为热，当消谷引食。而反吐者，此以发汗，令阳气微，膈气虚，脉乃数也。"

【机制分析】 实热内盛，或外感病邪热亢盛，正气不衰，邪正相争，气血受邪热鼓动而运行加速，则见数而有力，往往热势越高脉搏越快。病久阴虚，虚热内生也可使气血运行加快，且因阴虚不能充盈脉道，而脉体细小，故阴虚者可见脉细数无力。

数脉还可以出现在气血不足的虚证，尤其是心气不足、心血不足的病证更为多见。心主血脉，主要依赖于心气的推动。若人体气血亏虚，为满足身体各脏腑、组织、器官生理功能需要，心气勉其力而行之，则表现为心动变快而脉动加速、脉率增快，但必数而无力。若为阳虚阴盛，逼阳上浮；或为精血亏甚，无以敛阳，而致阳气外越，亦可见数而无力之脉，此即"暴数者多外邪，久数者必虚损"之谓。总之，数脉主病较广，表里寒热虚实皆可见之，不可概作热论。

【相类脉】

疾脉

（1）脉象特征：脉来急疾，一息七八至。疾脉的脉象特点是脉率比数脉更快，相当于脉搏每分钟 140~160 次。

（2）临床意义：多见于阳极阴竭，元气欲脱之证。

（3）机制分析：若疾而有力，按之愈坚，为阳亢无制，真阴垂绝之候，可见于外感热病之热极时。若脉疾而弱，按之不鼓者，多为虚阳外越，元阳欲脱使然。三岁以下小儿脉搏可在一息七至以上，为平脉，不作病论。

（五）虚脉

【脉象特征】 三部脉举之无力，按之空豁，应指松软。亦是无力脉象的总称。

虚脉的脉象特点是脉搏搏动力量软弱，寸、关、尺三部，浮、中、沉三候均无力。是脉管的紧张度减弱，脉管内充盈度不足的状态。

【临床意义】 见于虚证，多为气血两虚。

（1）津伤血虚，脉道不充。《伤寒论》第 347 条："伤寒五六日，不结胸，腹濡，脉虚，复厥者，不可下；此亡血，下之死。"

（2）因暑邪伤人，伤阴耗气，气血不足所致。《伤寒论·伤寒例》第 29 条："脉盛身寒，得之伤寒；脉虚身热，得之伤暑。"

【机制分析】 气虚无力推运血行，搏击力弱故脉来无力；气虚不敛则脉管松弛，故按之空豁；血虚不能充盈脉管，则脉细无力。迟而无力多阳虚，数而无力多阴虚。

（六）实脉

【脉象特征】 三部脉充实有力，其势来去皆盛，应指幅幅。亦为有力脉象的总称。

实脉的脉象特点是脉搏搏动力量强，寸、关、尺三部，浮、中、沉三候均有力量，脉管宽大。

【临床意义】 见于实证，亦见于常人。

（1）邪盛阳明，正气不衰，邪正相搏，脉道充盈。《伤寒论》第 240 条："病人烦热，汗出则解，又如疟状，日晡所发热者，属阳明也。脉实者，宜下之。"

（2）表实证。《伤寒论》第245条："阳脉实，因发其汗，出多者，亦为太过。太过者，为阳绝于里，亡津液，大便因硬也。"

【机制分析】 邪气亢盛而正气不虚，邪正相搏，气血壅盛，脉管内充盈度较高，脉管呈紧张状态，故脉来充实有力。

若为久病出现实脉，则预后多不良，往往为孤阳外脱的先兆，但必须结合其他症状加以辨别。

实脉也见于正常人，必兼和缓之象，且无病症表现。一般两手六脉均实大，称为六阳脉，是气血旺盛的表现。

（七）洪脉

【脉象特征】 脉体宽大，充实有力，来盛去衰，状若波涛汹涌。

洪脉的脉象特点主要表现在脉搏显现的部位、形态和气势三个方面。脉体宽大，搏动部位浅表，指下有力。由于脉管内的血流量增加，且充实有力，来时具有浮、大、强的特点。脉来如波峰高大陡峻的波涛，汹涌盛满，充实有力即所谓"来盛"；脉去如落下之波涛，较来时势缓力弱，其力渐渐衰减，并在较长时间内消失，即波幅较平坦且长，即所谓"去衰"。

【临床意义】 多见于阳明气分热盛。

【机制分析】 洪脉为阳脉，在时应夏，在脏应心。夏令阳气亢盛，肤表开泄，气血向外，故脉象稍现洪大，为夏令之平脉。

洪脉多见于外感热病的中期，即阳明（气分）热盛证。此时邪热亢盛，充斥内外，且正气不衰而奋起抗邪，邪正剧烈交争，气盛血涌，脉管扩大，故脉大而充实有力。

【相类脉】

1. 大脉

（1）脉象特征：脉体宽大，但无脉来汹涌之势。大脉的特点为寸口三部皆脉大而和缓、从容。

（2）临床意义：多见于健康人，或为病进。

1）阳明热盛，气血涌溢，鼓动于外，故脉大。《伤寒论》第186条："伤寒三日，阳明脉大。"

2）厥阴下利，邪势方张，正气抗邪，故脉大。主病进。《伤寒论》第365条："下利，脉沉弦者，下重也；脉大者，为未止。"

（3）机制分析：健康人见之，为体魄健壮的征象。疾病中若脉大，则提示病情加重，故《素问·脉要精微论》说："大则病进。"脉大而数实者为邪实；脉大而无力者为正虚。

2. 长脉

（1）脉象特征：首尾端直，超过本位。长脉的脉象特点是脉搏的搏动范围显示较长，超过寸、关、尺三部。

（2）临床意义：常见于阳证、热症、实证，亦可见于平人。

（3）机制分析：若阳亢、热盛、痰火内蕴，正气不衰，使气血壅盛，脉管充实而致脉搏搏动长，超过寸尺，如循长竿之状。

正常人气血旺盛，精气盛满，脉气充盈有余，故搏击之势过于本位，可见到柔和之长脉，为强壮之象征。老年人两尺脉长而滑实多长寿。《素问·脉要精微论》说："长则气治。"说明长脉亦是气血充盛、气机条畅的反映。

（八）细脉

【脉象特征】 脉细如线，但应指明显。

细脉的脉象特点是脉道狭小，指下寻之往来如线，但按之不绝，应指起落明显。

【临床意义】 多见于气血两虚、湿邪为病。

邪入少阳，正气不足，阳气郁闭，气血不畅。《伤寒论》第148条："伤寒五六日，头汗出，微恶寒，手足冷，心下满，口不欲食，大便硬，脉细者，此为阳微结，必有表，复有里也。"

【机制分析】 阴血亏虚不能充盈脉管，气虚则无力鼓动血行，致脉管的充盈度减小，故脉来细小且无力。湿性重浊黏滞，脉管受湿邪阻遏，气血运行不利而致脉体细小而缓。

【相类脉】

1. 濡脉

（1）脉象特征：浮细无力而软。濡脉的脉象特点是位浮、形细、势软。其脉管搏动的部位在浅层，形细而软，如絮浮水，轻取即得，重按不显，故又称软脉。

（2）临床意义：多见于虚证或湿困。

（3）机制分析：多见于崩中漏下、失精、泄泻、自汗喘息等，而致精血阳气亏虚之人。脉管因气虚而不敛，无力推运血行，形成松弛软弱之势；精血虚而不荣于脉，脉管不充，则脉形细小应指乏力。湿困脾胃，阻遏阳气，脉气不振，也可以出现濡脉。

2. 弱脉

（1）脉象特征：沉细无力而软。弱脉的脉象特点是位沉、形细、势软。由于脉管细小不充盈，其搏动部位在皮肉之下靠近筋骨处，指下感到细而无力。

（2）临床意义：多见于阳气虚衰、气血俱虚。

1）正气虚衰，脉气不足，鼓动无力，故脉弱。①体质虚弱，脾胃虚损。《伤寒论》第280条："太阴为病，脉弱，其人续自便利，设当行大黄，芍药者，宜减之。以其人胃气弱，易动故也。"②阳气虚衰，阴寒内盛，证见呕而小便利，身有微热，手足厥冷。治宜扶阳消阴，用四逆汤（《伤寒论》第337条）。③胃气已虚。《金匮要略·下利病脉证并治第十七》："呕而脉弱，小便复利，身有微热，见厥者，难治呕吐哕，四逆汤主之。"

2）正气渐复，邪衰阴消，故脉弱。《伤寒论》第360条："下利有微热而渴，脉弱者，今自愈。"

3）寒邪化热入里，脉象由紧转缓，故脉弱。《伤寒论》第251条："得病二三日，脉弱，无太阳柴胡证，烦躁，心下硬，至四五日，虽能食，以小承气汤，少少与，微和之。"

4）正虚邪消。①《金匮要略·嗽病脉证并治第十二》："久咳数岁，其脉弱者可治；痰饮咳实大数者死。"②《金匮要略·病脉证并治第十七》："下利有微热而渴，脉弱呕吐哕下利者，今自愈。"

（3）机制分析：脉为血之府，阴血亏少，不能充其脉管，故脉形细小；阳气衰少，无力推动血液运行，脉气不能外鼓，则脉位深沉，脉势软弱。

3. 微脉

（1）脉象特征：极细极软，按之欲绝，若有若无。微脉的脉象特点是脉形极细小，脉势极软弱，以致轻取不见，重按起落不明显，似有似无。

（2）临床意义：多见于气血大虚，阳气衰微。

1）阳气虚衰，鼓动乏力。①少阴阳衰。《伤寒论》第286条："少阴病，脉微，不可发汗，亡阳故也。"②少阴阴盛阳衰，戴阳于上。《伤寒论》第315条："少阴病，下利，脉微者，与白通汤。"③真阳极虚，脏气垂绝。《伤寒论》第338条："伤寒脉微而厥，至七八日肤冷，其人躁，无暂安时者，此为脏厥。"④厥阴阴盛阳衰。《伤寒论》第343条："伤寒六七日，脉微，手足厥冷，烦躁，灸厥阴，厥不还者，死。"

2）阴阳俱虚，阳虚不能推动，阴亏脉道不充。①太阳病失治误治，损伤人体阴阳之气，表里俱虚。《伤寒论》第23条："太阳病，得之八九日……脉微而恶寒者，此阴阳俱虚，不可更发汗、更下、更吐也。"②霍乱病，阳气衰微，津液内竭。《伤寒论》第23条："恶寒脉微而复利，利止，亡血也，四逆加人参汤主之。"③太阳病误治，既伤阳气又伤津液，阴阳俱伤，气血俱虚。《伤寒论》第160条："伤寒吐下后发汗，虚烦，脉甚微。"④风痹证阴阳俱微，邪郁血分，气血涩滞，血不外荣。《金匮要略·血痹虚劳病脉证并治第六》："血痹阴阳俱微，寸口关上微，尺中小紧，外证身体不仁，如风痹状，黄芪桂枝五物汤主之。"

3）阳回自愈，邪退正复。《伤寒论》第287条："少阴病，脉紧，至七八日自下利，脉暴微，手足反温，脉紧反去者，为欲解也，虽烦，下利，必自愈。"《伤寒论》第245条："脉阳微而汗出少者，为自和也。"

（3）机制分析：营血大虚，脉管失充则脉细；阳气衰微，鼓动无力则脉弱，按之欲绝，似有似无。临床上以心肾阳气衰微较为多见。久病脉微是正气将绝，新病脉微主阳气暴脱。

4. 短脉

（1）脉象特征：首尾俱短，常只现于寸或关部，尺脉多不显。短脉的脉象特点是脉搏跳动的范围短小，脉体不如平脉之长，脉动不满本位，多在关部及寸部应指较明显，而尺部常不能触及。

（2）临床意义：多见于气虚或气郁。

（3）机制分析：《素问·脉要精微论》说："短则气病。"心气亏虚，无力鼓动血行，则气血不仅难以达于四末，亦不能充盈脉道，致使寸口脉搏动短小且无力。气滞血瘀或痰凝食积，致使气机阻滞，脉气不能伸展而见短脉者，必短涩而有力。故短而有力为气郁，短而无力为气虚。

（九）滑脉

【脉象特征】 往来流利，应指圆滑，如盘走珠。

滑脉的脉象特点是脉搏形态应指圆滑，如同圆珠流畅地由尺部向寸部滚动，浮、中、沉取皆可感到。

【临床意义】 多见于痰湿、食积和实热等病证。亦是青壮年的常脉，妇女的孕脉。

伤寒里有热，证见手足厥冷，治宜清解里热，用白虎汤（《伤寒论》第350条）。

【机制分析】 《素问·脉要精微论》说："滑者，阴气有余也。"痰湿留聚、食积饮停，皆为阴邪内盛，邪气充渍脉道，鼓动脉气，故脉见圆滑流利。火热之邪波及血分，血行加速，则脉来亦滑但必兼数。

滑而和缓之脉为平人之脉，多见于青壮年，张景岳说："若平人脉滑而冲和，此是荣卫充实之佳兆。"育龄妇人脉滑而经停，应考虑为妊娠，若过于滑大则为有病。

【相类脉】

动脉

（1）脉象特征：见于关部，滑数有力。动脉的脉象特点是具有短、滑、数三种脉象的特点，其脉搏跳动部位在关部明显，应指如豆粒动摇，故《脉经》说："动脉见于关上，无头尾，大如豆，厥厥然动摇。"

（2）临床意义：常见于惊恐、疼痛等症。

（3）机制分析：惊则气乱，痛则气结，阴阳不和，气血阻滞。故因惊、因痛致使阴阳相搏，气血运行乖乱，脉行躁动不安，则出现滑数而短的动脉。

（十）涩脉

【脉象特征】 形细而行迟，往来艰涩不畅，脉势不匀。

涩脉的脉象特点是脉形较细，脉势滞涩不畅，如"轻刀刮竹"；至数较缓而不匀，脉力大小亦不均，呈三五不调之状。

【临床意义】 多见于气滞、血瘀、痰食内停和精伤、血少。

《伤寒论》第48条："若发汗不彻，不足言，阳气怫郁不得越，当汗不汗，其人烦躁……何以知其汗出不彻？以脉涩，故知也。"

【机制分析】 气滞、血瘀、痰浊、饮食等邪气内停，阻滞脉道，血脉被遏，以致脉气往来艰涩，此系实邪内盛，正气未衰，故脉涩而有力。精血亏少，津液耗伤，不能充盈脉管，久而脉管失去濡润，血行不畅，以致脉气往来艰涩而无力。总之，脉涩而有力者，为实证；脉涩而无力者，为虚证。

（十一）弦脉

【脉象特征】 端直以长，如按琴弦。

弦脉的脉象特点是脉形端直而似长，脉势较强、脉道较硬，切脉时有挺然指下、直起直落的感觉，故形容为"从中直过""挺然于指下"。其弦硬程度随病情轻重而不同，轻则如按琴弦，重则如按弓弦，甚至如循刀刃。

【临床意义】 多见于肝胆病、疼痛、痰饮等，或为胃气衰败者。亦见于老年健康者。

（1）邪陷少阳，肝胆气郁，故脉弦。《伤寒论》第140条："脉弦太阳病，下之……脉弦者，必两胁拘急。"《伤寒论》第142条："太阳与少阳并病，头项强痛，或眩冒，时如结胸，心下痞硬者，……慎不可发汗，发汗则谵语，脉弦。"

（2）阳明腑实危候，少阳生机尚存，三焦真气未竭，故脉弦长而不燥疾。证见不大便五六日，上至十日余，日晡所发潮热，不恶寒，独语如见鬼状。剧者发则不识人，寻衣摸床，惕而不安，微喘直视。治宜通腑泄热，用大承气汤（《伤寒论》第212条）。

（3）水饮之邪内停。《金匮要略·痰饮咳嗽病脉证并治第十二》："咳家其脉弦，为有水，十枣汤主之。"

【机制分析】 肝主筋，脉道的柔软、弦硬与筋之弛缓、强劲之性相同；肝病多郁滞，肝气失于条达则脉多弦劲，故称弦脉"在脏应肝"，多主肝胆病变。

寒热诸邪、痰饮内停、情志不遂、疼痛等，均可使肝失疏泄，气机郁滞，血气敛束不伸，脉管失去柔和之性，弹性降低，紧张度增高，故脉来强硬而为弦。并随邪气性质不同而或为弦紧，或为弦数，或为弦滑等。

虚劳内伤，中气不足，肝木乘脾土；或肝病及肾，阴虚阳亢，也可见弦脉，但应为弦缓或弦细。如脉弦劲如循刀刃，为生气已败，病多难治。戴同文说："弦而软，其病轻；弦而硬，其病重。"是以脉中胃气的多少来衡量病情轻重的经验，临床有一定意义。

弦脉在时应春，春季平人脉象多稍弦，是由于初春阳气主浮而天气犹寒，脉管稍带敛束，故脉如琴弦之端直而挺然，此为春季平脉。健康人中年之后，脉亦兼弦，老年人脉象多弦硬，为精血衰减，脉道失其濡养而弹性降低的征象。朱丹溪指出"脉无水而不软也"，经云"年四十而阴气自半"，故随年龄增长，脉象失其柔和之性而变弦，属于生理性退化表现。

【相类脉】

紧脉

（1）脉象特征：绷急弹指，状如牵绳转索。紧脉的脉象特点是脉势紧张有力，坚搏抗指，脉管的紧张度、力度均比弦脉高，其指感比弦脉更加绷急有力，且有旋转绞动或左右弹指的感觉，但脉体较弦脉柔软。

（2）临床意义：见于实寒证，疼痛和食积等。

1）寒邪搏阳，脉道收引，故脉紧。《伤寒论》第140条："太阳病，下之……脉紧者，必咽痛。"《伤寒论》第287条："少阴病，脉紧，至七八日，自下利，脉暴微，手足反温，脉紧反去者，为欲解。"

2）湿热内郁，胃阳复胜，邪正剧争，故脉紧。《伤寒论》第192条："阳明病，初欲食，小便反不利，大便自调，其人骨节疼，翕翕如有热状，奄然发狂，濈然汗出而解者，此水不胜谷气，与汗共并，脉紧则愈。"

（3）机制分析：寒为阴邪，主收引凝泣，困遏阳气。寒邪侵袭机体，则脉管收缩紧束而拘急，正气未衰，正邪相争剧烈，气血向外冲击有力，则脉来绷急而搏指，状如切绳，故主实寒证。寒邪侵袭，阳气被困而不得宣通，气血凝滞而不通，不通则痛；宿食积于中焦，气机失和，脉管受阻亦可见紧脉。

（十二）结脉

【脉象特征】 脉来缓慢，时有中止，止无定数。

《脉经》曰："结脉往来缓，时一止复来。"《眼家正眼》称结脉是"迟滞中时见一止"。故结脉的脉象特点是脉来迟缓，脉律不齐，有不规则的歇止。

【临床意义】　多见于阴盛气结、寒痰血瘀，亦可见于气血虚衰。

主阴盛气结。《伤寒论》第 178 条："脉按之来缓，时一止复来者，名曰结。又脉来动而中止，更来小数，中有还者反动，名曰结，阴也。"《伤寒论·辨脉法》第 6 条："脉来缓，时一止复来者，名曰结。……阴盛则结。"

【机制分析】　阴寒偏盛则脉气凝滞，故脉率缓慢；气结、痰凝、血瘀等积滞不散，心阳被抑，脉气阻滞而失于宣畅，故脉来缓慢而时有一止，且为结而有力；若久病气血衰弱，尤其是心气、心阳虚衰，脉气不续，故脉来缓慢而时有一止，且为结而无力。

正常人有因情绪激动、过劳、酗酒、饮用浓茶等而偶见结脉者。

【相类脉】

1. 代脉

（1）脉象特征：脉来一止，止有定数，良久方还。代脉的脉象特点是脉律不齐，表现为有规则的歇止，歇止的时间较长，脉势较软弱。

（2）临床意义：见于脏气衰微，疼痛、惊恐、跌仆损伤等病证。

（3）机制分析：脏气衰微，元气不足，以致脉气不相接续，故脉来时有中止，止有定数，脉势软弱，常见于心脏器质性病变。疼痛、惊恐、跌打损伤等见代脉，是因暂时性的气结、血瘀、痰凝等阻抑脉道，血行涩滞，脉气不能衔接，而致脉代而应指有力。

2. 促脉

（1）脉象特征：脉来数而时有一止，止无定数。促脉的脉象特点是脉率较快且有不规则的歇止。

（2）临床意义：多见于阳盛实热、气血痰食停滞；亦见于脏气衰败。

1）表邪内陷，正气起与邪争。①气向上向外，有抗邪外出之机。《伤寒论》第 140 条："太阳病，下之，其脉促，不结胸者，此为欲解也。"②阳气虚较重，虽欲抗邪而力不能胜。《伤寒论》第 21 条："太阳病，下之后，脉促、胸满者，桂枝去芍药汤主之。"③太阳误下，邪气入里化热。《伤寒论》第 34 条："太阳病，桂枝证，医反下之，利遂不止，脉促者，表未解也。"

2）阳虚阴盛，虚阳搏阴。《伤寒论》第 349 条："伤寒脉促，手足厥逆，可灸之。"

3）阳盛阴虚，阳气有余，阴虚而不与阳相续。《伤寒论·辨脉法》第 6 条："脉来缓，时一止复来者，名曰结。脉来数，时一止复来者，名曰促。脉阳盛则促，阴盛则结。"

（3）机制分析：阳邪亢盛，热迫血行，心气亢奋，故脉来急数；热灼阴津则津血衰少，心气受损，脉气不相接续，故脉有歇止；气滞、血瘀、痰饮、食积等有形实邪阻滞，脉气接续不及，亦可形成间歇。两者均为邪气内扰，脏气失常所致，故其脉来促而有力。若因真元衰惫，心气衰败，虚阳浮动，亦可致脉气不相顺接而见促脉，但必促而无力。

正常人有因情绪激动、过劳、酗酒、饮用浓茶等而偶见促脉者。

二、脉象鉴别

在二十八种常见病脉中，有些脉象很相似，容易混淆不清，正如王叔和在《脉经·序》中所云："脉理精微，其体难辨……在心易了，指下难明。"故必须注意相似脉的鉴别。对此历代医家积累了丰富的经验，如李时珍在《濒湖脉学》中编有言简意赅的"相类诗"加以鉴别，徐灵胎更具体地说明脉象的鉴别可用近似脉象相比的比类法和用相反脉象对比的对举法。

（一）比类法

比类法可从两个方面着手：一是归类，或称分纲，即将相似的脉象归为一类；二是辨异，即分析相似脉象的区别。

1. 归类 由于脉象繁多，且有很多脉象彼此相似，不易掌握和记忆，将二十八种脉进行归类、分纲，就能提纲挈领，执简驭繁。

以往对脉象的分类标准并不一致。汉代张仲景把脉象分成阴阳两大类：浮、数、大、动、滑诸脉为阳脉，沉、涩、弱、弦、微诸脉为阴脉；宋代崔嘉彦以浮、沉、迟、数四脉为纲，将二十四脉隶属其下；元代滑伯仁主张以浮、沉、迟、数、滑、涩六脉统辖各脉；清代陈修园则主张以浮、沉、迟、数、虚、实、大、缓八脉为纲统二十八脉。

各种病脉均是在邪正斗争中形成的，辨证以表里寒热虚实为纲，脉象则有浮沉迟数虚实之相应。因此，现按浮、沉、迟、数、虚、实六个纲脉加以归类比较。临床常见病脉的脉象和主病归类如表5-4。

2. 辨异 在了解同类脉象相似特征的基础上，再将不同之处进行比较而予以区别，这就是脉象的辨异。这样有比较有鉴别，更易于掌握，也便于诊察。

（1）浮脉与芤脉、革脉、散脉：四种脉象的脉位均表浅，轻取皆可得。不同的是浮脉举之有余，重按稍减而不空，脉形不大不小；芤脉浮大无力，中间独空，如按葱管；革脉是浮取弦大搏指，外急中空，如按鼓皮；散脉是浮而无根，至数不齐，脉力不匀。

（2）沉脉、伏脉与牢脉：三种脉象的脉位均在皮下深层，故轻取不应。不同的是沉脉重按乃得；伏脉较沉脉部位更深，须推筋着骨始得，甚则暂时伏而不见；牢脉沉取实大弦长，坚牢不移。

（3）迟脉与缓脉、结脉：三者一息，均小于五至。但迟脉一息不足四至；缓脉虽然一息四至，但脉来怠缓无力；结脉不仅一息不及四至，而且有不规则的歇止。

（4）数脉与疾脉、滑脉、促脉：四种脉象的共同点是脉率均有快于正常脉象的感觉。不同的是数脉一息五至以上，不足七至；疾脉一息七八至；滑脉仅指脉形往来流利，应指圆滑似数但并不数；促脉不仅每息在五至以上，且有不规则的歇止。

（5）细脉与微脉、弱脉、濡脉：四种脉象都是脉形细小且脉势软弱无力。细脉形小而应指明显，主要从脉搏的形态而言；微脉则极软极细，按之欲绝，若有若无，起落模糊，不仅从脉形言，而且主要指脉搏的力量弱；弱脉为沉细而无力；濡脉为浮细而无力，即脉位与弱脉相反，轻取即得，重按反不明显。

表5-4 常见病脉归类简表

脉纲	共同特点	相类脉		
		脉名	脉象	主病
浮脉类	轻取即得	浮	举之有余，按之不足	表证，亦见于虚阳浮越证
		洪	脉体阔大，充实有力，来盛去衰	热盛
		濡	浮细无力而软	虚证，湿困
		散	浮取散漫而无根，伴至数或脉力不匀	元气离散，脏气将绝
		芤	浮大中空，如按葱管	失血，伤阴之际
		革	浮而搏指，中空边坚	亡血、失精、半产、崩漏
沉脉类	重按始得	沉	轻取不应，重按始得	里证
		伏	重按推至筋骨始得	邪闭、厥病、痛极
		弱	沉细无力而软	阳气虚衰、气血俱虚
		牢	沉按实大弦长	阴寒内积、疝气、癥积
迟脉类	一息不足四至	迟	一息不足四至	寒证，亦见于邪热结聚
		缓	一息四至，脉来怠缓	湿病，脾胃虚弱；亦见于平人
		涩	往来艰涩，迟滞不畅	精伤、血少；气滞、血瘀、痰食内停
		结	迟而时一止，止无定数	阴盛气结，寒痰瘀血；气血虚衰
数脉类	一息五至以上	数	一息五至以上，不足七至	热证；亦主里虚证
		疾	脉来急疾，一息七八至	阳极阴竭，元气欲脱
		促	数而时一止，止无定数	阳热亢盛，瘀滞、痰食停积；脏气衰败
		动	脉短如豆，滑数有力	疼痛，惊恐
虚脉类	应指无力	虚	举按无力，应指松软	气血两虚
		细	脉细如线，应指明显	气血俱虚，湿证
		微	极细极软，似有似无	气血大虚，阳气暴脱
		代	迟而中止，止有定数	脏气衰微；疼痛、惊恐、跌仆损伤
		短	首尾俱短，不及本部	有力主气郁，无力主气损
实脉类	应指有力	实	举按充实而有力	实证；平人
		滑	往来流利，应指圆滑	痰湿、食积、实热；青壮年；孕妇
		弦	端直以长，如按琴弦	肝胆病、疼痛、痰饮等；老年健康者
		紧	绷急弹指，状如转索	实寒证、疼痛、宿食
		长	首尾端直，超过本位	阳气有余，阳证、热证、实证；平人
		大	脉体宽大，无汹涌之势	健康人；病进

（6）实脉与洪脉：二者在脉势上都是充实有力。但实脉应指有力，举按皆然，来去俱盛；而洪脉状若波涛汹涌，盛大满指，来盛去衰。

（7）短脉与动脉：二者在脉搏跳动范围上都较小，仅关部明显。但短脉常兼迟涩；动脉其形如豆，常兼滑数有力之象。

（8）结脉与代脉、促脉：三者均属有歇止的脉象。但促脉为脉数而中止，结脉为脉缓而中止，二者歇止均不规则；代脉是脉来一止，其脉率可快可慢，且歇止有规则，歇止时间较长。

（二）对举法

对举法就是把两种相反的脉象对比而加以鉴别的方法。除上述六纲脉的分类包含有对举的内容之外，再举例说明如下：

（1）浮脉与沉脉：是脉位浅深相反的两种脉象。浮脉脉位浅表，轻取即得，重按反弱，"如水漂木"；沉脉脉位深沉，轻取不应，重按始得，"如石投水"。

（2）迟脉和数脉：是脉率慢快相反的两种脉象。迟脉脉率比平脉慢，一息不足四至；数脉脉率比平脉快，一息五至以上不足七至。

（3）虚脉与实脉：是脉搏气势相反的两种脉象。虚脉三部脉举按均无力；实脉三部脉举按皆有力。

（4）滑脉与涩脉：是脉搏流利度相反的两种脉象。滑脉是往来流利，应指圆滑，"如盘走珠"；涩脉是往来艰涩，滞涩不畅，"如轻刀刮竹"。

（5）洪脉与细脉：是脉体大小和气势强弱相反的两种脉象。洪脉的脉体宽大，充实有力，来势盛而去势衰；细脉脉体细小如线，其势软弱无力，但应指明显。

（6）长脉与短脉：是脉位长短相反的两种脉象。长脉的脉象是脉管搏动的范围超过寸、关、尺三部；短脉的脉象是脉管的搏动短小，仅在关部明显，而在寸、尺两部不明显。

（7）弦脉与紧脉：是因脉管性质有差异而脉势脉形有别的两种脉象。弦脉主要是脉管较硬，弹性差，端直以长，如按琴弦；紧脉主要是脉管绷急、弹性高，脉体不大而脉势有力，弹指如转索。

（8）紧脉与缓脉：是脉搏气势相反的两种脉象。紧脉脉势紧张有力，如按切绞绳转索，脉管的紧张度较高；缓脉脉势怠缓，脉管的紧张度较低，且脉来一息仅四至。

（9）散脉与牢脉：是脉位与气势相反的两种脉象。散脉脉位浅表，浮取应指，脉势软弱，散而零乱，至数不清，中取、沉取不应；牢脉脉位深沉，脉势充实有力，实大弦长，坚牢不移。

三、相兼脉

凡两种或两种以上的单因素脉相兼出现，复合构成的脉象即称为"相兼脉"或"复合脉"。

由于疾病是一个复杂的过程，可以由多种致病因素相兼致病，疾病中邪正斗争的形势会不断发生变化，疾病的性质和病位亦可随之而变。因此，病人的脉象经常是两种或两种以上相兼出现。

在二十八脉中，有的脉象属于单因素脉，如浮、沉、迟、数、长、短、大、细等脉便属此类；而有些脉本身就是由几种单因素脉合成的，如弱脉是由沉、细、软三种因素合成，濡脉是由浮、细、软三种因素合成；动脉由滑、数、短三者合成；牢脉由沉、实、大、弦、长五种合成。

实际上临床所见脉象基本上都是复合脉。因为脉位、脉次、脉形、脉势等都只是从一个侧面论脉，而诊脉时则必须从多方面进行综合考察，论脉位不可能不涉及脉之次、形、势，其余亦然。如数脉，必究其是有力还是无力，是浮数还是沉数，是洪数还是细数等。

这里尚需介绍其他一些复合脉。如浮数为二合脉，沉细数为三合脉，浮数滑实为四合脉。只要不是性质完全相反的脉，一般均可相兼出现。这些相兼脉象的主病，往往就是各种脉象主病的综合。临床常见相兼脉及其主病列举如下：

1. 浮紧脉　指脉来绷急，应指紧张有力，轻取即得。亦作"脉浮而紧"。多见于外感寒邪之表寒证，或风寒痹病疼痛。

（1）太阳病，寒邪束表，卫闭营郁，脉道收引，气血外趋，故脉浮紧。证见发热，恶寒，无汗，身疼痛而衄。治宜发汗解表，用麻黄汤（《伤寒论》第16、第46、第47、第50、第55条）。《金匮要略·水气病脉证并治第十四》："太阳病，脉浮而紧，法当骨节疼痛，反不疼，身体反重而酸，其人不渴，汗出即愈，此为风水。"若外有表实，内有郁热，证见发热恶寒，身疼痛，汗不出而烦躁，治宜外散风寒、内清郁热，用大青龙汤（《伤寒论》第38条）。

（2）中风病，里虚兼外中风寒。《金匮要略·中风历节病脉证并治第五》："寸口脉浮而紧，紧则为寒，浮则为虚。"

2. 浮缓脉　指脉搏柔弱怠缓，轻取即得。亦作"脉浮而缓"。多见于风邪伤卫，营卫不和的太阳中风证。

（1）主风寒束表，里有郁热，感邪较轻。证见身不痛，但重，乍有轻时，无少阴证。治宜外感风寒，内清郁热，用大青龙汤（《伤寒论》第39条）。

（2）脾蕴湿热，外感风邪。《金匮要略·黄疸病脉证并治第十五》："寸口脉浮而缓，浮则为风，缓则为痹。痹非中风。四肢苦烦，脾色必黄，瘀热以行。"

3. 浮数脉　指脉来薄疾，一息六至，轻取即得。亦作"脉浮而数"。多见于风热袭表的表热证。

（1）风寒束表，卫闭营郁，气血趋表抗邪，故脉浮数。《伤寒论》第49条："脉浮数者，法当汗出而愈。"若伤寒汗后，余邪未尽。见于伤寒发汗，已解，半日许复烦。治宜发汗解肌，调和营卫，酌用桂枝汤（《伤寒论》第57条）。

（2）表邪入里，水蓄膀胱。见于发汗已，证见烦渴。治宜化气行水解表，用五苓散。

（3）热盛于里，蒸腾于外，故脉浮数。《伤寒论》第257条："病人无表里证，发热七八日，虽脉浮数者，可下之。"

（4）表邪未解，里已化热。《金匮要略·食病脉证并治第十》："病腹满，发热十日，脉浮而数，腹满寒疝宿饮食如故，厚朴七物汤主之。"

（5）风热在表。《金匮要略·疮痈肠痈浸淫病脉证并治第十八》："诸浮数脉，应当发热，而反洒渐恶寒，若有痛处，当发其痛。"

4. 脉浮迟 指脉来一息不足四至，轻取即得。亦作"脉浮而迟"。

（1）阴寒内盛，虚阳外越，故脉浮而迟。主表热里寒。证见下利清谷。治宜回阳救逆，用四逆汤（《伤寒论》第225条）。

（2）水热互结。《金匮要略·水气病脉证并治第十四》："寸口脉浮而迟，浮脉则热，迟脉则潜，热潜相搏，名曰沉。"

（3）营血不足，阳虚气浮。《金匮要略·疮痈肠痈浸淫病脉证并治第十八》："寸口脉浮而迟，浮即为虚，迟即为劳；虚则胃气不足，劳则营气竭。"

5. 浮滑脉 指脉搏往来流利，应指圆滑，轻取即得。主表里俱热，气实血壅。多见于表证夹痰，常见于素体多痰湿而又感受外邪者。

（1）痰热互结，主小结胸病。证见正在心下，按之则痛。治宜清热涤痰开结，用小陷胸汤（《伤寒论》第138条）。

（2）热伤阴络。《伤寒论》第140条："太阳病下之，……脉浮滑者，必下血。"

（3）阳明热盛。《伤寒论》第176条："伤寒脉浮滑，此以表有热，里有寒，白虎汤主之。"

6. 脉浮大 指脉形阔大，按之盈指，轻取即得。太阳脉浮，阳明脉大，太阳阳明同病，故脉浮大。

（1）表邪未全入里，里热尚未成实。《伤寒论》第132条："结胸证，其脉浮大者，不可下，下之则死。"

（2）三阳合病，邪热壅盛，故脉浮大，上关上。《伤寒论》第268条："三阳合病，脉浮大，上关上，但欲睡眠，目合则汗。"

（3）疟病，病位偏上。《金匮要略·疟病脉证并治第四》："疟脉自弦，……，浮大者可吐之，弦数者风发也，以饮食消息止之。"

（4）虚劳，阴虚阳浮。《金匮要略·疟病脉证并治第四》："劳之为病，其脉浮大，手足烦，春夏剧，秋冬瘥，阴寒精自出，酸削不能行。"

（5）肾不摄纳，元气离根。《金匮要略·肺痿肺痈咳嗽上气病脉证并治第七》："上气，面水肿，肩息，其脉浮大，不治，又加利尤甚。"

（6）水饮协热上逆。《金匮要略·肺痿肺痈咳嗽上气病脉证并治第七》："咳而上气，此为肺胀，其人渴，目如脱状，脉浮大者，越婢加半夏汤主之。"

7. 脉浮细 指脉搏和缓无力，轻取即得。主表邪已去，正气渐复。《伤寒论》第37条："太阳病，十日已去，脉浮细而嗜卧者，外已解也。"

8. 脉浮弱 指脉来缓而细弱无力，轻取即得。与脉浮紧相对。亦作"阳浮而阴弱"。

（1）风邪袭表，卫气不固，营阴外泄，故脉浮弱。《伤寒论》第42条："太阳病，外证未解，脉浮弱者，当以汗解，宜桂枝汤。"

（2）历节病，血虚风乘。《金匮要略·中风历节病脉证并治第五》："少阴脉浮而弱，弱则血不足，浮则为风，风血相搏，即疼痛如掣。"

（3）黑疸，热浮于上而阴不足。《金匮要略·黄疸病脉证并治第十五》："酒疸下之，久久为黑疸，目青面黑，心中如啖蒜荠状，大便正黑，皮肤爪之不仁，其脉浮弱，虽黑微黄，故知之。"

（4）内伤失血，虚阳上浮。《金匮要略·惊悸吐衄下血胸满瘀病脉证并治第十六》："病人面无色，无寒热。脉沉弦者，衄。浮弱，手按之绝者，下血；烦咳者，必吐血。"

9. 脉浮虚　指脉来柔软急缓，轻取即得，按之空虚。主表邪不去，里实未甚。证见烦热，如疟状。治宜发汗解肌，酌用桂枝汤（《伤寒论》第240条）。

10. 脉浮而动数　指脉来躁动急速，一息六至，轻取即得。风邪在表，阳热较盛，里无实邪，故脉浮而动数。《伤寒论》第134条："太阳病，脉浮而动数，浮则为风，数则为热，动则为痛，数则为虚，头痛发热，微盗汗出，而反恶寒者，表未解也。"

11. 脉浮虚而涩　指脉搏浮大而软，按之无力，往来艰涩。风邪在表，卫阳不固，寒湿郁滞，脉道不利，故脉浮虚而涩。见于伤寒八九日，风湿相搏，身体疼烦，不能自转侧，不呕不渴。治宜温经散寒，祛风除湿，用桂枝附子汤（《伤寒论》第174条）。

12. 脉浮弱而涩　指脉搏浮而无力，按之往来艰涩。见于真阴真阳俱亏，脉失濡养，鼓动无力。《金匮要略·痰饮咳嗽病脉证并治第十二》："男子脉浮弱而涩，为无子，精气清冷。"

13. 脉浮大涩　指脉搏浮大，往来艰涩。见于宿食壅滞，胃肠气滞。《金匮要略·腹满寒疝宿食病脉证并治第十》："问曰：人病有宿食，何以别之？师曰：寸口脉浮而大，按之反涩，尺中亦微而涩，故知有宿食，大承气汤主之。"

14. 脉浮而细滑　指脉搏浮取即得，脉细如丝，应指圆滑，往来流利。饮邪初伤，阳气未郁。《金匮要略·痰饮咳嗽病脉证并治第十二》："脉浮而细滑，伤饮。"

15. 脉浮微而涩　指脉搏浮而极细极软，若有若无，往来艰涩。见于失血汗出，阴血内耗，阳气外浮。《金匮要略·疮痈肠痈浸淫病脉证并治第十八》："问曰：寸口脉浮微而涩，法当亡血，若汗出。设不汗者云何？答曰：若身有疮，被斧所伤，亡血故也。"

16. 脉浮洪　指脉体大，脉位浅。外受风邪、内有郁热，郁热与风气相搏、郁于肌表而脉浮洪。《金匮要略·风水病脉证并治第十四》："脉浮而洪，浮则为风，洪则为气，风气相搏，风强则为隐疹，身体为痒，痒则泄风，久为痂癞。"

17. 沉迟脉　指脉来轻取不应，重按始得，一息不足四至。亦作"脉沉而迟"。多见于里寒证。

（1）发汗太过，气血亏耗，脉道不充，鼓动无力，故脉沉迟。证见发汗后，身疼痛。治宜调和营卫，益气和营，用桂枝加芍药生姜各一两人参三两新加汤（《伤寒论》第62条）。

（2）阳气亏虚，鼓动无力。

1）胸阳不振。《金匮要略·气病脉证治第九》："胸痹之病，喘息咳唾，胸背痛，短气，寸口脉沉而迟，关上小紧数，瓜蒌薤白白胸痹心痛短酒汤主之。"

2）肾阳不足，水气停蓄。《金匮要略·水气病脉证治第十四》："正水其脉沉迟，外证自喘。"

3）脾肾阳虚，虚寒泄泻。《金匮要略·病脉证治第十七》："下利脉沉而迟，其人面少赤，身有微热，……所以然者，其面戴阳，下虚故也。呕吐哕下利。"

（3）水湿郁遏，营气受阻。《金匮要略·水气病脉证并治第十四》："黄汗，其脉沉迟，身发热，胸满，四肢头面肿，久不愈，必致痈脓。"

18. 脉沉迟　指脉来轻取不应，重按始得，一息不足四至。亦作"脉沉而迟"。

（1）发汗太过，气血亏耗，脉道不充，鼓动无力，故脉沉迟。证见发汗后，身疼痛。治宜调和营卫，益气和营，用桂枝加芍药、生姜各一两，人参三两新加汤（《伤寒论》第62条）。

（2）阳气亏虚，鼓动无力。

1）胸阳不振。《金匮要略·气病脉证治第九》："胸痹之病，喘息咳唾，胸背痛，短气，寸口脉沉而迟，关上小紧数，瓜蒌薤白白胸痹心痛短酒汤主之。"

2）肾阳不足，水气停蓄。《金匮要略·水气病脉证治第十四》："正水其脉沉迟，外证自喘。"

3）肾阳虚，虚寒泄泻。《金匮要略·呕吐哕下利病脉证治第十七》："下利脉沉而迟，其人面少赤，身有微热，……所以然者，其面戴阳，下虚故也。"

（3）水湿郁遏，营气受阻。《金匮要略·水气病脉证并治第十四》："黄汗，其脉沉迟，身发热，胸满，四肢头面肿，久不愈，必致痈脓。"

19. 脉沉实　指脉来轻取不应，重按坚实有力。伤寒差后，胃有积滞，故脉沉实。《伤寒论》第394条："伤寒差以后，更发热者，小柴胡汤主之，脉浮者，以汗解之，脉沉实者，以下解之。"

20. 脉沉弦　指脉来轻取不应，重按端直而长，如按琴弦。亦作"脉沉而弦"。

（1）厥阴下利，阳复太过，湿热内结，里气壅滞，故脉沉弦。一说由木郁土中，下焦寒实所致。《伤寒论》第365条："下利，脉沉弦者，下重也。"

（2）水饮内结。《金匮要略·痰饮咳嗽病脉证治第十二》："脉沉而弦者，悬饮内痛。"

（3）酒黄疸，病偏里。《金匮要略·黄疸病脉证并治第十五》："酒黄疸者，或无热，靖言了了，腹满欲吐，鼻燥；其脉浮者先吐之，沉弦者先下之。"

（4）内伤出血，肾虚肝旺。《金匮要略·惊悸吐衄下血胸满瘀病脉证并治第十六》："病人面无色，无寒热。脉沉弦者，衄。"

（5）虚寒内盛，阳气不足。《金匮要略·呕吐下利病脉证治第十七》："下利脉沉弦者，下重。"

（6）阳虚受寒，经脉拘急。《金匮要略·趺蹶手指臂肿转筋阴狐疝蛔虫病脉证并治第十九》："师曰：腹中痛，其脉当沉若弦，反洪大，故有蚘虫。"

21. 脉沉结　指脉来轻取不应，重按应指缓慢，时一止复来，止无定数。湿热内蕴或下焦蓄血，脉道阻滞，气血运行不畅，故脉沉结。《伤寒论》第125条："太阳病，身黄，脉沉结，少腹硬，小便不利者，为无血也。"若证见小便利，其人如狂，治宜破血逐瘀，用抵当汤。

22. 脉沉紧　指脉来轻取不应，重按应指紧张有力。亦作"脉沉而紧"。

（1）伤寒误治，中阳虚损，阴寒入里，故脉沉紧。《伤寒论》第140条："太阳病，下之……脉沉紧者，必欲呕。"若里寒凝滞，水饮不化，证见心下逆满，气上冲胸，起则头眩等。治宜温阳健脾利水，用桂枝茯苓白术甘草汤（《伤寒论》第67条）。

（2）邪传少阳，其脉不浮不沉，少阳脉弦，甚者似紧，故脉沉而紧。见于太阳病不解，转入少阳，其脉不浮而沉，少阳脉弦，甚者似紧，故脉沉而紧。证见胁下硬满，干呕不能食，往来寒热。治宜和解少阳，可用小柴胡汤（《伤寒论》第266条）。

（3）里寒内盛，筋脉拘急。《金匮要略·腹满寒疝宿食病脉证并治第十》："寒疝绕脐痛，若发则白汗出，手足厥冷，其脉沉紧者，大乌头煎主之。"

（4）寒饮留伏于里，结聚不散。《金匮要略·痰饮咳嗽病脉证并治第十二》："膈间支饮，其人喘满，心下痞坚，面色黧黑，其脉沉紧，得之数十日，医吐下之不愈，木防己汤主之。"

（5）水寒之气结于下焦。《金匮要略·水气病脉证并治第十四》："寸口脉沉而紧，沉为水，紧为寒，沉紧相搏，结在关元……胁下急痛。"

23. 脉沉滑 指脉来轻取不应，重按往来流利，应指圆滑。

（1）太阳病误下，表邪内陷，热迫于里，故脉沉滑。《伤寒论》第140条："太阳病，下之……脉沉滑者，协热利。"

（2）风水病，水气已盛。《金匮要略·水气病脉证并治第十四》："寸口脉沉滑者，中有水气，面目肿大，有热，名曰风水。"

24. 脉沉微 指脉来轻取不应，重按极细极软，若有若无。伤寒误治，真阳衰微，阴寒独盛，故脉沉微。

（1）见于下之后，复发汗。证见昼日烦躁不得眠，夜而安静，不呕，不渴，无表证，身无大热。治宜破阴回阳，用干姜附子汤（《伤寒论》第61条）。

（2）见于心肾阳虚，饮邪上盛。《金匮要略·痰饮咳嗽病脉证并治第十二》："青龙汤下已，多唾口燥，寸脉沉，尺脉微，手足厥逆……与茯苓桂枝五味甘草汤。"

25. 脉沉小 指脉来轻取不应，按之无力，重按脉象如线，应指明显。见于肾虚气化不利。《金匮要略·水气病脉证并治第十四》："水之为病，其脉沉小，属少阴；浮者为风。"

26. 脉沉小迟 指脉来一息不足四至，轻取不应，按之无力，重按脉象如线，应指明显。见于虚劳病，脾肾阳虚。《金匮要略·血痹虚劳病脉证并治第六》："脉沉小迟，名脱气，其人疾行则喘喝，手足逆寒，腹满，甚则溏泄，食不消化也。"

27. 脉沉细 指脉来轻取不应，重按始得，脉细如线。

（1）见于气血不足导致的疾病。《金匮要略·痓湿暍病脉证治第二》："太阳病，发热，脉沉而细者，名曰痓，为难治。"

（2）湿邪痹阻阳气，阳气不能外达。《金匮要略·痓湿暍病脉证治第二》："太阳病，关节疼痛而烦，脉沉细者，此名湿痹。"

28. 脉沉而弱 指脉来轻取不应，重按始得，脉细极软。《金匮要略·中风历节病脉证治第五》："寸口脉沉而弱，沉即主骨，弱即主筋，沉即为肾，弱即为肝。……故曰历节。"

29. 脉弦迟 指脉搏端直以长，挺然有力而一息不足四至。

（1）痰食阻遏胸中，阳气郁闭，故脉弦迟。《伤寒论》第324条："少阴病，饮食入口则吐；心中温温欲吐，复不能吐，始得之，手足寒，脉弦迟者，此胸中实，不可下也，当吐之。"

（2）寒邪凝结，形成寒疟。《金匮要略·疟病脉证并治第四》："师曰：疟脉自弦，弦数者多热，弦迟者多寒。"

30. 脉弦细　指脉搏端直以长，状如细线而稍软，即弦而不甚。

病在少阳，故脉弦细，主少阳病。《伤寒论》第265条："伤寒，脉弦细，头痛发热者，属少阳。"

31. 脉弦紧　指脉搏端直而长，如牵绳转索，或按之左右弹指。

（1）疟病兼表寒。《金匮要略·疟病脉证并治第四》："疟脉自弦……弦紧者可发汗、针灸也。"

（2）寒疝，阴寒内盛。《金匮要略·腹满寒疝宿食脉证治第十》："腹痛，脉弦而紧，弦则卫气不行，即恶寒，紧则不欲食，邪正相搏，则为寒疝。"

（3）寒气外束，卫阳被郁。《金匮要略·水气脉证并治第十四》："寸口脉弦而紧，弦则卫气不行，即恶寒，水不沾流，走于肠间。"

32. 脉弦小紧　指脉搏端直而长，如牵绳转索，或按之左右弹指应指明显，按之无力。见于疟病偏于里。《金匮要略·疟病脉证并治第四》："疟脉自弦，脉弦小紧者下之差。"

33. 脉弦细芤迟　指脉搏端直而长，脉细如线，浮大中空，一息不足四至。见于气阴两伤。《金匮要略·痉湿暍病脉证治第二》："太阳中暍，发热恶寒，身重而疼痛其脉弦细芤迟。"

34. 脉弦浮大　指脉搏端直而长，脉形阔大，轻取即得。见于三阳合病。太阳脉浮，阳明脉大，少阳脉弦，病涉及三阳经，故脉弦浮大。《伤寒论》第231条："阳明中风，脉弦浮大而短气，腹都满，胁下及心痛，久按之气不通，鼻干，不得汗，嗜卧，一身及目悉黄，小便难，有潮热，时时哕，耳前后肿。"

35. 脉紧大而迟　指脉来紧急，应指紧张有力，状如转索。见于阳中有阴，证属寒实。《金匮要略·腹满寒疝宿食病脉证并治第十》："脉紧大而迟者，必心下坚；脉大而紧者，阳中有阴，可下之。"

36. 芤动微紧脉　脉来浮大中空，如按葱管，脉形紧急，如牵绳转索。见于虚劳，阴阳两虚而失调。《金匮要略·痹虚劳病脉证并治第六》："脉得诸芤动微紧，男子失精，女子梦交，桂枝龙骨牡蛎汤主之。"

37. 脉滑而疾　指脉搏应指滑利，往来前却、辗转疾速，如珠应指。里热炽盛，大实大坚未成，故脉滑而疾，证见谵语，发潮热。治宜泄热通便，用小承气汤。

38. 脉滑而数　指脉搏应指圆滑流利，往来急速，一息六至。宿食内结，胃热燥实，故脉滑而数。《伤寒论》第256条："阳明、少阳合病，必下利，脉滑而数者，有宿食也，当下之，宜大承气汤。"

39. 涩小脉　指脉搏往来艰涩，脉体细小，按之无力。见于历节病，湿盛阳微。《金匮要略·中风历节病脉证并治第五》："盛人脉涩小，短气，自汗出，历节痛不可屈伸，此皆饮酒汗出当风所致。"

40. 脉迟滑 指脉来一息不足四至，应指圆滑，往来流利。因实热燥结、郁阻阳气所致。《金匮要略·呕吐哕下利病脉证并治第十七》："下利脉迟而滑者，实也，利未欲止，急下之，宜大承气汤。"

41. 脉迟缓 指脉来一息不足四至，柔软松弛，来去怠缓。营卫不足，复感外邪所致。《金匮要略·中风历节病脉证并治第五》："寸口脉迟而缓，迟则为寒，缓则为虚；营缓则为亡血，卫缓则为中风。邪气中经，则身痒而瘾疹，心气不足，邪气入中，则胸满而短气。"

42. 脉迟涩 指脉来一息不足四至，往来艰涩，如轻刀刮竹。由血虚感寒，寒凝血瘀所致。《金匮要略·水气病脉证并治第十四》："寸口脉迟而涩，迟则为寒，涩为血不足。"

43. 脉迟浮弱 指脉搏细软无力，一息三至，轻取即得。脾阳素虚，感受风寒，邪犯太阴，故脉迟浮弱。《伤寒论》第 98 条："得病六七日，脉迟浮弱，恶风寒，手足温，医二三下之，不得食，……柴胡不中与也，食谷者哕。"

44. 脉迟紧 指脉来一息不足四至，应指紧张有力，状如转索，左右弹指。见于肠痈，热伏血瘀，脓液未成。《金匮要略·疮痈肠痈浸淫病脉证并治第十八》："肠痈者，……其脉迟紧者，脓未成，可下之，当有血。"

45. 脉数急 指脉来急速，一息六至。与"脉若静"相对。外邪入里化热，蒸迫气血，故脉数急。《伤寒论》第 4 条："伤寒一日，太阳受之，脉若静者，为不传，颇欲吐，若躁烦，脉数急者，为传也。"

46. 动弱脉 脉形如豆，厥厥动摇，软而沉细。惊则气乱，脉搏动摇，气血虚弱，心悸不宁。《金匮要略·惊悸吐衄下血胸满瘀病脉证并治第十六》："寸口脉动而弱，动即为惊，弱则为悸。"

47. 脉微而沉 指脉搏似有似无，轻取不应，按之不起。因血热瘀结，蓄积下焦，气血阻滞，脉道不利。《伤寒论》第 124 条："太阳病，六七日表证仍在，脉微而沉，反不结胸，其人发狂者，以热在下焦，少腹当硬满，小便自利者，下血乃愈。"

48. 脉微细 指脉来如丝之应指，按之欲绝，似有似无。由阴阳俱虚所致，阳气衰微，鼓动无力即脉微，阴血不足，脉道不充即脉细。《伤寒论》第 60 条："下之后，复发汗，必振寒，脉微细，所以然者，此内外俱虚故。"《伤寒论》第 281 条："少阴之为病，脉微细，但欲寐也。"

49. 脉微细沉 指脉来细而无力，若有若无，即脉微细。此由邪入少阴，阳气衰微，鼓动无力，阴血不足，脉道不充。《伤寒论》第 300 条："少阴病，脉微细沉，但欲寐，汗出不烦，自欲吐。至五六日自利，复烦躁不得卧寐者，死。"

50. 脉微浮 指脉搏由沉微逐渐呈现浮象。为阴邪渐衰，阳气渐复之象。《伤寒论》第 327 条："厥阴中风，脉微浮为欲愈，不浮为未愈。"

51. 脉微涩 指脉搏细软无力，往来涩滞。因阳虚阴弱，推动乏力，脉道不充。

（1）因阳虚气陷，津亏血少所致。《伤寒论》第 325 条："少阴病，下利，脉微涩，呕而汗出，必数更衣，反少者，当温其上，灸之。"

（2）由霍乱吐利，气津大伤，血流不畅所致。《伤寒论》第 384 条："伤寒，其脉微涩者，本是霍乱，今是伤寒，却四五日，至阴经上，转入阴必利。本呕下利者，不可治也。"

52. 脉微弱　指浮紧之脉微弱变为缓弱。

（1）指脉搏较前少力。由太阳病，表证渐罢，邪郁有化热入里之势使然。《伤寒论》第 27 条："太阳病，发热恶寒，热多寒少，脉微弱者，此无阳也，不可发汗，宜桂枝二越婢一汤。"

（2）由太阳中风，表里俱虚，卫外不固所致。《伤寒论》第 38 条："太阳中风，脉浮紧……大青龙汤主之。若脉微弱，汗出恶风者，不可服之，服之则厥逆，筋惕肉瞤，此为逆也。"

（3）由寒邪化热入里，正气不趋肌表所致。《伤寒论》第 139 条："太阳病，二三日，不能卧，但欲起，心下必结，脉微弱者，此本有寒分也。反下之，若利止，必作结胸。"

53. 脉微弱数　指脉来一息六至，按之细软无力。因厥阴下利，邪衰阳复。《伤寒论》第 365 条："下利，脉沉弦者，下重也；脉大者，为未止，脉微弱数者，为欲自止，虽发热不死。"

54. 脉微欲绝　指脉搏极细极软，似有似无，往来不继，即将断绝。为阳气虚衰，无力鼓动血脉所致。

（1）主少阴病，里寒外热。《伤寒论》第 317 条："少阴病，下利清谷，里寒外热，手足厥逆，脉微欲绝，身反不恶寒，其人面色赤，或腹痛，或干呕，或咽痛，或利止脉不出者。通脉四逆汤主之。"

（2）主霍乱吐利，亡阳，里寒外热。《伤寒论》第 389 条："既吐且利，小便复利而大汗出，下利清谷，内寒外热，脉微欲绝者，四逆汤主之。"

（3）主霍乱吐利，阳亡阴竭。《伤寒论》第 390 条："吐已下断，汗出而厥，四肢拘急不解，脉微欲绝者，通脉四逆加猪胆汤主之。"

55. 脉微续　指脉象由无脉而逐渐出现。为阴液未竭，阳气渐复的好现象。《伤寒论》第 315 条："少阴病，下利，脉微者，与白通汤。利不止，厥逆无脉，干呕，烦者，白通加猪胆汁汤主之。服汤，脉暴出者死，微续者生。"

56. 脉微缓　指脉搏微呈和缓之势，与浮紧之脉相对。此处之微为稍微之微，非微脉之微。此因太阳表病，已经数日，邪气减退，正气来复，表里气和。《伤寒论》第 23 条："太阳病，得之八九日，如疟状，发热恶寒，热多寒少，其人不呕，清便欲自可，一日二三度发。脉微缓者，为欲愈也。"

57. 脉微数

（1）阴虚内热。《伤寒论》第 116 条："微数之脉，慎不可灸。"

（2）营血不足，血不营脉。《金匮要略·下利病脉证并治第十七》："寸口脉微而数，微则无气，无气则营虚，营呕吐哕虚则血不足，血不足则胸中冷。"

58. 脉沉细数　指脉搏细软，来去薄疾，重按无力而散。为少阴病心肾两虚，属里虚之证。《伤寒论》第 285 条："少阴病，脉细沉数，病为在里，不可发汗。"

59. 脉细欲绝　指脉搏细小无力，往来不继，有即将断绝之势，此由血虚寒凝所致。因血虚则脉道不充而细，寒凝则血流不畅而欲绝。《伤寒论》第 351 条："手足厥寒，脉细欲绝者，当归四逆汤主之。"

60. 脉细数　指脉搏细直如线而软，来去薄疾，一息六至。因太阳误下，伤及正气，而表热未罢。《伤寒论》第140条："太阳病，下之，……脉细数者，头痛未止。"

61. 脉结代　指脉来有中止，节律不齐。由气血亏虚，心脉失养，脉气不续所致。《伤寒论》第177条："伤寒脉结代，心动悸，炙甘草汤主之。"

沉弦脉：多见于肝郁气滞，或水饮内停。

沉涩脉：多见于血瘀，尤常见于阳虚而寒凝血瘀者。

沉缓脉：多见于脾虚，水湿停留。

沉细数脉：多见于阴虚内热或血虚。

弦紧脉：多见于寒证、痛症，常见于寒滞肝脉，或肝郁气滞等所致疼痛等。

弦数脉：多见于肝郁化火或肝胆湿热、肝阳上亢。

弦滑数脉：多见于肝火夹痰，肝胆湿热或肝阳上扰，痰火内蕴等。

弦细脉：多见于肝肾阴虚或血虚肝郁，或肝郁脾虚等。

滑数脉：多见于痰热（火）、湿热或食积内热。

洪数脉：多见于阳明经证、气分热盛，多见于外感热病。

综上所述，任何脉象都包含着位、次、形、势等方面的因素，当某一因素突出表现异常时，就以此单一因素而命名，如以脉位浮为单一的突出表现，而脉率适中，脉的形和势不大不小、和缓从容，即称为浮脉；如脉位浮而脉率速，其他因素无异常时，称为浮数脉。又如脉沉而脉形小，脉软无力时，可采用已经定义了的脉名——弱脉，亦可将几种特征并列而命名为沉细无力脉。总之辨脉时务必考察诸方面的因素，并将各种变化因素作为辨证诊断的依据。

四、真脏脉

真脏脉是在疾病危重期出现的无胃、无神、无根的脉象。是病邪深重，元气衰竭，胃气已败的征象，故又称"败脉""绝脉""死脉""怪脉"。

《素问·玉机真脏论》说："邪气胜者，精气衰也。故病甚者，胃气不能与之俱至于手太阴，故真脏之气独见，独见者，病胜脏也，故曰死。"真脏脉的形态在该文中亦有具体描述："真肝脉至中外急，如循刀刃责责然，如按琴瑟弦……真心脉至坚而搏，如循薏苡子累累然……真肺脉至大而虚，如以毛羽中人肤……真肾脉至搏而绝，如指弹石辟辟然……真脾脉至弱而乍数乍疏……诸真脏脉见者，皆死不治也。"《医学入门·死脉总诀》说："雀啄连来三五啄，屋漏半日一滴落，弹石硬来寻即散，搭指散乱真解索，鱼翔似有又似无，虾游静中跳一跃，更有釜沸涌如羹，旦占夕死不须药。"可供参考。

根据真脏脉的主要形态特征，大致可以分成三类：

1. 无胃之脉　无胃的脉象以无冲和之意，应指坚搏为主要特征。如脉来弦急，如循刀刃称偃刀脉；脉动短小而坚搏，如循薏苡子为转豆脉；或急促而坚硬，如弹石称弹石脉等。临床提示邪盛正衰，胃气不能相从，心、肝、肾等脏气独现，是病情重危的征兆之一。

2. 无神之脉　无神之脉象以脉律无序、脉形散乱为主要特征。如脉在筋肉间连连数急，三五不调，止而复作，如雀啄食状，称雀啄脉；如屋漏残滴，良久一滴者，称屋漏脉；脉来乍疏乍密，如解乱绳状，称解索脉。主要由脾（胃）、肾阳气衰败所致，提示神气涣散，生命即将告终。

3. 无根之脉 无根脉象以虚大无根或微弱不应指为主要特征。若浮数之极，至数不清，如釜中沸水，浮泛无根，称釜沸脉，为三阳热极，阴液枯竭之候；脉在皮肤，头定而尾摇，似有似无，如鱼在水中游动，称鱼翔脉；脉在皮肤，如虾游水，时而跃然而去，须臾又来，伴有急促躁动之象，称虾游脉。均为三阴寒极，亡阳于外，虚阳浮越的征象。

但是，随着医疗技术的不断提高，通过不断研究和临床实践，对真脏脉亦有新的认识，其中有一部分是由于心脏器质性病变所造成的，但不一定是无药可救的死证，应仔细观察，尽力救治。

（1）脉绝（脉停）：

1）特征：指脉象沉伏不见，触摸不到。

2）诊断意义：厥阴中寒，阴寒暴盛，阳气一时脱绝。《伤寒论》第368条："下利后，脉绝，手足厥冷，晬时脉还，手足温者生，脉不还者死。"

（2）脉暴出：

1）特征：指断绝之脉陡然涌出，浮大躁动。

2）诊断意义：阴液枯竭，虚阳无依而暴脱于外，阴阳离决。《伤寒论》第315条："少阴病，下利，脉微者，与白通汤。利不止，厥逆无脉，干呕，烦者，白通加猪胆汁汤主之。服汤，脉暴出者死，微续者生。"

（3）脉萦萦如蜘蛛丝：

1）特征：指脉象纤细而微弱欲绝。

2）诊断意义：主阳气衰亡。《伤寒论·辨脉法》第5条："脉萦萦如蜘蛛丝者，阳气衰也。"

（4）脉累累如循长竿：

1）特征：形容脉象沉迟中有坚涩结滞之象。主阴气偏胜。

2）诊断意义：《伤寒论·辨脉法》第5条："脉累累如循长竿者，名曰阴结也。"

（5）脉绵绵如泻漆之绝：

1）特征：指脉象如倾漆欲尽之状，前大而后小。

2）诊断意义：主血虚。《伤寒论·辨脉法》第5条："脉绵绵如泻漆之绝者，亡其血也。"

（6）脉瞥瞥如羹上肥：

1）特征：形容脉象轻浮无根，难以寻按。

2）诊断意义：主阳气衰微。《伤寒论·辨脉法》第5条："脉瞥瞥如羹上肥者，阳气衰也。"

（7）脉蔼蔼如车盖：

1）特征：形容脉象浮数中而有上壅之象。

2）诊断意义：主阳气偏亢。《伤寒论·辨脉法》第5条："脉蔼蔼如车盖者，名曰阳结也。"

五、妇人脉与小儿脉

（一）诊妇人脉

妇人有经、孕、产育等特殊的生理活动及其病变，因而其脉诊亦有一定的特殊性。

1. 诊月经脉　妇人左关、尺脉忽洪大于右手，口不苦，身不热，腹不胀，是月经将至。寸关脉调和而尺脉弱或细涩者，月经多不利。

妇人闭经，尺脉虚细而涩者，多为精血亏少的虚闭；尺脉弦涩者，多为气滞血瘀的实闭；脉象弦滑者，多为痰湿阻于胞宫。

2. 诊妊娠脉　已婚妇女，平时月经正常，突然停经，脉来滑数冲和，兼饮食偏嗜者，多为妊娠之征。《素问·阴阳别论》云："阴搏阳别，谓之有子。"《素问·平人气象论》又云："妇人手少阴脉动甚者，妊子也。"指出妇人两尺脉搏动强于寸脉或左寸脉滑数动甚者，均为妊娠之征。尺脉候肾，胞宫系于肾，妊娠后胎气鼓动，故两尺脉滑数搏指，异于寸部脉者为有孕之征。此两说可供临床参考。

3. 诊临产脉　妇人临产时，脉象会异于平常。《诸病源候论·妇人难产病诸候》中云："诊其尺脉，转急如切绳转珠者，即产也。"《脉经》卷九中谓："妇人怀娠离经，其脉浮，设腹痛引腰脊，为今欲生也。"《医宗必读·新著四言脉诀》认为"离经者，离乎经常之脉也"。由上可知，临产妇人可出现不同于平常的脉象，其脉多浮，或脉数而滑或紧。清代王燕昌《医存》云："妇人两中指顶节之两旁，非正产时则无脉……若此处脉跳，腹连腰痛，一阵紧一阵，二目乱出金花，乃正产时也。"薛己《女科撮要》亦指出："欲产之时，觉腹内转动……试捏产母中指中节或本节跳动，方临盆，即产矣。"这说明孕妇在平时无脉的中指中节或本节的两旁出现脉搏跳动，即是临产之兆。诊脉方法如图 5-9 所示。

（二）诊小儿脉

诊小儿脉在《内经》中已有记述，自后世医家提出望小儿指纹的诊法以后，对于三岁以内的婴幼儿，往往以望指纹代脉诊，对 3 岁以上者才采用脉诊。

1. 诊小儿脉方法　小儿寸口部位短，难以布三指以分三关，故诊小儿脉的方法与诊成人不同，常采用一指总候三部诊法，简称一指定三关。

操作方法是用左手握小儿手，对 3 岁以内婴幼儿，医生可用右手拇指或示指按于掌后高骨处诊得脉动，不分三部，以定至数为主（图 5-10）；对 3~5 岁小儿，以高骨中线为关，向高骨的前后两侧（掌端和肘端）滚转寻三部（图 5-11）；对 6~8 岁小儿，可以向高骨的前后两侧（掌端和肘端）挪动拇指，分别诊寸、关、尺三部；对 9~10 岁小儿，可以次第下指，依寸、关、尺三部诊脉；对 10 岁以上的小儿，则可按诊成人脉的方法取脉。

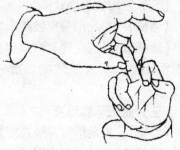

图 5-9　切中指离经脉法

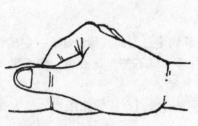

图5-10 诊小儿脉法（一）

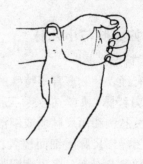

图5-11 诊小儿脉法（二）

2. 小儿正常脉象的特点　由于小儿脏腑娇嫩、形气未充，且又生机旺盛、发育迅速，故正常小儿的平和脉象，较成人脉软而速，年龄越小，脉搏越快。若按成人正常呼吸定息，2～3岁的小儿，脉动6～7次为常脉，每分钟脉跳100～120次；5～10岁的小儿，脉动6次为常脉，每分钟脉跳100次左右，脉动4～5次为迟脉。

3. 小儿病脉　由于小儿疾病一般都比较单纯，故其病脉也不似成人那么复杂。主要以脉的浮、沉、迟、数辨病证的表、里、寒、热；以脉的有力、无力定病证的虚、实。浮脉多见于表证，浮而有力为表实，浮而无力为表虚；沉脉多见于里证，沉而有力为里实，沉而无力为里虚；迟脉多见于寒证，迟而有力为实寒，迟而无力为虚寒；数脉多见于热证，浮数为表热，沉数为里热，数而有力为实热，数而无力为虚热。

此外，痰热壅盛或食积内停可见滑脉；湿邪为病可见濡脉；心气、心阳不足可见歇止脉。

六、趺阳脉脉象

趺阳脉为足阳明胃脉，在足背冲阳穴处。胃为后天之本，诊趺阳脉以候脾胃之气，对于保胃气扶正祛邪有重要意义。

（一）趺阳脉浮而芤

【特征】　指足阳明胃经趺阳穴处之动脉轻按即得，重按中空而无力。

【诊断意义】　主脾胃气虚，化源不足，荣卫耗伤。《伤寒论·平脉法》第70条："趺阳脉浮而芤，浮者卫气虚，芤者荣气伤，其身体瘦，肌肉甲错。浮芤相搏，宗气衰微，四属断绝。"

（二）趺阳脉滑而紧

【特征】　指足阳明胃经趺阳穴处之动脉脉来流利，应指流利，且呈紧急之象。

【诊断意义】　主脾有寒而胃有热，邪气盛实。《伤寒论·平脉法》第59条："趺阳脉滑而紧，滑者卫气实，紧者脾气强，持实击强，痛还自伤，以手把刃，坐作疮也。"

（三）趺阳脉微而紧

【特征】　指足阳明胃经趺阳穴处之动脉脉来有紧张之象，然按之又微弱无力。

【诊断意义】　主中土阳虚寒盛。《伤寒论·平脉法》第72条："趺阳脉微而紧，紧则为寒，微则为虚，微紧相搏，则为短气。"

（四）趺阳脉浮

【特征】 指足阳明胃经趺阳穴处之动脉轻取即得，重按不应而无力。

【诊断意义】 主脾胃气虚。《伤寒论·辨脉法》第 26 条："趺阳脉浮，浮则为虚，浮虚相搏，则令气，言胃气虚竭也。"

（五）趺阳脉大而紧

【特征】 指阳明经趺阳穴处之动脉脉形阔大，有紧急之象。

【诊断意义】 主中阳不足，阴寒内盛之下利。《伤寒论·平脉法》第 64 条："浮阳脉大而紧者，当即下利，为难治。"

（六）趺阳脉不出

【特征】 指足阳明胃经趺阳穴处之动脉一时不见。

【诊断意义】

（1）主脾气虚衰，不能升降。《伤寒论·平脉法》第 74 条："趺阳脉不出，脾不上下，身冷肤硬。"

（2）主气虚不运化，水湿内浸。《金匮要略·水气病脉证并治第十四》："趺阳脉伏，水谷不化，脾气衰则鹜溏，胃气弱则身肿。"

（七）趺阳脉伏而涩

【特征】 指足阳明胃经趺阳穴处之动脉沉伏不起，往来坚涩。

【诊断意义】 主脾胃阴阳虚弱，升降紊乱。《伤寒论·平脉法》第 61 条："趺阳脉伏而涩，伏则吐逆，水谷不化，涩则食不得入，名曰关格。"

（八）趺阳脉沉而数

【特征】 指足阳明胃经趺阳穴处之动脉轻取不应，按之始见，且一息超过五六至。

【诊断意义】 主胃有实热。《伤寒论·平脉法》第 68 条："趺阳脉沉而数，沉为实，数消谷。"

（九）趺阳脉迟而缓

【特征】 指足阳明胃经趺阳穴处之动脉脉来和缓不数。

【诊断意义】 为脾胃功能正常之征。《伤寒论·辨脉法》第 21 条："趺阳脉迟而缓，胃气如经也。"

（十）趺阳脉紧而浮

【特征】 指足阳明胃经趺阳穴处之动脉轻取即得，按之不足，且呈紧急之象。

【诊断意义】 主中阳不足，寒邪内生。《伤寒论·平脉法》第 66 条："趺阳脉紧而浮，浮为气，紧为寒，浮为腹满，紧为绞痛，浮紧相搏，肠鸣而转，转即气动，膈气乃下。"

（十一）趺阳脉数

【特征】 指足阳明胃经趺阳穴处之动脉一息超过五六至。

【诊断意义】 主胃中有热。《金匮要略·消渴小便不利淋病脉证并治第十三》："趺阳脉数，胃中有热，即消谷引食，大便必坚，小便即数。"

（十二）趺阳脉浮而数

【特征】 指足阳明胃经趺阳穴处之动脉轻取即得，且一息超过五六至。

【诊断意义】 为医生误下，虚其里气，邪气内陷，以致脾胃气虚而有热。《伤寒论·脉法辨》第 21 条："趺阳脉浮而数，浮则伤胃，数则动脾，此非本病，医特下之所为也。"

（十三）趺阳脉浮而涩

【特征】 指足阳明胃经趺阳穴处之动脉轻取即得，往来坚涩。

【诊断意义】

（1）胃强脾弱，津液枯竭。《伤寒论》第 247 条："趺阳脉浮而涩，浮则胃气强，涩则小便数，浮涩相搏，大便则硬，其脾为约，麻子仁丸主之。"

（2）脾胃虚寒，津液不足。《金匮要略·呕吐哕下利病脉证并治第十七》："趺阳脉浮而涩，浮则为虚，涩则伤脾，脾伤则不磨，朝食暮吐，暮食朝吐，宿谷不化名曰胃反。"

（十四）趺阳脉紧而数

【特征】 指足阳明胃经趺阳穴处之动脉一息超过五六至，且有紧急之象。

【诊断意义】 主脾寒胃热。《金匮要略·黄疸病脉证并治第十五》："趺阳脉紧而数，数则为热，热则消谷，紧则为寒，食即为满。"

（十五）趺阳脉微弦

【特征】 指足阳明胃经趺阳穴处之动脉端直以长，然按之又微弱无力。

【诊断意义】 主脾胃虚寒，肝气上逆。《金匮要略·腹满寒疝宿食病脉证治第十》："趺阳脉微弦，法当腹满，不满者必便难，两胁疼痛，此虚寒从下上也，当以温药服之。"

七、少阴脉脉象

少阴脉指足少阴肾脉而言，位于太溪穴处，少阴为阴阳气血之本。亦有指手少阴心脉者，位于神门穴，以候心气的盛衰。

（一）少阴脉微滑

【特征】 指足少阴经太溪穴之处的动脉微呈滑象。

【诊断意义】 主湿热客于下焦。《伤寒论·平脉法》第 55 条："少阴脉微滑，滑者，紧之浮名也。此为阴实，其人必股内汗出，阴下湿也。"

（二）少阴脉弦而浮

【特征】 指足少阴太溪穴处之脉轻取即得，按之不足，端直以长。

【诊断意义】 为少阴之正常脉象。《伤寒论·辨脉法》第 19 条："少阴脉如经者，……以少阴脉弦而浮才见，此为调脉，故称如经也。"

（三）少阴脉不至

【特征】 少阴太溪穴之处动脉触摸不到。主肾气衰微，精血不足。

【诊断意义】 《伤寒论·平脉法》第 75 条："少阴脉不至，肾气微，少精血，奔气迫促，上入胸膈，宗气反聚，血结心下，阳气退下，热归阴股，与阴相动，令身不仁，此为尸厥。"

（四）少阴脉不出

【特征】 指太溪穴处之少阴脉沉伏不起，触摸不到。

【诊断意义】　主肾阳虚寒邪盛。《伤寒论·平脉法》第 66 条："少阴脉不出，其阴肿大而虚也。"

（五）少阴负趺阳

指切按足少阴太溪穴之动脉与足阳明胃经冲。

【特征】　阳穴之动脉，两相比较，趺阳脉盛于少阴脉。

【诊断意义】　阳衰阴盛之下利重证，在下利、手足厥冷，手太阴寸口脉不至时，此脉象主胃气尚在，预后较好。《伤寒论》第 362 条："下利、手足厥冷，无脉者，灸之不温，若脉不还，反微喘者，死。少阴负趺阳者，为顺也。"

（六）少阴脉弱而涩

【特征】　指足少阴太溪穴处之动脉沉细无力，往来涩滞。

【诊断意义】　主少阴阳气精血两虚。《伤寒论·平脉法》第 73 条："少阴脉弱而涩，弱者微烦，涩者厥逆。"

（七）少阴脉细

【特征】　指足少阴太溪穴处之动脉细直而软，应指如丝。

【诊断意义】　主精血虚少，肾虚气化失职。《金匮要略·水气病脉证并治第十四》："少阴脉细，男子则小便不利，妇女则经水不通。"

（八）少阴脉紧而沉

【特征】　指足少阴太溪穴处之动脉轻取不应，按之始见，且有紧急之象。

【诊断意义】　主肾阳不足，寒从内生。《金匮要略·水气病脉证并治第十四》："少阴脉紧而沉，紧则为痛，沉则为水，小便即难。"

（九）少阴脉滑而数

【特征】　指足少阴太溪穴处之动脉应指流利，且一息超过五六至。

【诊断意义】　主湿热在下焦。《金匮要略·妇女杂病脉证并治第二十二》："少阴脉滑而数者，阴中即生疮，阴中蚀疮烂者，狼牙汤洗之。"

（十）少阴脉浮而弱

【特征】　指足少阴太溪穴处之动脉轻取即得，按之无力。

【诊断意义】　主心肾不足，精血虚而受风。《金匮要略·中风历节病脉证并治第五》："少阴脉浮而弱，弱则血不足，浮则为风，风血相搏，即疼痛如掣。"

第四节　脉诊的临床运用及意义

一、脉诊的临床运用

由于脉象与主病之间的关系十分复杂，因而对于如何分析脉象所反映的不同病证本质，或辨别病证所出现的不同脉象，在脉诊临床运用中，需要注意下列几个问题：

（一）独异脉的诊断意义

临床时若能发现疾病中所表现出的某种特殊的脉象变化，即"独异脉"，这对于病证诊断是极为有益的。如《景岳全书·脉神章》说："独之为义，有部位之独也，有脏气之独也，有脉体之独也。部位之独者，谓诸部无恙，惟此稍乖，乖处藏奸，此其独也。脏气之独者，不得以部位为拘也，如诸见洪者皆是心脉……五脏之中，各有五脉，五脉互见，独乖者病……脉体之独者，如经所云，独小者病，独大者病，独疾者病，独迟者病……但得其一而即见病之本矣。"

"部位之异"是指某种脉象仅见于某一部，例如，左关脉独弦，右寸脉独弱之类。这些脉的主病多与该部所属脏腑有关。如左关脉弦为肝郁，右寸脉弱为肺虚，左尺脉弱多肾虚等。

"脏气之独"是指某些脉常见于相应脏腑的病证，如结脉、代脉、促脉常是心病的表现，其他如肝病多见弦脉，肺病常见浮脉，脾病常见缓脉，肾病的脉象多沉等，五脏之中，各有本脉，独见者病也。

"脉体之独"是指病中突出表现为某种脉象，其所主的病证自明，如滑脉主痰湿、湿热、食积，紧脉主伤寒、痛证，濡脉主脾虚、湿困，伏脉主邪闭、厥病、痛极，芤脉见于亡血、伤阴之际等。

（二）辨脉主病不可拘泥

脉象一般以浮为主表，沉为在里，数多热，迟多寒，弦大为实，细微为虚。但这些表、里、寒、热、虚、实之间，又有真假疑似，须要注意。如《景岳全书·脉神章》说："浮虽属表，而凡阴虚血少，中气亏损者，必浮而无力，是浮不可以概言表；沉虽属里，而凡外邪初感之深者，寒束经络，脉不能达，必见沉紧，是沉不可以概言里。数为热，而真热者未必数，凡虚损之证，阴阳俱困，气血张惶，虚甚者数愈甚，是数不可以概言热；迟为寒，而凡伤寒初退，余热未清，脉多迟滑，是迟不可以概言寒。"

（三）脉症顺逆与从舍

脉症顺逆，是指脉与症的相应与不相应，以判断病情的顺逆。一般而论，脉与症相一致者为顺，反之为逆。如暴病脉来浮、洪、数、实者为顺，反映正气充盛能够抗邪；久病脉来沉、微、细、弱者为顺，说明正虽不足而邪亦不盛。若新病脉反见沉、细、微、弱，说明正气虚衰；久病脉反见浮、洪、数、实等，则表示正气衰而邪不退，均属逆证。

脉与症有时有不相应者，故临床时当根据疾病的本质决定从舍，或舍脉从症，或舍症从脉。如自觉烦热，而脉见微弱者，必属虚火；腹虽胀满，而脉微弱者，则是脾胃虚弱之故。胸腹不灼，而见脉大者，必非火邪；本无胀满疼痛，而脉见弦强者，并非实证。脉有从舍，说明脉象只是疾病表现的一个方面，因而要四诊合参，才能全面认识疾病的本质。

二、脉诊的意义

诊脉是中医临床不可缺少的诊察步骤和内容。脉诊之所以重要，是由于脉象能传递机体各部分的生理病理信息，是窥视体内功能变化的窗口，可为诊断病证提供重要依据。

中医整体观指出，人体是一个有机的整体，《灵枢·脉度》载："阴脉荣其脏，阳脉荣其腑……其流溢之气，内溉脏腑，外濡腠理。"表明机体各部分的功能有赖经络气血的运行流注和温煦濡养而实现；同时人体又与自然界相应，人的经脉气血随日月运转而产生相应的变化，正如《素问·脉要精微论》所说："四变之动，脉与之上下。"

上述各种生命现象，都通过脉象的动态变化及时地反映出来。但是，脉象的生理性变异有一定的限度和规律（不失胃气为平）。当机体遭受外邪侵扰时，这种生理性平衡就遭到破坏，造成气血、脏腑功能逆乱，反映在脉象上就出现各种病脉。《景岳全书·脉神章》载："脉者气血之神，邪正之鉴也，有诸中必形诸外。故血气盛则脉必盛，血气衰则脉必衰，无病则脉必正，有病则脉必乖。"脉象的盛、衰、正、乖，都是气血邪正的外在表现，通过诊脉可以了解气血的虚实，阴阳的盛衰，脏腑功能的强弱，以及邪正力量的消长，为治疗指出方向。医生不识脉就无以辨证，不辨证就无以论治，只有精通脉理，方能成为良医。脉诊的临床意义，可归纳为以下四个方面：

（一）辨别病证的部位

病证部位就是指机体发生疾病时，病邪在表或在里，或侵犯机体的何脏何腑等。五脏六腑之气血，无不通于心脉。因此，当脏腑生理功能发生病理改变时，便会影响气血的正常运行而在脉象上反映出来。如浮脉多主表证，沉脉多为里证。寸口部的寸、关、尺三部，在左分属心、肝胆、肾，在右分属肺、脾胃、肾，若某部脉象发生特异变化，则应考虑其相应脏腑发生病变的可能，如两手尺部脉见微弱，多为肾气虚衰；右关部见弱脉多为脾胃气虚；右寸部见洪脉多为心火上炎或上焦实热等。

"心主身之血脉"，"诸血者，皆属于心"，脉与心息息相关，脉搏是心功能的具体表现，故诊察脉象尤可帮助诊断心的病证。如促、结、代三脉多见于心血、心阴不足或心气亏虚、心阳不振的病人。又如随着医疗技术的不断发展，在大量的临床实践中，证实真脏脉中的大部分是心律失常的脉象，而其中绝大部分又是由心脏器质性病变所造成的。

（二）判断病证的性质

病证的性质就是指病证属寒或属热，以及痰饮瘀滞等。《素问·脉要精微论》说："长则气治，短则气病，数则烦心，大则病进，上盛则气高，下盛则气胀，代则气衰，细则气少，涩则心痛……"说明各种脉象都能在一定程度上反映症候的病理特点。如寒与热均可改变气血在体内运行的速率，常反映出不同的脉象，故可从不同的脉象上判断病变的性质。数脉、洪脉、滑脉、长脉等，多见于热证，有力为实热，无力为虚热；迟脉、紧脉等，多见于寒证，有力为实寒，无力为虚寒。

（三）分辨邪正的盛衰

疾病过程中邪正双方的盛衰，必然影响脉象的变化，故诊察脉象可以分辨疾病过程中的邪正盛衰。如脉见虚、细、弱、微、短、革、代等无力脉象，多为气血不足、精亏、阳气衰微所致之虚证；若脉见实、洪、滑、弦、紧、长等有力脉象，则多为邪气亢盛，正气不衰，正邪交争剧烈所致之实证。

（四）推断病证的进退

通过诊脉能及时反馈病变的信息，可以判断病情的轻重，推测预后的凶吉，观察疗效的好坏。

观察脉象推断疾病的进退和预后，必须结合症状，脉症合参；并要注意对脉象的动态观察。如外感病脉象由浮转沉，表示病邪由表入里；由沉转浮为病邪由里出表。久病而脉象和缓，或脉力逐渐增强，是胃气渐复、病退向愈之兆；久病气虚或失血、泄泻而脉象虚大，则多属邪盛正衰，病情加重的征兆。热病脉象多滑数，若汗出热退而脉转缓和为病退；若大汗后热退身凉而脉反促急、烦躁者为病进，并有亡阳虚脱的可能。正如《景岳全书·脉神章》所说："若欲察病之进退吉凶者，但当以胃气为主，察之之法，如今日尚和缓，明日更弦急，知邪气之愈进，邪愈进则病愈甚矣。今日甚弦急，明日稍和缓，知胃气之渐至，胃气至则病渐轻矣。即如顷刻之间，初急后缓者，胃气之来也；初缓后急者，胃气之去也。此察邪正进退之法也。"所以缺乏和缓从容之势的脉象，是预后凶险的征兆。

此外，脉象和症状都是疾病的表现，二者通常反映一致的特性，若脉与症不一致时，则提示病情比较复杂，治疗比较困难，预后较差，如脱血者脉反洪，是元气外脱的征兆；病寒热而脉反细弱，是元气虚陷、正不胜邪的现象。这些情况多反映邪正的消长和病情进退，对推测疾病的预后吉凶有一定意义。

第六章 按 诊

按诊是医生用手直接触摸或按压病人某些部位，以了解局部冷热、润燥、软硬、压痛、肿块或其他异常变化，从而推断疾病部位、性质和病情轻重等情况的一种诊断方法。

按诊是切诊的重要组成部分，是诊法中不容忽视的一环。按诊不仅可以进一步确定望诊之所见，补充望诊之不足，而且亦可为问诊提示重点，特别是对脘腹部疾病的诊断有着更为重要的作用，如肠痈、癥瘕（肿瘤、肥气、肝积、肠覃、石瘕之类）等，通过按诊可以进一步探明疾病的部位、性质和程度，使其表现客观化。

按诊的运用，早在《内经》中就有记载。张仲景在《伤寒杂病论》中对按诊的论述更多，尤其是胸腹部的按诊，已成为诊断和治疗疾病的重要依据。清代以后，按诊在一些医书中还列有专门篇章论述，拓宽了应用范围。近代对中医腹诊及腧穴诊断做了较为深入的研究，不仅在方法上有些与西医的触诊和叩诊相沟通，而且在疾病的诊断意义和原理上也进行了探讨。

第一节 按诊的方法与意义

一、按诊的体位

根据按诊的目的和准备检查的部位不同，应采取不同的体位和手法。

诊前首先需选择好适当的体位，然后充分暴露按诊部位。一般病人应取坐位或仰卧位或侧卧位。病人取坐位时，医生应面对病人而坐或站立进行。用左手稍扶病体，右手触摸按压某一局部。这种体位多用于皮肤、手足、腧穴的按诊。按胸腹时，病人须采取仰卧位，全身放松，两腿自然伸直，两手臂放在身旁，医生站在病人右侧，用右手或双手对病人胸腹某些部位进行切按。在切按腹内肿块或腹肌紧张度时，可让病人屈起双膝，使腹肌松弛或做深呼吸，以便于切按（图6-1）。

必要时可采取侧卧位。右侧位按诊时，病人右下肢伸直，左下肢屈髋、屈膝；左侧位按诊时，病人左下肢伸直，右下肢屈髋、屈膝，进行触摸推寻（图6-2）。此种方法，常用于仰卧位触摸不清或难以排除时，换位后再进一步确诊。另外，对腹部肿瘤的按诊，必要时亦可采取肘膝位，病人用两肘、两膝趴在检查床上，医生站在病人左侧，用右手稍抚病人腰背部，左手按摸推寻病人腹部（图6-3）。

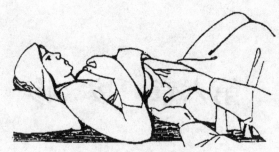

图 6-1　病人仰卧位

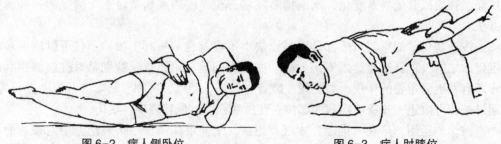

图 6-2　病人侧卧位　　　　　　　　　图 6-3　病人肘膝位

二、按诊的手法

按诊手法主要有触、摸、按、叩四法。

1. 触法　是医生将自然并拢的示指、中指、环指、小指掌面或全手掌轻轻接触或轻柔地进行滑动触摸病人局部皮肤，如额部、四肢及胸腹部的皮肤，以了解肌肤的凉热、润燥等情况，用于分辨病属外感还是内伤，是否汗出，以及阳气津血的盈亏。

2. 摸法　是医生用指掌稍用力寻抚局部，如胸腹、腧穴、肿胀部位等，探明局部的感觉情况，如有无疼痛和肿物，肿胀部位的范围及肿胀程度等，以辨别病位及病性的虚实。

3. 按法　是以重手按压或推寻局部，如胸腹部或某一肿胀或肿瘤部位，了解深部有无压痛或肿块，肿块的形态、大小，质地的软硬、光滑度，活动程度等，以辨脏腑虚实和邪气的痼结情况。

以上三法的区别表现在指力轻重不同，所达部位浅深有别。触则用手轻诊皮肤，摸则稍用力达于肌层，按则重指力诊筋骨或腹腔深部，临床操作时可综合运用。

按诊的顺序一般是先触摸，后按压，由轻而重，由浅入深，从健康部位开始，逐渐移向病变区域，先远后近、先上后下地进行诊察。这里所讲的先上后下是从对病人诊察的整体部位而言，就病变的某一局部的按诊来说，有时是从下向上的逐步寻摸，如肝、脾按诊，寻按方向要根据病证的需要来确定。

4. 叩法　即叩击法。是医生用手叩击病人身体某部，使之震动产生叩击音、波动感或震动感，以此确定病变的性质和程度的一种检查方法。叩击法有直接叩击法和间接叩击法两种。

（1）直接叩击法：是医生用中指指尖或并拢的示指、中指、环指、小指的掌面轻轻地直接叩击或拍打按诊部位，通过听音响和叩击手指的感觉来判断病变部位的情况。例如，对鼓胀病人腹部可进行直接叩诊，医生根据叩击音及手感，来辨别气鼓或水鼓。若叩之音如击鼓者为气鼓；叩之音实而浊者为水鼓。也可将手放于病人腹部两侧对称部位，用一侧手叩击，若对侧手掌感到有震动波者，是有积水的表现。

（2）间接叩击法：有拳掌叩击法和指指叩击法。①拳掌叩击法（图6-4）是医生用左手掌平贴在病人的诊察部位，右手握成空拳叩击左手背，边叩边询问病人叩击部位的感觉，有无局部疼痛，医生根据病人感觉及左手震动感，以推测病变部位、性质和程度。临床常用以诊察腹部和腰部疾病，例如用此方法诊察腰部，若病者有叩击痛时，除考虑可能与局部骨骼疾病有关外，主要与肾脏疾病有关。②指指叩击法（图6-5）是医生用左手中指第二指节紧贴病体需诊察的部位，其他手指稍微抬起，勿与体表接触，右手指自然弯曲，示指、中指、环指、小指微翘起，以中指指端叩击左手中指第二指节前端，叩击方向应与叩击部位垂直，叩时应用腕关节与掌指关节活动之力，指力要均匀适中，叩击动作要灵活、短促、富有弹性，叩击后右手中指应立即抬起，以免影响音响。此法病人可采取坐位或仰卧位，常用于对胸背腹及肋间的诊察，如两肋叩击音实而浊，多为悬饮之表现。

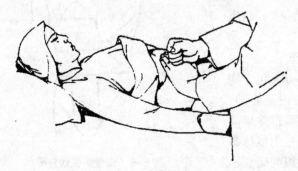

图6-4　拳掌叩击法

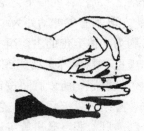

6-5　指指叩击法

三、按诊注意事项

医生在进行按诊时应注意以下事项：

（1）按诊的体位及触、摸、按、叩四种手法的选择应具有针对性。临诊时，必须根据不同疾病要求的诊察目的和部位，选择适当的体位和方法。否则，将难以获得准确的诊断资料，亦即失去按诊的意义。

（2）医生举止要稳重大方，态度要严肃认真，手法要轻巧柔和，避免突然暴力或冷手按诊，以免引起病人精神和肌肉紧张，以致不能配合，影响诊察的准确性。

（3）注意争取病人的主动配合，使病人能准确地反映病位的感觉。如诊察病人肝、脾时，请病人做腹式呼吸运动，随着病人的深吸气，有节奏地进行按诊。同时亦可让病人由仰卧位改为侧卧位配合诊察。

（4）要边检查边注意观察病人的反应及表情变化，注意对侧部位以及健康部位与疾病部位的比较，以了解病痛所在的准确部位及程度。

（5）要边询问病人是否有压痛及疼痛程度，边通过谈话了解病情，以转移病人的注意力，减少病人因精神紧张而出现的假象反应，保证按诊检查结果的准确性。

第二节　按诊的内容

按诊的运用相当广泛，涉及各科疾病及全身各部分，尤其是对腹部疾病的诊察更为重要。临床上常用的按诊内容有按胸胁，按脘腹，按肌肤，按手足，按腧穴等。

一、按胸胁

按胸胁是指根据病情的需要，有目的地对前胸和胁肋部进行触摸、按压或叩击，以了解局部及内脏病变的情况。胸胁的部位：胸胁即前胸和侧胸部的统称。前胸部即缺盆（锁骨上窝）至横膈以上。侧胸部又称胁肋部或胁部，即胸部两侧，由腋下至十一胁、十二肋骨端的区域（图6-6）。

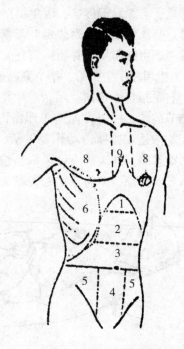

传统上"胸"指缺盆下、腹之上有骨之处；胸骨体下端尖突谓之"鸠尾"；肌肉部分谓之"膺"；肋骨下之软肋处谓之"季肋"；左乳下心尖冲动处为"虚里"。

胸为人体上焦的主要组成部分，包含胸廓、虚里、乳房等重要组织，胸内藏心肺，胁内包括肝胆。所以胸胁按诊除可排除局部皮肤、经络、骨骼病变外，主要是用以诊察心、肺、肝、胆、乳房等脏器组织的病变。

图6-6　胸腹部位划分图
1. 心下　2. 胃脘　3. 大腹　4. 小腹　5. 少腹
6. 胁肋　7. 虚里　8. 左、右胸 9. 胸膺

（一）胸部按诊

胸为心肺所居之处，按胸部可以了解心、肺、虚里及腔内（胸膜）等的病变情况。

胸部按诊病人多采取坐位，若病人不能坐时，可先仰卧位诊察前胸，然后侧卧位诊察侧胸及背部。方法多采用触法、摸法和指指叩击法，采取指指叩击法叩击时，左手中指应沿肋间隙滑行（与肋骨平行），右手指力应适中。顺序应由上而下地按前胸、侧胸和背部进行，并应注意两侧对称部位的比较。

正常胸（肺）部叩诊呈清音，但胸肌发达者、肥胖者或乳房较大者叩诊稍浊，背部较前胸音浊，上方较下方音浊。胸部自上而下叩诊时，浊音与实音交界处即为肺下界，平静呼吸时，肺下界正常于锁骨中线第6肋（左侧可因胃脘鼓音区影响而有变动）、腋中线第8肋、肩胛线第10肋。

肺下界下移可见于肺胀、腹腔脏器下垂等；肺下界上移可见于肺痿、悬饮、鼓胀、腹内肿瘤或癥瘕等。前胸高突，叩之膨膨然有如鼓音，其音清者，系肺气壅滞所致，

多为肺胀，可见于气胸；叩之音浊或呈实音，并有胸痛，亦多为饮停胸膈，或肺痨损伤，或肺内有肿瘤，或为肺痈、痰热壅肺者。胸部压痛，有局限性青紫肿胀者，多因外伤（肋骨骨折等）所致。

（二）乳房按诊

乳房局部压痛，可见于乳痈、乳发、乳疽等病变。若发现乳房内肿块时，应注意肿块的数目、部位、大小、外形、硬度、压痛和活动度，以及腋窝、锁骨下淋巴结的情况。

妇女乳房有大小不一的肿块，边界不清，质地不硬，活动度好，伴有疼痛者，多见于乳癖。乳房有形如鸡卵的硬结肿块，边界清楚，表面光滑，推之活动而不痛者，多为乳核。乳房有结节如梅李，边缘不清，皮肉相连，病变发展缓慢，日久破溃，流稀脓夹有豆渣样物者，多为乳痨。乳房块肿质硬，形状不规则，高低不平，边界不清，腋窝多可扪及肿块，应考虑乳癌的可能。女子月经将行的青春发育期，或男子、儿童一侧或两侧乳晕部有扁圆形稍硬肿块，触之疼痛，称为乳疬。

（三）虚里按诊

虚里即心尖冲动处，位于左乳下第4~5肋间，乳头下稍内侧，当心脏收缩时，心尖向胸壁冲击而引起的局部胸壁的向外搏动，可用手指指尖触到。

诊虚里时，一般病人采取坐位和仰卧位，医生位于病人右侧，用右手全掌或指腹平抚于虚里部，并调节压力。按诊内容包括有无搏动、搏动部位及范围、搏动强度和节律、频率、聚散等，以了解宗气之强弱、疾病之虚实、预后之吉凶，尤其当危急病证寸口脉不明显时，诊虚里更具重要的诊断价值。

虚里为诸脉之所宗。虚里按之应手，动而不紧，缓而不急，动气聚而不散，节律清晰一致，一息4~5至，是心气充盛，宗气积于胸中的正常征象。

病理情况下，虚里搏动移位可因心痹、先天性心脏病等而使心脏增大；鼓胀、癥积等而使腹部胀大，心位抬高；气胸、悬饮、肿瘤等胸腔疾病；胸部畸形，如漏斗胸、脊柱弯曲等而导致。虚里按之其动微弱者为不及，是宗气内虚之征，或为饮停心包之支饮；搏动迟弱，或久病体虚而动数者，多为心阳不足；按之弹手，洪大而搏，或绝而不应者，是心肺气绝，属于危候；孕妇胎前产后，虚里动高者为恶候；虚损劳瘵之病，虚里日渐动高者为病进；虚里搏动数急而时有一止，为宗气不守；虚里搏动迟弱，或久病体虚而动数者，皆为心阳不足；胸高而喘，虚里搏动散漫而数者，为心肺气绝之兆；虚里动高，聚而不散者，为热甚，多见于外感热邪、小儿食滞或痘疹将发之时。

因惊恐、大怒或剧烈运动后，虚里动高，片刻之后即能平复如常不属病态；肥胖之人因胸壁较厚，虚里搏动不明显，亦属生理现象。

（四）胁部按诊

肝胆位居右胁，肝胆经脉分布两胁，故按胁肋主要是了解肝胆疾病。脾脏叩诊区在左侧腋中线上第9~11肋间，宽为4~7 cm 的部位，左胁部按诊应考虑排除脾脏病变。

按胁部常采取仰卧位或侧卧位，除在胸侧腋下至肋弓部位进行按、叩外，还应从上腹部中线向两侧肋弓方向轻循，并按至肋弓下，以了解胁内脏器状况。按诊时应注意是否有肿块及压痛，肿块的质地、大小、形态等。正常情况下，两胁部（包括肋缘下）无脏可触及，无压痛。只有腹壁松弛的瘦人，在深吸气时在肋弓下缘可触到肝脏下缘，质地柔软，无压痛。

若胁痛喜按，胁下按之空虚无力为肝虚；胁下肿块，刺痛拒按为血瘀。若右胁下肿块，质软，表面光滑，边缘钝，有压痛者，多为肝热病、肝著等；若右胁下肿块，质硬，表面平或呈小结节状，边缘锐利，压痛不明显者，可能为肝积；若右胁下肿块，质地坚硬，按之表面凹凸不平，边缘不规则，常有压痛者，应考虑肝癌；若右侧腹直肌外缘与肋缘交界处附近触到梨形囊状物，并有压痛，多为胆石、胆胀等胆囊病变。左胁下痞块，多为肥气等脾脏病变；疟疾后左胁下可触及痞块，按之硬者为疟母。

二、按脘腹

按脘腹即是通过触按、叩击胃脘部及腹部，了解其凉热、软硬、胀满、肿块、压痛及脏器大小等情况，从而推断有关脏腑的病变及症候性质。

（一）脘腹分区及所候

脘腹各部位的划分：膈以下统称腹部。大体分为心下、胃脘、大腹、小腹、少腹等部分。剑突的下方，称为心下；心下的上腹部，称胃脘部；脐以上的部位称大腹；有称脐周部位为脐腹者；脐以下至耻骨上缘称小腹；小腹的两侧称少腹（图6-6）。

按腹部主要是诊断肝、胆、脾、胃、肾、小肠、大肠、膀胱、胞宫及其附件组织的病证。按诊时，根据所诊脏腑的不同，首先定诊区目标。一般肝脏诊区位于大腹右上方至右肋缘下及剑突下方；脾脏诊区位于大腹左侧上方至左肋缘下方；胆位于大腹右侧腹直肌外缘与肋缘交界处；胃位于上腹部偏左；肠位于脐周围（十二指肠在脐右上方，小肠及肠管在脐周围），乙状结肠在左髂窝部，盲肠位于右下腹；肾脏诊区位于腰部左右肋缘下方；膀胱、胞宫位于小腹部耻骨联合的上方；胞宫附件位于左右少腹部（图6-7）。

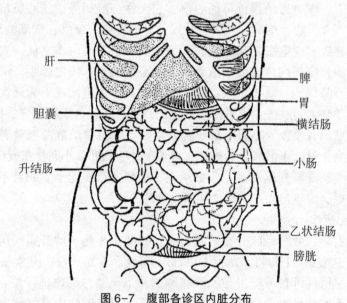

图6-7　腹部各诊区内脏分布

（二）脘腹按诊的方法

诊区目标确定后再考虑按诊应采取的体位和方法。通常采用仰卧位或侧卧位。取坐位时，医生应在病人右侧，左手稍扶病人肩背部，右手示指、中指、环指、小指自然并拢，用指腹或示指桡侧按腹；取仰卧位时，病人两腿稍屈曲，以免局部肌肉紧张，医生应在病人右侧，右手示指、中指、环指、小指自然并拢，用指腹或示指桡侧按寻。无论采取何种体位，按时皆从脐水平线处开始逐渐移向上腹部剑突下方，如果有明显痞块，应从健康部位逐渐移向病变部位。按时应由浅入深、由轻而重，指力适中。边按边询问，边观察病人表情。注意了解局部手感情况，有无胀满、痞块、软硬程度，以及有无压痛、压痛程度等。

肝的按诊，病人宜取仰卧位，两腿屈起，医生位于病人右侧，以左手掌及四指置于病人右腰部并向上托，大拇指固定于右肋下缘，以右手平放于脐部右侧，用并拢的四指尖部或示指桡侧对着肋缘，并压向深部，在病人吸气时，右手手指稍向肋缘方向推进，但勿随腹壁抬起，如此，逐渐向肋缘按摸（图6-8）。

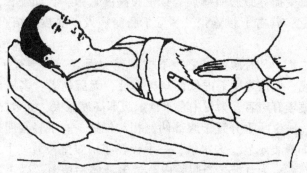

图6-8　肝下缘触诊法

脾的按诊，病人可采取仰卧或右侧卧位，两腿稍屈曲，医生以左手掌置于病人左胸外侧第7~10肋处，固定胸廓，右手平放于腹部，与肋弓成垂直方向，以稍弯曲的手指末端轻压向腹深部，并随病人腹式呼吸运动逐渐由下向上接近左肋弓（图6-9），以寻摸有无肿大的脾脏。

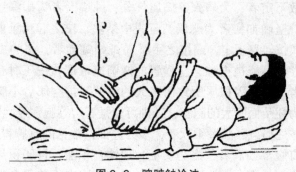

图6-9　脾脏触诊法

肾脏按诊时，一般采取仰卧位，必要时亦可采取立位。诊右肾时，医生在病人右侧，右手放在右季肋部，以微曲的指端置于肋缘下方，左手平放于右后腰部肾区，随病人呼吸将右手逐渐压向腹深部，同时以左手将后腹壁推向前方，前后两手相互配合寻按肾脏。诊左肾时，医生位于病人左侧，两手相对地更换位置，如上法进行寻按。

（三）脘腹按诊的内容

按诊脘腹部，主要应了解其凉热、软硬、胀满、肿块、压痛以及脏器大小等，以推断脏腑病位和症候性质。正常情况下，除大肠（结肠）、膀胱（充盈时）按诊可触及外，其他脏器一般不能触及。

一般来说，凡腹部按之肌肤凉而喜温者，属寒证；腹部按之肌肤灼热而喜凉者，属热证；腹痛喜按者多属虚证；腹痛拒按者多属实证。按诊腹部皮肤温凉，对判断真热假寒证有非常重要的意义，无论病人四肢温凉与否，只要胸腹灼热，就基本可以断定疾病的实热本质。

正常人腹壁按之柔软、张力适度。若全腹紧张度降低，触之松软无力，多见于久病重病之人，精气耗损，气血亏虚以及体弱年老之人和经产妇等；若全腹紧张度消失，多见于痿病和脊髓受损导致腹肌瘫痪等；全腹高度紧张，状如硬板，常因急性胃肠穿孔或脏器破裂引起；若右下腹紧张，多见于肠痈病人；湿热蕴结胆腑，胆汁瘀滞者，可见右上腹紧张。

腹满有虚实之别，凡脘腹部按之手下饱满充实而有弹性、有压痛者，多为实满；若脘腹部虽然膨满，但按之手下虚软而缺乏弹性，无压痛者，多属虚满。脘部按之有形而胀痛，推之辘辘有声者，为胃中有水饮。腹部高度胀大，如鼓之状者，称为鼓胀。鉴别鼓胀类别时，医生两手分置于腹部两侧相对位置，一手轻轻叩拍腹壁，另一手则有波动感，按之如囊裹水者，为水鼓；一手轻轻叩拍腹壁，另一手无波动感，以手叩击如击鼓之膨膨然者，为气鼓。当腹腔内有过多液体潴留时，因重力的关系，可通过体位的改变，在腹腔低处叩击出浊音；若肠内有气体存在，叩击呈鼓音，此鼓音区域多漂浮在腹水浊音区上面。另外，肥胖之人腹大如鼓，按之柔软，无脐突，无病证表现者，不属病态。

若腹部有肿块，按诊时要注意肿块的部位、形态、大小、硬度、有无压痛和能否移动等情况。凡肿块推之不移，肿块痛有定处者，为癥积，病属血分；肿块推之可移，或痛无定处，聚散不定者，为瘕聚，病属气分；肿块大者为病深；形状不规则，表面不光滑者为病重；坚硬如实者为恶候。若腹中结块，按之起伏聚散，往来不定，或按之形如条索状，久按转移不定，或按之手下如蚯蚓蠕动者，多为虫积。小腹部触及肿物，若触之有弹性，不能被推移，呈横置的椭圆或球形，按压时有压痛，有尿意，排空尿后肿物消失者，多系因积尿所致而胀大的膀胱；排空尿后小腹肿物不消，若系妇女停经后者，多为怀孕而胀大的胞宫；否则可能是石瘕等胞宫或膀胱的肿瘤。

腹痛喜按，按之痛减，腹壁柔软者，多为虚证，常见的有脾胃气虚等；腹痛拒按，按之痛甚，并伴有腹部硬满者，多为实证，如饮食积滞、胃肠积热之阳明腑实、瘀血肿块等。局部肿胀拒按者，多为内痈；按之疼痛，固定不移，多为内有瘀血；按之胀痛，病处按此联彼者，为病在气分，多为气滞气闭。

腹部压痛的出现，多表示该处腹腔内的脏器有损害。右季肋部压痛，见于肝、胆、右肾和降结肠的病变；上腹部压痛，见于肝、胆、胃脘、胰和横结肠病变；左季肋部压痛，见于脾、左肾、降结肠等病变；右腰部压痛，多见于肾和升结肠病变；脐部压痛，见于小肠、横结肠、输尿管病变；左腰部压痛，见于左肾、降结肠病变；下腹部压痛，常见于膀胱疾病、肠痈或女性生殖器官病变。左少腹作痛，按之累累有硬块者，多为肠中有宿粪；右少腹作痛而拒按，或出现"反跳痛"（按之局部有压痛，若突然移去手指，腹部疼痛加剧），或按之有包块应手者，常见于肠痈等病。

妇女妊娠 3 个月后，一般可以在其小腹部触及胀大的胞宫；妊娠五六个月时，胞宫底约与脐平；妊娠 7 月时，胞宫底在脐上 3 横指；妊娠 9 月至足月时，胞宫底在剑突下 2 横指。如妊娠后腹形明显大于正常，皮肤光亮，按之胀满者，多为胎水肿满；如腹形明显小于正常，而胎儿尚存活者，多为胎萎不张。

正常人的肾脏一般不能触及，只有身材瘦长的人有时可以触及右肾的下极。当触及肾脏时，病人往往会有类似恶心的不适感觉。如在吸气时能触到 1/2 以上的肾脏，即可以诊断为肾下垂。当触及肾脏肿大时，多提示肾痈、肾盂积水或肾脏肿瘤。肾水、肾瘅、肾著、肾痨、肾石等肾病病人，有的可以在肾区（肋脊角处）出现不同程度的叩击痛。

三、按肌肤

按肌肤是指触摸某些部位的肌肤，通过诊察其寒热、润燥、滑涩、疼痛、肿胀、皮疹疮疡等情况，以分析病情的寒热虚实及气血阴阳盛衰的诊断方法。

（一）按肌肤的方法

按肌肤时，可根据病变部位不同，选择适宜体位，以充分暴露按诊部位为原则，医生位于病人右侧，右手手指自然并拢，掌面平贴诊部肌肤之上轻轻滑动，以诊肌肤的寒热、润燥、滑涩，有无皮疹、结节、肿胀、疼痛等。若病人有疼痛时，医生应在局部进行轻重程度不同的按压，以找准疼痛的部位、范围、程度和性质。若发现有结节时，应对结节进一步按诊，可用右手拇指与示指寻其结节边缘及根部，以确定结节的大小、形态、软硬程度、活动情况等。若诊察有肿胀时，医生应用右手拇指或示指在肿胀部位进行按压，以掌握肿胀的范围、性质等。疮疡按诊，医生可用两手拇指和示指自然伸出，其余三指自然屈曲，用两示指寻按疮疡根底及周围肿胀状况，未破溃的疮疡，可用两手示指对应夹按，或用一示指轻按疮疡顶部，另一示指置于疮疡旁侧，诊其软坚，有无波动感，以了解成脓的程度。

正常肌肤温润而有光泽，富有弹性，无皮疹、肿胀、疼痛、疮疡、结节等。

（二）按肌肤的内容

1. 诊寒热　按肌肤的寒热可了解人体阴阳的盛衰、病邪的性质等。

一般肌肤寒冷、体温偏低者，为阳气衰少；若肌肤冷而大汗淋漓、脉微欲绝者，为亡阳之征。

肌肤灼热，体温升高者，多为实热证；若汗出如油，四肢肌肤尚温而脉躁疾无力者，为亡阴之征。

身灼热而肢厥，为阳热内闭，不得外达，属真热假寒证。

外感病汗出热退身凉，为表邪已解；皮肤无汗而灼热者，为热甚。

身热初按热甚，久按热反转轻者，为热在表；久按其热反甚者，为热在里。

肌肤初扪之不觉很热，但扪之稍久即感灼手者，称身热不扬。常兼头身困重，脘痞、舌苔腻等症。主湿热蕴结证。由于湿性黏滞，湿邪遏制，阳热内伏而难以透达于外，湿郁热蒸，故身热而不扬。

局部病变通过按肌肤之寒热可辨证之阴阳。皮肤不热，红肿不明显者，多为阴证；皮肤灼热而红肿疼痛者，多为阳证。

2. 诊润燥滑涩 通过触摸病人皮肤的滑润和燥涩，可以了解汗出与否及气血津液的盈亏。

一般皮肤干燥者，尚未出汗；湿润者，身已出汗；干瘪者，为津液不足；肌肤滑润者，为气血充盛；肌肤枯涩者，为气血不足。

新病皮肤多滑润而有光泽，为气血未伤之表现。久病肌肤枯涩者，为气血两伤；肌肤甲错者，多为血虚失荣或瘀血所致。

3. 诊疼痛 通过触摸肌肤疼痛的程度，可以分辨疾病的虚实。

一般肌肤濡软，按之痛减者，为虚证；硬痛拒按者，为实证；轻按即痛者，病在表浅；重按方痛者，病在深部。

4. 诊肿胀 用手重压肌肤，据其肿胀程度，以辨别水肿和气肿。

按之凹陷，不能即起者，为水肿；按之凹陷，举手即起者，为气肿。

5. 诊疮疡 触按疮疡局部的凉热、软硬，可判断证之阴阳寒热。

一般肿硬不热者，属寒证；肿处灼手而有压痛者，属热证；根盘平塌漫肿者，属虚证；根盘收束而隆起者，属实证。患处坚硬多无脓；边硬顶软的已成脓（图6-10）。

6. 诊尺肤 诊尺肤即通过触摸病人肘部内侧至掌后横纹处之间的肌肤，以了解疾病虚实寒热性质的诊察方法。诊尺肤可采取坐位或仰卧位。诊左尺肤时（图6-11），医生用右手握住病人上臂近肘处，左手握住病人手掌，同时向桡侧转辗前臂，使前臂内侧面向上平放，尺肤部充分暴露，医生用指腹或手掌平贴尺肤处并上下滑动来感觉尺肤的寒热、滑涩缓急（紧张度）；诊右尺肤时，医生操作手法同上，左、右手置换位置、方向相反。诊尺肤应注意左、右尺肤的对比。

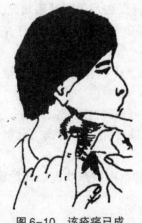

图6-10 该疮疡已成

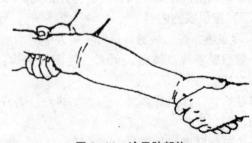

图6-11 诊尺肤部位

根据尺肤部缓急、滑涩、寒热的情况，来判断疾病的性质。诊尺肤早在《灵枢·论疾诊尺》就有记载："余欲无视色持脉，独调其尺，以言其病，从外知内。审其尺之缓急、小大、滑涩，肉之坚脆，而病形定矣。"

健康人尺肤温润滑爽而有弹性。若尺肤部热甚，多为热证；尺肤部凉，多为泄泻、少气；按尺肤宭而不起者，多为风水；尺肤粗糙如枯鱼之鳞者，多为精血不足，或有瘀血内阻。

四、按手足

按手足是通过触摸病人手足部位的冷热程度，以判断病情的寒热虚实及表里内外顺逆。

按诊时病人可取坐位或卧位（仰、侧皆可），充分暴露手足。医生可单手抚摸，亦可用双手分别抚握病人双手足，并做左右比较。按诊的重点在手足心寒热的程度。

正常情况的手足一般是温润的。诊手足寒温，对判断阳气存亡，推测疾病预后，具有重要意义。若阳虚之证，四肢犹温，为阳气尚存；若四肢厥冷，多病情深重。手足俱冷者，为阳虚寒盛，属寒证；手足俱热者，多为阳盛热炽，属热证。热证见手足热者，属顺候；热证反见手足逆冷者，属逆候，多因热盛而阳气闭结于内，不得外达，即热深厥亦深的表现，应注意鉴别。

诊手足时，还可做比较诊法。如手足心与手足背比较，若手足背热甚者，多为外感发热；手足心热甚者，多为内伤发热。即《东垣十书·辨手心手背》所说："内伤及劳役饮食不节病，手心热，手背不热；外伤风寒，则手背热，手心不热。"手心热与额上热比较，若额上热甚于手心热者为表热；手心热甚于额上热者为里热。

（一）手足自温

手足自温指发热仅见于手足，是太阴发热的特征。为太阴脾经感受外邪，郁热循经达于四末所致。《伤寒论》第187、第278条："伤寒脉浮而缓，手足自温者，是为系在太阴。"

（二）手足冷

（1）阳气内郁，不能布达四肢，表里之气不相顺接所致。《伤寒论》第148条："伤寒五六日，头汗出，微恶寒，手足冷，心下满，口不欲食，大便硬，脉细者，此为阳微结，必有表，复有里也。"

（2）三阳合病，胃热炽盛，误用下法，阴竭于下，阳浮于上。《伤寒论》第219条："三阳合病，腹满身重，难以转侧，口不仁，面垢，谵语遗尿。发汗则谵语，下之则额上生汗，手足逆冷。"

（3）中阳虚衰，不能温布四末。《伤寒论》第309条："少阴病，吐利，手足逆冷，烦躁欲死者，吴茱萸汤主之。"

（4）少阴病，真阳衰竭，有阴无阳。《伤寒论》第295条："少阴病，恶寒身蜷而利，手足逆冷者，不治。"少阴病，阳气虚衰，不温四末。《伤寒论》第305条："少阴病，身体痛，手足寒，骨节痛，脉沉者，附子汤主之。"少阴病，胸中痰实壅滞，阻遏阳气。《伤寒论》第324条："少阴病，饮食入口则吐，心中温温欲吐，复不能吐，始得之手足寒，脉弦迟者，此胸中实，不可下也，当吐之。"

（5）厥阴病，阴阳之气不能顺接。《伤寒论》第337条："凡厥者，阴阳气不相顺接，便为厥。厥者，手足逆冷者是也。"

（6）阳明中寒，脾胃阳气不能充养四末。"阳明病，反无汗而小便利，二三日呕而咳，手足厥者，必苦头痛"（《伤寒论》第197条）。

（7）阳衰阴盛，不能温煦四末。《伤寒论》第340条："病者手足厥冷，言我不结胸，小腹满，按之痛者，此冷结在膀胱关元也。"《伤寒论》第343条："伤寒六七日，脉微，手足厥冷，烦躁，灸厥阴，厥不还者，死。"《伤寒论》第361条："下利，手足厥冷，无脉者，灸之。"《伤寒论》第367条："下利后脉绝，手足厥冷，晬时脉还，手足温者生，脉不还者死。"《伤寒论》第387条："吐利汗出，发热恶寒，四肢拘急，手足厥冷者，四逆汤主之。"

（8）痰实壅滞，郁遏胸阳，不能布达四末。《伤寒论》第355条："病人手足厥冷，脉乍紧者，邪结在胸中，心下满而烦，饥不能食者，病在胸中，当须吐之，宜瓜蒂散。"

（9）阳气衰微，阴寒内盛，不能温煦四肢。《伤寒论》第317条："少阴病，下利清谷，里寒外热，手足厥逆，脉微欲绝，身反不恶寒，其人面色赤，或腹痛，或干呕，或咽痛，或利止脉不出者，通脉四逆汤主之。"

（10）伤寒误下，正伤邪陷，阳气郁遏，不温四末。《伤寒论》第357条："伤寒六七日，大下后，寸脉沉而迟，手足厥逆，下部脉不至，喉咽不利，唾脓血，泄利不止者，为难治，麻黄升麻汤主之。"

（11）枢机不利，阳为阴阻。《伤寒论》第349条："伤寒脉促，手足厥逆，可灸之。"

（12）血虚寒凝，气血运行不畅，四肢失于温养。《伤寒论》第351条："手足厥寒，脉细欲绝者，当归四逆汤主之。"

（三）手足温

手足温指手足温暖不凉。

（1）阳明郁热，布达四末。《伤寒论》第99条："伤寒四五日，身热恶风，颈项强，胁下满，手足温而渴者，小柴胡汤主之。"《伤寒论》第228条："阳明病下之，其外有热，手足温，不结胸，心中懊，饥不能食，但头汗出者，栀子豉汤主之。"

（2）脾阳素虚，感受风寒，热郁于表。《伤寒论》第98条："得病六七日，脉迟浮弱，恶风寒，手足温，医二三下之，不能食，而胁下满痛，面目及身黄，颈项强，小便难者，与柴胡汤，后必下重。"

（3）太阳病，误用汗下烧针，正气乃伤，手足温者为中土未败。《伤寒论》第153条："太阳病，医发汗，遂发热恶寒，因复下之，心下痞，表里俱虚。阴阳气并竭，无阳则阴独，复加烧针，因胸烦，面色青黄，肤瞤者，难治；今色微黄，手足温者易愈。"

（4）为阳气来复，阴寒渐退，预后良好。《伤寒论》第288条："少阴病，下利，若利自止，恶寒而蜷卧，手足温者，可治。"《伤寒论》第368条："利后脉绝，手足厥冷，晬时脉还，手足温者生，脉不还者死。"

五、按腧穴

按腧穴是按压身体的某些特定穴位，通过穴位的变化和反应来判断内脏某些疾病的方法。腧穴是脏腑经络之气转输之处，是内脏病变反映于体表的反应点。因此，早在《灵枢·背腧》就有记载："欲得而验之，按其处，应在中而痛解，乃其输也。"按腧穴可据按诊需要，取坐位或卧（仰卧、俯卧、侧卧）位，关键在于找准腧穴。医生用单手或双手的示指或拇指按压腧穴，若有结节或条索状物时，手指应在穴位处滑动按寻，进一步了解指下物的形态、大小、软硬程度、活动情况等。

按腧穴要注意发现穴位上是否有结节或条索状物，有无压痛或其他敏感反应，然后结合望、闻、问诊所得资料综合分析判断疾病。

正常腧穴按压时有酸胀感、无压痛、无结节或条索状物、无异常感觉和反应。腧穴的病理反应，则有明显压痛，或有结节，或有条索状物，或有其他敏感反应等。如肺俞穴摸到结节，或按中府穴有明显压痛者，为肺病的反应；按上巨虚穴下 1~2 寸处有显著压痛者，为肠痈的表现；肝病病人在肝俞或期门穴常有压痛等。这种具有诊断意义的特定腧穴，在《灵枢·九针十二原》记载有十二原穴，曾说："五脏有疾也，应出十二原，而原各有所出，明知其原，睹其应，而知五脏之害矣。"

临床观察发现，背部俞穴亦同样具有重要的诊断价值。

诊断脏腑病变的常用腧穴有：

肺病：中府、肺俞、太渊。

心病：巨阙、膻中、大陵。

肝病：期门、肝俞、太冲。

脾病：章门、太白、脾俞。

肾病：气海、太溪。

大肠病：天枢、大肠俞。

小肠病：关元。

胆病：日月、胆俞。

胃病：胃俞、足三里。

膀胱病：中极。

第七章 腹 诊

张仲景的《伤寒杂病论》根据《素问·腹中论》"鼓胀""血枯"的腹证与方药论治的理论，创造性地把腹诊腹证与辨证施治的方药密切地结合起来，把自觉症状和他觉症状的病理变化及治疗反应客观的相互联系在一起。两书涉及腹诊有多处，论述了腹部不同部位及表里的腹诊方法，并和临床症候及其他诊断方法有机地相结合，进行客观的综合分析，作为辨证的根据。通过腹诊及四诊合参确定腹部疾患的病因、病机、病理、病位，作为论治的基础，同时，对《内经》《难经》腹诊腹证的论述有了很大的发展，即通过发现特有的腹证而得到应用特定方剂的根据，因而，有腹证、有方药，而使临床选方用药准确性大为提高，使腹证成为中医"辨证"中一个不可分割的组成部分。

《伤寒论》对外感病进行辨证论治，首开外感病腹诊运用之先例，由于腹诊在诊察病人的客观症候方面具有重要意义，故仲景特别重视。《伤寒论》在六经病证的鉴别诊断中大量运用了腹诊。如《伤寒论·太阳篇》的蓄血、结胸、痞证、脏结；阳明病的胃家实诸证；少阳病的胁下硬满；三阴病的腹痛等，均需借助腹诊加以判定。若从数量上来看，全书关于腹诊的论述仅略少于脉诊，可见腹诊亦是六经辨证的重要诊断依据之一。《金匮要略》以脏腑辨证为纲领，主要论述内伤杂病的辨证论治。仲景在内伤杂病中运用腹诊尤为突出，而且特别擅长，从其著作中可以看出，腹诊常被作为辨证论治的一项重要依据，有时甚至是唯一依据加以强调，舍此不能进行正确有效的治疗，如"按之心下满痛者，此为实也，当下之，宜大柴胡汤"。

概而言之，仲景的腹诊方法涉及望、闻、问、切四诊，其运用包括分析病因病机、诊断和鉴别诊断疾病、确定病位病性、指导立法论治、选方遣药及判断预后转归等。可见仲景对腹诊是十分重视的，进而显示出医圣已把腹诊广泛灵活运用于临床的精炼程度，可以想象当时的腹诊已处于黄金时代。

一、方法

《伤寒杂病论》腹诊内容包括胸腹部的望、闻、问、切四个方面。

(一) 望

《伤寒论》第64条："发汗过多，其人叉手自冒心，心下悸欲得按者。"《金匮要略·腹满寒疝宿食病脉证治第十》："心胸中大寒痛，呕不能饮食，腹中寒，上冲皮起，出见有头足，上下痛而不可触近。"《金匮要略·趺蹶手指臂肿转筋阴狐疝蛔虫病脉证治第十九》："阴狐疝气者，偏有大小，时时上下。"上文"其人叉手冒心""上冲皮起，出现由头足"及"偏有大小"等腹证，皆是医者可见的胸腹部病变反应特征，是腹诊的内容之一。

（二）闻

《伤寒论》第 157 条："心下痞硬，干噫食臭，胁下有水气，腹中雷鸣。"《金匮要略·痰饮咳嗽病脉证并治第十二》："水走肠间，沥沥有声。"《金匮要略·妇人杂病脉证并治第二十二》："胃气下泄，阴吹而正喧，此谷气之实也。"文中的"腹中雷鸣""沥沥有声"及"阴吹"均为医患可以听见的腹部病变声响，也是腹诊闻之可得的腹证。

（三）问

《伤寒论》第 76 条："虚烦不得眠，若剧者，必反复颠倒，心中懊侬。"

《金匮要略·妇人妊娠病脉证并治第二十》："怀娠六七月……其胎愈胀，腹痛恶寒。"上述"不得眠""反复颠倒，心中懊侬"及"腹痛恶寒"病理反应特征，多为病人的主诉或医者问诊所得之腹证，因而，问诊也是胸腹诊的主要内容之一。

（四）切

《伤寒论》第 137 条："从心下至少腹硬满而痛，不可近。"《伤寒论》第 375 条："按之心下濡。"《金匮要略·水气病脉证并治第十四》："心下坚，大如盘，边如旋杯"等，这些触而可得的腹证当然是腹诊的主要内容。

总之，仲景腹诊是把望、闻、问、切有机地融为一体，用以诊察疾病反应与胸腹部的症状和体征，为辨证论治提供可靠的客观依据。

二、部位及腹证

《伤寒杂病论》的腹诊部位是胸腹部。一般分胸胁、胁下、心下、大腹、少腹等部位。腹诊的基本内容包括观外形、按腹力、测腹温、触痞硬、揣拘急、诊压痛、视络脉、探癥块、扣动悸等。

（1）胸胁（包括胸中）：胸为心肺之廓，胸中为宗气之源，膻中之居所。胸胁多为心、肺及少阳经证。腹证有胸胁苦满、胸胁烦满、胸胀满、胸胁满、胸中痛、胸中窒等。

（2）胁下：肝胆之居所，胁下多为肝胆经证。腹证有胁下痞硬、胁胁下硬满、胁下满痛、下偏痛、胁下支满等。

（3）心下：心下约当胃脘、横膈、脾胃、肝胆、肠道。胃属阳明，其腹证有心下痞、心下痞硬、心下痞坚、心下急、心下逆满、心下支结、心下硬痛、心下悸等。

（4）大腹：脐上为大腹，脾胃之处也。证以太阴、阳明病居多。其腹证有腹痛、腹满而吐、时腹自痛、腹满时痛、雷鸣切痛、腹胀满、腹硬满、腹满痛拒按。

（5）少腹：脐下为少腹，膀胱、小肠、胞宫等寄寓其中。胃、肝、冲、任诸脉循行其地，证以局部腑经病多，如少腹硬满、少腹弦急、少腹肿痞及太阳蓄水、蓄血等。

（6）脐：即神阙穴。属脾、为冲脉之穴。证见脐动、脐下动、绕脐动等。

腹证有主观症状（自觉症），属腹诊中的问诊范畴；有客观症状（他觉症），属于医生望、闻、触诊的范畴，比较起来，客观症状要较主观症状多，而且有更重要的临床诊断价值。以心下腹证举例：主观症状有心下痛、心下悸、心下结；属于客观体征的有心下硬、按之心下坚、心下坚大如盘、按之心下悸；二者兼有者如按之心下满痛、心下坚满、心下痞坚、心下满、心下满而硬、心下痞硬、心下痞等。有一些腹证如胸胁苦满、腹胀痛等，二者亦兼有之，或时以主观症状为主，或时以客观指征为主，时轻时重、时有时无的现象也常有出现。所以对腹证的诊察要从全局、全病程或分阶段来审察，不能以一时的状态、程度贸然断定。

三、意义

《伤寒杂病论》中的腹证对诊治有重要的意义，主要有以下几点：

（一）确定病名

《伤寒论》第 138 条："小结胸病，正在心下，按之则痛。"《伤寒论》第 128 条："若心下满而硬名曰结胸也。"《伤寒论》第 149 条："若心下满而硬痛者，此为结胸也……但满而不痛者，此为痞。"《金匮要略·五脏风寒积聚病脉证并治第十一》："气者，胁下痛，按之则愈，复发为气。"《金匮要略·水气病脉证并治第十四》："肾水者，其腹大，脐肿腰痛。"《伤寒杂病论》就是这样以腹证而定病名的，如心下痛，按之硬者为结胸，心下满，按之不痛者为痞；又以痰饮停留的不同部位和不同腹证分定支饮、悬饮、痰饮；以腹痛的性质和程度分胸痹、肺痈、肺痿、心痛、结胸等病；又有以腹证而诊六经之病，如胃家实、绕脐痛、拒按属实者称阳明病；腹满时痛，喜按属虚寒，称太阴病等，用腹证判断疾病的本质、病机，对确定病名起主导作用。

（二）判断病位

《金匮要略·痰饮咳嗽病脉证并治第十二》："水在心，心下坚筑。""水在肝，胁下支满。"《伤寒论》第 65 条："水在肾，心下悸。"《伤寒论》第 65 条："发汗后，其人脐下悸，欲作奔豚。"《伤寒论》第 355 条："心下满而烦，饥不能食者，病在胸中"等，上条说明何脏何部有病，必然出现何脏及相应部位之腹证；有此腹证，则知其脏及其所属部位必有病理变化。如水所处位置有心下（胃）、肝、肾之别，就必然出现相应的"心下坚筑""胁下支满""心下悸"的腹证。《金匮要略·五脏风寒积聚病脉证并治第十一》云："积者，脏病也，终不移；聚者，腑病也，发作有时，辗转痛移。"此以腹证定其积聚之属性。又如《伤寒论》第 152 条："其人絷絷汗出，发作有时，头痛，心下痞硬满，引胁下痛，干呕、短气、汗出不恶寒者，此表解里未和也，"第 208 条"阳明病，脉迟，虽汗出不恶寒者，其身必重，短气，腹满而喘，有潮热者，此外欲解，可攻里也"，都谈到了病位，即邪气之在表在里。

（三）阐述病因

《金匮要略·水气病脉证并治第十四》云："气分，心下坚，大如盘，妇人产后病脉边如旋杯，水饮所作。"《金匮要略·妇人杂病脉证证治第二十一》"：产妇腹痛……此为腹中有干血著脐下……少腹坚硬，此恶露不尽。"《金匮要略·妇人杂病脉症并治第二十二》："妇人少腹满如敦状，……此为水与血俱结在血室也。"《金匮要略·血痹虚劳病脉证并治第六》："夫失精家，少腹弦急。"《伤寒论》第 124 条："以热在下焦，少腹当硬满，……瘀热在里故也。"《伤寒论》第 241 条："腹满痛者，此有燥屎也，所以然者，本有宿食也。"《伤寒论》第 340 条："小腹满，按之痛者，此冷结在膀胱关元也。"凡此等腹证可判断其病变之病因，即审证求因也。

（四）审证（病）析机

《伤寒论》第 138 条："小结胸病，正在心下，按之则痛，脉浮滑者小陷胸汤主之。"《伤寒论》第 135 条："结胸热实，脉沉而紧，心下痛，按之石硬者，大陷胸汤主之。"《伤寒论》第 141 条："寒实结胸……与三物小陷胸汤，白散亦可服。"《伤寒论》第 131 条："结胸者，项亦强如柔痉状……宜大陷胸丸。"《伤寒论》第 148 条："妇人中风……胸胁下满如结胸状，此为热入血室也。"上列条文皆有结胸之状，是以腹证的部位及腹证不一的程度辨析各证（病）的病机。如小陷胸为邪热与痰饮互结于心下；大陷胸为水热互结于胸腹；寒实结胸为实邪与水凝结于胸及心下；高位结胸为水热互结于胸膈；妇人胸胁下满如结胸状者为"热入血室"。从而明晰病机，指导辨证施治。再如《伤寒论》第 158 条甘草泻心汤"但以胃中虚，客气上逆，故使硬也"，与《伤寒论》第 279 条"大实痛者，桂枝加大黄汤主之"，说的是病证之虚实，而《伤寒论》第 340 条"小腹满，按之痛者，此冷结在膀胱关元也"，以及《伤寒论》第 124 条抵当汤证"瘀热在里"，均为病性之寒热。《金匮要略·腹满寒疝宿食病脉证治第十》中："病者腹满，按之不痛者为虚，痛者为实""腹满时减，复如故，此为寒，当与温药。""病腹满，发热十日，厚朴七物汤主之。"这说明腹满的症候可虚可实，可寒可热，可表可里。因此，充分证实《伤寒论》《金匮要略》中腹诊已包含着较为完备的八纲辨证模式，其腹证也是根据这一主导思想来辨别病证，制定治疗原则的。

（五）判断预后及疗效

1. 辨疑难及死证 《金匮要略·黄疸病脉证并治第十五》："其腹证胀如水状……此女劳之病，非水也。腹满者难治。"这是以腹证来鉴别女劳和水肿腹胀的方法。女劳病虽也有"腹胀如水状"之腹形，但其腹按之不坚，压之无凹陷、振之无水声等症状。若女劳"腹满者难治"。《伤寒论》第 167 条："病胁下素有痞，连在脐旁，痛引少腹入阴筋者，此名藏结，死。"本条是言明结胸与藏结的不同腹证，从而揭示了两种病证的不同本质，其预后是结胸者吉，藏结者凶。

2. 辨传变 《伤寒论》第 65 条："发汗后，其人脐下悸者，欲作奔豚。"这里，"脐下悸"是"发汗后"出现的腹证，从此腹证可预测将"欲作奔豚"。

3. 观察疗效

《金匮要略·水气病脉证并治第十四》："心下坚，大如盘，"诊为"水饮所作"，投以健脾行水之枳术汤治疗，服药后，"腹中软，即当散也。"说明治疗有效，水饮已散。

通过《伤寒杂病论》六经、八纲辨证的腹证剖析，可知仲景把腹诊不仅摆在几乎和脉诊同等重要的诊断位置，而且推广应用于六经、八纲辨证中，指导着临床各科辨证施治，这是仲景对腹诊发展完善和扩大腹诊应用范围的又一贡献。

仲景在《内经》《难经》论述腹诊的基础上，对腹诊内容有所补充，对其理论有所发展，尤其是仲景把腹诊腹证与病证、方药有机地联系起来，有效地完成了中医理法方药的全过程，提高了临床诊断准确性。仲景又把腹诊广泛应用于临床辨证中，使腹诊腹证更加具体化、形象化，便于理解、应用。从文中内容分析，在汉及汉后的一个时期，中医腹诊已发展到鼎盛时期，这一时期的腹诊理论及临床应用，对后世腹诊的发展、完善有重要的影响。

综上所述，张仲景继承了《内经》《难经》及其他医家有关腹诊理论的成就，结合自己的临床实践，创造性地发展了腹诊理论与临床运用方法，其最突出的成就在于将腹诊理论与临床融会于辨证论治体系中，使腹诊和理法方药紧密结合，使临床运用有法可依，有方可用，而且疗效卓著，开创了中医辨证论治的先河，因而对中医腹诊学的贡献超过了其他任何一部中医著作。

第三篇 辨 证

八纲辨证是辨证的纲领，属于纲领证；病性辨证是辨别症候的性质，属于基础证；脏腑辨证是以病位为主的辨证方法，属于具体证；此外，还有六经辨证、卫气营血辨证、三焦辨证、经络辨证等。

第八章 八纲辨证

八纲，指表、里、寒、热、虚、实、阴、阳八个纲领。

根据病情资料，运用八纲进行分析综合，从而辨别疾病现阶段病变部位的浅深、病情性质的寒热、邪正斗争的盛衰和病证类别的阴阳，以作为辨证纲领的方法，称为八纲辨证。

《内经》虽无"八纲"这一名词，但却有八纲具体内容的散在性论述，并且基本确定了其相互间的辨证关系。张仲景在《伤寒杂病论》中，已具体运用八纲对疾病进行辨证论治。

《素问·阴阳应象大论》指出："阴阳者，天地之道也……"阴阳的对立统一是自然界的普遍现象。在人体而言，阴阳对立统一的破坏是疾病的本质所在。因此，治病必"谨察阴阳之所在而调之，以平为期"。仲景继承《内经》的阴阳学说，在《伤寒论》中首先将外感病执简驭繁地分为阴证和阳证两大类。所谓"病有发热恶寒者，发于阳也；无热恶寒者，发于阴也"，即为论中阴阳的总纲。发于阳者，乃阳气亢奋，正邪斗争较为剧烈，恶寒同时伴有发热；发于阴者，乃人体阳气相对低下，正邪斗争不明显，故多无热而恶寒。由于六经以脏腑为基础，而脏腑有阴阳之分，所以六经亦有阴阳之分。阳经之病发于腑，腑属阳，气血较盛，抗邪有力，故以翕翕发热、壮热、潮热、往来寒热等各种热象为特点。阴经之病发于脏，脏属阴，气血虚弱，抗邪无力，故以各种寒象为特点。《内经》云："治病必求于本，""生之本，本于阴阳。"

近人祝味菊在《伤寒质难》中说："所谓'八纲'者，阴、阳、表、里、寒、热、虚、实是也，古昔医工观察各种疾病之症候，就其性能之不同，归纳于八种纲要，执简驭繁，以应无穷之变。"这是"八纲"名称的正式提出。

第一节　八纲基本症候

一、表里辨证

表里是辨别病变部位外内浅深的两个纲领。

表与里是相对的概念，如皮肤与筋骨相对而言，皮肤属表，筋骨属里；脏与腑相对而言，腑属表，脏属里；经络与脏腑相对而言，经络属表，脏腑属里；经络中三阳经与三阴经相对而言，三阳经属表，三阴经属里等。

表里主要代表辨证病位的内外浅深，一般而论，身体的皮毛、肌腠在外、属表，血脉、骨髓、脏腑在内、属里。临床辨证时，一般把外邪侵犯肌表，病位浅者，称为表证；病在脏腑，病位深者，称为里证。

（一）表证

表证指六淫、疫疬等邪气，经皮毛、口鼻侵入机体的初期阶段，正（卫）气抗邪于肤表浅层，以新起恶寒发热为主要表现的轻浅症候。

【临床表现】　新起恶风寒，或恶寒发热，头身疼痛，喷嚏，鼻塞，流涕，咽喉痒痛，微有咳嗽、气喘，舌淡红、苔薄，脉浮。

【症候分析】　表证见于外感病初期阶段，一般有感受六淫等邪的原因。《景岳全书·传忠录》说："表证者，邪气之自外而入者也。凡风寒暑湿火燥，气有不正，皆是也……病必自表而入者，方得谓之表证。"

外邪袭表，正邪相争，阻遏卫气的正常宣发、温煦功能，故见恶寒发热；外邪束表，经气郁滞不畅，不通则痛，故有头身疼痛；肺主皮毛，鼻为肺窍，皮毛受邪，内应于肺，鼻咽不利，故喷嚏、鼻塞、流清涕，咽喉痒痛；肺气失宣，故微有咳嗽、气喘；病邪在表，尚未入里，没有影响胃气的功能，舌象没有明显变化，故舌淡红、苔薄；正邪相争于表，脉气鼓动于外，故脉浮。

因外邪有六淫、疫疬之异，故表证的症候表现可有差别，但一般以新起恶寒，或恶寒发热并见，脉浮，内部脏腑的症状不明显为共同特征。

表证见于外感病初期，具有起病急、病位浅、病程短的特点。表证是正气抗邪于外的表现，故不能简单地将表证理解为就是皮肤等浅表部位的病变，也不能机械地以为皮毛的病变就一定是表证。

（二）里证

里证指病变部位在内，脏腑、气血、骨髓等受病所反映的症候。

【临床表现】　里证的范围极为广泛，其表现多种多样，概而言之，凡非表证（及半表半里证）的特定症候，一般都属里证的范畴，即所谓"非表即里"。其症候特征是无新起恶寒发热并见，以脏腑症状为主要表现。

【症候分析】　形成里证的原因有三个方面：一是外邪袭表，表证不解，病邪传里，形成里证；二是外邪直接入里，侵犯脏腑等部位，即所谓"直中"为病；三是情志内伤，饮食劳倦等因素，直接损伤脏腑气血，或脏腑气血功能紊乱而出现种种症候。

《景岳全书·传忠录》说："里证者，病之在内、在脏也。凡病自内生则或因七情，或因劳倦，或因饮食所伤，或为酒色所困，皆为里证。"里证由于形成的原因、性质不同，其症候、机制亦各不相同。

里证可见于外感疾病的中、后期阶段，或为内伤疾病。不同的里证，可表现为不同的症候，故很难用几个症状全面概括，但其基本特征是一般病情较重，病位较深，病程较长。

里证的病位虽然同属于"里"，但仍有浅深之别，一般病变在腑、在上、在气者，较为轻浅，病变在脏、在下、在血者，较为深重。

附　半表半里证

半表半里证指病变既非完全在表，又未完全入里，病位处于表里进退变化之中，以寒热往来等为主要表现的症候。

【临床表现】　寒热往来，胸胁苦满，心烦喜呕，默默不欲饮食，口苦，咽干，目眩，脉弦。

【症候分析】　半表半里证在六经辨证中通常称为少阳病证，是外感病邪由表入里的过程中，邪正纷争，少阳枢机不利所表现的症候。

（三）表里证鉴别要点

表证和里证的辨别，主要是审察寒热症状，内脏症候是否突出，舌象、脉象等变化。《医学心悟·寒热虚实表里阴阳辨》说："一病之表里，全在发热与潮热，恶寒与恶热，头痛与腹痛，鼻塞与口燥，舌苔之有无，脉之浮沉以分之。假如发热恶寒，头痛鼻塞，舌上无苔（或作薄白），脉息浮，此表也；如潮热恶热，腹痛口燥，舌苔黄黑，脉息沉，此里也。"可作为辨别表里证的参考。

（1）外感病中，发热恶寒同时并见者属表证；但热不寒或但寒不热者属里证；寒热往来者属半表半里证。

（2）表证以头身疼痛，鼻塞或喷嚏等为常见症状，内脏症候不明显；里证以内脏症候如咳喘、心悸、腹痛、呕泻之类表现为主症，鼻塞、头身痛等非其常见症状；半表半里证则有胸胁苦满等特有表现。

（3）表证及半表半里证舌苔变化不明显，里证舌苔多有变化；表证多见浮脉，里证多见沉脉或其他多种脉象。

此外，辨表里证尚应参考起病的缓急、病情的轻重、病程的长短等。

（四）六经病表里证

1. 太阳病表里证

（1）太阳病表证：六经为病，只有太阳病能担负表证的提纲，这取决于太阳经生理的特性。太阳经上连于风府，为诸阳主气，总六经而统营卫，卫一身之外藩，所以太阳主表。另外，六经各有经腑之分，经受邪而在于外，腑受邪而在于里，而有表里之含义。

《伤寒论·伤寒例》说："尺寸俱浮者，太阳受病也，当一日而发。以其脉上连风府，故头项痛，腰脊强。"《伤寒论》第1条的"太阳之为病，脉浮，头项强痛而恶寒"作为表证的提纲，反映了太阳经气不利、邪客于表的脉证特点。

（2）太阳病里证：足太阳之腑为膀胱，而居于小腹之里。若太阳在经之邪不解，邪气随经入里（腑），则有蓄水和蓄血的病变发生。我们称之为太阳病里（腑）证。太阳蓄水证：以脉浮，微热，消渴引饮，小便不利为主证，甚者或见饮水即吐的，则为"水逆"。太阳蓄血证：太阳病，脉微而沉，反映了表邪入里；而有少腹硬满，精神发狂，或少腹急结，精神如狂，因小便自利，故知为热与血结，而与水无关。

2. 阳明病表里证

（1）阳明病表证：《伤寒论·伤寒例》说："尺寸俱长者，阳明受病也，当二三日发，以其脉挟鼻、络于目，故身热、目痛、鼻干，不得卧。"阳明脉起于鼻交頞所以目痛鼻干者，经中客邪为患也。临床常见发热，恶寒无汗，缘缘而赤，额头作痛，脉浮而长，便是阳明经表证。

（2）阳明病里证：若阳明胃肠受邪，则为阳明病里证。《伤寒论》第218："伤寒四五日，脉沉而喘满，沉为主里，而反发其汗，津液越出，大便为难。"到了大便为难，未至于秘结不出，也称为"阳明里证"。

3. 少阳病表里证

（1）少阳病表证：少阳位居两胁，而有"半表半里"之说，然从其经腑划分，亦有表里之证。《伤寒论·伤寒例》说："尺寸俱弦者，少阳受病也。当三四日发。以其脉循胁络于耳，故胁痛而耳聋。"《伤寒论》第264条亦记载了"少阳中风，两耳无所闻、目赤、胸中满而烦者"等少阳的经脉受邪之证。

（2）少阳病里证：关于少阳里（腑）证，《伤寒论》第263条说："少阳之为病，口苦，咽干，目眩也。"胆腑有热，必然口苦，极具辨证意义。

4. 太阴病表里证

（1）太阴病表证：《伤寒论·伤寒例》说："尺寸俱沉细者，太阴受病也，当四五日发。"《伤寒论》第274条的"太阴中风，四肢烦疼"、《伤寒论》第276条的"太阴病，脉浮者，可发汗"都反映了太阴脾家的经表为病的事实。

（2）太阴病里证：《伤寒论》第279条："本太阳病，医反下之，因而腹满时痛者，属太阴也。"说明误下之后而使在表之邪传入太阴之里，而出现腹满时痛的太阴里证。

5. 少阴病表里证

（1）少阴病表证：《伤寒论·伤寒例》说："尺寸俱沉者，少阴受病也，当五六日发。"《伤寒论》第301条说："少阴病始得之，反发热，脉沉者，麻黄附子细辛汤主之。"

（2）少阳病里证：脏为里，是指少阴心肾两脏之病。《伤寒论》第163条："少阴病，脉沉者，急温之，宜四逆汤。"又说：《伤寒论》第285条："少阴病，脉细沉数，"这两条说明少阴病的里证既有寒证又有热证。

6. 厥阴病表里证

（1）厥阴病表证：《伤寒论·伤寒例》说："尺寸俱微缓者，厥阴受病也，当六七日发。以其脉循阴器，络于肝，故烦满而囊缩。"《伤寒论》第351条："手足厥寒，脉细欲绝者，当归四逆汤主之。"以上两条反映了厥阴病的经热证和经寒证。

（2）厥阴病里证：《伤寒论》第352条："若其人内有久寒者，宜当归四逆汤加吴茱萸生姜汤。""内有久寒"是指厥阴脏寒的里证如小腹疼痛掣及睾、阴之病变。

二、寒热辨证

寒热是辨别疾病性质的两个纲领。

（一）寒证

寒证指感受寒邪，或阳虚阴盛，导致机体功能活动衰退所表现的具有冷、凉特点的症候。

由于阴盛可表现为寒的症候，阳虚亦可表现为寒的症候，故寒证有实寒证、虚寒证之分。

【临床表现】　常见恶寒，畏寒，冷痛，喜暖，口淡不渴，肢冷踡卧，痰、涎、涕清稀，小便清长，大便稀溏，面色白，舌淡、苔白而润，脉紧或迟等。

【症候分析】　因感受寒邪，或过服生冷寒凉所致，起病急骤，体质壮实者，多为实寒证；因内伤久病，阳气虚弱而阴寒偏胜者，多为虚寒证。寒邪袭于表，多为表寒证；寒邪客于脏腑，或因阳虚阴盛所致者，多为里寒证。

由于寒邪遏制，阳气被郁，或阳气虚弱，阴寒内盛，形体失却温煦，故见恶寒、畏寒、肢凉、冷痛、喜暖、踡卧等症；寒不消水，津液未伤，故口不渴，痰、涎、涕、尿等分泌物、排泄物澄澈清冷，舌苔白而润。

（二）热证

热证指感受热邪，或脏腑阳气亢盛，或阴虚阳亢，导致机体机能活动亢进所表现的具有温、热特点的症候。

由于阳盛可表现为热的症候，阴虚亦可表现为热的症候，故热证有实热证、虚热证之分。

【临床表现】　常见发热，恶热喜冷，口渴欲饮，面赤，烦躁不宁，痰、涕黄稠，小便短黄，大便干结，舌红、苔黄燥少津，脉数等。

【症候分析】　因外感火热阳邪，或过服辛辣温热之品，或体内阳热之气过盛所致，病势急骤，形体壮实者，多为实热证；因内伤久病，阴液耗损而阳气偏亢者，多为虚热证。风热之邪袭于表，多为表热证；热邪盛于脏腑，或因阴虚阳亢所致者，多为里热证。

由于阳热偏盛，津液被耗，或因阴液亏虚而阳气偏亢，故见发热、恶热、面赤、烦躁不宁、舌红、苔黄、脉数等一派热象症候；热伤阴津，故见口渴欲饮、痰涕黄稠、小便短黄、大便干结、舌燥少津等症。

（三）寒热证鉴别要点

寒证与热证，是机体阴阳偏盛偏衰的反映，是疾病性质的主要体现，故应对疾病的全部表现进行综合观察，尤其是恶寒发热、对寒热的喜恶、口渴与否、面色的赤白、四肢的温凉、二便、舌象、脉象等，这些都是辨别寒证与热证的重要依据（表8-1）。

《医学心悟·寒热虚实表里阴阳辨》说："一病之寒热，全在口渴与不渴，渴而消水与不消水，饮食喜热与喜冷，烦躁厥逆，溺之长短赤白，便之溏结，脉之迟数以分之。假如口渴而能消水，喜冷饮食，烦躁，溺短赤，便结，脉数，此热也；假如口不渴，或假渴而不能消水，喜饮热汤，手足厥冷，溺清长，便溏，脉迟，此寒也。"可作为辨别寒热证的参考。

表 8-1　寒证、热证的鉴别

项目	寒证	热证
寒热喜恶	恶寒喜温	恶热喜凉
口渴	不渴	渴喜冷饮
面色	白	红
四肢	冷	热
大便	稀溏	秘结
小便	清长	短赤
舌象	舌淡苔白润	舌红苔黄
脉象	迟或紧	数

（四）六经病寒热证

1. 太阳病寒热证

（1）太阳病寒证：太阳主表，然表病有寒热之分。如《伤寒论》第 3 条："太阳病，或已发热，或未发热，必恶寒，体痛，呕逆，脉阴阳俱紧者，名为伤寒。"

本条以恶寒、体痛、脉紧反映寒邪病理的特点，故可称为太阳病的表寒证。

（2）太阳病热证：太阳病表热证的产生，不外以下两种形式：一是感受温热邪气，如"太阳病，发热而渴，不恶寒者，为温病"（《伤寒论》第 6 条）。一是由于风寒束表不解则寒可化热，古人所谓"即病"名曰伤寒；"不即病者"则称为温病。另外，"太阳病，发热恶寒，热多寒少"（《伤寒论》第 27 条），治用桂枝二越婢一汤，也属于太阳病表热证的范围。

2. 阳明病寒热证

（1）阳明病里寒证：阳明主里，人皆以为里热证为阳明所专，殊不知辨证之学一分为二，阳明病也有里寒证。如《伤寒论》第 226 条："若胃中虚冷，不能食者，饮水则哕，"此条论阳明胃寒气逆作哕。《伤寒论》第 243 条："食谷欲呕，属阳明也。吴茱萸汤主之，"此条论里寒作呕，并提出了治法。

（2）阳明病里热证：阳明病的里热证，有在上、在中、在下的不同。热在上，郁于膈脘，则出现心中懊憹，舌上生苔；热在中则渴欲饮水，口干而燥；热在下则脉浮发热，渴欲饮水，而小便不利。

3. 少阳病寒热证

（1）少阳病寒证：胸胁满闷，小便不利，渴而不呕，但头汗出，腹中胀，大便溏，肩背痛，脉来弦缓，舌苔白润。

（2）少阳病热证：口苦，咽干，目眩，心烦为主。

4. 太阴病寒热证

（1）太阴病寒证：《伤寒论》第 227 条："自利不渴者，属太阴，以其脏有寒故也。"脏指脾，脾家寒则见下利而不渴。

（2）太阴病热证：《伤寒论》第 278 条："伤寒脉浮而缓，手足自温者，系在太阴。太阴当发黄；若小便自利者，不能发黄。" 太阴为湿土，故发病有湿热与寒湿的不同。

5. 少阴病寒热证

（1）少阴病寒证：《伤寒论》第 282 条："少阴病，欲吐不吐，心烦但欲寐，五六日自利而渴者，属少阴也……小便色白者，以下焦虚有寒，不能制水，故令色白也。"

（2）少阴病热证：《伤寒论》第 303 条："少阴病，得之二三日以上，心中烦，不得卧。"

6. 厥阴病寒热证

（1）厥阴病寒证：《伤寒论》第 352 条："若其人内有久寒者，宜当归四逆加吴茱萸生姜汤。" 肝有久寒，表现为下焦积冷，少腹冷痛，或上逆作呕。

（2）厥阴病热证：厥阴病变生热证的原因，或为感受热邪所致；或为阳气被郁，久而化热；或为厥阴阳复太过，热气有余。

三、虚实辨证

虚实是辨别邪正盛衰的两个纲领。主要反映病变过程中人体正气的强弱和致病邪气的盛衰。

《素问·通评虚实论》说："邪气盛则实，精气夺则虚。"《景岳全书·传忠录》亦说："虚实者，有余不足也。" 实主要指邪气盛实，虚主要指正气不足，所以实与虚是用以概括和辨别邪正盛衰的两个纲领。

（一）实证

实证指人体感受外邪，或疾病过程中阴阳气血失调，体内病理产物蓄积，以邪气盛、正气不虚为基本病理，表现为有余、亢盛、停聚特征的各种症候。

【临床表现】 由于感邪性质的差异，致病的病理因素不同，以及病邪侵袭、停积部位的差别，因而症候表现各不相同，所以很难以哪几个症状作为实证的代表。临床一般是新起、暴病多实证，病情急剧者多实证，体质壮实者多实证，故《难经·四十八难》有 "入者为实" "急者为实" 的说法，《类经·疾病类》亦说："凡外入之病多有余，如六气所感、饮食所伤之类也。"

【症候分析】 实证范围极为广泛，临床表现十分复杂，其病因病机可主要概括为两个方面：一是风寒暑湿燥火、疫疠及虫毒等邪气侵犯人体，正气奋起抗邪，故病势较为亢奋、急迫，以寒热显著、疼痛剧烈，或者呕泻咳喘明显、二便不通、脉实等症为突出表现。二是内脏功能失调，气化失职，气机阻滞，形成痰、饮、水、湿、脓、瘀血、宿食等有形病理物质，壅聚停积于体内。因此，风邪、寒邪、暑邪、湿邪、热邪、燥邪、疫毒为病，痰阻、饮停、水泛、食积、虫积、气滞、血瘀、脓毒等病理改变，一般都属实证的范畴。

（二）虚证

虚证指人体阴阳、气血、津液、精髓等正气亏虚，而邪气不著，表现为不足、松弛、衰退特征的各种症候。

【临床表现】 各种虚证的表现极不一致，各脏腑虚证的表现更是各不相同，所以很难用几个症状全面概括。临床一般以久病、势缓者多虚证，耗损过多者多虚证，体质素弱者多虚证，故《难经·四十八难》有"出者为虚""缓者为虚"的说法，《类经·疾病类》亦说："内出之病多不足，如七情伤气、劳倦伤精之类也。"

【症候分析】 形成虚证的病因病机，虽可以由先天禀赋不足所导致，但主要是由后天失调和疾病耗损所产生，如饮食失调，营血生化之源不足；思虑太过、悲哀卒恐、过度劳倦等，耗伤气血营阴；房事不节，耗损肾精元气；久病失治、误治，损伤正气；大吐、大泻、大汗、出血、失精等，使阴液气血耗损等，均可形成虚证。

（三）虚实证鉴别要点

虚实证主要可从病程、病势、体质及症状、舌脉等方面加以鉴别。其鉴别要点见表8-2。

表8-2　虚证、实证的鉴别

项目	虚证	实证
病程	长（久病）	短（新病）
体质	多虚弱	多壮实
精神	萎靡	兴奋
声息	声低息微	声高气粗
疼痛	喜按	拒按
胸腹胀满	按之不痛，胀满时减	按之疼痛，胀满不减
发热	五心烦热，午后微热	蒸蒸壮热
恶寒	畏寒，得衣近火则减	恶寒，添衣加被不减
舌象	质嫩，苔少或无苔	质老，苔厚腻
脉象	无力	有力

（四）六经病虚实证

虚实是动态的，在《伤寒论》中，凡三阳经病，多以实证为主；三阴经病，多以虚证为主，但论中六经病各有虚实。如太阳主表，故以有汗为虚，无汗为实；阳明主里，则以有汗为实，无汗为虚。

1. 太阳病虚实证

（1）太阳病表虚证：太阳病为表证，若表证汗出的，则叫作表虚证。如《伤寒论》第12条："太阳中风，阳浮而阴弱。阳浮者，热自发；阴弱者，汗自出。"

（2）太阳病表实证：太阳病表证，无汗而喘，则叫表实证。如《伤寒论》第35条："太阳病，头痛，发热，身疼，腰疼，骨节疼痛，恶风，无汗而喘者，麻黄汤主之。"

2. 阳明病虚实证

（1）阳明病里虚证：阳明主里，而有虚实之分。阳明病的里虚证，如《伤寒论》第196条："阳明病，法多汗，反无汗，其身如虫行皮中状者，此以久虚故也。"

（2）阳明病里实证：阳明病里实证，以"不更衣""大便难"为主要临床表现。如《伤寒论》第180条："阳明之为病，胃家实是也。"里实可见不大便，腹满疼痛，或绕脐疼痛，或腹满不减，反不能食，脉来沉紧，或沉迟有力，舌苔黄燥等。

3. 少阳病虚实证

（1）少阳病虚证：《伤寒论》第 100 条："伤寒，阳脉涩，阴脉弦，法当腹中急痛，先与小建中汤；不差者，小柴胡汤主之。"少阳病，脉本弦，今浮取而涩，沉取而弦，与太阳病的"尺脉迟"相同，反映了少阳病正气虚而气血不足，故先与小建中汤以扶正气，后服小柴胡汤以和解少阳之邪。

（2）少阳病实证：是指少阳病胸胁苦满，心下急，郁郁微烦，呕不止，大便秘结，口苦心烦，脉弦滑、按之有力。

4. 太阴病虚实证

（1）太阴病虚证：太阴病的虚证，往往和寒证相连。如《伤寒论》第 273 条："太阴之为病，腹满而吐，食不下，自利益甚，时腹自痛。若下之，必胸下结硬。"据临床所见，厥阴病寒证的吐利，是以吐为主而下利为次；而太阴病的寒证吐利，则以下利为主而呕吐为次。

（2）太阴病实证：《伤寒论》第 279 条："本太阳病，医反下之，因而腹满时痛者，属太阴也。""大实痛者，桂枝加大黄汤主之""大实痛"的脾实血滞，则其脉必沉而有力。

5. 少阴病虚实证

（1）少阴病虚证：少阴病的虚证，应当辨出阴虚和阳虚。如《伤寒论》第 286 条："少阴病，脉微，不可发汗，亡阳故也。"《伤寒论》第 285 条："少阴病，脉细沉数，病为在里，不可发汗。"

（2）少阴病实证：《伤寒论》第 180 条："少阴病，自利清水、色纯青、心下必痛，口干燥者，可下之，宜大承气汤。"

6. 厥阴病虚实证

（1）厥阴病虚证：有阳气虚和阴血虚的不同。阳虚的如"大汗出，热不去，内拘急，四肢疼，又下利厥逆恶寒者，四逆汤主之"（《伤寒论》第 350 条），是说的厥阴阳虚寒证。阴血虚的如"手足厥寒，脉细欲绝者，当归四逆汤主之"（《伤寒论》第 351 条），则是说的厥阴血虚受寒之证治。

（2）厥阴病实证：厥阴病的实证，而有痰壅、水停、热结等因，而使肝之疏泄不利，气血不通，阴阳之气不相顺接而生厥逆之变。如《伤寒论》第 355 条："病人手足厥冷，脉乍紧者，邪结在胸中，心下满而烦，饥不能食者，病在胸中，当须吐之，宜瓜蒂散。"又如《伤寒论》第 356 条："伤寒厥而心下悸，宜先治水，当服茯苓甘草汤，却治其厥。不尔，水渍入胃，此系论必作利也。"水停于胃，肝不疏泄，气机不达，手足厥冷，故称为实证。

（五）虚实错杂

《伤寒论》中有表虚、里虚、表里俱虚等。表虚证如桂枝汤证，三阴病则多属里虚证。表里俱虚证如《伤寒论》第 163 条："太阳病，外证未解，而数下之，遂协热而利，心下痞硬，表里不解者，桂枝人参汤主之。"

《伤寒论》中的实证，有表寒实证的麻黄汤证，有里实热证的白虎汤证，有里实的承气汤证，有表寒里郁热的大青龙汤证等。虚证实证的转变趋势，可以用柯韵伯的两句话来概括，即"实证多传阳明，虚证易陷少阴"。因为阳明为阖，凡里证不和者，又以阖病为主；少阴为元阳之所，伤寒伤阳，穷必及少阴。

除了单纯的表实、表虚、里实、里虚证外，更有表里俱实与表里俱虚之证，前者如葛根芩连汤证，后者如桂枝人参汤证。表里俱实或源于表邪盛，邪传于里，或因为误治邪气内陷。亦有素有痰饮、内外合邪而成的小青龙汤证。表里俱虚证则多因表虚证误治伤里而成的桂枝去芍药汤证合桂枝去芍药加附子汤证，即是因误治损伤里阳而致病涉少阴。还有表实里虚的麻黄附子细辛汤证、表虚里实的桂枝加大黄汤证等各种错杂之证。

这些症候的产生，有的因正虚受邪，如阳虚感受寒邪而成的里虚有实证，有的是邪未去而正已伤，如热盛伤津的白虎加人参汤证。还有内脏素虚而致气机失调者，如脾虚气滞之厚朴生姜半夏甘草人参汤证。对于这些错杂症候，仲景是平治于权衡，或寓攻于补，或寓补于攻，总之要使扶正不留邪，驱邪不伤正，以平为期。

（六）虚实转化

虚与实的病证并不是不变的，二者有联系，并且可以在一定条件下相互转化。如小柴胡汤证可有以下两种转归：一是向柴胡桂枝干姜汤证转化，一是向大柴胡汤证或柴胡加芒硝汤证转化，甚或向承气汤证转化。由实转虚，可以是误治后导致正气不足，如《伤寒论》第 61 条："下之后，复发汗……脉微沉，身无大热者，干姜附子汤主之。"论中由实转虚多因误汗误下，这其中必有正虚不能胜邪的内因所在。反之，若正气渐胜而邪气渐衰，也可由虚转实，如由太阴转阳明即是。凡此由虚转实、由实转虚等，在论中颇为详尽，应当深入研究。

（七）虚实真假

《伤寒论》中既辨寒热真假，亦辨虚实真假。如《伤寒论》第 252 条："伤寒六七日，目中不了了，睛不和，无表里证，大便难，身微热，此为实也，急下之，宜大承气汤。"乃热结肠胃，经络阻滞，气血不能畅达，因而精神恍惚，目光模糊。此即所谓"大实有羸状"。

四、阴阳辨证

阴阳是八纲中的总纲，是辨别疾病属性的两个纲领。

由于阴、阳分别代表事物相互对立的两个方面，它无所不指，也无所定指，故疾病的性质、临床的症候，一般都可归属于阴或阳的范畴，所以阴阳是辨证的基本大法。《素问·阴阳应象大论》说："善诊者，察色按脉，先别阴阳。"《类经·阴阳类》说："人之疾病……必有所本，或本于阴，或本于阳，病变虽多，其本则一。"《景岳全书·传忠录》亦说："凡诊病施治，必须先审阴阳，乃为医道之纲领，阴阳无谬，治焉有差？医道虽繁，而可以一言蔽之者，曰阴阳而已。"由此可见阴阳是病证归类的两个基本纲领。

由于阴阳是对各种病情从整体上做出最基本的概括，因此，根据阴与阳的基本属性，可以对疾病的症状、病位、病性、病势等，进行阴阳分类。八纲中的表里、寒热、虚实六纲，可以从不同侧面概括病情，但只能说明疾病某一方面的特征，而不能反映疾病的全貌，而阴阳两纲则可以对病情进行总的归纳，使复杂的症候纲领化，因此，阴阳两纲可以统帅其他六纲而成为八纲中的总纲。

（一）阴证

凡见抑制、沉静、衰退、晦暗等表现的里证、寒证、虚证，以及症状表现于内的、向下的、不易发现的，或病邪性质为阴邪致病、病情变化较慢等，均属阴证范畴。

【临床表现】 不同的疾病，表现出的阴证症候不尽相同，各有侧重。其特征性表现主要有：面色苍白或暗淡，精神萎靡，身重蜷卧，畏冷肢凉，倦怠无力，语声低怯，纳差，口淡不渴，小便清长或短少，大便溏泄气腥，舌淡胖嫩，脉沉迟、微弱、细。

【症候分析】 精神萎靡、声低乏力，是气虚的表现；畏冷肢凉、口淡不渴、小便清长、大便溏泄气腥，是里寒的症状；舌淡胖嫩和脉沉迟、微弱、细均为虚寒舌脉。

（二）阳证

凡见兴奋、躁动、亢进、明亮等表现的表证、热证、实证，以及症状表现于外的、向上的、容易发现的，或病邪性质为阳邪致病、病情变化较快等，均属阳证范畴。

【临床表现】 不同的疾病，表现出的阳证症候不尽相同，各有侧重。其特征性表现主要有：面色赤，恶寒发热，肌肤灼热，烦躁不安，语声高亢，呼吸气粗，喘促痰鸣，口干渴饮，小便短赤涩痛，大便秘结奇臭，舌红绛、苔黄黑生芒刺，脉浮数、洪大、滑实。

【症候分析】 恶寒发热并见是表证特征；面红，肌肤灼热，烦躁不安，口干渴饮，小便短赤涩痛，为热证表现；语声高亢，呼吸气粗，喘促痰鸣，大便秘结，为实证症状；舌红绛、苔黄黑起刺，脉浮数、洪大、滑实，均为实热的特征。

（三）阴阳证鉴别要点

阴证与阳证，其要点可见于表里、寒热、虚实症候的鉴别之中，亦可从四诊角度进行对照鉴别（表8-3）。

表8-3　阴证、阳证的鉴别

四诊	阴证	阳证
问	恶寒畏冷，喜温，食少乏味，不渴或喜热饮，小便清长或短少，大便溏泄气腥	身热，恶热，喜凉，恶食，心烦，口干渴引饮，小便短赤涩痛，大便干硬，或秘结不通，或有奇臭
望	面色苍白或暗淡，身重蜷卧，倦怠无力，精神萎靡，舌淡胖嫩，舌苔润滑	面色潮红或通红，狂躁不安，口唇燥裂，舌红绛、苔黄燥或黑而生芒刺
闻	语声低微，静而少言，呼吸怯弱，气短	语声壮厉，烦而多言，呼吸气粗，喘促痰鸣
切	腹痛喜按，肢凉，脉沉、细、迟、无力等	腹痛拒按，肌肤灼热，脉浮、洪、数、大、滑、有力等

（四）六经病阴阳证

仲景依据阳气亢奋程度以及阴阳之气衰弱程度所致阴阳偏盛偏衰的数量，又分别将它们一分为三，合六病。所谓太阳病，乃病之初起，阳气最盛，但处于开始亢奋状态；阳明病乃病之急剧阶段，阳气亢奋极盛，相对阴气不足；病至少阳，则阳气相对虚少。三阴病乃阳气相对虚衰，阴气较盛。太阴为阳衰之初，阴气尚未受损；少阴则阳衰较甚，阴气亦不足，阴阳易于偏衰，故有寒化热化之分；厥阴则阴阳之气均为最少，所以吴鞠通称："厥者，尽也，阴阳极造其偏皆可至厥。"

1. 太阳病　太阳与少阴为表里。若脉浮发热而恶寒的，则为病发于太阳，为阳证。若脉沉发热而恶寒的，则为病发于少阴，为阴证。

2. 阳明病　阳明与太阴为表里。若身汗出，不恶寒，反恶热的，则为病发于阳明，为阳证。若阳明中寒，内转太阴，而不能食，小便不利，手足出凉汗，大便初硬后溏的，为病发于太阴，则为阴证。

3. 少阳病　少阳与厥阴为表里。若其人往来寒热，胸胁苦满，心烦喜呕，为病发于少阳，则为阳证。若见囊缩而厥，舌苔黑滑，水浆不入，则为病发于厥阴，为阴证。

阳经之病，多发于六腑，因腑为阳，气血充盈，抵抗有力，故以各种热证为特点；阴经之病，多发于五脏，脏属阴，气血虚弱，抗邪无力，故以各种寒证为特点。推而论之，凡见身轻，气喘，口鼻气热，目睛了了，不能睡眠；或热极朦胧，视物不清；或目赤多眵；或身热面赤唇红；或烦渴而小便红黄，脉来数大，舌苔黄干，则皆为阳证的反映。如果其人身重，口鼻气冷，爪甲色青，吐利而小便色白，脉来沉迟，舌淡苔白，则皆为阴证的反映。

（五）脉之阴阳

《伤寒论》中脉亦分阴阳。即寸为阳，尺为阴；浮为阳，沉为阴；阳主表，阴主里。仲景以脉之阴阳的相对概念来说明病机，如《伤寒论》第 12 条："太阳中风，阳浮而阴弱，阳浮者，热自发，阴弱者，汗自出。"阳浮乃阳气浮盛，抗邪于外之故，而阴弱则为卫外不固，营不内守而然。又如《伤寒论》第 100 条："伤寒，阳脉涩，阴脉弦，法当腹中急痛。"乃以脉之阴阳示中阳虚弱而土虚木乘之病机。

（六）阴阳胜复

阳病、阴病指阴阳之偏胜或亏损，从而造成对立面的相对偏胜，从寒热的变化就可以观察到阴阳胜复的病理变化。邪在太阳，寒（阴）邪胜，阳气被郁，故恶寒重发热轻。寒郁阳渐次化热，阳渐胜而阴渐却，故表现出表寒重里热轻（如大青龙汤证）和表寒轻里热重（如麻杏石甘汤证），待寒邪完全化热，阳热的表象胜其阴则为阳明病。这就是一个典型从寒转化来观察阴阳的胜复过程。太阳病可以内传阳明，也可内陷太阴或少阴，还可以流连在太阳，起关键作用的不是病邪的轻重，而是身体素质的阴阳偏盛偏衰以及正邪斗争中的阴阳盛衰。伤寒之所以能直中三阴，是因为三阴阳虚，复中于寒。阴阳胜复在少阳与厥阴表现尤为突出。少阳为枢，乃阴阳之枢纽，若阳气盛，少阳病则转阳明，阴气盛则转三阴。理解这一点就不必为少阳究竟在太阳之后还是阳明之后而争论不休。厥阴的厥热胜复实为阴阳消长的外在表现。一般说来，阴气胜则厥逆，阳气复则发热。因此，根据厥热之先后，阴阳之胜复可以判断病之愈与不愈，利用厥热之多少推测病之进退。

（七）阴阳转化

阴阳的对立统一关系，除表现为阴阳胜复的消长关系外，还表现为阴阳的相互转化。阳证可以转化为阴证，阴证又可以转化为阳证。太阳病可因误汗误下而致种种阳虚之证，如阳虚漏汗的桂枝加附子汤证；心阳虚损，悸动不安的桂枝甘草汤证；脾阳亏虚，水气内停的苓桂术甘汤证；肾阳虚而烦躁的干姜附子汤证等。相反，太阴湿邪化燥可以转属阳明，少阴热化也可转为阳明而成少阴三急下证等，都是阴阳转化的例证。

（八）阴阳调节

《伤寒论》认为阴阳在一定范围内是可以自行调节的。如《伤寒论》第58条："凡病，若发汗，若吐，若下，若亡血，亡津液，阴阳自和者，必自愈。"这就是说，尽管阴阳平衡遭到破坏，但只要不超过一定的限度，机体可以通过阴阳的消长转化而达到新的平衡。若超过了这个限度，就必须借助于药物来促进这种调节作用。因而《伤寒论》的治法概括起来就是调节阴阳的偏盛偏衰。病在太阳用麻黄、桂枝发散其阳郁，病传阳明用白虎、承气泻热存阴，病入太阴用理中温散寒湿，病归少阴用四逆扶阳消阴，总之都是损有余而补不足，从而使阴阳重归平衡。

另外，《伤寒论》常以阴阳之药合用成方而调阴阳。如论中之桂枝汤，即为辛甘化阳之桂枝甘草汤与酸甘化阴之芍药甘草汤合并而成。因而外可调营卫，内可调阴阳，既可治外感邪气，又可治内伤诸证，是很好的调节阴阳的名方。又如小柴胡汤及泻心类方，小柴胡以柴芩之辛苦，一透一消而和解半表半里；泻心汤类方则以半夏、干姜之辛开，合黄芩、黄连之苦降而调和肠胃。仲景的对立统一观，于此可见一斑。

第二节 八纲症候间的关系

八纲症候间的相互关系，主要可归纳为症候相兼、症候错杂、症候真假、症候转化四个方面。

一、症候相兼

广义的症候相兼，指各种症候的相兼存在。本处所指为狭义的症候相兼，即在疾病某一阶段，其病位无论是在表、在里，但病情性质上没有寒与热、虚与实等相反的症候存在。

八纲辨证在临床上常见的相兼症候有表实寒证、表实热证、里实寒证、里实热证、里虚寒证、里虚热证等，其临床表现一般是有关纲领症候的相加。如恶寒重发热轻，头身疼痛，无汗，脉浮紧等，为表实寒证；五心烦热，盗汗，口咽干燥，颧红，舌红少津，脉细数等，为里虚热证。

症候相兼，按理尚应有表虚寒证、表虚热证、表里虚寒证、表里虚热证。所谓表虚，主要是指卫表（阳）不固证（偏于虚寒），然而以往常将表证有汗出者，称之为"表虚"，表证无汗者，称之为"表实"，其实表证的有无汗出，只是在外邪的作用下，毛窍的闭与未闭，是邪正相争的不同反应，毛窍未闭、肤表疏松而有汗出，不等于疾病的本质属虚。所以，表虚寒证、表里虚寒证，实际上是阳气虚弱所致的里虚寒证；表虚热证、表里虚热证，实际上是阴液亏少所致的里虚热证。

二、症候错杂

症候错杂指疾病某一阶段，不仅表现为病位的表里同时受病，而且呈现寒、热、虚、实性质相反的症候。

八纲中表里寒热虚实的错杂关系，可以表现为表里同病、寒热错杂、虚实夹杂，临床辨证应对其进行综合分析。症候间的错杂关系有四种情况：第一类是表里同病而寒热虚实性质并无矛盾，如表里实寒证、表里实热证等。第二类是表里同病，寒热性质相同，但虚实性质相反的症候，如表实寒里虚寒证、表实热里虚热证。第三类是表里同病，虚实性质相同，但寒热性质相反的症候，有表实寒里实热证，即"寒包火"证。第四类是表里同病，而寒与热、虚与实的性质均相反的症候，临床上除可有表实寒里虚热证外，其余组合则极少见到。

在表里同病的情况下，疾病的症候一般都是由内在的病理本质所决定的，如内有积热或阳气偏亢者，其外感表证多从热化；内在阳气不足者，患外感病时，很少见表热症候。所以，表里寒热虚实的错杂症候，虽然从理论上尚可组合为表虚寒里实寒证、表虚热里实热证、表实热里实寒证、表虚热里虚寒证、表虚寒里虚热证、表实热里虚寒证、表虚热里实寒证，表虚寒里实热证等，但临床很少见到。例如，《伤寒论》第173条："伤寒，胸中有热，胃中有邪气，腹中痛，欲呕吐者，黄连汤主之。"此乃上热下寒并见之证。其他如半夏泻心汤证、生姜泻心汤证、甘草泻心汤证、附子泻心汤证等皆属寒热错杂之证。

三、症候真假

某些疾病在病情的危重阶段，可以出现一些与疾病本质相反的"假象"，掩盖着病情的真相。

所谓"真"，是指与疾病内在本质相符的症候；所谓"假"，是指疾病表现出某些不符合常规认识的假象，即与病理本质所反映的常规症候不相应的某些表现。对于症候的真假，必须认真辨别，才能去伪存真，抓住疾病的本质，对病情做出准确判断。

（一）寒热真假

当病情发展到寒极或热极的时候，有时会出现一些与其寒、热本质相反的"假象"症状或体征，即所谓真寒假热、真热假寒。

1. 真热假寒 指内有真热而外见某些假寒的"热极似寒"症候。

【临床表现】 四肢凉甚至厥冷，神志昏沉，面色紫暗，脉沉迟。身热，胸腹灼热，口鼻气灼，口臭息粗，口渴引饮，小便短黄，舌红苔黄而干，脉有力。

【症候分析】 由于邪热内盛，阳气郁闭于内而不能布达于外，故可表现出四肢凉甚至厥冷、脉沉迟等类似阴证的假寒现象；邪热内闭，气血不畅，故见神志昏沉、面色紫暗；热邪内蕴，伤津耗液，故见身热、胸腹灼热、口鼻气灼、口臭息粗、口渴引饮、小便短黄、舌红苔黄而干、脉有力等实热证的表现。

真热假寒证常有热深厥亦深的特点，故可称作热极肢厥证，古代亦有称阳盛格阴证者。

2. 真寒假热 指内有真寒而外见某些假热的"寒极似热"症候。

【临床表现】　自觉发热，欲脱衣揭被，触之胸腹无灼热、下肢厥冷；面色浮红如妆，非满面通红；神志躁扰不宁，疲乏无力；口渴但不欲饮；咽痛而不红肿；脉浮大或数，按之无力；便秘而便质不燥，或下利清谷；小便清长（或尿少水肿），舌淡、苔白。

《伤寒论》第317条说："少阴病，下利清谷，里寒外热，手足厥逆，脉微欲绝，身反不恶寒，其人面色赤；或腹痛，或干呕，或咽痛，或利止脉不出者，通脉四逆汤主之。"此证中，"身反不恶寒，其人面色赤"属阴盛格阳的假热证，其余各症都是真寒证，是本质的反映。

【症候分析】　由于阳气虚衰，阴寒内盛，逼迫虚阳浮游于上、格越于外，故可表现为自觉发热，欲脱衣揭被，面色浮红如妆，躁扰不宁，口渴咽痛，脉浮大或数等颇似阳热证的表现。但因其本质为阳气虚衰，肢体失其温煦，水液不得输布、气化，故触之胸腹必然无灼热，且下肢厥冷，口渴而不欲饮，咽部不红肿，面色亦不会满面通红，并见疲乏无力，小便清长，或尿少而水肿，便质不燥，甚至下利清谷，脉按之无力，舌淡、苔白等里虚寒的症候，故可知其所现"热"证为假象。

真寒假热的实际是阳虚阴盛而阳气浮越，故又称虚阳浮越证，古代亦有称阴盛格阳证、戴阳证者。

3. 寒热真假的鉴别　辨别寒热症候的真假，应以表现于内部、中心的症状为准、为真，肢末、外部的症状是现象，可能为假象，故胸腹的冷热是辨别寒热真假的关键，胸腹灼热者为热证，胸腹部冷而不灼热者为寒证。

（二）虚实真假

虚证与实证，都有真假疑似的情况。《内经知要》所谓"至虚有盛候""大实有羸状"，就是指症候的虚实真假。

1. 真实假虚　指本质为实证，反见某些虚羸现象的症候。

【临床表现】　可有神情默默，倦怠懒言，身体羸瘦，脉象沉细等表现。但虽默默不语却语时声高气粗；虽倦怠乏力却动之觉舒；肢体羸瘦而腹部硬满拒按；脉沉细而按之有力。

【症候分析】　由于热结肠胃、痰食壅积、湿热内蕴、瘀血停蓄等，邪气大积大聚，以致经脉阻滞，气血不能畅达，因而表现出神情默默、倦怠懒言、身体羸瘦、脉象沉细等类似虚证的假象。但病变的本质属实，故虽默默不语却语时声高气粗，虽倦怠乏力却动之觉舒，虽肢体羸瘦而腹部硬满拒按，脉虽沉细却按之有力。

2. 真虚假实　指本质为虚证，反见某些盛实现象的症候。

【临床表现】　可有腹部胀满，呼吸喘促，或二便闭涩，脉数等表现。但腹虽胀满而有时缓解，或触之腹内无肿块而喜按；虽喘促但气短息弱；虽大便闭塞而腹部不甚硬满；虽小便不利但无舌红口渴等症。并有神疲乏力，面色萎黄或淡白，脉虚弱，舌淡胖嫩等症。

【症候分析】　其病机多为脏腑虚衰，气血不足，运化无力，气机不畅，故可出现腹部胀满、呼吸喘促、二便闭塞等类似实证的假象。但其本质属虚，故腹部胀满而有时缓解，或内无肿块而喜按，可知并非实邪内积，而是脾虚不运所致；喘促而气短息弱，可知并非邪气壅滞、肺失宣降，而是肺肾气虚、摄纳无权之故；大便闭塞而腹部不甚硬满，系阳气失其温运之能而腑气不行的表现；阳气亏虚而不能气化水液，或肾关开合不利，可表现为小便不通；神疲乏力，面色萎黄或淡白，脉虚弱，舌淡胖嫩，更是正气亏虚的本质表现。

3. 虚实真假的鉴别 虚实真假之辨，关键在于脉象的有力无力、有神无神，其中尤以沉取之象为真谛；其次是舌质的嫩胖与苍老，言语呼吸的高亢粗壮与低怯微弱；病人体质状况、病之新久、治疗经过等，也是辨析的依据。

应当指出，临床上反映于虚实方面的症候，往往虚实夹杂者更为常见，即既有正气虚的方面，又有邪气实的方面，病性的虚实夹杂与虚实真假难以截然区分。临床辨证时，应区分虚实的孰轻孰重，并分析其间的因果关系。

四、症候转化

症候转化指疾病在其发展变化过程中，其病位、病性，或邪正盛衰的状态发生变化，由一种症候转化为对立的另一种症候。

症候转化是症候的本质与现象均已变换，因此它与症候的相兼、错杂、真假等概念都不相同。但应看到，在症候转化这种质变之前，往往有一个量变的过程，因而在症候转化之先，又可以呈现出症候相兼、症候错杂的关系。

症候的转化有两种可能，一是病情由浅及深、由轻而重，向加重方向转化；二是病情由重而轻、由深而浅，向好转方向转化。

（一）表里出入

表里出入是指病情表与里的相互转化，或病情由表入里而转化为里证，或病邪由里出表而有出路。一般而言，这种病位上的变化，由表入里多提示病情转重，由里出表多预示病情减轻。掌握病势的表里出入变化，对于预测疾病的发展与转归，及时改变治法，及时截断、扭转病势，或因势利导，均具有重要意义。

1. 由表入里 指症候由表证转化为里证，即表证入里。表明病情由浅入深，病势发展。六淫等邪袭表，若不从外解，则常常内传入里，表现为表证的症状消失而出现里证的症候。如先有恶寒发热、脉浮等表证的症状；当恶寒消失，出现但发热不恶寒，舌红苔黄，脉洪数等症时，表示表邪已入里化热而形成里热证。

表证转化为里证，一般见于外感病的初、中期阶段，由于机体未能抗邪向外，或邪气过盛，或护理不当，或失治误治等原因，邪气不从外解，以致向里传变，使病情加重。

2. 由里出表 指在里的病邪有向外透达所表现的症候。表明邪有出路，病情有向愈的趋势。某些里证在治疗及时、护理得当时，机体抵抗力增强，驱邪外出，从而表现出病邪向外透达的症状或体征。如麻疹患儿热毒内闭，则疹不出而见发热、喘咳、烦躁，若麻毒外透，则疹出而烦热喘咳消除；外感温热病中，见发热烦渴等症，随汗出而热退身凉，烦躁等症减轻，便是邪气从外透达的表现。

由里出表是在里之邪毒有向外透达之机，但这并不是里证转化成表证。因为它不是原有在里的症候消失，而又出现恶寒发热、脉浮等表证的特征性症候。所以《景岳全书·传忠录》说："病必自表而入者，方得谓之表证，若由内以及外，便非表证矣。"

（二）寒热转化

寒热转化指疾病的寒热性质发生相反的转变。寒证化热示阳气旺盛，热证转寒示阳气衰惫。

1. 寒证化热 指原为寒证，后出现热证，而寒证随之消失。常见于外感寒邪未及时发散，而机体阳气偏盛，阳热内郁到一定程度，寒邪化热，形成热证；或是寒湿之邪郁遏，而机体阳气不衰，由寒而化热；或因使用温燥之品太过，亦可使寒证转化为热证。如寒湿痹病，初为关节冷痛、重着、麻木，病程日久，或过服温燥药物，而变成患处红肿灼痛；哮病因寒引发，痰白稀薄，久之见舌红苔黄，痰黄而稠；痰湿凝聚的阴疽冷疮，其形漫肿无头、皮色不变，以后转为红肿热痛而成脓等，均属寒证转化为热证。

2. 热证转寒 指原为热证，后出现寒证，而热证随之消失。常见于邪热毒气严重的情况之下，或因失治、误治，以致邪气过盛，耗伤正气，正不胜邪，机能衰败，阳气耗散，故而转为虚寒证，甚至出现亡阳的症候。如疫毒痢初期，高热烦渴，舌红脉数，泻痢不止，若急骤出现四肢厥冷、面色苍白、脉微，或病程日久，而表现出畏冷肢凉，面白舌淡，皆是由热证转化为寒证。

寒证与热证的相互转化，是由邪正力量的对比所决定的，其关键又在机体阳气的盛衰，寒证转化为热证，是人体正气尚强，阳气较为旺盛，邪气才会从阳化热，提示人体正气尚能抵御邪气；热证转化为寒证，是邪气虽衰而正气不支，阳气耗伤并处于衰败状态，提示正不胜邪，病情加重。

（三）虚实转化

虚实转化指疾病的虚实性质发生相反的转变。提示邪与正之间的盛衰关系出现了本质性变化。实证转虚为疾病的一般规律；虚证转实常常是症候的虚实夹杂。

1. 实证转虚 指原先表现为实证，后来表现为虚证。提示病情发展。

邪正斗争的趋势，或是正气胜邪而向愈，或是正不胜邪而迁延。故病情日久，或失治误治，正气伤而不足以御邪，皆可形成实证转化为虚证。如本为咳嗽吐痰、息粗而喘、舌苔腻脉滑，久之见气短而喘、声低懒言、面白、舌淡、脉弱；或初期见高热、口渴、汗多、脉洪数，后期见神疲嗜睡、食少、咽干、舌嫩红无苔、脉细数等，均是邪虽去而正已伤，由实证转化为虚证。

2. 虚证转实 指正气不足，脏腑机能衰退，组织失却濡润充养，或气机运化迟钝，以致气血阻滞，病理产物蓄积，邪实上升为矛盾的主要方面，而表现以实为主的症候。

虚证转实，实际上是因虚而至实，故并非病势向好的方向转变，而是提示病情发展。如心阳气虚日久，温煦无能，推运无力，则可血行迟缓而成瘀，在原有心悸、气短、脉弱等心气虚证的基础上，而后出现心胸绞痛、唇舌紫暗、脉涩等症，则是心血瘀阻证，血瘀之实已超过心气之虚，可视作虚证转实。又如脾肾阳虚，不能温运气化水液，以致水湿泛滥，形成水肿；失血之后，面白、舌淡、脉细，为血虚之候，由于血虚不能润肠，以致腑气不畅，而见大便燥结难下、腹胀、口臭等症。这些一般都是因虚而致实，并不是真正的虚证转化为实证。

总之，所谓虚证转化为实证，并不是指正气来复，病邪转为亢盛，邪盛而正不虚的实证，而是在虚证基础上转化为以实证为主要矛盾的症候。

第三节　八纲辨证的意义

八纲是从具体事物中抽象出来的概念，用八纲辨别归纳症候，是分析疾病共性的辨证方法，是八纲概念在中医学中应用的一个方面。

表里，是用以辨别疾病病位浅深的基本纲领；寒热虚实，是用以辨别疾病性质的基本纲领；阴与阳则是区分疾病类别、归纳症候的总纲，并用来概括表里寒热虚实六纲。由于八纲是对疾病过程中机体反应状态最一般的概括，是对辨证诊断提出的最基本的原则性要求，因此，八纲症候属于纲领证。通过八纲可找出疾病的关键，掌握其要领，确定其类型，预计其趋势，为治疗指出方向。

八纲辨证是辨证的基础，在辨证中有执简驭繁、提纲挈领的作用，适用于临床各科、各种疾病的辨证，而其他辨证分类方法则是八纲辨证的具体深化。

八纲辨证是从八个方面对疾病本质做出纲领性的辨别。但是，这并不意味着八纲辨证只是把各种症候简单、截然地划分为八个区域，由于八纲之间不是彼此孤立的，而是相互联系的、可变的，其间可以相兼、错杂、转化，如表里同病、虚实夹杂、寒热错杂、表证入里、里邪出表、寒证转为热证、热证转为寒证、实证转为虚证、虚证转为实证等，并且有可能出现症候的真假，如真热假寒、真寒假热、真实假虚、真虚假实等，这就大大增加了八纲辨证的复杂程度，从而可组合成多种较为具体的症候，如表里实寒证、表寒里热证等，于是扩大了对病情进行辨证的可行性、实用性，临床上的症候尽管复杂、多变，但都可用八纲进行概括。

当然，八纲辨证对疾病本质的认识，还是不够深刻、具体的。如里证的概念就非常广泛，八纲未能明确何脏何腑的病变；寒与热不能概括湿、燥等邪气的病理性质；虚证、实证各有种种不同的具体病变内容。因此，八纲毕竟只是"纲"，八纲辨证是比较笼统、抽象的辨证，临床时不能只满足于对八纲的分辨，而应当结合其他辨证分类方法，对疾病的症候进行深入的分析判断。

我们不能把八纲辨证仅仅理解为几类较为笼统症候的简单归纳，而应认识到八纲通过其相互关系，较为突出地反映了辨证法的思想，中医学的许多辨证观点都是通过八纲的关系而体现出来的，理解八纲之间的辨证关系，就可认识到疾病中的各种事物是处在相互联系的矛盾之中、变化之中，矛盾着的事物不仅有对立面的存在，并且是与对立面相对而确定的，彼此间有中间、过渡阶段，而且可以互相转化等，因此，八纲概念的确定，标志着中医辨证思维的完善，它反映了辨证思维的许多基本内容，抓住了疾病中带普遍性的主要矛盾，这对于其他辨证方法的学习，对于临床正确认识疾病过程，具有重要的指导意义。

第九章 病性辨证

病性辨证，就是在中医理论指导下，对病人所表现的各种症状、体征等进行分析、综合，从而确定疾病当前症候性质的辨证方法。

"病性"指病理改变的性质，也就是病理变化的本质属性，或称为"病机"。由于病性是导致疾病当前症候的本质性原因，因而也有称病性为"病因"者，即"审症求因"之谓。应该说病因与病性的概念不完全相同，一般病因是指导致疾病发生的原始因素，如外感六淫、七情刺激、外伤、劳倦等，属于病因学、发病学的范畴，而病性是当前症候的性质，如气虚、血瘀、湿热、痰饮等，属于诊断学、辨证学的范畴。然而由于中医学对疾病本质的认识，主要是从症状而推求原因，因而病因学研究的病因与辨证学探求的病性往往又是一致的，即前者是由因析果，后者是由果析因。

虚证、实证，寒证、热证，阴证、阳证，标证、本证等，都属于较为笼统的病性概念，或称为纲领证。具体的病性症候主要包括风淫证、寒淫证、暑淫证、湿淫证、燥淫证、火（热）证，脓证、痰证、饮证、食积证、虫积证，气虚证、气滞证，血虚证、血瘀证，阳虚证、阴虚证、亡阳证、亡阴证，津液亏虚证，喜证、怒证、忧思证、悲恐证等。这些病性症候，属于辨证中的基础证。

辨病性是辨证中最重要的内容。由于病性是疾病当前的病理本质，是对疾病一定阶段整体反应状态的概括，是对邪正相互关系的综合认识，具有整体、动态的特点，因此，在进行病性辨证时，一般须对全身症状、体征以及体质、环境等进行综合分析，方可使辨证结果准确。

本章重点介绍六淫症候、气血症候、津液症候、阴阳虚损症候以及情志症候中的一些主要内容。

第一节 辨六淫症候

六淫是风、寒、暑、湿、燥、火六种病邪的统称。辨六淫症候，是根据病人所表现的症状、体征等，对照六淫病邪的致病特点，通过分析，辨别疾病当前病理本质中是否存在着六淫症候。

一、风淫证

风淫证指风邪侵袭人体肤表、经络，卫外机能失常，表现出符合"风"性特征的症候。

【临床表现】 恶风寒，微发热，汗出，脉浮缓，舌苔薄白，或有鼻塞、流清涕、喷嚏，或伴咽喉痒痛、咳嗽。或为突起皮肤瘙痒、丘疹；或为突起肌肤麻木、口眼喝斜；或肢体关节游走作痛；或新起面睑肢体水肿等。

【症候分析】 风为阳邪，其性开泄，易袭阳位，善行而数变，常兼夹其他邪气为患。故风淫证具有发病迅速、变化快、游走不定的特点。风淫证根据其所反映病位与症候的不同，而有不同的证名。

风邪袭表，肺卫失调，腠理疏松，卫气不固，则具有恶寒发热、脉浮等表证的特征症状，并以汗出、恶风、脉浮缓为特点，是为风邪袭表证；外邪易从肺系而入，风邪侵袭肺系，肺气失宣，鼻窍不利，则见咳嗽、咽喉痒痛、鼻塞、流清涕或喷嚏等症，而为风邪犯肺证。

风邪侵袭肤腠，邪气与卫气搏击于肤表，则见皮肤瘙痒、丘疹，从而形成风客肌肤证。风邪或风毒侵袭经络、肌肤，经气阻滞，肌肤麻痹，则可出现肌肤麻木、口眼喝斜等症，是为风邪中络证。风与寒湿合邪，侵袭筋骨关节，阻痹经络，则见肢体关节游走疼痛，从而形成风胜行痹证。风邪侵犯肺卫，宣降失常，通调水道失职，则见突起面睑肢体水肿，是为风水相搏证。

风邪可与寒、热、火、湿、痰、水、毒等邪兼并为病，而有不同的名称，如风寒证、风热证、风火证、风湿证、风痰证、风水证、风毒证等。

内风证是由于机体内部的病理变化，如热盛、阳亢、阴虚、血虚等所致，出现以类似风性动摇为主要表现的症候，又称为"动风"。而风淫证主要是感受外界风邪所致，症候表现亦与内风有所不同，临床时应加以鉴别。

风淫证的辨证依据是，可表现为新起恶风、微热、汗出、脉浮缓，或突起风团、瘙痒、麻木、肢体关节游走疼痛、面睑水肿等症。

二、寒淫证

寒淫证指寒邪侵袭机体，阳气被遏，以恶寒甚、无汗、头身或胸腹疼痛、舌苔白、脉弦紧等为主要表现的实寒症候。

【临床表现】 恶寒重，或伴发热，无汗，头身疼痛，鼻塞或流清涕，脉浮紧。或见咳嗽、哮喘、咯稀白痰；或为脘腹疼痛、肠鸣腹泻、呕吐；或为肢体厥冷、局部拘急冷痛等。口不渴，小便清长，面色白甚或青，舌苔白，脉弦紧或脉伏。

【症候分析】 寒淫证主要是因感受阴寒之邪所致，感受寒邪的常见途径有淋雨、下水、衣单、露宿、在冰雪严寒处停留、食生、饮冷等。寒为阴邪，具有凝滞、收引、易伤阳气的特性。

寒淫证常分为伤寒（即伤寒证）和中寒（即中寒证）。伤寒证与中寒证在病因、病位、症候表现、病机等方面有异有同。

伤寒证是指寒邪外袭于肤表，阻遏卫阳，阳气抗邪于外所表现的表实寒证，又称外寒证、表寒证、寒邪束表证、太阳表实证、太阳伤寒证等。寒为阴邪，其性清冷，遏制并损伤阳气，寒性凝滞、收引，阻碍气血运行，郁闭肌肤，阳气失却温煦，故见恶寒、头身疼痛、无汗、舌苔白，脉浮紧等症。

中寒证是指寒邪直接内侵脏腑、气血，遏制及损伤阳气，阻滞脏腑气机和血液运行所表现的里实寒证，又称内寒证、里寒证等。寒邪客于不同脏腑，可有不同的症候特点，寒邪客肺，肺失宣降，故见咳嗽、哮喘、咯稀白痰等症；寒滞胃肠，使胃肠气机失常，运化不利，则见脘腹疼痛、肠鸣腹泻、呕吐等症。此外，临床上寒淫证还有多种类型，如寒滞肝脉证、寒滞心脉证、寒凝胞宫证、寒胜痛痹等，均可见肢冷、患部拘急冷痛、无汗、面白或青、舌苔白、脉沉紧甚至脉伏等症。

寒邪常与风、湿、燥、痰、饮等邪共存，而表现为风寒证、寒湿证、凉燥证、寒痰证、寒饮证等。寒邪侵袭，常可形成寒凝气滞证、寒凝血瘀证，耗伤阳气则可演变成虚寒证，甚至导致亡阳。

本证属实寒证，与由于机体阳气亏虚所形成的虚寒证有所不同，主要根据是否感受寒邪、发病及病势的新久缓急、病体的强弱等方面进行鉴别。

寒淫证的辨证依据是，新病突起，病势较剧，有感寒原因可查，以寒冷症状为主要表现。

三、暑淫证

暑淫证指感受暑热之邪，耗气伤津，以发热口渴、神疲气短、心烦头晕、汗出、小便短黄、舌红苔黄干等为主要表现的症候。

【临床表现】 发热恶热，汗出，口渴喜饮，气短，神疲，肢体困倦，小便短黄，舌红、苔白或黄，脉虚数。或发热，猝然昏倒，汗出不止，气喘，甚至昏迷、惊厥、抽搐等；或见高热、神昏、胸闷、腹痛、呕恶、无汗等。

【症候分析】 暑与火热的性质同类，但暑邪致病有严格的季节性，其病机与症候也与一般火热证有一定的差别。暑证是指夏月炎暑之季，感受暑热之邪所致的病理变化。暑为阳邪，具有暑性炎热升散、耗气伤津、易夹湿邪等致病特点。

由于暑性炎热升散，故见发热恶热，汗出多；暑邪耗气伤津，而见口渴喜饮，气短神疲，尿短黄等症；暑夹湿邪，阻碍气机，故见肢体困倦，舌苔白或黄；暑闭心神，引动肝风，则见神昏，甚至猝然昏倒、昏迷、惊厥、抽搐；暑闭气机，心胸气滞而见胸闷；脾胃运化失司，气机升降失调，则表现为腹痛、呕恶；肺气闭阻，玄府不通，则为无汗、气喘。

临床上常见的暑淫证有暑伤津气证、暑湿袭表证、暑闭气机证、暑闭心包（神）证、暑热动风证等，各自可表现出不同的症候特征。

暑淫证的辨证依据是，夏月有感受暑热之邪的病史，发热、口渴、汗出、疲乏、尿黄等为常见症状。

四、湿淫证

湿淫证指感受外界湿邪或体内水液运化失常而形成湿浊，阻遏气机与清阳，以身体困重、肢体酸痛、腹胀腹泻、纳呆、舌苔滑脉濡等为主要表现的症候。

【临床表现】 头昏沉如裹，嗜睡，身体困重，胸闷脘痞，口腻不渴，纳呆，恶心，肢体关节、肌肉酸痛，大便稀，小便混浊。或为局部渗漏湿液，或皮肤出现湿疹、瘙痒，妇女可见带下量多。面色晦垢，舌苔滑腻，脉濡缓或细等。

【症候分析】 湿淫证既可因外湿侵袭，如淋雨下水、居处潮湿、冒受雾露等而形成，又可因脾失健运，水液不能正常输布而化为湿浊，或多食油腻、嗜酒饮冷等而湿浊内生，前者称为外湿，后者称为内湿。但湿淫证常是内外合邪而为病，故其症候亦常涉及内外。湿为阴邪，具有阻遏气机、损伤阳气、黏滞缠绵、重浊趋下等致病特点。

湿邪阻滞气机、困遏清阳，故湿淫证以困重、闷胀、酸楚、腻浊、脉濡缓或细等为症候特点。外湿、内湿在症候表现上，有一定的差异，外湿以肢体困重、酸痛为主，或见皮肤湿疹、瘙痒，或有恶寒微热，病位偏重于体表，是因湿郁于肤表，阻滞经气所致；内湿以脘腹痞胀、纳呆、恶心、便稀等为主，病位多偏重于内脏，是因湿邪阻滞气机，脾胃运化失调所致。

湿为阴邪，故临床多见寒湿，但湿郁又易化热，则成湿热。寒湿相合的寒湿证、湿热蕴结的湿热证，临床均颇为常见，如有寒湿凝滞筋骨证、寒湿困脾证、湿热蕴脾证、肠道湿热证、肝胆湿热证、膀胱湿热证、湿热下注证等。辨证时应注意区分寒与湿的孰轻孰重，是湿重于热、热重于湿，抑或湿热俱盛。

此外，湿邪还可与风、暑、痰、毒等邪气合并为病，而为风湿证、暑湿证、水湿证、痰湿证、湿毒证，以及湿遏卫表证、湿痰犯头证等，各自可有不同的症候表现。

湿淫证的辨证依据是，起病较缓而缠绵，以困重、酸闷、腻浊等为症候特点。

五、燥淫证

燥淫证指外界气候干燥，耗伤津液，以皮肤、口鼻、咽喉干燥等为主要表现的症候。

【临床表现】 皮肤干燥甚至皲裂、脱屑，口唇、鼻孔、咽喉干燥，口渴饮水，舌苔干燥，大便干燥，或见干咳少痰、痰黏难咯，小便短黄，脉象偏浮。

凉燥常有恶寒发热，无汗，头痛，脉浮缓或浮紧等表寒症状；温燥常见发热有汗，咽喉疼痛，心烦，舌红，脉浮数等表热症状。

【症候分析】 燥邪具有干燥、伤津耗液、损伤肺脏等致病特点。燥淫证的发生有明显的季节性，是秋天的常见症候，发于初秋气温者为温燥，发于深秋气凉者为凉燥。

燥邪侵袭，易伤津液，而与外界接触的皮肤、清窍和肺系首当其冲，所以燥淫证的症候主要表现为皮肤、口唇、鼻孔、咽喉、舌苔干燥，干咳少痰等症；大便干燥，小便短黄，口渴饮水，系津伤自救的表现。

由于燥淫证主要是感受外界燥邪所致，所以除了"干燥"的症候以外，还有"表证"的一般表现，如轻度恶寒或发热、脉浮等。初秋之季，气候尚热，余暑未消，燥热侵犯肺卫，故除了干燥津伤之症候表现外，又见类似风热表证之象；深秋季节，气候既凉，气寒而燥，人感凉燥，除了燥象之外，必见类似寒邪袭表之表寒症候。

临床上常见的燥淫证，有燥邪犯表证、燥邪犯肺证、燥干清窍证等，各自症状虽可有所偏重，但由于肌表、肺系和清窍常同时受累，以致三证的症状常相兼出现，因而辨证时可不严格区分，而主要在于辨别凉燥与温燥。

燥淫证与由于血虚、阴亏所导致的机体失于濡润而出现的干燥症候不同，前者因于外感，属外燥；后者因于内伤，属内燥。但两者亦可相互为因、内外合病。

燥淫证的辨证依据是，常见于秋季或处气候干燥的环境，具有干燥不润的症候特点。

六、火热证

火热证指外感火热邪毒，阳热内盛，以发热、口渴、胸腹灼热、面红、便秘尿黄、舌红苔黄而干、脉数或洪等为主要表现的症候。

【临床表现】 发热恶热，烦躁，口渴喜饮，汗多，大便秘结，小便短黄，面色赤，舌红或绛、苔黄干燥或灰黑，脉数有力（洪数、滑数、弦数等）。甚者或见神昏、谵语、惊厥、抽搐、吐血、衄血，痈肿疮疡。

【症候分析】 火、热、温邪的性质同类，仅有轻重、缓急等程度之别。程度上认为"温为热之渐，火为热之极"，病机上有"热自外感，火由内生"之谓，但从辨证学的角度看，火证与热证均是指具有温热性质的症候，概念基本相同。

形成火热证的原因，可有外界阳热之邪侵袭，如高温劳作、感受温热、火热烧灼，过食辛辣燥热之品，寒湿等邪气郁久化热，情志过极而化火，脏腑气机过旺等。火为阳邪，具有炎上、耗气伤津，生风动血，易致肿疡等特性。

阳热之气过盛，火热燔灼急迫，气血沸涌，则见发热恶热，颜面色赤，舌红或绛，脉数有力；热扰心神，则见烦躁不安；邪热迫津外泄，则汗多；阳热之邪耗伤津液，则见口渴喜饮，大便秘结，小便短黄等。

由火热所导致的病理变化，最常见者为伤津耗液，甚至亡阴；火热迫血妄行可见各种出血；火热使局部气血壅聚，血肉腐败而形成痈肿脓疡；火热炽盛可致肝风内动，则见抽搐、惊厥；火热闭扰心神，则见神昏谵语等，其中不少为危重症候。

火热证的临床症候，可因病变发生脏腑、组织等部位的不同，所处阶段的不同，以及轻重程度的不同，而表现出各自的特点。常见证有风热犯表证、肺热炽盛证、心火亢盛证、胃热炽盛证、热扰胸膈证、肠热腑实证、肝火上炎证、肝火犯肺证、热闭心包（神）证、火毒入脉证、热入营血证、热（火）毒壅聚肌肤证等。

按八纲归类，火热证有表实热、里实热之分。热邪外袭，卫气抗邪于外为表实热证；邪热传里，或火热之邪直接内侵，或体内阳热有余，以热在脏腑、营血等为主要表现者，为里实热证。

外感温热类疾病的基本病性是热（火）。卫气营血辨证主要是说明温（火）热类疾病在不同阶段、层次以及轻重、演变等方面的症候特点。

火热证常与风、湿、暑、燥、毒、瘀、痰、饮等邪同存，而为风热证、风火证、湿热证、暑热证、温燥证、火（热）毒证、瘀热证、痰热证、热饮证等。

病久而体内阴液亏虚者，常出现低热、五心烦热、口渴、盗汗、脉细数、舌红少津等症，辨证为阴虚证。阴虚证虽与火热证同属热证范畴，但本质上有虚实的不同，火热证以阳热之邪有余为主，发热较甚，病势较剧，脉洪滑数有力。

火热证的辨证依据是，新病突起，病势较剧，以发热、口渴、便秘、尿黄、舌红或绛、苔黄干、脉数有力等为主要表现。

第二节　辨阴阳虚损症候

辨阴阳虚损症候，是根据病人所表现的症状、体征等，对照阴津、阳气的生理、病理特点，通过分析，辨别疾病当前病理本质中是否存在着阴阳虚损的症候。内容包括阳虚证、阴虚证、亡阳证、亡阴证等。作为阴阳病性的辨别，还应包括阴盛证、阳盛证，但由于"阴盛则寒，阳盛则热"，其具体内容即八纲辨证中的寒证、热证和本章辨六淫症候中的寒淫证、火热证，故本节不再论述。

一、阳虚证

阳虚证指体内阳气亏损，机体失却温养，推动、蒸腾、气化等作用减退，以畏冷肢凉为主要表现的虚寒症候。

【临床表现】 畏冷，肢凉，口淡不渴，或喜热饮，或自汗，小便清长或尿少不利，大便稀薄，面色㿠白，舌淡胖、苔白滑，脉沉迟（或为细数）无力。可兼有神疲、乏力、气短等气虚的表现。

【症候分析】 形成阳虚证的原因，主要有：久病损伤，阳气亏虚，或气虚进一步发展；久居寒凉之处，或过服寒凉清苦之品，阳气逐渐耗伤；年高而命门之火渐衰。

由于阳气亏虚，机体失却温煦，不能抵御阴寒之气，而寒从内生，于是出现畏冷肢凉等一派病性属虚、属寒的症候；阳气不能蒸腾、气化水液，则见便溏、尿清或尿少不利、舌淡胖等症；阳虚水湿不化，则口淡不渴，阳虚不能温化和蒸腾津液上承，则可见渴喜热饮。

阳虚可见于许多脏器组织的病变，临床常见者有心阳虚证、脾阳虚证、胃阳虚证、肾阳虚证、胞宫（精室）虚寒证，以及虚阳浮越证等，并表现有各自脏器的症候特征。

阳虚证易与气虚同存，即阳气亏虚证；阳虚则寒，必有寒象并易感寒邪；阳虚可发展演变成阴虚（即阴阳两虚）和亡阳；阳虚可导致气滞、血瘀、水泛，产生痰饮等病理变化。

阳虚证的辨证依据是，病久体弱，以畏冷肢凉、小便清长、面白、舌淡等为主要表现。

二、阴虚证

阴虚证指体内阴液亏少而无以制阳，滋润、濡养等作用减退，以咽干、五心烦热、脉细数等为主要表现的虚热症候。

【临床表现】 形体消瘦，口燥咽干，两颧潮红，五心烦热，潮热，盗汗，小便短黄，大便干结，舌红少津或少苔，脉细数等。

【症候分析】 导致阴虚证的原因，主要有：热病之后，或杂病日久，伤耗阴液；情志过极，火邪内生，久而伤及阴精；房事不节，耗伤阴精；过服温燥之品，使阴液暗耗。

阴液亏少，则机体失却濡润滋养，同时由于阴不制阳，则阳热之气相对偏旺而生内热，故表现为一派虚热、干燥不润、虚火内扰的症候。

阴虚证可见于多个脏器组织的病变，常见者有肺阴虚证、心阴虚证、胃阴虚证、脾阴虚证、肝阴虚证、肾阴虚证等，并表现出各自脏器的症候特征。

阴虚可与气虚、血虚、阳虚、阳亢、精亏、津液亏虚及燥邪等症候同时存在，或互为因果，而表现为气阴亏虚证、阴血亏虚证、阴阳两虚证、阴虚阳亢证、阴精亏虚证、阴津（液）亏虚证、阴虚燥热证等。阴虚进而可发展成阳虚、亡阴，阴虚可导致动风、气滞、血瘀、水停等病理变化。

阴虚证的辨证依据是，病久体弱，以五心烦热、尿黄便结、颧红、舌红少津、脉细数等为主要表现。

三、亡阳证

亡阳证指体内阳气极度衰微而欲脱，以冷汗、肢厥、面白、脉微等为主要表现的危重症候。

【临床表现】　冷汗淋漓、汗质稀淡、神情淡漠、肌肤不温、手足厥冷、呼吸气弱、面色苍白、舌淡而润、脉微欲绝等。

【症候分析】　亡阳一般是在阳气由虚而衰的基础上的进一步发展，但亦可因阴寒之邪极盛而致阳气暴伤，或因大汗、失精、大失血等阴血消亡而阳随阴脱，或因剧毒刺激、严重外伤、瘀痰阻塞心窍等而使阳气暴脱。

由于阳气极度衰微而欲脱，失却温煦、固摄、推动之能，故见冷汗、肢厥、面色苍白、神情淡漠、气息微弱、脉微等垂危病状。

临床所见的亡阳证，一般是指心肾阳气虚脱。由于阴阳互根之理，故阳气衰微欲脱，可使阴液亦消亡。

亡阳证的辨证依据是，有长期阳虚病史，或有导致阳气暴亡的因素，以四肢厥冷、面色苍白、冷汗淋漓、气息微弱、脉微欲绝为主要表现。

四、亡阴证

亡阴证指体内阴液严重耗损而欲竭，以身灼烦渴、唇焦面赤、脉数疾，而汗出如油为主要表现的危重症候。

【临床表现】　汗热味咸而黏、如珠如油、身灼肢温、虚烦躁扰、恶热、口渴饮冷、皮肤皱瘪、小便极少、面赤颧红、呼吸急促、唇舌干燥、脉细数疾等。

【症候分析】　亡阴可以是在病久而阴液亏虚基础上的进一步发展，也可因壮热不退、大吐大泻、大汗不止、大量出血、严重烧伤致阴液暴失而成。

由于阴液欲绝，阴不能制阳，故见脉细数疾、身灼烦渴、面赤唇焦、呼吸急促等阴竭阳盛的症候，阳热逼迫欲绝之阴津外泄，故见汗出如油。

亡阴所涉及的脏腑，常与心、肝、肾等有关，临床一般不再逐一区分。亡阴若救治不及，势必阳气亦随之而衰亡。

亡阴证的辨证依据是，有阴液严重耗损的病理基础，以身热烦渴、唇焦面赤、脉数疾，而汗出如油为主要表现。

由于阴阳互根，所以亡阴与亡阳皆可相互累及而最终导致同损俱亡。但具体症候中，常有先后、主次之别。亡阳和亡阴均出现于疾病的危重阶段，故必须及时、准确地辨识。在病情危重的基础上，若突然汗出，往往是亡阴或亡阳之兆，根据汗质的稀冷如水或黏热如油，结合病情，身凉或身灼、四肢厥逆或温和、面白或面赤、脉微或数疾等，一般不难辨别亡阳与亡阴（表9-1）。

表 9-1　亡阴证与亡阳证症候鉴别表

症候表现 症候名称	汗液	寒热	四肢	面色	气息	口渴	唇舌象	脉象
亡阳证	稀冷如水、味淡	身冷畏寒	厥逆	苍白	微弱	不渴或欲饮热	唇舌淡白、苔白润	脉微欲绝
亡阴证	黏热如油、味咸	身热恶热	温和	面赤颧红	息粗	口渴饮冷	唇舌干红	细数、疾无力

第三节　辨气血症候

　　辨气血症候，是根据病人所表现的症状、体征等，对照气血的生理、病理特点，分析、判断疾病中有无气血亏损或运行障碍的症候存在。

　　气血症候的分类，一方面为气血的亏虚，主要包括气虚证、血虚证，属虚证的范畴，气脱证、血脱证、气陷证、气不固证，一般是气血虚的特殊表现；另一方面为气血的运行失常，主要有气滞证、血瘀证，一般属实证的范畴，所谓气逆证、气闭证，一般属气滞的范畴。血热证、血寒证实际为血分的热证、寒证。

　　气与血密切相关，病理上二者常互相影响，或者同时发病，或者互为因果。临床常见的气血同病症候有气血两虚证、气滞血瘀证、气不摄血证、气随血脱证、气虚血瘀证等。

一、气虚类证

气虚类证包括气虚证以及气陷证、气不固证、气脱证。

（一）气虚证

气虚证指元气不足，气的推动、固摄、防御、气化等功能减退，或脏器组织的机能减退，以气短、乏力、神疲、脉虚等为主要表现的虚弱症候。

　　【临床表现】　气短声低，少气懒言，精神疲惫，体倦乏力，脉虚，舌质淡嫩，或有头晕目眩，自汗，动则诸症加重。

　　【症候分析】　形成气虚证的原因，主要有久病、重病、劳累过度等，使元气耗伤太过；先天不足，后天失养，致元气生成匮乏；年老体弱，脏腑机能减退而元气自衰。

　　由于元气不足，脏腑机能衰退，故出现气短、声低、懒言、神疲、乏力；气虚而不能推动营血上荣，则头晕目眩，舌淡嫩；卫气虚弱，不能固护肤表，故为自汗；"劳则气耗"，故活动劳累则诸症加重；气虚鼓动血行之力不足，故脉象虚弱。

　　元气亏虚，而以某脏腑机能减退所表现的症候为主者，临床常见证有心气虚证、肺气虚证、脾气虚证、肾气虚证、胃气虚证、肝胆气虚证等，甚至可为多脏气虚症候同在。

　　气陷证、气不固证、气脱证等，常是气虚的发展，或为其特殊表现。

　　气虚可导致多种病理变化，如气虚而机能减退，运化无权，推动无力，可导致营亏、血虚、阳虚、生湿、生痰、水停、气滞、血瘀，以及易感外邪等。同时气虚可与血虚、阴虚、阳虚、津亏等兼并为病，而为气血两虚证、气阴两虚证、阳气亏虚证、津气亏虚证等。

气虚证的辨证依据是，病体虚弱，以神疲、乏力、气短、脉虚为主要表现。

（二）气陷证

气陷证指气虚无力升举，清阳之气下陷，以自觉气坠或脏器下垂为主要表现的虚弱症候。

【临床表现】 头晕眼花，气短疲乏，脘腹坠胀感，大便稀溏，形体消瘦，或见内脏下垂、脱肛、阴挺等。

【症候分析】 气陷多是气虚的发展，或为气虚的一种特殊表现形式，一般指脾（中）气的下陷。

清阳之气不升，则自觉气短、气坠，头晕眼花；气陷而机体失却营精的充养，则见神疲乏力，形体消瘦；脾失健运，水谷精微下趋，则见大便稀溏；气陷无力升举，不能维持脏器正常位置，故觉脘腹坠胀，甚至出现内脏下垂。

气陷证的辨证依据是，体弱而瘦，以气短、气坠、脏器下垂为主要表现。

（三）气不固证

气不固证指气虚失其固摄之能，以自汗，或大便、小便、月经等不固为主要表现的虚弱症候。

【临床表现】 气短，疲乏，面白，舌淡，脉虚无力；或见自汗不止；或为流涎不止；或见遗尿，余溺不尽，小便失禁；或为大便滑脱失禁；或妇女出现崩漏，或为滑胎、小产；或见男子遗精、滑精、早泄等。

【症候分析】 气不固，可以包括不能固摄津液、血液、小便、大便、精液、胎元等。其辨证是有气虚证的一般症候表现，并有各自"不固"的症候特点。气不摄血则可导致妇女崩漏及各种慢性出血；气不摄津则可表现为自汗，流涎；气虚不能固摄二便，可表现为遗尿、余溺不尽、小便失禁，或大便滑脱失禁；气不摄精则见遗精、滑精、早泄；气虚胎元不固，可导致滑胎、小产。

气不固证的辨证依据是，病体虚弱，以疲乏、气短、脉虚及自汗或二便、经、精等的不固为主要表现。

（四）气脱证

气脱证指元气亏虚已极，急骤外泄，以气息微弱、汗出不止等为主要表现的危重症候。

【临床表现】 呼吸微弱而不规则，汗出不止，口开目合，全身瘫软，神志朦胧，二便失禁，面色苍白，口唇青紫，脉微，舌淡，苔白润。

【症候分析】 气脱证可由气虚证、气不固证发展而来；也可以在大汗、大吐、大泻或大失血、出血中风等情况下，出现"气随津脱""气随血脱"；或于长期饥饿、极度疲劳、暴邪骤袭等状态下发生。

真气欲脱，则心、肺、脾、肾等脏腑之气皆衰。气息微弱欲绝、汗出不止，为肺气外脱之征；面白、脉微、神志朦胧，为心气外越之象；二便失禁为肾气欲脱的表现；全身瘫软、口开、手撒，为脾气外泄之征。

气脱证的辨证依据是，病势危重，以气息微弱、汗出不止、脉微等为主要表现。

二、血虚类证

血虚类证包括血虚证和血脱证。

(一) 血虚证

血虚证指血液亏虚，不能濡养脏腑、经络、组织，以面、睑、唇、舌色白，脉细为主要表现的虚弱症候。

【临床表现】 面色淡白或萎黄，眼睑、口唇、舌质、爪甲的颜色淡白，头晕，或见眼花、两目干涩，心悸，多梦，健忘，神疲，手足发麻，或妇女月经量少、色淡、延期甚或经闭，脉细无力等。

【症候分析】 导致血虚的原因，主要有两个方面：一是血液耗损过多，新血未及补充，主要见于各种出血之后，或久病、大病之后，或劳神太过，阴血暗耗，或因虫积肠道，耗吸营血等。二是血液生化不足，可见于脾胃运化机能减退，或进食不足，或因其他脏腑功能减退不能化生血液，或瘀血阻塞脉络，使局部血运障碍，影响新血化生，即所谓"瘀血不去新血不生"等。

血液亏虚，脉络空虚，形体组织缺乏濡养荣润，则见颜面、眼睑、口唇、舌质、爪甲的颜色淡白，脉细无力；血虚而脏器、组织得不到足够的营养，则见头晕，眼花，两目干涩，心悸，手足发麻，妇女月经量少、色淡；血虚失养而心神不宁，故症见多梦，健忘，神疲等。

血虚证主要指心血虚证和肝血虚证，并可有血虚肠燥证、血虚肤燥生风证。

血虚可与气虚、阴虚、血瘀等兼并存在，而为气血两虚证、阴血亏虚证、血虚夹瘀证。血虚发展可致血脱。

血虚证的辨证依据是，病体虚弱，以肌肤黏膜的颜色淡白、脉细为主要表现。

(二) 血脱证

血脱证指突然大量出血或长期反复出血，血液亡脱，以面色苍白、心悸、脉微或芤为主要表现的危重症候。

【临床表现】 面色苍白，头晕，眼花，心悸，气短，四肢清冷，舌色枯白，脉微或芤等。

【症候分析】 导致血脱证的主要原因是突然大量出血，诸如呕血、便血、崩漏、外伤失血等，也可以因长期失血、血虚进一步发展而成。所以大失血、严重血虚等病史可以作为血脱证的主要诊断依据。

血液大量耗失，血脉空虚，不得荣润，则见面色苍白，舌色枯白，脉微或芤；血液亡失，心脏、清窍失养，则见心悸，头晕，眼花等症。

血脱证的辨证依据是，有血液严重损失的病史，以面色苍白、脉微或芤为主要表现。

气脱证、血脱证、亡阳证、亡阴证，皆属疾病发展到濒危阶段的症候，且常可相互影响而同时存在，临床不易严格区分，诊断时主要是辨别何种亡脱在先。亡阳、血脱、气脱均见面色苍白、脉微，亡阴、亡阳、气脱均有汗出的特点。亡阴证有身热烦渴的特征，亡阳证以身凉肢厥为特征，气脱证以气息微弱尤为突出，血脱证有血液大量耗失的病史。

三、气滞类证

气滞类证包括气滞证、气逆证、气闭证。

（一）气滞证

气滞证指人体某一部分或某一脏腑、经络的气机阻滞，运行不畅，以胀闷疼痛为主要表现的症候。

【临床表现】 胸胁、脘腹等处或损伤部位的胀闷或疼痛，疼痛性质可为胀痛、窜痛、攻痛，症状时轻时重，部位不固定，按之一般无形，痛胀常随嗳气、肠鸣、矢气等而减轻，或症状随情绪变化而增减，脉象多弦，舌象可无明显变化。

【症候分析】 引起气滞证的原因，主要有三方面：一是情志不舒，忧郁悲伤，思虑过度，而致气机郁滞；二是痰饮、瘀血、宿食、蛔虫、砂石等病理物质的阻塞，或阴寒凝滞，湿邪阻碍，外伤络阻等，都能导致气机郁滞；三是脏气虚弱，运行乏力而气机阻滞。

气滞症候的主要机制是气的运行发生障碍，气机不畅则痞胀，障碍不通则疼痛，气得运行则症减，故气滞以胀闷疼痛为主要临床表现。

临床常见的气滞证有肝气郁结证、胃肠气滞证、肝胃气滞（不和）证等，并表现出各自的症候特征。

气滞常可导致血行不畅而形成气滞血瘀；气机郁滞日久，可以化热、化火；气机不利，可影响水液代谢而产生痰湿、水液内停。气滞一般是气逆、气闭的病理基础。

气滞证的辨证依据是，以胸胁脘腹或损伤部位的胀闷、胀痛、窜痛为主要表现。

（二）气逆证

气逆证指气机失调，气上冲逆，以咳嗽喘促、呃逆、呕吐等为主要表现的症候。

【临床表现】 咳嗽频作，呼吸喘促；呃逆、嗳气不止，或呕吐、呕血；头痛、眩晕，甚至昏厥、咯血等。

【症候分析】 气逆一般是在气滞基础上的一种表现形式。主要是指肺胃之气不降而上逆，或肝气升发太过而上逆。导致气逆的原因，可有外邪侵袭、痰饮瘀血内停、寒热刺激、情志过激等。

由于气逆证有肺气上逆、胃气上逆、肝气上逆的不同，故可表现出不同的症候。肺气上逆以咳喘为主症；胃气上逆以呃逆、呕恶、嗳气等为主症；肝气上逆以头痛眩晕、昏厥、呕血或咯血等为主症。

其实气逆只是一种病机，并不是一个完整的证名，临床应注意辨别病因，再加病位、气逆而构成完整的辨证诊断，如胃寒气逆证，胃火气逆证，痰饮内阻、肺气上逆证，肝火气逆证等。

气逆证的辨证依据是，以咳喘或呕吐呃逆等为突出表现。

（三）气闭证

气闭证指邪气阻闭神机或脏器、管窍，以突发昏厥或绞痛为主要表现的实性急重症候。

【临床表现】 突然发生、势急、症重，或为昏厥，或为内脏出现绞痛，或有二便闭塞，呼吸气粗，声高，脉沉弦有力等。

【症候分析】 形成气闭证的主要原因有：强烈精神刺激，使神机闭塞；砂石、虫、痰等阻塞脉络、管腔，导致气机闭塞；溺水、电击等意外事故，致使心、肺气闭。

极度精神刺激，神机闭塞，则见突发昏厥；痰浊、瘀血、砂石、蛔虫等阻塞脉络、管腔等，导致气机闭塞，则突发绞痛，或见二便不通；证因邪实所致，病体不虚，故声高而息粗，脉沉弦有力。

气闭证的辨证依据是，以突发昏厥或绞痛，息粗、脉实为主要表现。

四、血瘀证

血瘀证指瘀血内阻，血行不畅，以固定刺痛、肿块、出血、瘀血色脉征为主要表现的症候。

【临床表现】 有疼痛、肿块、出血、瘀血色脉征等方面的症候。其疼痛特点为刺痛、痛处拒按、固定不移、常在夜间痛甚；肿块的性状是在体表者包块色青紫，腹内者触及质硬而推之不移；出血的特征是色紫暗或夹血块，或大便色黑如柏油状，或妇女血崩、漏血；瘀血色脉征主要有面色黧黑，或唇甲青紫，或皮下紫斑，或肌肤甲错，或腹露青筋，或皮肤出现丝状红缕，或舌有紫色斑点、舌下络脉曲张，脉多细涩或结、代、无脉等。

【症候分析】 产生瘀血的原因可有多个方面，一是外伤、跌仆及其他原因造成的体内出血，离经之血未及时排出或消散，瘀积于内；二是气滞而血行不畅，以致血脉瘀滞；三是血寒而使血脉凝滞，或血热而使血行壅聚或血受煎熬，血液浓缩黏滞，致使脉道瘀塞；四是湿热、痰浊、砂石等有形实邪压迫、阻塞脉络，以致血运受阻；五是气虚、阳虚而运血无力，血行迟缓。

血瘀证的机制主要为瘀血内积，气血运行受阻，不通则痛，故有刺痛、固定、拒按等特点；夜间阳气内藏，阴气用事，血行较缓，瘀滞益甚，故夜间痛增；血液瘀积不散而凝结成块，则见肿块紫暗、出血紫暗成块；血不循经而溢出脉外，则见各种出血；血行障碍，气血不能濡养肌肤，则见皮肤干涩、肌肤甲错；血行瘀滞，则血色变紫变黑，故见面色黧黑、唇甲青紫；脉络瘀阻，则见络脉显露、丝状红缕、舌现斑点、脉涩等症。

瘀血可阻滞于各种脏器、组织，而有不同的血瘀证名，如心脉瘀阻证、瘀阻脑络证、胃肠血瘀证、肝经血瘀证、瘀阻胞宫证、瘀滞胸膈证、下焦瘀血证、瘀滞肌肤证、瘀滞脉络证等，并表现出各自脏器、组织的症候特点。

血瘀与气滞可互为因果，或同时为病，而为气滞血瘀证或血瘀气滞证，简称瘀滞证。血瘀可与痰、热等合并为病，而为瘀痰互结证、瘀热互结证。瘀血内阻还可导致血虚、水停等病理改变。

血瘀证的辨证依据是，以固定刺痛、肿块、出血、瘀血色脉征为主要表现。

五、血热证

血热证指火热内炽，侵迫血分，以身热口渴、斑疹吐衄、烦躁谵语、舌绛、脉数等为主要表现的实热症候。即血分的热证。

【临床表现】 身热夜甚，或潮热，口渴，面赤，心烦，失眠，躁扰不宁，甚或狂乱、神昏谵语，或见各种出血色深红，或斑疹显露，或为疮痈、舌绛、脉数疾等。

【症候分析】 血热证的形成，一是外感热邪，或感受他邪化热，传入血分；二是情志过激，气郁化火，或过食辛辣燥热之品，火热内生，侵扰血分。

热在血分，血行加速，脉道扩张，则见面红目赤、舌绛、脉数疾；血热迫血妄行，可见各种出血；血热内扰心神，而见心烦、失眠、躁扰不宁，甚则狂乱、神昏谵语；热邪内犯营血，灼肉腐血，可为疮痈脓疡；身热夜甚，口渴，为热邪升腾，耗伤津液之象。

血热证常见于外感温热病中，即卫气营血辨证中的血分证；又可见于外科疮疡病、妇科月经病、其他杂病之中。

血热证的辨证依据是，以身热口渴、斑疹吐衄、烦躁谵语、舌绛、脉数等为主要表现。

六、血寒证

血寒证指寒邪客于血脉，凝滞气机，血行不畅，以患处冷痛拘急、恶寒、唇舌青紫，妇女月经后期、经色紫暗夹块等为主要表现的实寒症候。即血分的寒证。

【临床表现】 恶寒，手足或少腹等患处冷痛拘急、得温痛减，肤色紫暗发凉，或为痛经、月经延期、经色紫暗、夹有血块，唇舌青紫，苔白滑，脉沉迟弦涩等。

【症候分析】 血寒证主要因寒邪侵犯血脉，或阴寒内盛，凝滞脉络而成。

寒凝脉络，气血运行不畅，阳气不得流通，组织失于温养，故常表现为患处的寒冷、疼痛，寒性凝滞收引，故其痛具有拘急冷痛、得温痛减的特点。肤色紫暗，月经延期、经色紫暗、夹有血块，唇舌青紫，脉沉迟弦涩等，均为血行不畅之瘀血征象。

血寒证属实寒证的范畴，寒滞肝脉证、寒凝胞宫证、寒凝脉络证等，均属于血寒证。

血寒证的辨证依据是，以患处冷痛拘急、恶寒、唇舌青紫，妇女月经后期、经色紫暗夹块等为主要表现。

七、气血同病证类

气病或血病发展到一定的程度，往往影响到另一方的生理功能而发生病变，从而表现为气血同病的症候。

临床常见的气血同病症候有气滞血瘀证、气虚血瘀证、气血两虚证、气不摄血证和气随血脱证等。

各证的临床表现，一般是两个基本症候的相合而同时存在。气滞血瘀证、气血两虚证的病机，常常是互为因果；气虚血瘀证、气不摄血证，一般是气虚在先、为因、为本，血瘀或血虚在后、为果、为标，但其症候表现则不一定前者重、后者轻；气随血脱证则是因大失血而致血脱在先，然后元气随之消亡，病势危急。

第四节 辨津液症候

辨津液症候，是根据病人所表现的症状、体征等，对照津液的生理、病理特点，通过分析，辨别疾病当前病理本质中是否有津液亏虚或运化障碍的症候存在。

津液症候包括津液亏虚和水液停聚而形成的痰证、饮证、水停证及湿证。

一、痰证

痰证指痰浊内阻或流窜，以咳吐痰多、胸闷、呕恶、眩晕、体胖，或局部有圆滑包块，舌苔腻、脉滑等为主要表现的症候。

【临床表现】 常见咳嗽痰多，痰质黏稠，胸脘痞闷，呕恶、纳呆，或头晕目眩，或形体肥胖，或神昏而喉中痰鸣，或神志错乱而为癫、狂、痴、痫，或某些部位出现圆滑柔韧的包块等，舌苔腻，脉滑。

【症候分析】 "痰"是体内水液停聚凝结而形成的一种质稠浊而黏的病理产物。形成痰的原因很多，如外感六淫、饮食不当、情志刺激、过逸少动等，影响肺、脾、肾等脏的气化功能，以致水液未能正常输布而停聚凝结成痰。由痰浊停聚所导致的症候，是为痰证。

"脾为生痰之源，肺为贮痰之器。"说明痰的生成与脾的运化功能失常、水湿不化而凝聚密切相关；痰浊最易内停于肺，而影响肺气的宣发肃降，故痰证以咳吐痰多、胸闷等为基本表现。痰浊中阻，胃失和降，可见脘痞、纳呆、泛恶呕吐痰涎等症；痰的流动性小而难以消散，故常凝积聚于某些局部而形成圆滑包块；痰亦可随气升降，流窜全身，如痰蒙清窍，则头晕目眩；痰蒙心神则见神昏、神乱；痰泛于肌肤，则见形体肥胖；舌苔腻、脉滑等为痰浊内阻的表现。

根据痰的性状及兼症的不同，痰证有寒痰、热痰、湿痰、燥痰以及风痰、瘀痰、脓痰等之分。痰与其他病性兼并，可形成很多症候。临床常见的痰证有痰蒙心神证、痰热闭神证、痰火扰神证、痰阻心脉证、痰阻胸阳证、痰浊阻肺证、痰热壅肺证、痰热结胸证、痰热腑实证、燥痰结肺证、痰阻胞宫（或精室）证、痰湿内盛证、痰阻经络证、风痰阻络证、痰气郁结证、脓痰蕴肺证、风痰闭神证、瘀痰阻络证等，其症候除有痰的表现外，必兼有其他病性及痰所停部位的症状。

总之，痰浊为病，颇为广泛，见症多端，因而有"百病多因痰作祟"和"怪病多痰"之说。

痰证的辨证依据是，以咳吐痰多、胸闷、呕恶、眩晕、体胖，或局部有圆滑包块，舌苔腻、脉滑等为主要表现。

二、饮证

饮证指水饮停聚于腔隙或胃肠，以胸闷脘痞、呕吐清水、咳吐清稀痰涎、肋间饱满、舌苔滑等为主要表现的症候。

【临床表现】 脘腹痞胀，泛吐清水，脘腹部水声漉漉；肋间饱满，咳唾引痛；胸闷，心悸，息促不得卧；咳吐清稀痰涎，或喉间哮鸣有声；头目眩晕，舌苔白滑，脉弦或滑等。

【症候分析】 "饮"是体内水液停聚而转化成的一种较痰清稀、较水混浊的病理性产物。可因外邪侵袭，或为中阳素虚，使水液输布障碍，而停聚成饮。

饮邪主要停积于胃肠、胸胁、心包、肺等身体的管腔部位。饮邪停留于胃肠，阻滞气机，胃失和降，可见泛吐清水，脘腹痞胀，腹部水声漉漉，是为狭义的"痰饮"；饮邪停于胸胁，阻碍气机，压迫肺脏，则有肋间饱满、咳唾引痛、胸闷息促等症，是为悬饮；饮邪停于心包，阻遏心阳，阻滞气血运行，则见胸闷心悸，气短不得卧等症，是为支饮；饮邪犯肺，肺失宣降，气道滞塞，则见胸部紧闷、咳吐清稀痰涎，或喉间哮鸣有声；饮邪内阻，清阳不能上升，则见头目眩晕；舌苔白滑，脉弦或滑等，亦为饮证的表现。

根据饮停主要部位的不同，临床有饮停胃肠证、饮停胸胁证、饮停心包证、饮邪客肺证等，并表现出各自的症候特点。

饮证的辨证依据是，以胸闷脘痞、呕吐清水、咳吐清稀痰涎、肋间饱满、舌苔滑等为主要表现。

三、水停证

水停证指体内水液因气化失常而停聚，以肢体水肿、小便不利，或腹大痞胀，舌淡胖等为主要表现的症候。

【临床表现】　头面、肢体甚或全身水肿，按之凹陷不易起，或为腹水而见腹部膨隆、叩之音浊，小便短少不利，身体困重，舌淡胖、苔白滑，脉濡缓等。

【症候分析】　病理性的"水"，为质地清稀、流动性大的病理性产物。由水液停聚所导致的症候，称为"水停证"。导致水停的原因，可为风邪外袭，或湿邪内阻，亦可因房劳伤肾，或久病肾虚等，影响肺、脾、肾的气化功能，使水液运化、输布失常而停聚为患。此外，瘀血内阻，经脉不利，亦可影响水液的运行，使水蓄腹腔等部位，而成血瘀水停。

水为有形之邪，水液输布失常而泛溢肌肤，故以水肿、身体困重为主症；水液停聚腹腔，而成腹水，故见腹部膨隆、叩之音浊；膀胱气化失司，水液停蓄而不泄，故见小便不利；舌淡胖、苔白滑，脉濡，是水湿内停之征。

根据形成水停的机制、脏器的不同，临床常见的水停证有风水相搏（风袭水停）证、脾虚水泛证、肾虚水泛证、水气凌心证等。

水停证的辨证依据是，以肢体水肿、小便不利，或腹大痞胀、舌淡胖等为主要表现。

湿、水、饮、痰在形质、流动性、症候表现上有异有同，四者之间的关系密切。四者均属体内水液停聚所形成的病理性产物，其形成均常与肺、脾、肾等脏腑功能失调和对水液的气化失常有关。"湿"无明显形质可见而呈"汽态"，弥漫性大，以肢体闷重酸困等为主要表现；"水"质清稀为液态，流动性大，以水肿、少尿为主症；"饮"是一种较水浊而较痰稀的液态病理产物，常停聚于某些腔隙及胃肠，以停聚处的症状为主要表现；"痰"的质地稠浊而黏，常呈半凝固乳胶状态，流动性小，多停于肺，但可随气流窜全身，见症复杂，一般有吐痰多的主症。由于湿、水、饮、痰本属一类，难以截然划分，且可相互转化、兼并，故又常互相通称，如有痰饮、痰湿、水饮、水湿、湿饮、湿痰等名。

四、津液亏虚证

津液亏虚证指体内津液亏少，脏腑、组织、官窍失却滋润、濡养、充盈，以口渴尿少，口、鼻、唇、舌、皮肤、大便干燥等为主要表现的症候。

【临床表现】 口、鼻、唇、舌、咽喉、皮肤、大便等干燥，皮肤枯瘪而缺乏弹性，眼球深陷，口渴欲饮水，小便短少而黄，舌红，脉细数无力等。

【症候分析】 大汗、大吐、大泻、高热、烧伤等，使津液耗损过多；外界气候干燥，或体内阳气偏亢，使津液耗损；饮水过少，或脏气虚衰，使津液生成不足，均可形成津液亏虚的症候。

津液亏少，不能充养、濡润脏器、组织、官窍，则见口、鼻、唇、舌、咽喉、皮肤、大便等干燥，皮肤枯瘪而缺乏弹性，眼球深陷，口渴欲饮水等一派干燥少津的症状；津液亏少，阳气偏旺，则有舌红、脉细数等症。

一般津液损伤程度较轻，仅为水液亏少者，称为伤津、津亏，以干燥症状为主要表现；继发于汗、吐、泻等之后，液体暴失，津液损伤程度较重者，称为液耗、液脱，常有皮肤枯瘪，眼球深陷的临床特征。但临床上常将二者通称而不作严格区分。

津液亏虚的常见证有肺燥津伤证、胃燥津亏证、肠燥津亏证等，均有干燥见症，并表现出各自脏器的症候重点。

外界燥邪耗伤津液所见症候，为燥淫证，属于外燥；体内津液亏虚必见干燥症状，为津液亏虚证，属于内燥。津液亏虚属于阴虚的范畴，气虚、血虚与津液亏虚可互为因果或同病，而形成阴液亏虚证、津气亏虚证、津枯血燥证等。

津液亏虚证的辨证依据是，以口渴尿少，口、鼻、唇、舌、皮肤、大便等干燥为主要表现。

第五节 辨情志症候

辨情志症候，是根据病人所表现的症状、体征等，对照情志致病的特点，通过分析，辨别疾病当前病理本质中是否有情志症候的存在。

情志活动，是人体的精神意识对外界事物的反应，主要有喜、怒、忧、思、悲、恐、惊"七情"。情志症候，是指由于精神刺激过于强烈或过于持久，人体不能调节适应，导致神气失常，脏腑、气血功能紊乱所表现出的症候。

情志为病，具有先伤神、后伤脏，先伤气、后伤形的特点，即情志为病应有精神情志方面异常的症状，如抑郁、烦躁、多怒、失眠等，同时可有脏腑气机失常的症状，如胸闷、腹胀、气短、心悸等。不同的情志变化，对内脏有不同的影响，会产生不同形式的气机逆乱，如《素问·举痛论》说：喜伤心、怒伤肝、忧伤肺、思伤脾、恐伤肾；怒则气上、喜则气缓、悲则气消、恐则气下、惊则气乱、思则气结等。所以，辨证时除应注意分析情志因素之外，还须细致审察脏腑气机逆乱的见症。

一、喜证

喜证指由于过度喜乐，导致神气失常，以喜笑不休、精神涣散等为主要表现的情志症候。

【临床表现】 喜笑不休，心神不安，精神涣散，思想不集中，甚则语无伦次、举止失常、肢体疲软、脉缓等。

【症候分析】 喜为心志，适度喜乐能使人心情舒畅，精神焕发，营卫调和。然喜乐无制，则可损伤心神，使心气弛缓、神气不敛，故见肢体疲软，喜笑不休，心神不安，精神涣散，思想不集中等症；暴喜过度，神不守舍，诱发痰火扰乱心神，则见语无伦次，举止失常等症。

喜证的辨证依据是，有导致喜悦的情志因素存在，以喜笑不休、精神涣散等为主要表现。

二、怒证

怒证指由于暴怒或过于愤怒，导致肝气横逆、阳气上亢，以烦躁多怒、胸胁胀闷、面赤头痛等为主要表现的情志症候。

【临床表现】 烦躁多怒，胸胁胀闷，头胀头痛，面红目赤，眩晕，或腹胀、泄泻，甚至呕血、发狂、昏厥，舌红苔黄，脉弦劲有力。

【症候分析】 怒为肝志，怒则气上。大怒不止，可使肝气升发太过，阳气上亢而成本证。肝气郁滞而欲发，则见胸胁胀闷，烦躁易怒；肝气上逆，血随气涌，故见面红目赤，头胀头痛，眩晕，甚至呕血；阳气暴涨而化火，冲扰神气，可表现为发狂或突致昏厥；肝气横逆犯脾，则见腹胀、泄泻；舌红苔黄，脉弦劲有力，为气逆阳亢之征。

怒证的辨证依据是，有导致愤怒的情志因素存在，以烦躁易怒、胸胁胀闷、面赤头痛等为主要表现。

三、思证

【临床表现】 思虑过度，头昏，心慌。有的还可出现嗳气，恶心，呕吐，腹胀，腹泻等症状。

【症候分析】 思虑过度，脾气郁结，久则伤正，运化失常，出现食少纳呆，胸脘痞满，腹胀便溏等症。

思证的辨证依据是，思虑过度，头昏，嗳气，腹胀。

四、悲（忧）证

悲（忧）证指由于悲伤忧愁过度，使气机消沉，以情绪悲忧、神疲乏力等为主要表现的情志症候。

【临床表现】 善悲喜哭，精神萎靡，疲乏少力，面色惨淡。

【症候分析】 悲则气消，悲哀太过，则神气涣散，意志消沉，故见悲哀好哭，精神萎靡，疲乏无力，面色惨淡。

悲（忧）证的辨证依据是，有导致悲（忧）的情志因素存在，以情绪悲（忧）或疲乏少力等为主要表现。

五、恐证

恐证指恐惧过度耗伤肾气，使得肾气下陷，二便失禁，遗精滑泄，甚者导致人的死亡。

【临床表现】 恐惧过度，二便失禁，遗精滑泄。

【症候分析】 恐惧过度耗伤肾气，使得肾气下陷，故见二便失禁，遗精滑泄。

恐证的辨证依据是恐惧过度，二便失禁。

六、惊证

惊证指惊吓过度，心神气机逆乱，而致惊悸不安，慌乱失措，失眠，甚至神智错乱。

【临床表现】 惊吓过度，惊悸不安，慌乱失措。

【症候分析】 惊吓过度，心神气机逆乱，心不藏神导致惊悸不安，慌乱失措。

惊证的辨证依据是惊吓过度，惊悸不安，慌乱失措。

第十章 脏腑辨证

脏腑辨证，是在认识脏腑生理功能、病变特点的基础上，将四诊所收集的症状、体征及有关病情资料，进行综合分析，从而判断疾病所在的脏腑部位及其病性的一种辨证方法。简言之，即以脏腑病位为纲，对疾病进行辨证。

早在《内经》中对脏腑辨证已从理论上进行了阐述。东汉张仲景所著《金匮要略》将脏腑病变机制论运用于临床，奠定了脏腑辨证的基础。华佗《中藏经》有专论五脏六腑虚实寒热生死顺逆脉证等篇，使脏腑辨证初具系统性。其后《甲乙经》《诸病源候论》《千金要方》《圣济总录》《小儿药证直诀》《脏腑虚实标本用药式》《脾胃论》《济生方》《景岳全书》《辨证录》《证治汇补》《王旭高医书六种》等名著，从不同角度对脏腑辨证进行了卓有成效的研究，使脏腑辨证得到较大的充实和发展。

脏腑辨证的意义，是能够较为准确地辨明病变的部位。通过八纲辨证，可以确定症候的纲领，通过病性辨证，则可分辨症候的具体性质，但此时尚缺乏病位的判断，因而并非完整的诊断。由于脏腑辨证的体系比较完整，每一个脏腑有独特的生理功能、病理表现和症候特征，有利于对病位的判断，并能与病性有机结合，从而形成完整的症候诊断。所以，脏腑辨证是中医辨证体系中的重要内容，是临床辨证的基本方法，是各科辨证的基础，具有广泛的适用性，尤其适用于对内、妇、儿等科疾病的辨证。

脏腑辨证的基本方法，首先是应辨明脏腑病位。脏腑病证是脏腑功能失调反映于外的客观征象。由于各脏腑的生理功能不同，所以它反映出来的症状、体征也不相同。根据脏腑不同的生理功能及其病理变化来分辨病证，这是脏腑辨证的理论依据。所以熟悉各脏腑的生理功能及其病变特点，则是脏腑辨证的关键所在。其次是要辨清病性。脏腑辨证不单是以辨明病变所在的脏腑病位为满足，还应分辨出脏腑病位上的具体性质。病性辨证是脏腑辨证的基础，如在脏腑实证中，有寒、热、痰、气滞、血瘀、水、湿等不同；在脏腑虚证中，又有阴、阳、气、血、精、津虚之别，只有辨清病性病机，才能得出正确的诊断，为治疗立法提供确切依据。

脏腑辨证与病性辨证之间，有着相互交织的关系，临床既可按脏腑病位为纲，区分不同的病性，也可在辨别病性的基础上，根据脏腑的病理特点，而确定脏腑病位。

第一节 辨心病症候

心居胸中，心包络护卫于外。手少阴心经循臂内侧后缘，下络小肠，与小肠互为表里。心开窍于舌，在体合脉，其华在面。

心的主要功能是主血脉，具有推动血液在脉道中运行不息，以濡养脏腑、组织、官窍的作用；心又主神明，为人体精神和意识思维活动的中枢，是生命活动的主宰。

心的病变主要反映在心脏本身及其主血脉功能的失常，心神的意识思维等精神活动的异常。临床以心悸、怔忡、心痛、心烦、失眠、多梦、健忘、神昏、神志错乱、脉结或代或促等为心病的常见症。此外，某些舌体病变，如舌痛、舌疮等症，亦常责之于心。

心病的症候有虚实之分。虚证多由思虑劳神太过，或先天不足，脏气虚弱，久病伤心，导致心血虚、心阴虚、心气虚、心阳虚、心阳虚脱等证；实证多由痰阻、火扰、寒凝、气滞、瘀血等原因，导致心火亢盛、心脉痹阻、痰蒙心神、痰火扰神及瘀阻脑络等证。

一、心血虚证

心血虚证指血液亏虚，心与心神失于濡养，以心悸、失眠、多梦及血虚症状为主要表现的虚弱症候。

【临床表现】 心悸，头晕眼花，失眠，多梦，健忘，面色淡白或萎黄，唇、舌色淡，脉细无力。《金匮要略·五脏风寒积聚病脉证并治第十一》："其人则畏，合目欲眠，梦远行而精神离散，魂魄妄行。"

【症候分析】 本证可因劳神过度而耗血，或失血过多，或久病伤及营血等引起；也可因脾失健运或肾精亏损，生血之源不足而导致。

血液不足，心失所养，心动失常，故见心悸；血虚心神失养，神不守舍，则见失眠、多梦；血虚不能上荣于头、面，故见头晕眼花、健忘、面色淡白或萎黄，唇、舌色淡；血少脉道失充，故脉细无力。

本证多有久病、失血等病史，以心悸、失眠、多梦与血虚症状共见为辨证的主要依据。

二、心阴虚证

心阴虚证指阴液亏损，心与心神失养，虚热内扰，以心烦、心悸、失眠及阴虚症状为主要表现的虚热症候。

【临床表现】 心烦，心悸，失眠，多梦，口燥咽干，形体消瘦，或见手足心热，潮热盗汗，两颧潮红，舌红少苔乏津，脉细数。

【症候分析】 本证多因思虑劳神太过，暗耗心阴；或因温热火邪，灼伤心阴；或因肝肾等脏阴亏，累及于心所致。

阴液亏少，心失濡养，心动失常，故见心悸；心神失养，虚火扰神，神不守舍，则见心烦不宁、失眠、多梦；阴虚失润，不能制阳，故口燥咽干，形体消瘦；手足心热，午后潮热，盗汗，颧红，舌红少津，脉细数等，均为阴虚内热之象。

本证以心烦、心悸、失眠与阴虚症状共见为辨证的主要依据。

心血虚与心阴虚虽均可见心悸、失眠、多梦等症状，但血虚以"色白"为特征而偏寒，阴虚以"色赤"为特征而属热。

三、心气虚证

心气虚证指心气不足，鼓动无力，以心悸、神疲及气虚症状为主要表现的虚弱症候。

【临床表现】　心悸，胸闷，气短，精神疲倦，或有自汗，活动后诸症加重，面色淡白，舌质淡，脉虚。

【症候分析】　本证多由素体虚弱，或久病失养，或先天不足、脏器缺损，或年高脏气衰弱等原因导致。

心气虚弱，鼓动无力，故见心悸、胸闷；气虚卫外不固，故自汗；活动功能衰减，故气短、神疲；动则气耗，故活动劳累后诸症加剧；气虚运血无力，气血不足，血失充荣，故面色淡白、舌淡、脉虚。

本证以心悸、神疲与气虚症状共见为辨证的主要依据。

四、气血两虚证

气血两虚证是指心气虚和心血虚同时出现的症状。

【临床表现】　劳倦，头面赤而下重，心中痛而自烦，发热，当脐跳，脉弦（《金匮要略·五脏风寒积聚病脉证并治第十一》）。

【症候分析】　此为心伤证即情志、劳倦耗伤心气心血的虚证，故劳倦则气更耗，血愈亏，阳浮于上、浮于外，遂见头面赤、发气虚不任，则下重；气血不足，心失所养，心神不安，乃觉热，心中痛而自烦；心气虚不能制下，肾中阴寒浊气扰动于下，则见当脐处跳动不适，心气虚阳气外张，心血亏失于濡养，则脉来长直劲急而呈弦象。

五、心阳虚证

心阳虚证指心阳虚衰，温运失司，鼓动无力，虚寒内生，以心悸怔忡、心胸憋闷及阳虚症状为主要表现的虚寒症候。

【临床表现】　心悸怔忡，心胸憋闷或痛，气短，自汗，畏冷肢凉，神疲乏力，面色㿠白，或面唇青紫，舌质淡胖或紫暗、苔白滑，脉弱或结或代。

心悸或心下悸，叉手自冒心，欲得按，甚则烦躁，心悸不宁，重者见惊狂，卧起不安，伴见胸闷、气短、乏力等，甚或见身重而少气，不得卧，烦而躁，其人阴肿；甚见心痛彻背，背痛彻心，伴见四肢厥逆，冷汗淋漓，面色苍白，唇青甲紫，脉象沉紧。（桂枝甘草汤证，《伤寒论》第64、第75条；桂甘龙牡汤证，《伤寒论》第118条；桂枝去芍药加蜀漆牡蛎龙骨救逆汤证，《伤寒论》第112条；《金匮要略·水气病脉证并治第十四》；《金匮要略·胸痹心痛短气病脉证治第九》）

【症候分析】　本证常由心气虚进一步发展，或由其他脏腑病证波及心阳而成。心阳虚衰则推运无力，阳失温煦则虚寒内生。

心阳虚衰，鼓动、温运无力，心动失常，故轻则见心悸，重则为怔忡；心阳虚弱，宗气衰少，胸阳不展，故心胸憋闷，气短；温运血行无力，心脉痹阻不通，则见心胸疼痛；阳虚而阴寒内生，温煦失职，故见畏寒肢冷；阳虚卫外不固，则可见自汗；温运乏力，血脉失充，寒凝而血行不畅，故见面色㿠白或面唇青紫，舌质紫暗，脉或结或代而弱；舌质淡胖、苔白滑，为阳虚寒盛，水湿不化之象。

本证以心悸、怔忡、心胸憋闷与阳虚症状共见为辨证的主要依据。

心气虚与心阳虚均可见心悸、胸闷、气短等症，但阳虚证有畏冷肢凉、色晦暗等表现，气虚证则疲乏等症表现明显。

六、心阳虚脱证

心阳虚脱证指心阳衰极，阳气欲脱，以心悸胸痛、冷汗、肢厥、脉微为主要表现的危重症候。

【临床表现】 在心阳虚证的基础上，突然冷汗淋漓，四肢厥冷，面色苍白，呼吸微弱，或心悸，心胸剧痛，神志模糊或昏迷，唇舌青紫，脉微欲绝。

【症候分析】 本证常是心阳虚证进一步发展的结果；亦可由寒邪暴伤心阳，或痰瘀阻塞心脉引起；还可因失血亡津，气无所依，心阳随之外脱而成。

心阳衰亡，不能外固，则冷汗淋漓；不能温煦四肢，故手足逆冷；宗气外泄，不能助肺司呼吸，故呼吸微弱；阳气外脱，脉道失充，故面色苍白无华；阳衰寒凝，血运不畅，瘀阻心脉，则见心胸剧痛，口唇青紫；心神涣散，则见神志模糊，甚则昏迷；脉微欲绝，为阳气外亡之征。

本证以心悸胸痛、冷汗、肢厥、脉微等表现为辨证依据。

七、心火亢盛证

心火亢盛证指火热内炽，扰乱心神，迫血妄行，上炎口舌，热邪下移，以发热、心烦、吐衄、舌赤生疮、尿赤涩灼痛等为主要表现的实热症候。

【临床表现】 发热，口渴，心烦，失眠，便秘，尿黄，面红，舌尖红绛，苔黄，脉数有力。甚或口舌生疮、溃烂疼痛；或见小便短赤、灼热涩痛；或见吐血、衄血；或见狂躁谵语、神志不清。

【症候分析】 心藏神，主血脉，邪热内炽，扰乱心神于内，迫血妄行衄血于上，故见心烦不安，吐血。

【症候分析】 本证多因情志抑郁化火；或火热之邪内侵；或过食辛辣刺激、温补之品，久蕴化火，内炽于心所致。

心火炽盛，内扰于心，神不守舍，则为发热，心烦，失眠；火邪伤津，故口渴，便秘，尿黄；火热炎上，则面赤，舌尖红绛；气血运行加速，则脉数有力。

若以口舌生疮、赤烂疼痛为主者，称为心火上炎证。

若兼小便赤、涩、灼、痛者，称为心火下移证，习称为心移热于小肠，由于心火炽盛，灼伤津液，以致尿少色赤而排尿灼热涩痛。

若吐血、衄血表现突出者，称为心火迫血妄行证。

若以狂躁谵语，神志不清为主症者，称为热扰心神证或热闭心神证。

本证以发热、心烦、吐衄、舌赤生疮、尿赤涩灼痛等症为辨证的主要依据。

八、心脉痹阻证

心脉痹阻证指瘀血、痰浊、阴寒、气滞等因素阻痹心脉，以心悸怔忡、胸闷、心痛为主要表现的症候。又名心血（脉）瘀阻证。由于诱因的不同，临床又有瘀阻心脉证、痰阻心脉证、寒凝心脉证、气滞心脉证等之分。

【临床表现】 心悸怔忡，心胸憋闷疼痛，痛引肩背内臂，时作时止。或以刺痛为主，舌质晦暗或有青紫斑点，脉细、涩、结、代；或以心胸憋闷为主，体胖痰多，身重困倦，舌苔白腻，脉沉滑或沉涩；或以遇寒痛剧为主，得温痛减，畏寒肢冷，舌淡苔白，脉沉迟或沉紧；或以胀痛为主，与情志变化有关，喜太息，舌淡红，脉弦。

【症候分析】 本证多因正气先虚，心阳不振，运血无力，而致气滞、血瘀、痰浊、阴寒等邪气痹阻，心脉瘀阻，故其性质多属本虚标实。

心阳不振，失于温运，或瘀血内阻，心脏搏动失常，故见心悸怔忡。阳气不宣，血行无力，心脉阻滞不通，故心胸憋闷疼痛。手少阴心经之脉横出腋下，循肩背、内臂后缘，故痛引肩背内臂。

瘀阻心脉的疼痛，以刺痛为特点，伴见舌暗，或有青紫色斑点，脉细涩或结或代等瘀血内阻的症状。

痰阻心脉的疼痛，以闷痛为特点，多伴体胖痰多，身重困倦，舌苔白腻，脉沉滑或沉涩等痰浊内盛的症状。

寒凝心脉的疼痛，以痛势剧烈，突然发作，遇寒加剧，得温痛减为特点，伴见畏寒肢冷、舌淡苔白、脉沉迟或沉紧等寒邪内盛的症状。

气滞心脉的疼痛，以胀痛为特点，其发作往往与精神因素有关，常伴见胁胀、善太息、脉弦等气机郁滞的症状。

本证以心悸怔忡，心胸憋闷疼痛与瘀血症状共见为辨证的主要依据。由于致痛之因有别，故应分辨疼痛特点及兼症以审证求因。

九、痰蒙心神证

痰蒙心神证指痰浊蒙蔽心神，以神志抑郁、错乱、痴呆、昏迷为主要表现的症候。又名痰迷心窍（包）证。

【临床表现】 神情痴呆，意识模糊，甚则昏不知人，或神情抑郁，表情淡漠，喃喃独语，举止失常。或突然昏仆，不省人事，口吐涎沫，喉有痰声。并见面色晦暗，胸闷，呕恶，舌苔白腻，脉滑等。

【症候分析】 本证多因湿浊酿痰，阻遏气机；或因情志不遂，气郁生痰；或痰浊内盛，夹肝风内扰，致痰浊蒙蔽心神所致。

痰浊上蒙心神，神明失司，故见神情痴呆，意识模糊，甚则昏不知人。情志不遂，肝失疏泄，气郁痰凝，痰气互结，蒙蔽神明，则见神情抑郁，淡漠痴呆，或神志错乱，喃喃独语，举止失常。若痰浊内盛，引动肝风，肝风夹痰，闭阻心神，则可表现为突然昏仆，不省人事，口吐涎沫，喉中痰鸣。痰浊内阻，清阳不升，浊气上泛，气血不畅，故面色晦暗；痰阻胸阳，胃失和降，则胸闷、恶心呕吐。舌苔白腻，脉滑，均为痰浊内盛之证。

本证以神志抑郁、错乱、痴呆、昏迷与痰浊症状共见为辨证的主要依据。

十、痰火扰神证

痰火扰神证指火热痰浊交结，扰闭心神，以狂躁、神昏及痰热症状为主要表现的症候。又名痰火扰心（闭窍）证。

【临床表现】 发热，口渴，胸闷，气粗，咯吐黄痰，喉间痰鸣，心烦，失眠，甚则神昏谵语，或狂躁妄动，打人毁物，不避亲疏，胡言乱语，哭笑无常，面赤，舌质红、苔黄腻，脉滑数。

【症候分析】 本证多因精神刺激，思虑动怒，气郁化火，炼液为痰，痰火内盛；或外感温热、湿热之邪，热邪煎熬，灼津为痰，痰火内扰所致。

本证既可见于外感热病，又可见于内伤杂病。外感热病中，由于邪热内蕴，里热蒸腾上炎，则见发热，面红目赤，呼吸气粗；热灼津伤，故便秘尿黄；痰火闭扰心神，可见烦躁不宁，神昏谵语。内伤杂病中，由于精神刺激，痰火内盛，闭扰心神，轻则心烦失眠，重则神志狂乱而见胡言乱语，哭笑无常，狂躁妄动，打人毁物。痰火内盛，故有吐痰黄稠，或喉间痰鸣；痰阻气机，则胸闷不舒；舌红、苔黄腻，脉滑数，均为痰火内盛之象。

本证以神志狂躁、神昏谵语与痰热症状共见为辨证的主要依据。若但见火热而无痰的症候者，则为热闭（扰）心神证。

痰蒙心神、热闭（扰）心神与痰火扰（闭）神三证，均有神志异常的表现，均可或见神昏，但痰蒙心神证为痰浊，其症以抑郁、痴呆、错乱为主，无热证表现；热闭（扰）心神证为火热，其症以狂躁、谵语、神昏为主，一派火热症候；痰火扰（闭）神证则为既有痰，又有火，其症为前二者的兼并。

十一、寒饮扰心证

【临床表现】 不能卧，但欲起，心下结或悸，脉微弱，伴见胸闷脘闷纳少，泛吐痰涎，舌苔白腻（《伤寒论》第 139 条、《金匮要略·惊悸吐衄下血胸满瘀血病脉证并治第十六》）。

【症候分析】 水饮结于胃脘，卧则饮邪上壅，痞塞益甚故不能卧；起则水邪下趋，痞塞减轻，故见但欲起；心下即胃脘部位，饮停于胃，上凌于心，心阳被遏，则见心与胃脘处有悸动感；脉微弱为邪有入里之趋势。此为外有表邪、内有水饮之证。

十二、瘀阻脑络证

瘀阻脑络证指瘀血犯头，阻滞脑络，以头痛、头晕及瘀血症状为主要表现的症候。

【临床表现】 头晕、头痛经久不愈，痛如锥刺、痛处固定，或健忘，失眠，心悸，或头部外伤后昏不知人，面色晦暗，舌质紫暗或有斑点，脉细涩。

【症候分析】 本证多因头部外伤，瘀血停积于脑内；或久痛入络，瘀血内停，阻塞脑络所致。

瘀血阻滞脑络，不通则痛，故头痛持续、痛如针刺、痛处固定；脑络不通，气血不得正常流布，脑失所养，则头晕不已；瘀血不去，新血不生，心神失养，故有健忘，失眠，心悸等症；外伤严重，脑神受损，则昏不知人；面色晦暗，舌质紫暗或有斑点，脉细涩等，为瘀血内阻之征。

本证以头痛、头晕与瘀血症状共见为辨证的主要依据。

第二节　辨肺病症候

肺居胸中，上连气道、喉咙，开窍于鼻，合称肺系。肺在体合皮，其华在毛。其经脉起于中焦，下络大肠，肺与大肠互为表里。

肺主气、司呼吸，吸清呼浊，吐故纳新，生成宗气，营运全身，贯注心脉，助心行血；肺又主宣发、肃降，通调水道，输布津液，宣散卫气，滋润皮毛，并主嗅觉和发声。

　　肺的病变主要反映在肺系，呼吸功能失调，宣降功能失常，通调水道、输布津液失职，以及卫外机能不固等方面。临床以咳嗽，气喘，咯痰，胸痛，咽喉痒痛，声音变异，鼻塞流涕，或水肿等为肺病的常见症，其中以咳喘更为多见。

　　肺病的症候有虚、实两类。虚证多因久病咳喘，或他脏病变累及于肺，导致肺气虚和肺阴虚。实证多因风、寒、燥、热等外邪侵袭和痰饮停聚于肺而成，而有风寒犯肺、风热犯肺、燥邪犯肺、肺热炽盛、痰热壅肺、寒痰阻肺、饮停胸胁、风水相搏等证。

一、肺气虚证

　　肺气虚证指肺气虚弱，呼吸无力，卫外不固，以咳嗽无力、气短而喘、自汗等为主要表现的虚弱症候。

　　【临床表现】　咳嗽无力，气短而喘，动则尤甚，咯痰清稀，声低懒言，或有自汗、畏风，易于感冒，神疲体倦，面色淡白，舌淡苔白，脉弱。

　　频吐涎沫而不咳，不渴，遗尿，小便数，头眩，张口呼吸、短气，身肿，小便难，时时鸭溏（《金匮要略·脏腑经络先后病脉证第一》《金匮要略·肺痿肺痈咳嗽上气病脉证治第七》《金匮要略·水气病脉证并治第十四》）。

　　【症候分析】　本证多因久病咳喘，耗伤肺气；或因脾虚失运，生化不足，肺失充养所致。

　　由于肺气亏虚，呼吸功能减弱，宣降无权，气逆于上，加之宗气生成不足，所以咳嗽无力，气短而喘；动则耗气，肺气更虚，则咳喘加重；肺气虚，宗气衰少，发声无力，则声低懒言。肺虚，津液不得布散，聚而为痰，故吐痰清稀。肺气亏虚，不能宣发卫气于肤表，腠理失密，卫表不固，故见自汗、畏风，且易受外邪侵袭而反复感冒。面色淡白，神疲体倦，舌淡苔白，脉弱，均为气虚不能推动气血，机能衰减之象。

　　本证多有久病咳喘、体弱等病史，以咳嗽无力、气短而喘、自汗与气虚症状共见为辨证的主要依据。

二、肺阴虚证

　　肺阴虚证指肺阴亏虚，虚热内扰，以干咳少痰、潮热、盗汗等为主要表现的虚热症候。又名肺虚热证。

　　【临床表现】　干咳无痰，或痰少而黏、不易咯出，或痰中带血，声音嘶哑，口燥咽干，形体消瘦，五心烦热，潮热盗汗，两颧潮红，舌红少苔乏津，脉细数。

　　干咳无痰或见少量稠痰，甚则口中反有浊唾涎沫，寸口脉数（《金匮要略·肺痿肺痈咳嗽上气病脉证治第七》）。

　　【症候分析】　本证多因燥热伤肺，或痨虫蚀肺，或汗出伤津，或素嗜烟酒、辛辣燥热之品，或久病咳喘，老年体弱，渐致肺阴亏虚而成。

　　肺阴不足，失于滋润，肺中乏津，或虚火灼肺，以致肺热叶焦，失于清肃，气逆于上，故干咳无痰，或痰少而黏、难以咯出；甚则虚火灼伤肺络，络伤血溢，则痰中带血。肺阴不足，咽喉失润，且为虚火所蒸，以致声音嘶哑。阴虚阳无所制，虚热内炽，故见午后潮热，五心烦热；热扰营阴则盗汗；虚火上炎，故两颧发红；阴液不足，失于滋养，则口燥咽干，形体消瘦；舌红少苔乏津，脉细数，为阴虚内热之象。

本证以干咳、痰少难咯、潮热、盗汗等为辨证的主要依据。若潮热盗汗等虚热内扰之症不明显，则可称阴虚肺燥证。

三、风寒犯肺证

风寒犯肺证指风寒侵袭，肺卫失宣，以咳嗽、咯稀白痰、恶风寒等为主要表现的症候。

【临床表现】 咳嗽，咯少量稀白痰，气喘，微有恶寒发热，鼻塞，流清涕，喉痒，或见身痛无汗，舌苔薄白，脉浮紧。

《金匮要略·五脏风寒积聚病脉证并治第十一》："鼻塞不通，吐浊涕。"

【症候分析】 本证多因风寒外邪，侵袭肺卫，致使肺卫失宣而成。

肺司呼吸，外合皮毛，风寒外感，最易袭表犯肺，肺气被束，失于宣降而上逆，则为咳嗽、气喘；肺津不布，聚成痰饮，随肺气逆于上，故咯痰色白质稀；鼻为肺窍，肺气失宣，鼻咽不利，则鼻塞、流清涕、喉痒。风寒袭表，卫阳被遏，不能温煦肌表，故见微恶风寒；卫阳抗邪，阳气浮郁在表，故见发热；风寒犯表，凝滞经络，经气不利，故头身疼痛；寒性收引，腠理闭塞，故见无汗；舌苔薄白，脉浮紧，为感受风寒之征。

本证多有外感风寒的病史，以咳嗽、咯稀白痰与风寒表证共见为辨证的主要依据。

本证以咳嗽及咯稀白痰为主，表证症候较轻；风寒束表证则以表证症候为主，咳嗽较轻，不咯痰。

四、风热犯肺证

风热犯肺证指风热侵袭，肺卫失宣，以咳嗽、发热恶风等为主要表现的症候。本证在三焦辨证中属上焦病证，在卫气营血辨证中属卫分证。

【临床表现】 咳嗽，痰少而黄，气喘，鼻塞，流浊涕，咽喉肿痛，发热，微恶风寒，口微渴，舌尖红、苔薄黄，脉浮数。

【症候分析】 本证多因风热外邪，侵袭肺卫，致使肺卫失宣而成。

风热袭肺，肺失清肃，肺气上逆，故咳嗽；风热熏蒸，津气敷布失常，故咯少量黄痰；肺气失宣，鼻窍不利，津液为热邪所灼，故鼻塞流浊涕；风热上扰，咽喉不利，故咽喉肿痛。风热袭表，卫气抗邪，阳气浮郁于表，故有发热；卫气被遏，肌表失于温煦，故微恶风寒；热伤津液，则口微渴；舌尖红、苔薄黄，脉浮数，为风热袭表犯肺之征。

本证多有感受风热的病史，以咳嗽、痰少色黄与风热表证共见为辨证的主要依据。

风热犯肺证与风寒犯肺证均属外感新病，均有咳嗽及表证症状，但前者为发热重恶寒轻，痰少色黄，流浊涕，舌苔薄黄，脉浮数；后者为恶寒重发热轻，痰白清稀，流清涕，舌苔薄白，脉浮紧。

五、燥邪犯肺证

燥邪犯肺证简称肺燥证，指外感燥邪，肺失宣降，以干咳痰少、鼻咽口舌干燥等为主要表现的症候。燥邪有偏寒、偏热的不同，而有温燥袭肺证和凉燥袭肺证之分。

【临床表现】 干咳无痰，或痰少而黏、不易咯出，甚则胸痛，痰中带血，或见鼻衄、口、唇、鼻、咽、皮肤干燥，尿少，大便干结，舌苔薄而干燥少津。或微有发热恶风寒，无汗或少汗，脉浮数或浮紧。

【症候分析】 本证多因时处秋令，或干燥少雨之地，感受燥邪，耗伤肺津，肺卫失和，或因风温之邪化燥伤津及肺所致。

燥邪犯肺，肺津耗损，肺失滋润，清肃失职，故干咳无痰，或痰少而黏、难以咯出，咳甚损伤血络，而见胸痛、咯血、鼻衄。燥邪伤津，清窍、皮肤失于滋润，则为口、唇、鼻、咽、皮肤干燥，舌苔薄而干燥少津；肠道失润，则大便干燥；津伤液亏，则小便短少。燥袭卫表，卫气失和，故微有发热恶寒。

夏末秋初，燥与热合，多为温燥，腠理开泄，则见出汗，脉浮数。秋末冬初，若燥与寒合，多见凉燥，寒主收引，腠理闭塞，故表现为无汗，脉浮紧。

本证与气候干燥有关，以干咳痰少、鼻咽口舌干燥等为辨证的主要依据。

燥邪犯肺证与肺阴虚证均有干咳、痰少难咯的表现，但前者属外感新病，常兼有表证，干燥症状突出，虚热之象不明显；后者属内伤久病，无表证，虚热内扰的症状明显。

六、肺热炽盛证

肺热炽盛证指火热炽盛，壅积于肺，肺失清肃，以咳喘气粗、鼻翼翕动等为主要表现的实热症候。简称肺热证或肺火证。本证在卫气营血辨证中属气分证，在三焦辨证中属上焦病证。

【临床表现】 发热，口渴，咳嗽，气粗而喘，甚则鼻翼翕动，鼻息灼热，胸痛，或有咽喉红肿疼痛，小便短黄，大便秘结，舌红苔黄，脉洪数。

【症候分析】 本证多因风热之邪入里，或风寒之邪入里化热，蕴结于肺所致。

肺热炽盛，肺失清肃，气逆于上，故见咳嗽，气喘，甚则鼻翼翕动，气粗息灼；邪气郁于胸中，阻碍气机，则胸痛；肺热上熏于咽喉，气血壅滞，故咽喉红肿疼痛。里热蒸腾，向外升散，则发热较甚；热盛伤津，则口渴欲饮，大便秘结，小便短黄；舌红苔黄，脉洪数，为邪热内盛之征。

本证以新病势急，咳喘气粗、鼻翼翕动与火热症状共见为辨证的主要依据。

七、痰热壅肺证

痰热壅肺证指痰热交结，壅滞于肺，肺失清肃，以发热，咳喘，痰多黄稠等为主要表现的症候。

【临床表现】 咳嗽，咯痰黄稠而量多，胸闷，气喘息粗，甚则鼻翼翕动，喉中痰鸣，或咳吐脓血腥臭痰，胸痛，发热口渴，烦躁不安，小便短黄，大便秘结，舌红苔黄腻，脉滑数。

【症候分析】 本证多因邪热犯肺，肺热炽盛，灼伤肺津，炼液成痰；或宿痰内盛，郁而化热，痰热互结，壅阻于肺所致。

痰壅热蒸，肺失清肃，气逆上冲，故咳嗽气喘，气粗息涌，甚则鼻翼翕动；痰热互结，随肺气上逆，故咯痰黄稠而量多，或喉中痰鸣；若痰热阻滞肺络，气滞血壅，肉腐血败，则见咳吐脓血腥臭痰；痰热内盛，壅塞肺气，则胸闷胸痛。里热炽盛，蒸达于外，故见发热；热扰心神，则烦躁不安；热灼津伤，则口渴，小便黄赤，大便秘结；舌红苔黄腻，脉滑数，为典型的痰热内盛之征。

本证以发热、咳喘、痰多黄稠等为辨证的主要依据。

痰热壅肺证与肺热炽盛证的鉴别，前者为痰热俱盛，咯多量黄稠痰；后者为但热无（或少）痰。

八、寒痰阻肺证

寒痰阻肺证又名寒饮停肺证、痰浊阻肺证，指寒饮或痰浊停聚于肺，肺失宣降，以咳喘、痰白量多易咯等为主要表现的症候。

【临床表现】　咳嗽，痰多、色白、质稠或清稀、易咯，胸闷，气喘，或喉间有哮鸣声，恶寒，肢冷，舌质淡、苔白腻或白滑，脉弦或滑（《金匮要略·肺痿肺痈咳嗽上气病脉证治第七》）。

【症候分析】　本证多因素有痰疾，罹感寒邪，内客于肺；或因外感寒湿，侵袭于肺，转化为痰；或因脾阳不足，寒从内生，聚湿成痰，上干于肺所致。

痰浊（寒痰）阻肺，肺失宣降，肺气上逆，则咳嗽，呼吸喘促，咯痰色白而黏稠、量多易咯；寒饮停肺，肺气上逆，则痰色白而清稀、量多易咯；痰气搏结，上涌气道，故喉中痰鸣，时发喘哮；痰浊或寒饮凝闭于肺，肺气不利，故胸部满闷。寒性凝滞，阳气被郁而不能外达，形体四肢失于温煦，故恶寒、肢冷。舌淡、苔白腻或白滑，脉弦或滑，为寒饮痰浊内停之象。

本证以咳喘、痰白量多易咯等为辨证的主要依据。痰稀者为寒饮停肺证，痰稠者为寒痰阻肺证。

九、饮停胸胁证

饮停胸胁证指水饮停于胸腔，阻碍气机，以胸廓饱满、胸胁胀闷或痛等为主要表现的症候。

【临床表现】　胸廓饱满，胸胁部胀闷或痛，咳嗽，气喘，呼吸、咳嗽或身体转侧时牵引胁痛，或有头目晕眩，舌苔白滑，脉沉弦。

【症候分析】　本证多因中阳素虚，气不化水，水停为饮；或因外邪侵袭，肺失通调，水液运行输布障碍，停聚为饮，流注胸腔而成。

饮停胸胁，气机受阻，升降失司，络脉不利，故胸胁饱胀疼痛，气短息促；水饮停于胸腔，上迫于肺，肺失宣降，胸胁气机不利，故咳嗽、呼吸及身体转侧时牵引作痛。饮邪遏阻，清阳不升，故头目晕眩；水饮内停，故可见脉沉弦，舌苔白滑。

本证以胸廓饱满、胸胁胀闷或痛等为辨证的主要依据。

十、风水相搏证

风水相搏证指风邪外袭，肺卫失宣，水湿泛溢肌肤，以突起头面水肿及卫表症状为主要表现的症候。

【临床表现】 眼睑头面先肿，继而遍及全身，上半身肿甚，来势迅速，皮肤薄而发亮，小便短少，或见恶寒重发热轻，无汗，舌苔薄白，脉浮紧。或见发热重恶寒轻，咽喉肿痛，舌苔薄黄，脉浮数。

【症候分析】 本证多由风邪外感，肺卫受病，宣降失常，通调失职，风遏水阻，风水相搏，泛溢肌肤而成。

风为阳邪，上先受之，肺居上焦，为水之上源，风邪犯肺，宣发肃降失职，不能通调水道，风水相搏，水气泛溢，故水肿起于眼睑头面，上半身水肿较重；由于是外邪新感，所以发病较快，水肿迅速，皮肤发亮；上源不通，水液不能下输膀胱，则见小便短少。若伴见恶寒重，发热轻，无汗，舌苔薄白，脉浮紧等症，为风水偏寒；若伴见发热重，恶寒轻，咽喉肿痛，舌红，脉浮数等症，为风水偏热。

本证以突起头面水肿与卫表症状共见为辨证的主要依据。

第三节 辨脾病症候

脾位居中焦，与胃相表里。脾主肌肉、四肢，开窍于口，其华在唇，外应于腹。

脾的主要生理功能是主运化水谷、水液，输布精微，为气血生化之源，故有后天之本之称。脾又主统血，能统摄血液在脉内运行。脾气主升，喜燥恶湿。

脾的病变主要以运化、升清功能失职，致使水谷、水液不运，消化功能减退，水湿潴留，化源不足，以及脾不统血，清阳不升为主要病理改变。临床以腹胀腹痛、不欲食而纳少、便溏、水肿、困重、内脏下垂、慢性出血等为脾病的常见症状。

脾病的症候有虚、实之分。虚证多因饮食、劳倦、思虑过度所伤，或病后失调所致的脾气虚、脾阳虚、脾气下陷、脾不统血等证；实证多由饮食不节，或外感湿热或寒湿之邪，或失治、误治所致的湿热蕴脾、寒湿困脾等证。

一、脾气虚证

脾气虚证指脾气不足，运化失职，以食少、腹胀、便溏及气虚症状为主要表现的虚弱症候。

【临床表现】 不欲食，纳少，脘腹胀满，食后胀甚，或饥时饱胀，大便溏稀，肢体倦怠，神疲乏力，少气懒言，形体消瘦，或肥胖、水肿，面色淡黄或萎黄，舌淡苔白，脉缓或弱。

【症候分析】 本证多因寒湿侵袭，饮食不节，或劳倦过度；或忧思日久，吐泻太过，损伤脾土；或禀赋不足，素体虚弱；或年老体衰；或大病初愈，调养失慎等所致。

脾主运化，脾气虚弱，健运失职，输精、散精无力，水湿不运，故见食欲不振，进食量少，脘腹胀满；食后脾气愈困，故腹胀愈甚；饥饿之时，脾气更乏，中虚气滞，故饥饿时饱胀；脾虚失运，清浊不分，水湿下注肠道，则见大便稀溏；脾为气血生化之源，脾虚化源不足，不能充达肢体、肌肉，故肢体倦怠，形体消瘦；气血不能上荣于面，故面色淡黄或萎黄；脾气虚，气血化生不足，脏腑功能衰退，故神疲乏力，少气懒言。若脾气虚弱，水湿不运，泛溢肌肤，则可见形体肥胖，或肢体水肿；舌淡苔白，脉缓或弱，为脾气虚弱之征。

本证以食少，腹胀，便溏与气虚症状共见为辨证的主要依据。

二、脾虚气陷证

脾虚气陷证又名脾（中）气下陷证，指脾气虚弱，中气下陷，以脘腹重坠、内脏下垂及气虚症状为主要表现的虚弱症候。

【临床表现】 脘腹重坠作胀，食后益甚，或便意频数，肛门重坠，或久泄不止，甚或脱肛，或小便混浊如米泔，或内脏、子宫下垂，气短懒言，神疲乏力，头晕目眩，面白无华，食少，便溏，舌淡苔白，脉缓或弱。

【症候分析】 本证多由脾气虚进一步发展，或因久泄久痢，或劳累太过，或妇女孕产过多，产后失于调护等，损伤脾气，清阳下陷所致。

脾气主升，能升发清阳，举托内脏。脾气虚衰，升举无力，气坠于下，故脘腹重坠作胀，食后更甚。中气下陷，内脏失于举托，故便意频数，肛门重坠，或久泄不止，甚或脱肛，或子宫下垂，或胃、肝、肾等脏器下垂。脾主散精，精微不能正常输布，清浊不分，反注膀胱，故小便混浊如米泔。清阳不升，头目失养，故头晕目眩；脾气虚弱，健运失职，故食少，便溏；化源亏乏，气血津液不能输布全身，脏腑功能减退，故见气短懒言，神疲乏力，面白无华，舌淡白，脉缓或弱。

本证以脘腹重坠，内脏下垂与气虚症状共见为辨证的主要依据。

三、脾阳虚证

脾阳虚证又名脾虚寒证，指脾阳虚衰，失于温运，阴寒内生，以食少、腹胀腹痛、便溏等为主要表现的虚寒症候。

【临床表现】 食少，腹胀，腹痛绵绵，喜温喜按，畏寒怕冷，四肢不温，面白少华或虚浮，口淡不渴，大便稀溏，甚至完谷不化，或肢体水肿，小便短少，或白带清稀量多，舌质淡胖或有齿痕、苔白滑，脉沉迟无力（《金匮要略·水气病脉证并治第十四》）。

【症候分析】 本证多因脾气虚进一步发展；或因过食生冷、外寒直中、过用苦寒，损伤脾阳；或肾阳不足，命门火衰，火不生土，以致脾阳虚衰，温运失职，寒从内生，水谷失运，水湿不化。

脾阳虚衰，运化失权，则为纳呆腹胀，大便稀溏，甚至完谷不化；阳虚失运，寒从内生，寒凝气滞，故脘腹隐痛、冷痛，喜温喜按。脾阳虚衰，水湿不化，泛溢肌肤，则为肢体水肿，小便短少；水湿下注，损伤带脉，带脉失约，则为白带清稀量多。脾阳虚衰，温煦失职，故畏寒怕冷，四肢不温；阳虚气血不荣，水气上泛，故面白无华或虚浮，舌质淡胖、边有齿痕，苔白滑；脉沉迟无力，为阳虚失运所致。

本证以食少、腹胀腹痛、便溏与虚寒症状共见为辨证的主要依据。

本证有畏冷肢凉、脘腹隐痛喜温等寒象，可与脾气虚证相鉴别。

四、阳虚水泛证

阳虚水泛证是指脾阳不足，运化水湿功能失职，水液蓄积体内而成水肿等。

【临床表现】 《金匮要略·水气病脉证并治第十四》："腹大，四肢苦重，津液不生，但苦少气，小便难。"

【症候分析】　腹为脾位，脾主四肢，脾虚失运，不能转输其津液，水湿内生自盛，脾被水困则腹大；水泛四肢则四肢苦重；脾胃为"仓廪之本，营之居也"，脾气虚弱则营卫气血生化乏源，而致少气；脾虚散津归肺功能失司，故小便难。

五、脾不统血证

脾不统血证又名脾（气）不摄血证，指脾气虚弱，不能统摄血行，以各种慢性出血为主要表现的虚弱症候。

【临床表现】　各种慢性出血，如便血、尿血、吐血、鼻衄、紫斑，妇女月经过多、崩漏，食少，便溏，神疲乏力，气短懒言，面色萎黄，舌淡，脉细无力。

【症候分析】　本证多由久病气虚，或劳倦过度，损伤脾气，以致统血无权所致。

脾气亏虚，运血乏力，统血无权，血溢脉外，而见各种慢性出血症状。血从胃肠外溢，则见吐血或便血；血从膀胱外溢，则见尿血；血从肌肤外渗，则表现为紫斑；血从鼻外渗，则为鼻衄；冲任不固，则妇女月经过多，甚或崩漏。脾气虚弱，运化失职，故食少便溏；化源亏少，气血不足，头面失于滋养，机能衰减，故见面色萎黄，神疲乏力，气短懒言；舌淡苔白，脉细无力，为脾气虚弱，气血两虚之象。

本证以各种慢性出血与气血两虚证共见为辨证的主要依据。

六、寒湿困脾证

寒湿困脾证指寒湿内盛，困阻脾阳，脾失温运，以纳呆、腹胀、便溏、身重等为主要表现的寒湿症候。又名湿困脾阳证、寒湿中阻证、太阴寒湿证。

【临床表现】　脘腹胀闷，口腻纳呆，泛恶欲呕，口淡不渴，腹痛便溏，头身困重，或小便短少，肢体肿胀，或身目发黄，面色晦暗不泽，或妇女白带量多，舌体淡胖、舌苔白滑或白腻，脉濡缓或沉细。

食难用饱，饱则微烦头眩，小便困难，全身疼痛，欲作谷疸，甚则见身黄色晦暗，或见无汗而小便利，呕吐、咳嗽，手足厥冷，头痛，大便溏，舌苔白腻，脉迟而无力或濡弱（阳明中寒证，《伤寒论》第187、第195、第197、第259、第278条，《金匮要略·痉湿暍病脉证治第二》）。

《伤寒论》第187、第259、第278条："身黄色晦暗，不发热，口不渴，大便溏，不能食，腹满痛，舌淡，脉沉。"

【症候分析】　本证多因淋雨涉水，居处潮湿，气候阴雨，寒湿内侵伤中；或由于饮食失节，过食生冷、瓜果，以致寒湿停滞中焦；或因嗜食肥甘，湿浊内生，困阻中阳所致。外湿内湿，互为因果，以致寒湿困阻，脾阳失运。

脾喜燥恶湿，寒湿内盛，脾阳受困，运化失职，水湿内停，脾气郁滞，则脘腹痞胀或痛，食少；脾失健运，湿滞气机，则口腻，纳呆；水湿下渗，则大便稀溏；脾失健运，影响胃失和降，胃气上逆，故泛恶欲呕；湿为阴邪，其性重浊，泛溢肢体，遏郁清阳，则头身困重。若寒湿困脾，阳气被遏，水湿不运，泛溢肌肤，可见肢体肿胀，小便短少；寒湿困阻中阳，若肝胆疏泄失职，胆汁外溢，加之气血运行不畅，则为面目肌肤发黄，晦暗不泽；若寒湿下注，损伤带脉，带脉失约，妇女可见白带量多；口淡不渴，舌体胖大、苔白滑腻，脉濡缓或沉细，均为寒湿内盛之象。

本证以纳呆、腹胀、便溏、身重、舌苔白腻等为辨证的主要依据。

脾阳虚证与寒湿困脾证均有纳呆食少、腹胀、便溏等表现，但脾阳虚证为阳虚运化失职，导致寒湿内阻，以虚为主；寒湿困脾证为寒湿内盛，阻遏脾阳，以实为主。

七、湿热蕴脾证

湿热蕴脾证又名中焦湿热证、脾经湿热证，指湿热内蕴，脾失健运，以腹胀、纳呆、发热、身重、便溏不爽等为主要表现的湿热症候。

【临床表现】 脘腹胀闷，纳呆，恶心欲呕，口中黏腻，渴不多饮，便溏不爽，小便短黄，肢体困重，或身热不扬，汗出热不解，或见面目发黄色鲜明，或皮肤发痒，舌质红、苔黄腻，脉濡数或滑数。

无汗，或见但头汗出，齐颈而还，余处无汗，心中懊，渴饮水浆，小便不利，甚则见身黄，目黄，尿黄，腹微满或便秘，舌红、苔黄腻，脉滑数或濡数，或见寒热不食，食则头眩。

《伤寒论》第199、第236、第260条，《金匮要略·黄疸病脉证并治第十五》："心胸不安，久久发黄，甚则腹满，小便不利而赤，自汗出。"

【症候分析】 本证多由外感湿热之邪；或本为脾气虚弱，湿邪中阻，湿郁化热；或嗜食肥甘厚腻，饮酒无度，酿成湿热，内蕴脾胃所致。

湿热阻滞中焦，纳运失健，升降失常，气机阻滞，则脘腹痞闷，纳呆食少，恶心呕吐；湿热蕴脾，上蒸于口，则口中黏腻，渴不多饮；湿热下注，阻碍气机，大肠传导失司，则便溏而不爽；湿热交结，热蒸于内，湿泛肌肤，阻碍经气，气化不利，则为肢体困重，小便短黄；湿遏热伏，郁蒸于内，故身热不扬；湿热之邪，黏滞缠绵，故汗出热不解；若湿热蕴结脾胃，熏蒸肝胆，疏泄失权，胆汁不循常道而泛溢肌肤，则见面目发黄色鲜明；湿热行于皮里，则皮肤发痒；舌质红、苔黄腻，脉濡数或滑数，均为湿热内蕴之征。

本证以腹胀、纳呆、发热、身重、便溏不爽、舌苔黄腻等为辨证的主要依据。

寒湿困脾证其湿属寒，湿热蕴脾证其湿属热，舌脉症表现各有不同。

八、脾中风证

【临床表现】 《金匮要略·五脏风寒积聚病脉证并治第十一》："翕翕发热，形如醉人，腹中烦重，皮目瞤瞤而短气。"

【症候分析】 风邪内犯于脾，脾阳奋而抗争，则见翕翕上则面红，此因太阴与阳明相为表里，面为阳明之应；脾主肌肉四肢，故四肢倦怠；脾运失职，气滞湿阻，故腹中甚觉沉重满闷；眼胞属脾，风淫于上，扰动肌肉，则见胞睑跳动不适；脾居中焦，为气机升降之枢，气郁湿滞影响气机升降，则见短气。

第四节　辨肝病症候

肝位于右胁，胆附于肝，肝胆互为表里。肝开窍于目，在体合筋，其华在爪。足厥阴肝经绕阴器，循少腹，布胁肋，系目，上额，交巅顶。少腹、胸胁、头顶是肝经经脉循行反映于体表的重要区域。

肝的主要生理功能是主疏泄，其性升发，喜条达恶抑郁，能调畅气机，疏泄胆汁，促进胃肠消化，调节精神情志而使人心情舒畅，调节生殖功能而有助于女子调经、男子泄精。肝又主藏血，具有贮藏血液、调节血量的功能。

肝的病变主要反映在疏泄失常，气机逆乱，精神情志变异，消化功能障碍；肝不藏血，全身失养，筋膜失濡，以及肝经循行部位经气受阻等多方面的异常。其常见症状有精神抑郁，烦躁，胸胁、少腹胀痛，头晕目眩，巅顶痛，肢体震颤，手足抽搐，以及目疾、月经不调、睾丸疼痛等。

肝病的常见证型可以概括为虚、实两类，而以实证为多见。实证多由情志所伤，使肝失疏泄，气机郁结；气郁化火，气火上逆；用阳太过，阴不制阳；阳亢失制，肝阳化风；或寒邪、火邪、湿热之邪侵犯肝及肝经所致，而有肝郁气滞证、肝火炽盛证、肝阳上亢证、肝风内动证、肝经湿热证、寒滞肝脉证等。虚证多因久病失养，或他脏病变所累，或失血，致使肝阴、肝血不足，而有肝血虚证、肝阴虚证等。

一、肝血虚证

肝血虚证指血液亏损，肝失濡养，以眩晕、视力减退、经少、肢麻手颤等及血虚症状为主要表现的虚弱症候。

【临床表现】 头晕眼花，视力减退或夜盲，或见肢体麻木，关节拘急，手足震颤，肌肉瞤动，或为妇女月经量少、色淡，甚则闭经，爪甲不荣，面白无华，舌淡，脉细。

【症候分析】 本证多因脾胃虚弱，化源不足；或因失血过多，或因久病重病，失治误治伤及营血所致。

肝开窍于目，肝血不足，目失所养，故目眩，视物模糊或夜盲；肝在体为筋，爪甲为筋之余，筋失血养，则肢体麻木，关节拘急，手足震颤，肌肉瞤动，爪甲不荣；女子以肝为先天，肝血不足，冲任失养，血海空虚，故月经量少、色淡，甚则闭经；血虚不能上荣头面，故面白无华，头晕；舌淡，脉细，为血虚之象。

本证多有体弱、失血等病史，以眩晕、视力减退、经少、肢麻手颤等与血虚症状共见为辨证的主要依据。

二、肝阴虚证

肝阴虚证指阴液亏损，肝失濡润，阴不制阳，虚热内扰，以头晕、目涩、胁痛、烦热等为主要表现的虚热症候。又名肝虚热证。

【临床表现】 头晕眼花，两目干涩，视力减退，或胁肋隐隐灼痛，面部烘热或两颧潮红，或手足蠕动，口咽干燥，五心烦热，潮热盗汗，舌红少苔乏津，脉弦细数。

虚烦不得眠（《金匮要略·血痹虚劳病脉证并治第六》）。

【症候分析】 本证多由情志不遂，气郁化火，耗伤肝阴；或热病后期，灼伤阴液；或肾阴不足，水不涵木，累及肝阴。以致肝失濡养，头目、筋脉失润，阴不制阳，虚热内扰。

肝阴不足，头目失濡，故头晕眼花，两目干涩，视力减退；肝络失养，虚火内灼，疏泄失职，故胁肋隐隐灼痛；筋脉失滋，筋膜挛急，则见手足蠕动；阴虚不能制阳，虚热内蒸，故五心烦热，午后潮热；阴虚内热，迫津外泄，则为盗汗；虚火上炎，故面部阵阵烘热，两颧潮红；阴液不能上承，则口干咽燥；舌红少津，脉弦细数，为肝阴不足，虚热内炽之征。

本证以头晕、目涩、胁痛等与虚热症状共见为辨证的主要依据。

肝血虚与肝阴虚均属肝的虚证，均有头晕等表现，但前者为血虚，无热象，常见眩晕、视物模糊、经少、肢麻手颤等症；后者为阴虚，虚热表现明显，常见眼干涩、潮热、颧红、手足蠕动等症。

三、肝郁气滞证

肝郁气滞证又名肝气郁结证，简称肝郁证，指肝失疏泄，气机郁滞，以情志抑郁、胸胁或少腹胀痛等为主要表现的症候。

【临床表现】 情志抑郁，善太息，胸胁、少腹胀满疼痛，走窜不定。或咽部异物感，或颈部瘿瘤、瘰疬，或胁下肿块。妇女可见乳房作胀疼痛，月经不调，痛经。舌苔薄白，脉弦。病情轻重与情绪变化的关系密切。

【症候分析】 本证多因精神刺激，情志不遂；病邪侵扰，阻遏肝脉；其他脏腑病变的影响，使肝气郁结，失于疏泄、条达所致。

肝性喜条达而恶抑郁，肝失疏泄，气机郁滞，经气不利，故胸胁或少腹胀满窜痛，情志抑郁寡欢，善太息；女子以血为本，冲任隶属于肝，肝郁气滞，血行不畅，气血失和，冲任失调，故见乳房作胀或痛，痛经，月经不调；若肝气郁结，气不行津，津聚为痰，或气郁化火，灼津为痰，肝气夹痰循经上行，搏结于咽喉，可见咽部有异物感，吞之不下，吐之不出；痰气搏结于颈部，则为瘿瘤、瘰疬；若气滞日久，血行瘀滞，肝络瘀阻，日久可形成肿块结于胁下；舌苔白，脉弦，为肝气郁滞之象。

本证多与情志因素有关，以情志抑郁、胸胁或少腹胀痛等为辨证的主要依据。

四、肝火炽盛证

肝火炽盛证指火热炽盛，内扰于肝，气火上逆，以头痛、烦躁、耳鸣、胁痛等及火热症状为主要表现的实热症候。又名肝火上炎证、肝经实火证，简称肝火（热）证。

【临床表现】 头晕胀痛，痛如刀劈，面红目赤，口苦口干，急躁易怒，耳鸣如潮，甚或突发耳聋，失眠，噩梦纷纭，或胁肋灼痛，吐血、衄血，小便短黄，大便秘结，舌红苔黄，脉弦数。

【症候分析】 本证多因情志不遂，肝郁化火，或因火热之邪内侵，或他脏火热累及于肝，以致肝经气火上逆所致。

肝气郁结，气郁化火，肝火内炽，热灼气阻，则胁肋灼痛；肝火炽盛，循经上攻头目，气血壅滞脉络，故头晕胀痛，面红目赤；肝藏魂，心藏神，热扰神魂，则心神不宁，魂不守舍，而见急躁易怒，失眠，噩梦纷纭；肝热移胆，循胆经上冲于耳，故见耳鸣如潮，甚则突发耳聋；肝火夹胆气上溢，则口苦；热盛迫血妄行，则见吐血、衄血；火邪灼津，故口渴，大便秘结，小便短黄；舌红苔黄，脉弦数，均为肝经实火内炽之象。

本证以头痛，烦躁，耳鸣，胁痛等与火热症状共见为辨证的主要依据。

五、湿热蕴结证

【临床表现】　发热无汗，或但头汗出，别处无汗，口渴，身目，腹微满发黄如橘子色，心中懊恼，小便不利，溲黄，舌苔黄腻，脉弦滑（茵陈蒿汤证，《伤寒论》第98、第134、第199、第206、第236、第260条）。

【症候分析】　湿热内蕴，气机不畅故无汗，或见但头汗出，别处无汗，以致热邪不得外越；气化失司则小便不利，而湿邪无出路停于体内，与热相结致湿热之邪内壅，影响肝胆功能致肝失疏泄，胆汁横溢周身则见身目发黄、尿黄等黄疸表现；湿热郁蒸则心中懊恼。

六、肝阳上亢证

肝阳上亢证指肝阳亢扰于上，肝肾阴亏于下，以眩晕耳鸣、头目胀痛、面红、烦躁、腰膝酸软等为主要表现的症候。

【临床表现】　眩晕耳鸣，头目胀痛，面红目赤，急躁易怒，失眠多梦，头重脚轻，腰膝酸软，舌红少津，脉弦有力或弦细数。

【症候分析】　本证多因素体阳盛，性急多怒，肝阳偏旺；或长期恼怒焦虑，气郁化火，阳气偏亢而暗耗阴液；或平素肾阴亏虚，或房劳太过，年老阴亏，水不涵木，阴不制阳，肝阳偏亢所致。

肝为刚脏，体阴用阳。肝阳升发太过，血随气逆，冲扰于头，则头目胀痛，眩晕耳鸣；气血上冲于面、目，血络充盈，则面红目赤；亢阳扰动心神、肝魂，则急躁易怒，失眠多梦；肝阳亢于上，则肾阴亏于下，上盛而下虚，木旺耗水，水不涵木，阴不制阳，则头重脚轻，步履不稳；肝肾阴亏，筋骨失养，则腰膝酸软无力；舌红少津，脉弦有力或弦细数，为肝阳亢盛，肝肾阴亏之征。

本证以眩晕耳鸣、头目胀痛、面红、烦躁、腰膝酸软等为辨证的主要依据。

肝火炽盛证与肝阳上亢证的鉴别，前者纯属火热过盛的实证，多因火热之邪侵扰，或气郁化火所致，以发热口渴、便干尿黄、舌红脉数等热证为主要表现；后者为用阳太过，阳亢耗阴，上盛下虚的虚实夹杂证，以眩晕、面赤、烦躁、头重脚轻、腰膝酸软等为主要表现。

七、肝风内动证

肝风内动证泛指因风阳、火热、阴血亏虚等所致，以肢体抽搐、眩晕、震颤等为主要表现的症候。根据病因病性、临床表现的不同，常可分为肝阳化风证、热极生风证、阴虚动风证和血虚生风证等。

（一）肝阳化风证

肝阳化风证指肝阳上亢，肝风内动，以眩晕、肢麻震颤、头胀痛、面赤，甚至突然昏仆、口眼㖞斜、半身不遂等为主要表现的症候。

【临床表现】　眩晕欲仆，步履不稳，头胀痛，急躁易怒，耳鸣，项强，头摇，肢体震颤，手足麻木，语言謇涩，面赤，舌红，或有苔腻，脉弦细有力。甚至突然昏仆，口眼歪斜，半身不遂，舌强语謇。

【症候分析】 本证多由肝阳素亢，耗伤阴液，或肝肾阴亏，阴不制阳，阳亢阴虚日久而化风，从而表现出具有"动摇"特点的症候。

肝阳上亢，阴不制阳，阳亢化风，则经常头晕欲仆，头摇；阳亢而气血上壅，上实下虚，则行走飘浮，步履不稳；气血壅滞络脉，则头胀头痛，面赤；风动筋脉挛急，阴亏筋脉失养，则项强，肢体震颤，手足麻木；风阳窜扰，夹痰阻碍舌络，则语言謇涩；舌红，脉弦细有力，为阳亢阴虚化风之征。若风阳暴升，气血逆乱，肝风夹痰，蒙蔽心神，则见突然昏仆，喉中痰鸣；风痰窜扰经络，经气不利，则见口眼歪斜，半身不遂，舌强语謇。

本证以眩晕、肢麻震颤、头胀痛、面赤，甚至突然昏仆、口眼歪斜、半身不遂等为辨证的主要依据。

（二）热极生风证

热极生风证指邪热炽盛，热极动风，以高热、神昏、抽搐为主要表现的症候。本证在卫气营血辨证中归属血分证。

【临床表现】 高热口渴，烦躁谵语或神昏，颈项强直，两目上视，手足抽搐，角弓反张，牙关紧闭，舌质红绛、苔黄燥，脉弦数。

【症候分析】 本证多因外感温热病邪，邪热亢盛，热闭心神，燔灼筋膜，伤津耗液，筋脉失养所致。

邪热内盛，则高热持续；热扰心神，则烦躁不安、谵语；热闭心神，则神志昏迷；邪热炽盛，燔灼肝经，伤津耗液，筋脉失养而拘挛，则四肢抽搐，颈项强直，两目上视，角弓反张，牙关紧闭；舌红绛、苔黄燥，脉弦数，为肝经热盛之征。

本证以高热、神昏、抽搐为辨证的主要依据。

（三）阴虚动风证

阴虚动风证指肝阴亏虚，虚风内动，以眩晕，手足震颤、蠕动，或肢体抽搐等及阴虚症状为主要表现的症候。

【临床表现】 手足震颤、蠕动，或肢体抽搐，眩晕耳鸣，口燥咽干，形体消瘦，五心烦热，潮热颧红，舌红少津，脉弦细数。

【症候分析】 本证多见于外感热性病后期，阴液耗损；或内伤久病，阴液亏虚，筋脉失养所致。

肝阴不足，筋脉失养，筋膜挛急，则见手足震颤、蠕动，或肢体抽搐；阴虚不能上滋，故头晕，眼花，耳鸣；阴虚不能制阳，虚热内蒸，故五心烦热，午后潮热，两颧发红；阴液不能上承，则口干咽燥；舌红少津，脉弦细数，为肝阴不足，虚热内炽之征。

本证以眩晕，手足震颤、蠕动与阴虚内热症状共见为辨证的主要依据。

（四）血虚生风证

血虚生风证指肝血亏虚，虚风内动，以眩晕，肢体震颤、麻木、瘙痒、拘急、眴动等及血虚症状为主要表现的症候。

【临床表现】 眩晕，肢体震颤、麻木，手足拘急，肌肉眴动，皮肤瘙痒，爪甲不荣，面白无华，舌质淡白，脉细或弱。

【症候分析】 本证多见于内伤杂病，因久病血虚，或急、慢性失血，而致营血亏虚，筋脉肌肤失养所致。

肝血不足，不能上荣头面，故头晕，目眩，面白；肝在体为筋，爪甲为筋之余，筋失血养，则肢体震颤，手足拘急，肌肉瞤动，爪甲不荣；肢体、皮肤失养，则见肢体麻木，皮肤瘙痒；舌淡，脉细或弱，为血虚之象。

本证以眩晕、肢麻、震颤、瘙痒、拘急、瞤动等与血虚症状共见为辨证的主要依据。

肝风内动四证的成因与症候有别。肝阳化风证为阳亢阴虚，上盛下虚，表现为眩晕欲仆，头胀痛，头摇，肢麻震颤，步履不稳等；热极生风证为火热炽盛所致，病势急而重，表现为高热，神昏，抽搐；阴虚动风证多见于热病后期，阴液亏损，表现为眩晕，手足震颤、蠕动及虚热症候；血虚生风证多见于慢性久病，血虚失养，表现为眩晕、肢麻、震颤、拘急、面白舌淡等。

八、寒滞肝脉证

寒滞肝脉证指寒邪侵袭，凝滞肝经，以少腹、前阴、巅顶等肝经经脉循行部位冷痛为主要表现的实寒症候。又名寒凝肝经证、肝寒证、肝经实寒证。

【临床表现】 少腹冷痛，阴部坠胀作痛，或阴器收缩引痛，或巅顶冷痛，得温则减，遇寒痛增，恶寒肢冷，舌淡、苔白润，脉沉紧或弦紧。

【症候分析】 本证多因感受外寒，寒凝肝经经脉所致。

足厥阴肝经绕阴器，循少腹，上巅顶。寒性收引、凝滞，寒袭肝经，阳气被遏，失于温煦，气血运行不畅，经脉收引挛急，故见少腹牵引阴器收缩痛或坠胀冷痛，或见巅顶冷痛；寒为阴邪，阻遏阳气而失布，则见恶寒肢冷；寒凝气血，故疼痛遇寒加剧，得热痛减；舌淡、苔白润，脉沉紧或弦紧，均为寒盛之象。

本证以少腹、前阴、巅顶冷痛与实寒症状共见为辨证的主要依据。

（一）肝中风证

【临床表现】 《金匮要略·五脏风寒积聚病脉证并治第十一》："头目瞤五，脏两胁痛，行风常伛，嗜甘。"

【症候分析】 肝虚正气不足，故易招致风邪由经络内入于脏，肝主筋，其经脉布于胁肋，连目系，出于额，并上至巅顶，风性轻扬主动。若风邪入中于肝，循经窜扰于上，故见头目瞤。肝体虚则用亦不足，致肝气失于条畅，郁而不舒，故两胁痛；风胜血燥，筋脉失濡而苦急，见行常伛，欲嗜甘而缓其急。

（二）肝中寒证

【临床表现】 《金匮要略·五脏风寒积聚病脉证并治第十一》："两臂不举，舌本燥，喜太息，胸中痛不得转侧，食则吐而汗出。"

【症候分析】 "肝中寒"包括留滞肝经的寒邪和体用不及的阳虚之寒。肝体阴而用阳，主一身之筋。若肝经为寒邪所伤，寒凝血滞，筋脉失养则见两臂运动失常，不能上举；肝主疏泄，性喜升发条达，其经脉络舌本，若阳虚内寒体用不及，则气机郁滞，津液不能上达，并妨碍胸阳的舒展、经脉的畅行，故见舌本燥、喜太息、胸中痛、不得转侧诸症；肝寒横逆犯胃，致胃失和降，加之肝寒逼胃津外泄，见食则吐而出。

（三）肝着证

【临床表现】 《金匮要略·五脏风寒积聚病脉证并治第十一》："常欲蹈其胸上，先未苦时，但欲热饮。"

【症候分析】 肝经布胁肋，贯胸膈，若阴寒之气留着于肝经致阳气痹结，影响经脉气血的运行致气郁血滞。故见经脉循行之胁肋等处出现痞闷、窒塞、甚或胀满刺痛，即见其人"常欲蹈其胸上"，欲通过叩击、按揉、捶打等手段达到振动胸部的目的，使胸中气机舒展，气血得以畅行而缓解其痛苦。"先未苦时"即肝着病形成初期，病变尚轻，仅见气郁的病理变化，外症仅微觉胸中痞闷。

第五节　辨肾病症候

肾位于腰部，左右各一。其经脉与膀胱相互络属，故互为表里。肾在体为骨，骨生髓充脑，其华在发，开窍于耳及二阴。

肾的主要生理功能是主藏精，主管人体生长、发育与生殖。肾内寄元阴元阳，元阴属水，元阳属火，为脏腑阴阳之根本，故称肾为"先天之本""水火之宅"。肾又主水，并有纳气的功能。肾性潜藏，肾的精气只宜封藏，不宜耗泄。

肾以人体生长发育迟缓或早衰，生殖机能障碍，水液代谢失常，呼吸功能减退，脑、髓、骨、发、耳及二便功能异常为主要病理变化。临床以腰膝酸软或疼痛，耳鸣耳聋，齿摇发脱，阳痿遗精，精少不育，经闭不孕，水肿，呼吸气短而喘，二便异常等为肾病的常见症状。

肾病多虚，多因禀赋不足，或幼年精气未充，或老年精气亏损，或房事不节，或他脏病久及肾等导致肾的阴、阳、精、气亏损。常见肾阳虚，肾虚水泛，肾阴虚，肾精不足，肾气不固等证。

一、肾阳虚证

肾阳虚证指肾阳亏虚，机体失却温煦，以腰膝酸冷、性欲减退、夜尿多为主要表现的虚寒症候。又名元阳亏虚（虚衰）证、命门火衰证。

【临床表现】 头目眩晕，面色㿠白或黧黑，腰膝酸冷疼痛，畏冷肢凉，下肢尤甚，精神萎靡，性欲减退，男子阳痿早泄、滑精精冷，女子宫寒不孕，或久泄不止，完谷不化，五更泄泻，或小便频数清长，夜尿频多，舌淡苔白，脉沉细无力，尺脉尤甚。

背恶寒，恶寒重，身疼痛，手足寒，骨节痛，口中和，脉沉；或下利，呕而汗出，必数更衣，反少者，脉微涩；或见形寒肢冷，咳嗽，小便不利，头眩，或下利或身肿；或见腹大，脐肿腰痛，不得溺，阴下湿如牛鼻上汗，其足逆冷，面反瘦（附子汤证，《伤寒论》第283、第304、第305、第325条；真武汤证，《伤寒论》第316条；《金匮要略·水气病脉证并治第十四》）。

【症候分析】 本证多因素体阳虚，老年体衰，久病不愈，房事太过，或其他脏腑病变伤及肾阳，以致命门火衰，温煦失职，性欲减退，火不暖土，气化不行。

肾主骨，腰为肾之府，肾阳虚衰，温煦失职，不能温暖腰膝，故见腰膝酸冷、疼痛；肾居下焦，肾阳失于温煦，故畏冷肢凉，下肢尤甚；阳虚不能温运气血上荣于面，面部血络失充，故面色㿠白；肾阳虚惫，阴寒内盛，气血运行不畅，则面色黧黑；阳虚温煦功能减弱，不能振奋精神，则精神萎靡；阳虚不能温运气血上养清窍，则头目晕眩。命门火衰，性功能减退，可引起性欲低下，男子见阳痿、早泄、滑精、精冷；女子见宫寒不孕。肾阳不足，火不暖土，脾失健运，则久泄不止、完谷不化、五更泄泻；肾阳虚，气化失职，肾气不固，故小便频数清长、夜尿频多；舌淡苔白，脉沉细无力，尺脉尤甚，为肾阳不足之象。

本证以腰膝酸冷、性欲减退、夜尿多与虚寒症状共见为辨证的主要依据。

二、肾虚水泛证

肾虚水泛证指肾的阳气亏虚，气化无权，水液泛溢，以水肿下肢为甚、尿少、畏冷肢凉等为主要表现的症候。

【临床表现】 腰膝酸软，耳鸣，身体水肿，腰以下尤甚，按之没指，小便短少，畏冷肢凉，腹部胀满，或见心悸，气短，咳喘痰鸣，舌质淡胖、苔白滑，脉沉迟无力。

【症候分析】 本证多由久病损伤肾阳，或素体阳气虚弱，气化无权，水湿泛溢所致。

肾阳不足，不能蒸腾气化，水湿内停，泛溢肌肤，故身体水肿；肾居下焦，阳虚气化不行，水湿趋下，故腰以下肿甚，按之没指，小便短少；水气犯脾，脾失健运，气机阻滞，则腹部胀满；水气凌心，抑遏心阳，则心悸；水寒射肺，肺失宣降，则咳嗽气喘，喉中痰声辘辘；阳虚温煦失职，故畏冷肢凉，腰膝酸冷；舌质淡胖、苔白滑，脉沉迟无力，为肾阳亏虚，水湿内停之征。

本证以水肿下肢为甚、尿少、畏冷肢凉等为辨证的主要依据。

肾阳虚与肾虚水泛均为虚寒证，其鉴别是前者偏重于脏腑功能衰退，性功能减弱，后者偏重于气化无权而以水肿、尿少为主症。

三、肾阴虚证

肾阴虚证指肾阴亏损，失于滋养，虚热内扰，以腰酸而痛、遗精、经少、头晕耳鸣等为主要表现的虚热症候。又名真阴（肾水）亏虚证。

【临床表现】 腰膝酸软而痛，头晕，耳鸣，齿松，发脱，男子阳强易举、遗精、早泄，女子经少或经闭、崩漏、失眠，健忘，口咽干燥，形体消瘦，五心烦热，潮热盗汗，骨蒸发热，午后颧红，小便短黄，舌红少津、少苔或无苔，脉细数。

渴欲饮水，发热，咳、呕，咽痛，胸满，心烦不得眠，小便短赤而不利，下利，脉浮（猪苓汤证，《伤寒论》第 223、第 310、第 319 条；《金匮要略·消渴小便利淋病脉证并治第十三》）。

【症候分析】 本证多因禀赋不足，肾阴素亏；虚劳久病，耗伤肾阴；老年体弱，阴液自亏；情欲妄动，房事不节，阴精内损；温热后期，消灼肾阴；过服温燥，劫夺肾阴所致。

肾阴亏虚，腰膝失养，则腰膝酸软；阴虚精亏髓减，清窍失充，则头晕耳鸣、健忘遗事；齿为骨之余，肾之华在发，肾阴失滋，则齿松发脱；肾阴亏损，虚热内生，相火扰动，性功能亢进，则男子阳强易举，精关不固，而见遗精、早泄；肾阴亏虚，女子则月经来源不足，冲任不充，故月经量少，经闭；阴不制阳，虚火扰动，迫血妄行，则见崩漏下血；虚火上扰心神，故心烦少寐；肾阴不足，失于滋润，则口燥咽干，形体消瘦；虚火内扰，则五心烦热，潮热盗汗，骨蒸发热，午后颧红，小便短黄；舌红少苔、无苔少津，脉细数，为阴虚内热之象。

本证以腰酸而痛、遗精、经少、头晕耳鸣等与虚热症状共见为辨证的主要依据。

四、肾精不足证

肾精不足证指肾精亏损，脑与骨、髓失充，以生长发育迟缓、早衰、生育机能低下等为主要表现的虚弱症候。

【临床表现】 小儿生长发育迟缓，身体矮小，囟门迟闭，智力低下，骨骼痿软；男子精少不育，女子经闭不孕，性欲减退；成人早衰，腰膝酸软，耳鸣耳聋，发脱齿松，健忘恍惚，神情呆钝，两足痿软，动作迟缓，舌淡，脉弱。

【症候分析】 本证多因先天禀赋不足，后天失养，肾精不充；或因久病劳损，房事不节，耗伤肾精所致。

小儿肾精不充，不能主骨生髓充脑，不能化气生血，生长肌肉，则发育迟缓，身体矮小，囟门迟闭，智力低下，骨骼痿软；肾精不足，生殖无源，不能兴动阳事，故性欲减退，生育机能低下，男子表现为精少不育，女子表现为经闭不孕；成人肾精亏损，无以充髓实脑，则健忘恍惚，神情呆钝；肾之华在发，齿为骨之余，精亏不足，则发枯易脱，齿松早脱；肾开窍于耳，脑为髓海，精少髓亏，则耳鸣耳聋；肾精不养腰府，则腰膝酸软；精亏骨失充养，则两足痿软，行动迟缓；舌淡，脉弱，为虚弱之象。

本证多与先天不足有关，以生长发育迟缓、早衰、生育机能低下等为辨证的主要依据。

肾阴虚与肾精不足皆属肾的虚证，均可见腰膝酸软、头晕耳鸣、齿松发脱等症，但前者有阴虚内热的表现，性欲偏亢，梦遗、经少；后者主要为生长发育迟缓，早衰，生育机能低下，无虚热表现。

五、肾气不固证

肾气不固证指肾气亏虚，失于封藏、固摄，以腰膝酸软，小便、精液、经带、胎气不固等为主要表现的虚弱症候。

【临床表现】 腰膝酸软，神疲乏力，耳鸣失聪；小便频数而清，或尿后余沥不尽，或遗尿，或夜尿频多，或小便失禁；男子滑精、早泄；女子月经淋漓不尽，或带下清稀量多，或胎动易滑。舌淡苔白，脉弱。

【症候分析】 本证多因先天禀赋不足，年幼肾气未充；老年体弱，肾气衰退；早婚、房劳过度，损伤肾气；久病劳损，耗伤肾气，以致精关、膀胱、经带、胎气不固所致。

肾气亏虚，腰膝、脑神、耳窍失养，则腰膝酸软，耳鸣失聪，神疲乏力；肾气亏虚，固摄无权，膀胱失约，则小便频数清长，尿后余沥不尽，夜尿频多，遗尿，小便失禁；肾气亏虚，失于封藏，精关不固，精液外泄，则滑精、早泄；肾气亏虚，带脉失固，则带下清稀量多；冲任之本在肾，肾气不足，冲任失约，则月经淋漓不尽；肾气亏虚，胎气不固，以致胎动不安、滑胎、小产；舌淡，脉弱，为肾气亏虚，失于充养所致。

本证以腰膝酸软，小便、精液、经带、胎气不固与气虚症状共见为辨证的主要依据。

第六节　辨腑病症候

胃、大肠、小肠、胆、膀胱等腑分别与脾、肺、心、肝、肾等脏互为表里，具有受盛而传化水谷的生理功能，泻而不藏，实而不满，以降为顺，以通为用。

胃为仓廪之官，主受纳腐熟水谷，为"水谷之海"，胃气以降为顺，喜润恶燥。胃的病变主要反映在受纳、腐熟功能障碍及胃失和降，胃气上逆。多因饮食失节，或外邪侵袭等所致，病久并可导致胃的阴、阳、气虚。常见食纳异常，胃脘痞胀疼痛，恶心呕吐，嗳气，呃逆等症。常见胃气虚、胃阳虚、胃阴虚、寒滞胃脘、胃热炽盛、寒饮停胃、食滞胃脘、胃脘气滞等证。

小肠主受盛化物，泌别清浊，为"受盛之官"。小肠的病变多因寒、热、湿热等邪侵袭，或饮食所伤，或虫体寄生等所致，主要反映在泌别清浊功能和气机的失常。常见腹胀、肠鸣、腹痛、腹泻等症。常见寒滞肠道、肠道气滞、饮留肠道、虫积肠道等证。

大肠能吸收水分，排泄糟粕，为"传导之官"。大肠的病变多因感受湿热之邪，或热盛伤津，或阴血亏虚等所致，主要反映在大便传导功能的失常。常见便秘，腹泻，便下脓血以及腹痛、腹胀等症。常见肠道湿热、肠燥津亏、肠热腑实等证。

胆能贮藏和排泄胆汁，帮助脾胃对饮食的消化，胆气宜降，为"中清之腑"；胆又主决断，与情志活动有关。胆的病变常因湿热侵袭，肝病影响等所致，主要反映在影响消化和胆汁排泄、情绪活动等的异常。常见口苦、黄疸、胆怯、易惊等症。常见肝胆湿热、胆郁痰扰等证。

膀胱具有贮藏及排泄尿液的功能，为"州都之官"。膀胱的病变多因湿热侵袭，或肾病影响膀胱所致，主要反映在排尿功能的异常。常见尿频，尿急，尿痛，尿闭等症。其常见证为膀胱湿热证。遗尿、失禁等膀胱的虚弱症候，多责之于肾虚不固。

一、胃气虚证

胃气虚证指胃气虚弱，胃失和降，以胃脘隐痛或痞胀、喜按，食少等为主要表现的虚弱症候。

【临床表现】　胃脘隐痛或痞胀、按之觉舒，食欲不振，或得食痛缓，食后胀甚，嗳气，口淡不渴，面色萎黄，气短懒言，神疲倦怠，舌质淡、苔薄白，脉弱。

【症候分析】　本证多因饮食不节，饥饱失常，劳倦过度，久病失养，其他脏腑病证的影响等，损伤胃气所致。

胃主受纳、腐熟，胃气以降为顺。胃气亏虚，受纳、腐熟功能减退，胃气失和，气滞中焦，则胃脘隐痛或痞胀，不思饮食；胃气本已虚弱，食后不负其消化之任，故食后胃脘胀满更甚；病性属虚，故按之觉舒；胃气失和，不能下降，反而上逆，则时作嗳气。胃虚影响及脾，脾失健运，化源不足，气血虚少而不能上荣于面，则面色萎黄；全身脏腑机能衰减，则气短懒言，神疲倦怠。舌质淡、苔薄白，脉弱，为气虚之象。

本证以胃脘痞满、隐痛喜按，食少与气虚症状共见为辨证的主要依据。

二、胃阳虚证

胃阳虚证又名胃虚寒证，指阳气不足，胃失温煦，以胃脘冷痛、喜温喜按，畏冷肢凉等为主要表现的虚寒症候。

【临床表现】 胃脘冷痛，绵绵不已，时发时止，喜温喜按，食后缓解，泛吐清水或夹有不消化食物，食少脘痞，口淡不渴，倦怠乏力，畏寒肢冷，舌淡胖嫩，脉沉迟无力。

【症候分析】 本证多因饮食失调，嗜食生冷，或过用苦寒、泻下之品，或脾胃素弱，阳气自衰，或久病失养，其他脏腑病变的影响，伤及胃阳所致。

胃阳不足，虚寒内生，寒凝气机，故胃脘冷痛；性属虚寒，故其痛绵绵不已，时作时止，喜温喜按，食后、按压、得温均可使病情缓解；受纳腐熟功能减退，水谷不化，胃气上逆，则食少，呕吐清水或夹不消化食物；阳虚气弱，全身失于温养，功能减退，则畏寒肢冷，体倦乏力；阳虚内寒，津液未伤，则口淡不渴；舌淡胖嫩，脉沉迟无力，为虚寒之象。

本证以胃脘冷痛、喜温喜按，畏冷肢凉为辨证的主要依据。

脾气虚与胃气虚、脾阳虚与胃阳虚，均有食少、脘腹隐痛及气虚或阳虚的共同症状，但脾阳、气虚以脾失运化为主，胀或痛的部位在大腹，腹胀腹痛、便溏、水肿等症突出；胃阳、气虚以受纳腐熟功能减弱，胃失和降为主，胀或痛的部位在胃脘，脘痞隐痛，嗳气等症明显。

三、胃阴虚证

胃阴虚证指阴液亏虚，胃失濡润、和降，以胃脘嘈杂，饥不欲食，脘腹痞胀、灼痛等为主要表现的虚热症候。又名胃虚热证。虚热证不明显者，则称胃燥津亏证。

【临床表现】 胃脘嘈杂，饥不欲食，或痞胀不舒，隐隐灼痛，干呕，呃逆，口燥咽干，大便干结，小便短少，舌红少苔乏津，脉细数。

【症候分析】 本证多因热病后期，胃阴耗伤；或情志郁结，气郁化火，灼伤胃阴；或吐泻太过，伤津耗液；或过食辛辣、香燥之品，过用温热辛燥药物，耗伤胃阴所致。

胃喜润而恶燥，以降为顺。胃阴不足，虚热内生，热郁于胃，气失和降，则胃脘隐痛而有灼热感，嘈杂不舒，痞胀不适；胃中虚热扰动，消食较快，则有饥饿感，而胃阴失滋，纳化迟滞，则饥不欲食；胃失和降，胃气上逆，可见干呕，呃逆；胃阴亏虚，阴津不能上滋，则口燥咽干；不能下润肠道，则大便干结；小便短少，舌红少苔乏津，脉细数，为阴液亏少之征。

本证以胃脘嘈杂、灼痛，饥不欲食与虚热症状共见为辨证的主要依据。

四、胃热炽盛证

胃热炽盛证又名胃（实）热（火）证，指火热壅滞于胃，胃失和降，以胃脘灼痛、消谷善饥等为主要表现的实热症候。

【临床表现】 胃脘灼痛、拒按，渴喜冷饮，或消谷善饥，或口臭，牙龈肿痛溃烂，齿衄，小便短黄，大便秘结，舌红苔黄，脉滑数。

恶寒轻，背微恶寒，时时恶风，发热，汗出，口燥渴，欲饮水，心烦，舌红苔黄干，脉洪大（《伤寒论》第 169 条；《金匮要略·消渴小便利淋病脉证并治第十三》）。

【症候分析】 本证多因过食辛辣、酒醴、肥甘、燥烈刺激之品，化热生火；或因情志不遂，肝郁化火犯胃；或为邪热内侵，胃火亢盛而致。

火热之邪熏灼，壅塞胃气，阻滞不通，则胃脘灼痛而拒按；胃火炽盛，受纳腐熟功能亢进，则消谷善饥；胃火内盛，胃中浊气上冲，则口气秽臭；胃经经脉络于龈，胃火循经上炎，气血壅滞，则牙龈红肿疼痛，甚至化脓、溃烂；血得热而妄行，损伤龈络，则齿龈出血；热盛伤津，则口渴喜冷饮，小便短黄，大便秘结；舌红苔黄，脉滑数，为火热内盛之象。

本证以胃脘灼痛、消谷善饥等与实火症状共见为辨证的主要依据。

胃阴虚证与胃热炽盛证均属胃的热证，可见脘痛，口渴，脉数等症，但前者为虚热，常见嘈杂，饥不欲食，舌红少苔，脉细；后者为实热，常见消谷善饥，口臭，牙龈肿痛，齿衄，脉滑。

五、寒饮停胃证

寒饮停胃证指寒饮停积于胃，胃失和降，以脘腹痞胀、胃中有振水声、呕吐清水等为主要表现的症候。

【临床表现】 脘腹痞胀，胃中有振水声，呕吐清水痰涎，口淡不渴，眩晕，舌苔白滑，脉沉弦。

【症候分析】 本证多因饮食不节，嗜饮无度；或手术创伤，劳倦内伤，脾胃受损，中阳不振，脾失健运，水停为饮，留滞胃中，胃失和降所致。

寒饮停留中焦，气机阻滞，胃失和降，则脘腹痞胀；饮邪留积胃腑，则胃中有振水声；饮停于胃，胃气上逆，水饮随胃气上泛，则呕吐清水痰涎；饮邪内阻，清阳不升，则头晕目眩；饮为阴邪，津液未伤，则口淡不渴；舌苔白滑，脉沉弦，为水饮内停之征。

本证以脘腹痞胀、胃中有振水声、呕吐清水等为辨证的主要依据。

六、寒滞胃肠证

寒滞胃肠证又名中焦实寒证，指寒邪侵袭胃肠，阻滞气机，以胃脘、腹部冷痛，痛势急剧等为主要表现的实寒症候。

【临床表现】 胃脘、腹部冷痛，痛势暴急，遇寒加剧，得温则减，恶心呕吐，吐后痛缓，口淡不渴，或口泛清水，腹泻清稀，或腹胀便秘，面白或青，恶寒肢冷，舌苔白润，脉弦紧或沉紧。

《金匮要略·呕吐哕下利病脉证治第十七》："干呕，哕，手足不温。"

【症候分析】 本证多因过食生冷，或脘腹受冷，寒凝胃肠所致。

寒主收引、凝滞，寒邪侵犯胃肠，凝滞气机，故脘腹冷痛，痛势急剧；寒邪得温则散，故疼痛得温则减；遇寒气机凝滞加重，则痛势加剧；胃气上逆，则恶心呕吐；寒伤胃阳，水饮不化，随胃气上逆，则口中泛吐清水；吐后气滞暂得舒畅，则吐后痛减；寒不伤津，故口淡不渴；寒邪阻遏，阳气不能外达，血行不畅，则恶寒肢冷，面白或青；舌苔白润，脉弦紧或沉紧，为阴寒内盛，凝阻气机之象。

本证多有寒冷刺激的诱因，以胃脘、腹部冷痛，痛势急剧等为辨证的主要依据。

七、胃虚挟热证

【临床表现】 《金匮要略·呕吐哕下利病脉证治第十七》："哕逆，虚烦不安，少气，口干不欲多饮水，手足心热，苔多薄黄或少，脉弦细而数或数而无力。"

【症候分析】 胃虚挟热，胃气上逆而致哕逆，多见于久病体弱，或大吐下后，哕声低频而不连续，少气，口干不欲多饮水，手足心热，舌苔多薄黄或少，脉弦细而数或数而无力均为阴虚有热见证。

八、食滞胃肠证

指饮食停积胃肠，以脘腹痞胀疼痛、呕泻酸馊腐臭等为主要表现的症候。

【临床表现】 脘腹胀满疼痛、拒按，厌食，嗳腐吞酸，呕吐酸馊食物，吐后胀痛得减，或腹痛，肠鸣，矢气臭如败卵，泻下不爽，大便酸腐臭秽，舌苔厚腻，脉滑或沉实。

【症候分析】 本证多因饮食不节，暴饮暴食，食积不化所致；或因素体胃气虚弱，稍有饮食不慎，即停滞难化而成。

胃肠主受纳、运化水谷，以和降为顺。暴饮暴食，或饮食不慎，食滞胃肠，气失和降，阻滞不通，则脘腹胀满疼痛而拒按；食积于内，腐熟不及，则拒于受纳，故厌恶食物；胃中未消化之食物夹腐浊之气上逆，则嗳腐吞酸，或呕吐酸馊食物；吐后宿食得以排出，故胀痛可减；食滞肠道，阻塞气机，则腹胀腹痛，肠鸣，矢气多而臭如败卵；腐败食物下注，则泻下之物酸腐秽臭；胃肠秽浊之气上蒸，则舌苔厚腻；脉滑或沉实，为食积之象。

本证多有伤食病史，以脘腹痞胀疼痛、呕泻酸馊腐臭等为辨证的主要依据。

九、胃肠气滞证

胃肠气滞证指胃肠气机阻滞，以脘腹胀痛走窜、嗳气、肠鸣、矢气等为主要表现的症候。

【临床表现】 胃脘、腹部胀满疼痛，走窜不定，痛而欲吐或欲泻，泻而不爽，嗳气，肠鸣，矢气，得嗳气、矢气后痛胀可缓解，或无肠鸣、矢气则胀痛加剧，或大便秘结，舌苔厚，脉弦。

【症候分析】 本证多因情志不遂，外邪内侵，病理产物或病邪停滞，导致胃肠气机阻滞而成。

胃肠气机阻滞，传导、通降失司，则胃脘、腹部胀满疼痛；气或聚或散，故胀痛走窜不定；胃气失降而上逆，则嗳气、欲吐；肠道气滞不畅，则肠鸣、矢气频作，欲泻而不爽；嗳气、矢气之后，阻塞之气机暂得通畅，故胀痛得减；若气机阻塞严重，上不得嗳气，下不得矢气，气聚而不散，则脘腹胀痛加剧；胃肠之气不降，则大便秘结；舌苔厚，脉弦，为浊气内停，气机阻滞之象。

本证以脘腹胀痛走窜、嗳气、肠鸣、矢气等为辨证的主要依据。

寒滞胃肠本有气滞的病机，故胃肠气滞证与寒滞胃肠证均可见脘腹痞胀及疼痛、呕泻等症。但寒滞胃肠证有寒邪刺激的病因，有冷痛喜温、恶寒肢冷、脉紧等属寒的表现；胃肠气滞证则以胀痛为主，嗳气、肠鸣、矢气等症明显，而无寒因、寒证。

十、虫积肠道证

虫积肠道证指蛔虫等寄生肠道，耗吸营养，阻滞气机，以腹痛、面黄体瘦、大便排虫等为主要表现的症候。

【临床表现】　胃脘嘈杂，时作腹痛，或嗜食异物，大便排虫，或突发腹痛，按之有条索状物，甚至剧痛，呕吐蛔虫，面黄体瘦，睡中啮齿，鼻痒，或面部出现白色斑点，唇内有粟粒样白点，白睛见蓝斑。

【症候分析】　本证多因进食不洁的瓜果、蔬菜等，虫卵随饮食入口，在肠道内繁殖滋生所致。

虫居肠道，争食水谷，吮吸精微，故觉胃中嘈杂而贪食，久则面黄体瘦；蛔虫扰动，则腹痛时作，虫安则痛止，或随便出而排虫；若蛔虫钻窜，聚而成团，抟于肠中，阻塞不通，则腹痛扪之有条索状物；蛔虫上窜，侵入胆道，气机逆乱则脘腹阵发剧痛，呕吐蛔虫；阳明大肠经入下齿、环唇口、行面颊，阳明胃经起于鼻、入上齿、布面颊，虫积肠道，湿热内蕴，循经上熏，故可表现为鼻痒、啮齿、面部生白色虫斑、唇内有粟粒样白点；肺与大肠相表里，白睛属肺，蛔虫寄居肠道，故可见巩膜蓝斑。

本证以腹痛、面黄体瘦、大便排虫等为辨证的主要依据。

十一、肠热腑实证

肠热腑实证指里热炽盛，腑气不通，以发热、大便秘结、腹满硬痛为主要表现的实热症候。又名大肠热结证、大肠实热证。六经辨证中称为阳明腑证，卫气营血辨证中属气分证，三焦辨证中属中焦证。

【临床表现】　高热，或日晡潮热，汗多，口渴，脐腹胀满硬痛、拒按，大便秘结，或热结旁流，大便恶臭，小便短黄，甚则神昏谵语、狂乱，舌质红、苔黄厚而燥，或焦黑起刺，脉沉数（或迟）有力。

【症候分析】　本证多因邪热炽盛，汗出过多，或误用发汗，津液耗损，肠中干燥，里热炽盛，燥屎内结而成。

里热炽盛，伤津耗液，肠道失润，邪热与肠中燥屎内结，腑气不通，故脐腹部胀满硬痛而拒按，大便秘结；大肠属阳明，经气旺于日晡，故日晡发热更甚；若燥屎内积，邪热迫津下泄，则泻下青黑色恶臭粪水，称为"热结旁流"；肠热壅滞，腑气不通，邪热与秽浊上熏，侵扰心神，可见神昏谵语，精神狂乱；里热熏蒸，迫津外泄，则高热，汗出口渴，小便短黄；实热内盛，故舌质红、苔黄厚而干燥，脉沉数有力；若燥屎与邪热互结，煎熬熏灼，则舌苔焦黑起刺；阻碍脉气运行，则脉来沉迟而有力。

本证以发热、大便秘结、腹满硬痛为辨证的主要依据。

十二、肠燥津亏证

肠燥津亏证又名大肠津亏证，指津液亏损，肠失濡润，传导失职，以大便燥结、排便困难及津亏症状为主要表现的症候。

【临床表现】 大便干燥如羊屎，艰涩难下，数日一行，腹胀作痛，或可于左少腹触及包块，口干，或口臭，或头晕，舌红少津、苔黄燥，脉细涩。

【症候分析】 本证多因素体阴亏，年老阴津不足，嗜食辛辣燥烈食物，汗、吐、下、久病、温热病后期等耗伤阴液所致。

各种原因损伤阴津，肠道失濡，大便失润，传导不行，则大便干燥秘结，坚硬如羊屎，难以排出，甚或数日一行；大肠有燥屎，气机阻滞，则腹胀作痛，或左下腹触及包块；腑气不通，秽浊不能下排而上逆，则口中出气秽臭，甚至干扰清阳而见头晕；阴津亏损，不能上润，则口干咽燥，舌红少津；阴液不能充盈濡润脉道，则脉细涩。

本证多属病久而势缓，以大便燥结、排便困难与津亏症状共见为辨证的主要依据。

十三、肠道湿热证

肠道湿热证又名大肠湿热证，指湿热内蕴，阻滞肠道，以腹痛、暴泻如水、下痢脓血、大便黄稠秽臭及湿热症状为主要表现的症候。

【临床表现】 身热口渴，腹痛腹胀，下痢脓血，里急后重，或暴泻如水，或腹泻不爽、粪质黄稠秽臭，肛门灼热，小便短黄，舌质红、苔黄腻，脉滑数。

【症候分析】 本证多因夏秋之季，暑湿热毒之邪侵犯肠道；或饮食不节，进食腐败不洁之物，湿热秽浊之邪蕴结肠道而成。

湿热之邪侵犯肠道，阻碍气机，气滞不通，则腹痛腹胀；湿热侵袭肠道，气机紊乱，清浊不别，水液下趋，则暴注下迫；湿热内蕴，损伤肠络，瘀热互结，则下痢脓血；火性急迫而湿性黏滞，湿热疫毒侵犯，肠道气机阻滞，则腹痛阵作而欲泻，却排便不爽，肛门滞重，呈里急后重之象；肠道湿热不散，秽浊蕴结不泄，则腹泻不爽而粪质黄稠、秽臭，排便时肛门有灼热感；湿热蒸达于外，则身热；热邪伤津，泻下耗液，则口渴，尿短黄；舌质红、苔黄腻，脉滑数，为湿热内蕴之象。

本证以腹痛、暴泻如水、下痢脓血、大便黄稠秽臭等与湿热症状共见为辨证的主要依据。

湿热蕴脾证与肠道湿热证，均属湿热为病，可见发热、口渴、尿黄、舌红、苔黄腻、脉滑数等症。但前者病势略缓，除有腹胀、纳呆、呕恶、便溏等胃肠症状外，并有身热不扬、汗出热不解、肢体困重、口腻、渴不多饮，或有黄疸、肤痒等症状；后者则病势较急，病位以肠道为主，腹痛、暴泻如水、下痢脓血、大便黄稠秽臭等为突出表现。

十四、膀胱湿热证

膀胱湿热证指湿热侵袭，蕴结膀胱，以小便频急、灼涩疼痛及湿热症状为主要表现的症候。

【临床表现】 小便频数、急迫、短黄，排尿灼热、涩痛，或小便混浊、尿血、有砂石，或腰部、小腹胀痛，发热，口渴，舌红、苔黄腻，脉滑数或濡数。

【症候分析】 本证多因外感湿热之邪，侵袭膀胱；或饮食不节，嗜食辛辣，化生湿热，下注膀胱，致使膀胱气机不畅所致。

湿热郁蒸膀胱，气化不通，下迫尿道，故尿频、尿急、小便灼热，排尿涩痛；湿热煎熬，津液被灼，则尿短少而色黄；湿热伤及血络，迫血妄行，则尿血；湿热久恋，煎熬尿浊结成砂石，则尿中或 X 线检查可见砂石；膀胱湿热波及小腹、腰部，经气失调，则腰部、小腹胀痛；发热，口渴，舌红、苔黄腻，脉滑数，为湿热内蕴之征。

本证属新病势急，以小便频急、灼涩疼痛等与湿热症状共见为辨证的主要依据。

心火下移证与膀胱湿热证，均可见小便频急、灼涩疼痛等症。但前者为火热炽盛，灼伤津液，兼有心烦、口舌生疮等症；后者为湿热蕴结膀胱，气机不畅，有舌苔黄腻、脉滑数等湿热症候。

十五、胆郁痰扰证

胆郁痰扰证指痰浊或痰热内扰，胆郁失宣，以胆怯、惊悸、烦躁、失眠、眩晕、呕恶等为主要表现的症候。

【临床表现】　胆怯易惊，惊悸不宁，失眠多梦，烦躁不安，胸胁闷胀，善太息，头晕目眩，口苦，呕恶，吐痰涎，舌淡红或红、苔白腻或黄滑，脉弦缓或弦数。

【症候分析】　本证多因情志不遂，气郁化火，灼津为痰，痰热互结，内扰心神，胆气不宁，心神不安所致。

胆为清净之府，主决断，痰浊内蕴，胆气不宁，失于决断，则胆怯易惊，睡眠易醒；胆失疏泄，经气不畅，则胸胁闷胀，善太息；痰热内扰心神，神不守舍，则烦躁不安，惊悸不宁，失眠多梦；胆脉上络头目，痰热循经上扰，则头晕目眩；胆气犯胃，胃失和降，则泛恶欲呕；热迫胆气上溢，则口苦；舌淡红、苔白腻，脉弦缓，为痰浊内蕴的表现；若舌红、苔黄滑，脉弦数，则为痰热内蕴之征。

本证以胆怯、惊悸、烦躁、失眠、眩晕、呕恶等为辨证的主要依据。

第七节　辨脏腑兼病症候

人体各脏腑之间，即脏与脏、脏与腑、腑与腑之间，是一个有机联系的整体。它们在生理上既分工又合作，共同完成各种复杂的生理功能，以维持生命活动的正常进行，因而在发生病变时，它们之间则相互影响，或由脏及脏，或由脏及腑，或由腑及腑等。凡两个或两个以上脏腑的病证并见者，称为脏腑兼病。

脏腑兼病，并不等于两个及以上脏腑症候的简单相加，而是在病理上存在着内在联系和相互影响的规律，如具有表里关系的脏腑之间，兼证较为常见；脏与脏之间的病变，可有生克乘侮的兼病关系；有的是因在运行气血津液方面相互配合失常，有的则因在主消化、神志、生殖等功能方面失却有机联系等。因此，辨证时应当注意辨析脏腑之间有无先后、主次、因果、生克等关系，这样才能明确其病理机制，做出恰当的辨证施治。

脏腑兼病在临床上甚为多见，其症候也较为复杂。这里只重点介绍常见证型。

一、心肾不交证

心肾不交证又名心肾阴虚阳亢（火旺）证，指心与肾的阴液亏虚，阳气偏亢，以心烦、失眠、梦遗、耳鸣、腰酸等为主要表现的虚热症候。

【临床表现】 心烦失眠，惊悸健忘，头晕，耳鸣，腰膝酸软，梦遗，口咽干燥，五心烦热，潮热盗汗，便结尿黄，舌红少苔，脉细数。

【症候分析】 本证多因忧思劳神太过，郁而化火，耗伤心肾之阴；或因虚劳久病，房事不节等导致肾阴亏耗，虚阳亢动，上扰心神所致。

肾阴亏损，水不济火，不能上养心阴，心火偏亢，扰动心神，则见心烦，失眠，多梦，惊悸；肾阴亏虚，骨髓失充，脑髓失养，则头晕，耳鸣，健忘；腰膝失养，则腰膝酸软；虚火内炽，相火妄动，扰动精室，则梦遗；阴虚阳亢，虚热内生，则口咽干燥，五心烦热，潮热，盗汗；舌红、少苔或无苔，脉细数，为阴虚火旺之征。

本证以心烦、失眠、腰酸、耳鸣、梦遗与虚热症状共见为辨证的主要依据。

二、心肾阳虚证

心肾阳虚证又名心肾虚寒证，指心与肾的阳气虚衰，失于温煦，以心悸、水肿等为主要表现的虚寒症候。水肿明显者，可称水气凌心证。

【临床表现】 畏寒肢冷，心悸怔忡，胸闷气喘，肢体水肿，小便不利，神疲乏力，腰膝酸冷，唇甲青紫，舌淡紫、苔白滑，脉弱。

精神衰惫，似睡非睡，恶寒身踡，但欲寐，甚则见汗出不烦，自欲吐，伴下利清谷，呕吐，小便色白清长，四肢厥冷，舌淡苔白，脉微，或微细，或沉微（《伤寒论》第281、第282、第288、第289、第295、第298、第300、第385、第388条）。

【症候分析】 本证多因心阳虚衰，病久及肾；或因肾阳亏虚，气化无权，水气凌心所致。

肾阳不振，蒸腾气化无权，水液内停，泛溢肌肤，则肢体水肿，小便不利；肾阳虚，不能温煦腰膝，则腰膝酸冷；肾阳虚不能温煦心阳，水气上犯凌心，以致心阳不振，心气鼓动乏力，则心悸怔忡，胸闷气喘；温运无力，血行不畅而瘀滞，则唇甲青紫，舌质淡紫；心肾阳虚，形体失于温养，脏腑功能衰退，则畏寒肢冷，神疲乏力；舌苔白滑，脉弱，为心肾阳虚，水湿内停之象。

本证以心悸、水肿与虚寒症状共见为辨证的主要依据。

三、心肺气虚证

心肺气虚证指心肺两脏气虚，以咳喘、心悸、胸闷等为主要表现的虚弱症候。

【临床表现】 胸闷，咳嗽，气短而喘，心悸，动则尤甚，吐痰清稀，神疲乏力，声低懒言，自汗，面色淡白，舌淡苔白，或唇舌淡紫，脉弱或结或代。

【症候分析】 本证多因久病咳喘，耗伤肺气，累及于心；或因老年体虚，劳倦太过等，使心肺之气虚损所致。

心气虚弱，鼓动无力，则见心悸怔忡；肺气虚弱，呼吸功能减弱，失于宣降，则为咳嗽，气短而喘；宗气亏虚，气滞胸中，则胸闷；肺气虚卫外不固，则自汗；动则耗气，加重气虚程度，故活动后诸症加剧；肺气虚，不能输布津液，水液停聚为痰，则痰液清稀；气虚脏腑机能活动减弱，则见头晕，神疲，声低懒言，面色淡白；舌淡，脉弱或结或代，为心肺气虚之征。

本证以咳喘、心悸、胸闷与气虚症状共见为辨证的主要依据。

四、心脾气血虚证

心脾气血虚证简称心脾两虚证，指脾气亏虚，心血不足，以心悸、神疲、头晕、食少、腹胀、便溏等为主要表现的虚弱症候。

【临床表现】 心悸怔忡，头晕，多梦，健忘，食欲不振，腹胀，便溏，神疲乏力，或见皮下紫斑，女子月经量少色淡、淋漓不尽，面色萎黄，舌淡嫩，脉弱。

【症候分析】 本证多因久病失调，思虑过度；或因饮食不节，损伤脾胃，生化不足；或因慢性失血，血亏气耗，渐致心脾气血两虚。

脾主运化，脾虚气弱，运化失职，水谷不化，故食欲不振而食少，腹胀，便溏；脾气亏损，气血生化不足，心血不足，心失所养，心神不宁，则心悸怔忡，失眠多梦，头晕，健忘；脾虚不能摄血，血不归经，则皮下出血而见紫斑，女子月经量少色淡、淋漓不尽；面色萎黄，倦怠乏力，舌质淡嫩，脉弱，均为气血亏虚之征。

本证以心悸、神疲、头晕、食少、腹胀、便溏等为辨证的主要依据。

五、心肝血虚证

心肝血虚证指血液亏少，心肝失养，以心悸、多梦、眩晕、肢麻、经少及血虚症状为主要表现的症候。

【临床表现】 心悸心慌，多梦健忘，头晕目眩，视物模糊，肢体麻木，震颤，女子月经量少色淡，甚则经闭，面白无华，爪甲不荣，舌质淡白，脉细。

【症候分析】 本证可因思虑过度，失血过多，脾虚化源不足，久病亏损等所致。

心血不足，心失所养，心神不宁，故见心悸怔忡，健忘，失眠多梦；肝血不足，目失所养，则视力下降，视物模糊；爪甲、筋脉失于濡养，则爪甲不荣，肢体麻木或震颤；女子以血为本，心肝血虚，冲任失养，则月经量少色淡，甚则经闭；血虚头目失养，则头晕目眩，面白无华；舌、脉失充，则舌淡白，脉细。

本证以心悸、多梦、眩晕、肢麻等与血虚症状共见为辨证的主要依据。

心脾气血虚证与心肝血虚证，均有心血不足，心及心神失养，而见心悸、失眠多梦等症，但前者兼有脾虚失运，血不归经的表现，常见食少、腹胀、便溏、慢性失血等症；后者兼有肝血不足，失于充养的表现，常见眩晕、肢麻、视力减退、经少等症。

六、脾肺气虚证

脾肺气虚证又名脾肺两虚证，指脾肺两脏气虚，以咳嗽、气喘、咯痰、食少、腹胀、便溏等为主要表现的虚弱症候。

【临床表现】 食欲不振，食少，腹胀，便溏，久咳不止，气短而喘，咯痰清稀，面部虚浮，下肢微肿，声低懒言，神疲乏力，面白无华，舌淡，苔白滑，脉弱。

【症候分析】 本证多因久病咳喘，耗伤肺气，子病及母，影响脾气；或饮食不节，脾胃受损，土不生金，累及于肺所致。

久病咳喘，肺气虚损，呼吸功能减弱，宣降失职，气逆于上，则咳嗽不已，气短而喘；肺气虚，不能输布水津，聚湿生痰，故咯痰清稀；脾气虚，运化失职，则食欲不振而食少，腹胀，便溏；脾虚不能运化水液，水气泛溢肌肤，则面部虚浮，下肢微肿；气虚全身脏腑功能活动减退，故少气懒言，神疲乏力；气虚运血无力，面部失养，则面白无华；舌淡、苔白滑，脉弱，为气虚之征。

本证以咳嗽、气喘、咯痰、食少、腹胀、便溏与气虚症状共见为辨证的主要依据。

七、肺热脾寒证

【临床表现】 《伤寒论》第357条："厥逆，咽喉不利，唾脓血，泄利不止，寸脉沉迟，尺脉不至。"

【症候分析】 伤寒误治后，肺热脾寒，气机不利，阳郁不达四末故肢厥，邪热上熏痹阻咽喉则咽喉不利，灼伤络脉则唾脓血，又因误下伤阳，脾虚气陷故见下利；下后津伤，阳气内郁故寸脉沉而迟；阳伤则脾更寒而气下陷，故下部脉不至、下利不止。

八、肺肾气虚证

肺肾气虚证又名肾不纳气证，指肺肾气虚，摄纳无权，以久病咳喘、呼多吸少、动则尤甚等为主要表现的虚弱症候。

【临床表现】 咳嗽无力，呼多吸少，气短而喘，动则尤甚，吐痰清稀，声低，乏力，自汗，耳鸣，腰膝酸软，或尿随咳出，舌淡紫，脉弱。

【症候分析】 本证多因久病咳喘，耗伤肺气，病久及肾；或劳伤太过，先天不足，老年体弱，肾气亏虚，纳气无权所致。

肺为气之主，肾为气之根，肺司呼吸，肾主纳气。肺气虚，呼吸功能减弱，则咳嗽无力，气短而喘，吐痰清稀；宗气不足，卫表不固，则语声低怯，自汗，乏力；肾气虚，不主摄纳，气不归元，则呼多吸少；耳窍失充，则耳鸣；腰膝失养，则腰膝酸软；肾气不固，可见尿随咳出；动则耗气，肺肾更虚，故喘息加剧；舌淡，脉弱，为气虚之征。

本证以久病咳喘、呼多吸少、动则尤甚与气虚症状共见为辨证的主要依据。

心肺气虚、脾肺气虚、肺肾气虚三证，均有肺气虚，呼吸功能减退，而见咳喘无力、气短、咯痰清稀等症。心肺气虚证则兼有心悸怔忡、胸闷等心气不足的症候；肺脾气虚证则兼有食少、腹胀、便溏等脾失健运的症候；肺肾气虚证则兼有呼多吸少、腰酸耳鸣、尿随咳出等肾失摄纳的症候。

九、肺肾阴虚证

肺肾阴虚证指肺肾阴液亏虚，虚热内扰，以干咳、少痰、腰酸、遗精等为主要表现的虚热症候。

【临床表现】 咳嗽痰少，或痰中带血，或声音嘶哑，腰膝酸软，形体消瘦，口燥咽干，骨蒸潮热，盗汗，颧红，男子遗精，女子经少，舌红少苔，脉细数。

【症候分析】 本证多因燥热、痨虫耗伤肺阴；或久病咳喘，损伤肺阴，病久及肾；或房劳太过，肾阴耗伤，不能上润，由肾及肺所致。

肺肾两脏，阴液互滋，"金水相生"。肺阴亏损，失于滋养，虚火扰动，肺失清肃，则咳嗽痰少；损伤血络，则痰中带血；虚火熏灼，咽喉失滋，则声音嘶哑；肾阴不足，腰膝失于滋养，则腰膝酸软；阴虚火旺，扰动精室，精关不固，则为遗精；阴精不足，精不化血，冲任空虚，则月经量少；虚火亢盛，迫血妄行，则女子崩漏；肺肾阴亏，失于滋养，虚热内生，则口燥咽干，形体消瘦，骨蒸潮热，盗汗颧红；舌红少苔，脉细数，为阴虚内热之象。

本证以干咳、少痰、腰酸、遗精等与虚热症状共见为辨证的主要依据。

十、肝火犯肺证

肝火犯肺证指肝火炽盛，上逆犯肺，肺失肃降，以胸胁灼痛、急躁、咳嗽痰黄或咳血等为主要表现的实热症候。

【临床表现】　胸胁灼痛，急躁易怒，头胀头晕，面红目赤，口苦口干，咳嗽阵作，痰黄黏稠，甚则咳血，舌红、苔薄黄，脉弦数。

【症候分析】　本证多因郁怒伤肝，气郁化火，或邪热内蕴，肝火炽盛，上逆犯肺；或邪热蕴肺，咳甚牵引胸胁，影响肝气升发，郁而化火犯肺所致。

肝属木，主升发；肺属金，主肃降。肝肺二脏，升降相应，则气机条畅。肝火炽盛，上逆犯肺，木火刑金，肺失清肃，肺气上逆，则咳嗽阵作；火热灼津，炼液成痰，则痰黄黏稠；火灼肺络，迫血妄行，则为咳血；肝火内郁，经气不畅，则胸胁灼痛，急躁易怒；肝火上扰，气血上逆，则头晕头胀，面红目赤；热蒸胆气上逆，则口苦；口干，舌红、苔薄黄，脉弦数，为肝经实火内炽之征。

本证以胸胁灼痛、急躁、咳嗽痰黄或咳血等与实热症状共见为辨证的主要依据。

十一、肝气侮肺证

【临床表现】　《伤寒论》第109条："啬啬恶寒，发热无汗，伴大渴欲饮水，自汗出，腹满，小便利，谵语，脉弦。"

【症候分析】　肝木气旺，反侮肺金，肺之宣发肃降失常则外现寒热无汗，内见小便不利；木邪偏旺，必犯甲土，津脾失转输，不上敷而渴，气机不畅则满。

十二、肝胆湿热证

肝胆湿热证指湿热内蕴，肝胆疏泄失常，以身目发黄、胁肋胀痛等及湿热症状为主要表现的症候。以阴痒、带下黄臭等为主要表现者，称肝经湿热（下注）证。

【临床表现】　身目发黄，胁肋胀痛，或胁下有痞块，纳呆，厌油腻，泛恶欲呕，腹胀，大便不调，小便短赤，发热或寒热往来，口苦口干，舌红、苔黄腻，脉弦滑数。或为阴部潮湿、瘙痒、湿疹，阴器肿痛，带下黄稠臭秽等。

【症候分析】　本证多因外感湿热之邪，侵犯肝胆或肝经；或嗜食肥甘，酿生湿热；或脾胃纳运失常，湿浊内生，郁结化热，湿热壅滞肝胆所致。

湿热蕴阻，肝胆疏泄失职，气机不畅，则胁肋胀痛；湿热内阻，胆汁不循常道，泛溢肌肤，则身目发黄；湿热郁蒸，胆气上溢，则口苦；湿热内阻，脾胃升降、纳运失司，胃气上逆，则厌食恶油，泛呕欲呕，腹部胀满，大便不调。肝经绕阴器，过少腹，湿热循经下注，则可见阴部潮湿、瘙痒、起丘疹，或阴器肿痛，或带下色黄秽臭。邪居少阳胆经，枢机不利，正邪相争，则寒热往来；发热，口渴，小便短赤，舌红、苔黄腻，脉弦滑数，均为湿热内蕴之象。

本证以胁肋胀痛、身目发黄，或阴部瘙痒、带下黄臭等与湿热症状共见为辨证的主要依据。

肝胆（经）湿热证与湿热蕴脾证，均有发热，舌苔黄腻，脉滑数等湿热症候，但前者以胁痛、黄疸、阴痒等为主症；后者以腹胀、纳呆、呕恶、大便不调等为主症。

十三、肝胃不和证

肝胃不和证又名肝气犯胃证、肝胃气滞证，指肝气郁结，胃失和降，以脘胁胀痛、嗳气、吞酸、情绪抑郁等为主要表现的症候。

【临床表现】　胃脘、胁肋胀满疼痛，走窜不定，嗳气，吞酸嘈杂，呃逆，不思饮食，情绪抑郁，善太息，或烦躁易怒，舌淡红、苔薄黄，脉弦。

【症候分析】　本证多因情志不舒，肝气郁结，横逆犯胃，胃失和降所致。

情志不遂，肝失疏泄，肝气横逆犯胃，胃气郁滞，则胃脘、胸胁胀满疼痛，走窜不定；胃气上逆而见呃逆、嗳气；肝失条达，情志失调，则精神抑郁，善太息；气郁化火，肝性失柔，则烦躁易怒；木郁作酸，肝气犯胃，则吞酸嘈杂，胃不主受纳，则不思饮食；舌苔薄白，脉弦，为肝气郁结之象；若气郁化火，则舌红、苔薄黄，脉弦数。

本证以脘胁胀痛、嗳气、吞酸、情绪抑郁等为辨证的主要依据。

十四、肝寒犯胃证

【临床表现】　头痛，干呕，吐涎沫（《伤寒论》第 378 条、《金匮要略·呕吐哕下利病脉证治第十七》）。

【症候分析】　足厥阴之脉，挟胃属肝，上贯肝，布胁肋，循喉咙，上出与督脉会于巅。若肝寒犯胃，浊阴之气上逆，可致头痛，大多在巅顶部位，又因其病在阴经，邪属阴寒，头痛多在夜间发作或加剧。肝寒犯胃，胃气上逆，则干呕；肝胃皆寒，饮邪不化则口吐涎沫。

十五、肝胃气滞证

【临床表现】　四肢厥逆，或咳，或悸，或小便不利，或腹中痛，或泄利下重。（四逆散证，《伤寒论》第 318 条）。

【症候分析】　肝胃气滞，气机不畅，阳郁于里，不能通达四肢而见四肢厥逆；因肝木有病，每易侮土，木邪乘土，肝气不舒，故见腹痛、泄利下重；肺寒气逆则咳；饮邪凌心则悸；水气不化则小便不利；气郁于下则下重。

十六、邪犯肝胃证

【临床表现】　《伤寒论》第 231 条："腹部满，胁下及心痛，久按之气不通，短气，鼻干，不得汗，嗜卧，一身及目悉黄，小便难，有潮热，时时哕，耳前后肿，脉弦浮大。"

【症候分析】　邪犯肝胆肠胃，气机阻滞，甚则影响全身气机、气化的宣通，若上焦肺气不利则短气，中焦气机阻滞则腹满，下焦膀胱气化失司，则小便难；表证未除，卫气不利则无汗，气化失司，水液代谢失常，再加无汗、小便难，水湿出路全无，则水气内停与热互结，湿热内蕴，熏蒸肝胆，疏泄失常，胆汁外溢则身目发黄；湿热在里，湿性困着缠绵故嗜卧；邪犯中焦，胃气因之不利而上逆故见时时哕。

十七、肝郁脾虚证

肝郁脾虚证又称肝脾不调证，指肝失疏泄，脾失健运，以胁胀作痛、情志抑郁、腹胀、便溏等为主要表现的症候。

【临床表现】 胸胁胀满窜痛，善太息，情志抑郁，或急躁易怒，食少，腹胀，肠鸣矢气，便溏不爽，或腹痛欲便、泻后痛减，或大便溏结不调，舌苔白，脉弦或缓。

【症候分析】 本证多因情志不遂，郁怒伤肝，肝失条达，横乘脾土；或饮食不节、劳倦太过，损伤脾气，脾失健运，土反侮木，肝失疏泄而成。

肝失疏泄，经气郁滞，则胸胁胀满窜痛；太息可引气舒展，气郁得散，故胀闷疼痛可减；肝气郁滞，情志不畅，则精神抑郁；气郁化火，肝失柔顺之性，则急躁易怒；肝气横逆犯脾，脾气虚弱，不能运化水谷，则食少腹胀；气滞湿阻，则肠鸣矢气，便溏不爽，或溏结不调；肝气犯脾，气机郁滞，运化失常，故腹痛则泻；便后气机得以条畅，则泻后腹痛暂得缓解；舌苔白，脉弦或缓，为肝郁脾虚之征。

本证以胁胀作痛、情志抑郁、腹胀、便溏等为辨证的主要依据。

肝胃不和、肝郁脾虚、胃肠气滞三证的鉴别：前二者均有肝气郁结，而见胸胁胀满疼痛、情志抑郁或烦躁等表现，但肝胃不和证兼胃失和降，常有胃脘胀痛、嗳气、呃逆等症；肝郁脾虚证兼脾失健运，常有食少、腹胀、便溏等症。胃肠气滞证则肝气郁结的症候不明显，而但见胃肠气机阻滞的症状，以脘腹胀痛走窜、嗳气、肠鸣、矢气等为主要表现。

十八、肝邪乘脾证

【临床表现】 《伤寒论》第108条："大腹胀满，谵语，寸口脉浮而紧。"

【症候分析】 脾属阴土而主大腹，今肝木邪盛，横逆犯脾致脾气不升，而见大腹胀满；木邪化火上扰心神则见谵语；浮紧之脉为肝木偏盛之弦脉象。

十九、肝肾阴虚证

肝肾阴虚证又名肝肾虚火证，指肝肾阴液亏虚，虚热内扰，以腰酸胁痛、眩晕、耳鸣、遗精等为主要表现的虚热症候。

【临床表现】 头晕，目眩，耳鸣，健忘，胁痛，腰膝酸软，口燥咽干，失眠多梦，低热或五心烦热，颧红，男子遗精，女子月经量少，舌红少苔，脉细数。

【症候分析】 本证多因久病失调，阴液亏虚；或因情志内伤，化火伤阴；或因房事不节，耗伤肾阴；或因温热病久，津液被劫，皆可导致肝肾阴虚，阴不制阳，虚热内扰。

肝肾阴虚，肝络失滋，肝经经气不利，则胁部隐痛；肝肾阴亏，水不涵木，肝阳上扰，则头晕目眩；肝肾阴亏，不能上养清窍，濡养腰膝，则耳鸣、健忘、腰膝酸软；虚火上扰，心神不宁，故失眠多梦；肝肾阴亏，相火妄动，扰动精室，精关不固，则男子遗精；肝肾阴亏，冲任失充，则女子月经量少；阴虚失润，虚热内炽，则口燥咽干，五心烦热，盗汗颧红，舌红少苔，脉细数。

本证以腰酸胁痛、眩晕、耳鸣、遗精等与虚热症状共见为辨证的主要依据。

心肾不交、肺肾阴虚、肝肾阴虚三证，都有肾阴虚的症候，均见腰膝酸软、耳鸣、遗精及阴虚内热的表现。但心肾不交证兼心阴亏虚，虚火扰神，故心悸、心烦、失眠多梦等症明显；肺肾阴虚证兼肺阴亏损，肺失清肃，故有干咳、痰少难咯等表现；肝肾阴虚证兼肝阴虚损，失于滋养，常见胁痛、目涩、眩晕等症。

二十、脾肾阳虚证

脾肾阳虚证指脾肾阳气亏虚，虚寒内生，以久泻久痢、水肿、腰腹冷痛等为主要表现的虚寒症候。

【临床表现】 腰膝、下腹冷痛，畏冷肢凉，久泄久痢，或五更泄泻，完谷不化，便质清冷，或全身水肿，小便不利，面色㿠白，舌淡胖、苔白滑，脉沉迟无力。

【临床表现】 "恶寒肢厥吐利，反发热，冷汗淋漓，或腹内拘急，四肢疼，脉阴阳俱紧；或见腹痛、小便不利，下利，便脓血"（《伤寒论》第306、第307、第308、第353、第354、第370条）。

【症候分析】 本证多由久泄久痢，脾阳损伤，不能充养肾阳；或水邪久踞，肾阳受损，不能温暖脾阳，导致脾肾阳气同时损伤，虚寒内生，温化无权，水谷不化，水液潴留。

脾主运化，肾司二便。脾肾阳虚，运化、吸收水谷精微及排泄二便功能失职，则见久泄久痢不止；不能腐熟水谷，则见完谷不化，大便清冷；寅卯之交，阴气极盛，阳气未复，命门火衰，阴寒凝滞，则黎明前腹痛泄泻，称为五更泄；脾肾阳虚，不能温化水液，泛溢肌肤，则为全身水肿，小便短少；腰膝失于温养，故腰膝冷痛；阳虚阴寒内盛，气机凝滞，故下腹冷痛；阳虚不能温煦全身，则畏冷肢凉；阳虚水泛，面部水肿，故面色㿠白；舌淡胖、苔白滑，脉沉迟无力，均为阳虚失于温运，水寒之气内停之征。

本证以久泻久痢、水肿、腰腹冷痛等与虚寒症状共见为辨证的主要依据。

脾肾阳虚证与心肾阳虚证，均有畏冷肢凉、舌淡胖、苔白滑等虚寒症候，且有腰膝酸冷、小便不利、水肿等肾阳虚水湿内停的表现。但前者并有久泄久痢、完谷不化等脾阳虚，运化无权的表现；后者则心悸怔忡、胸闷气喘、面唇紫暗等心阳不振、血行不畅的症状突出。

二十一、胃肠燥热证

【临床表现】 腹胀满无痛，不大便，蒸蒸发热，头痛，心烦，甚则谵语；或腹胀满明显，硬痛，便硬，潮热，心烦谵语，脉实或疾滑；或然汗腹胀满坚硬，疼痛拒按，便结，日晡潮热，手足出汗，舌苔老黄起刺，脉沉实（《伤寒论》第214、第215、第220、第248、第374条）。

【症候分析】 实热内结，浊邪上攻，清阳被扰，故头痛；若邪热与燥屎相结，形成痞然汗、满、燥、实之证，则见潮热，手足濈出，腹胀满疼痛，甚则谵语，脉滑疾或沉实；因阳明旺于申酉，故日晡潮热为其特点。

二十二、脾胃阳虚证

【临床表现】 《金匮要略·满寒疝宿食病脉证治第十》："腹满时减，复如故，喜按，苔白滑；甚或腹中寒气，雷鸣切痛，胸胁逆满，呕吐；或心胸中大寒痛，呕不能饮食，腹中寒，上冲皮起，腹出见有头足，上下痛而不可触近。"

【症候分析】 中焦阳虚，脾胃运化失司，阴寒之气凝滞则腹满；得阳而暂时消散则腹满稍减，得阴而又复凝聚则满如故；脾胃阳虚，水湿内停，水湿之邪挟阴寒之气奔迫于肠胃之间，故见肠鸣如雷，疼痛如切；寒气上犯胸胁则逆满，胃失和降则呕吐，吐物多为清稀水饮。脾胃阳气衰弱，中焦阴寒内盛，寒气上下攻冲，而产生剧烈腹痛，且疼痛的部位由腹部上及心胸；寒气上冲，胃失和降，则呕吐频频，难以受纳饮食；寒气攻冲于外，阳气格拒于内，则气机凝滞于局部而见腹皮隆起，有如头足样的条块状物。

第十一章　六经辨证

六经辨证是《伤寒论》辨证论治的纲领。由东汉张仲景在《素问·热论》的基础上，根据伤寒病的症候特点和传变规律而总结出来的一种辨证方法。

六经，指太阳、阳明、少阳、太阴、少阴和厥阴。六经辨证，就是以六经所系经络、脏腑的生理病理为基础，将外感病过程中所出现的各种症候，综合归纳为太阳病证、阳明病证、少阳病证、太阴病证、少阴病证和厥阴病证等六类症候，用来阐述外感病不同阶段的病理特点，并指导临床治疗。

六经辨证中，贯穿着八纲辨证的精神。它将外感病的演变情况，根据症候的属性，以阴阳为总纲分为两大类证，即太阳病证、阳明病证和少阳病证，合称为三阳病证；太阴病证、少阴病证和厥阴病证，合称为三阴病证。凡正盛邪实，抗病力强，病势亢奋，表现为热、为实的，多属三阳病证；凡正气虚衰，病邪未除，抗病力衰减，病势虚衰，表现为寒、为虚的，多属三阴病证。

伤寒病的发生，是人体感受风寒等外邪，始从皮毛、肌腠，渐循经络，由表入里，进而传至脏腑。因此，当其病邪浅在肤表经络，则表现为表证；若寒邪入里化热，则转为里实热证；在正虚阳衰的情况下，寒邪多易侵犯三阴经，出现一系列阳虚里寒的病理变化。

六经病证的临床表现，均以经络、脏腑病变为其病理基础，其中三阳病证以六腑的病变为基础，三阴病证以五脏的病变为基础。所以六经辨证的应用，不限于外感时病，也可用于内伤杂病。但由于其重点在于分析外感风寒所引起的病理变化及其传变规律，因而其对内伤杂病的辨证不具有广泛性，不能等同于脏腑辨证。

一、辨六经病证

（一）太阳病证

太阳从经络上来说，包括手太阳小肠经、足太阳膀胱经，并与手少阴心经、足少阴肾经互为表里。太阳主表，为诸经之藩篱，太阳经脉循行于项背，统摄营卫之气。太阳之腑为膀胱，贮藏水液，经气化而排出则为小便。风寒侵袭人体，多先伤及体表，正邪抗争于肤表浅层所表现的症候，即为太阳经证，经证有中风、伤寒之分，是外感风寒而致病的初起阶段；若太阳经证不愈，病邪可循经入腑，而出现太阳腑证，腑证有蓄水、蓄血之分。

1. 太阳经证（表证）　指风寒之邪侵犯人体肌表，正邪抗争，营卫失和，以恶寒、脉浮、头痛等为主要表现的症候。

【临床表现】　恶风寒，头项强痛，脉浮。

【**症候分析**】　本证由风寒外邪侵犯太阳经所致，为伤寒病的初起阶段。

风寒束表，卫阳被遏，肌腠失于温煦，故恶风寒；足太阳经脉自头项下行于背部，太阳经脉受邪，经气不利，则头项至背部牵强作痛；正邪抗争于太阳肤表，脉气鼓动于外，故脉浮。

由于病人感受邪气之不同，体质的差异，太阳经证又有太阳中风证和太阳伤寒证之别。

（1）太阳中风证（又名桂枝汤证、表虚证）：指风邪为主的风寒之邪侵袭太阳经脉，卫强营弱，以发热、恶风、汗出、脉浮缓等为主要表现的症候。

1）临床表现：发热，恶风，汗出，脉浮缓，或见鼻鸣，干呕。轻微头痛骨节酸痛、发热（低热或中等度发热）、汗出（微汗，或动则汗出）、恶风（即轻微的恶寒），舌苔薄白，脉浮缓，或弱，或略数，即卫强营弱。

2）症候分析：卫为阳，营为阴，风寒外邪以风邪为主侵犯太阳经，卫气受邪而阳浮于外，与邪相争则发热；风性开泄，以致卫外不固，营不内守则汗出；由于汗出，肌腠疏松则恶风；若外邪侵及肺胃，肺气失宣则鼻鸣，胃气失降则干呕。

本证以恶风、汗出、脉浮缓为辨证依据。

3）病机：卫失固外，营阴不足。即卫强营弱。

4）治法：解肌发表，调和营卫。

5）方剂：桂枝汤。

6）主要条文：《伤寒论》第12、第13、第14、第15、第16、第17、第18、第19、第24、第25、第26、第27、第28、第29、第42、第44、第45、第53、第54、第56、第57、第63、第91、第95、第162、第164、第234、第240、第276、第372、第387条。

《伤寒论》第12条：太阳中风，阳浮而阴弱，阳浮者，热自发；阴弱者，汗自出。啬啬恶寒，淅淅恶风，翕翕发热，鼻鸣干呕者，桂枝汤主之。

桂枝汤方

桂枝三两（去皮）　芍药三两　甘草二两（炙）　生姜三两（切）　大枣十二枚（擘）

上五味，㕮三味，以水七升，微火煮取三升，去滓，适寒温，服一升。服已须臾，啜热稀粥一升余，以助药力，温覆令一时许，遍身微似有汗者益佳；不可令如水流离，病必不除。若一服汗出病瘥，停后服，不必尽剂；若不汗，更服，根据前法；又不汗，后服小促其间，半日许令三服尽。若病重者，一日一夜服，周时观之，服一剂尽，病证犹在者，更作服；若汗不出，乃服至二三剂。禁生冷、黏滑、肉面、五辛、酒酪、臭恶等物。

《伤寒论》第13条：太阳病，头痛、发热、汗出、恶风，桂枝汤主之。

《伤寒论》第14条：太阳病，项背强几几，反汗出恶风者，桂枝加葛根汤主之。

桂枝加葛根汤方

葛根四两麻黄三两（去节）　芍药二两　生姜三两（切）　甘草二两（炙）　大枣十二枚（擘）　桂枝二两（去皮）

上七味，以水一斗，先煮麻黄、葛根，减二升，去上沫，内诸药，煮取三升，去滓，温服一升。覆取微似汗，不须啜粥，余如桂枝法将息及禁忌。

《伤寒论》第15条：太阳病，下之后，其气上冲者，可与桂枝汤，方用前法；若不上冲者，不得与之。

《伤寒论》第16条：太阳病三日，已发汗，若吐、若下、若温针，仍不解者，此为坏病，桂枝不中与之也。观其脉证，知犯何逆，随证治之。桂枝本为解肌，若其人脉浮紧、发热、汗不出者，不可与之也。常须识此，勿令误也。

《伤寒论》第17条：若酒客病，不可与桂枝汤，得之则呕，以酒客不喜甘故也。

《伤寒论》第18条：喘家，作桂枝汤，加厚朴、杏子佳。

《伤寒论》第19条：凡服桂枝汤吐者，其后必吐脓血也。

《伤寒论》第24条：太阳病，初服桂枝汤，反烦，不解者，先刺风池、风府，却与桂枝汤则愈。

《伤寒论》第25条：服桂枝汤，大汗出，脉洪大者，与桂枝汤，如前法。若形似疟，一日再发者，汗出必解，宜桂枝二麻黄一汤。

桂枝二麻黄一汤方

桂枝一两十七铢（去皮）　芍药一两六铢　麻黄十六铢（去节）　生姜一两六铢（切）　杏仁十六个（去皮尖）　甘草一两二铢（炙）　大枣五枚（擘）

上七味，以水五升，先煮麻黄一二沸，去上沫，内诸药，煮取二升，去滓，温服一升，日再服。本云桂枝汤二分、麻黄汤一分，合为二升，分再服。今合为一方，将息如前法。

《伤寒论》第26条：服桂枝汤，大汗出后，大烦渴不解，脉洪大者，白虎加人参汤主之。

白虎加人参汤方

知母六两　石膏一斤（碎，绵裹）　甘草二两（炙）　粳米六合　人参三两

上五味，以水一斗，煮米熟，汤成去滓，温服一升，日三服。

《伤寒论》第27条：太阳病，发热恶寒，热多寒少，脉微弱者，此无阳也。不可发汗，宜桂枝二越婢一汤。

桂枝二越婢一汤方

桂枝（去皮）、芍药、麻黄、甘草（炙）各十八铢　大枣四枚（擘）　生姜一两二铢（切）　石膏二十四铢（碎，绵裹）

上七味，以水五升，煮麻黄一二沸，去上沫，内诸药，煮取二升，去滓，温服一升。本云：当裁为越婢汤、桂枝汤，合之饮一升；今合为一方，桂枝汤二分、越婢汤一分。

《伤寒论》第28条：服桂枝汤，或下之，仍头项强痛、翕翕发热、无汗、心下满微痛、小便不利者，桂枝去桂加茯苓白术汤主之。

桂枝去桂加茯苓白术汤方

芍药三两　甘草二两（炙）　生姜（切）、白术、茯苓、各三两　大枣十二枚（擘）

上六味，以水八升，煮取三升，去滓，温服一升，小便利则愈。本云桂枝汤，今去桂枝，加茯苓、白术。

《伤寒论》第29条：伤寒脉浮、自汗出、小便数、心烦、微恶寒、脚挛急，反与桂枝，欲攻其表，此误也。得之便厥、咽中干、烦躁吐逆者，作甘草干姜汤与之，以复其阳。若厥愈足温者，更作芍药甘草汤与之，其脚即伸；若胃气不和谵语者，少与调胃承气汤；若重发汗，复加烧针者，四逆汤主之。

甘草干姜汤方

甘草四两（炙）　干姜二两

上二味，以水三升，煮取一升五合，去滓，分温再服。

芍药甘草汤方

白芍药、甘草（炙）各四两

上二味，以水三升，煮取一升五合，去滓，分温再服。

调胃承气汤方

大黄四两（去皮，清酒洗）　甘草二两（炙）　芒硝（半升）

上三味，以水三升，煮取一升，去滓，内芒硝，更上火微煮令沸，少少温服之。

四逆汤方

甘草二两（炙）　干姜一两　半附子一枚（生用，去皮，破八片）

上三味，以水三升，煮取一升二合，去滓，分温再服。强人可大附子一枚、干姜三两。

《伤寒论》第42条：太阳病，外证未解，脉浮弱者，当以汗解，宜桂枝汤。

桂枝汤方

桂枝（去皮）、芍药、生姜（切）各三两　甘草二两（炙）　大枣十二枚（擘）

上五味，以水七升，煮取三升，去滓，温服一升。须臾啜热稀粥一升，助药力，取微汗。

《伤寒论》第43条：太阳病，下之微喘者，表未解故也，桂枝加厚朴杏子汤主之。

《伤寒论》第44条：太阳病，外证未解，不可下也，下之为逆；欲解外者，宜桂枝汤。

《伤寒论》第45条：太阳病，先发汗不解，而复下之，脉浮者不愈。浮为在外，而反下之，故令不愈。今脉浮，故在外，当须解外则愈，宜桂枝汤。

《伤寒论》第53条：病常自汗出者，此为荣气和。荣气和者，外不谐，以卫气不共荣气谐和故尔。以荣行脉中，卫行脉外。复发其汗，荣卫和则愈。宜桂枝汤。

《伤寒论》第54条：病患脏无他病，时发热、自汗出，而不愈者，此卫气不和也。先其时发汗则愈，宜桂枝汤。

《伤寒论》第56条：伤寒不大便六七日，头痛有热者，与承气汤；其小便清（一云大便清）者，知不在里，仍在表也，当须发汗；若头痛者必衄。宜桂枝汤。

《伤寒论》第57条：伤寒发汗已解，半日许复烦，脉浮数者，可更发汗，宜桂枝汤。

《伤寒论》第63条：发汗后，不可更行桂枝汤。汗出而喘，无大热者，可与麻黄杏仁甘草石膏汤。

麻黄杏仁甘草石膏汤方

麻黄四两（去节）　杏仁五十个（去皮尖）　甘草二两（炙）　石膏半斤（碎，绵裹）

上四味，以水七升，煮麻黄，减二升，去上沫，内诸药，煮取二升，去滓，温服一升。

《伤寒论》第91条：伤寒，医下之，续得下利清谷不止，身疼痛者，急当救里；后身疼痛，清便自调者，急当救表，救里宜四逆汤，救表宜桂枝汤。

《伤寒论》第95条：太阳病，发热、汗出者，此为荣弱卫强，故使汗出。欲救邪风者，宜桂枝汤。

《伤寒论》第162条：下后，不可更行桂枝汤；若汗出而喘，无大热者，可与麻黄杏子甘草石膏汤。

麻黄杏子甘草石膏汤方

麻黄四两　杏仁五十个（去皮尖）　甘草二两（炙）　石膏半斤（碎，绵裹）

上四味，以水七升，先煮麻黄，减二升，去白沫；内诸药，煮取三升。去滓，温服一升。本云黄耳。

《伤寒论》第164条：伤寒大下后复发汗，心下痞、恶寒者，表未解也。不可攻痞，当先解表，表解乃可攻痞；解表宜桂枝汤，攻痞宜大黄黄连泻心汤。

《伤寒论》第234条：阳明病，脉迟、汗出多、微恶寒者，表未解也，可发汗，宜桂枝汤。

《伤寒论》第240条：病患烦热，汗出则解；又如疟状，日晡所发热者，属阳明也。脉实者，宜下之；脉浮虚者，宜发汗。下之与大承气汤，发汗宜桂枝汤。

《伤寒论》第276条：太阴病，脉浮者，可发汗，宜桂枝汤。

《伤寒论》第372条：下利腹胀满，身体疼痛者，先温其里，乃攻其表；温里宜四逆汤，攻表宜桂枝汤。

《伤寒论》第387条：吐利止而身痛不休者，当消息和解其外，宜桂枝汤小和之。

（2）太阳伤寒证（又名麻黄汤证、表实证）：指以寒邪为主的风寒之邪侵犯太阳经脉，卫阳被遏，毛窍闭伏，以恶寒、发热、无汗、头身疼痛、脉浮紧等为主要表现的症候。

1）临床表现：恶寒，发热，头项强痛，身体疼痛，无汗，脉浮紧，或见气喘。恶寒明显、发热（体温较高）、无汗、头痛、骨节酸痛或颈项强痛，或咳嗽气喘，脉浮紧，舌苔薄白。

2）症候分析：风寒外邪以寒邪为主侵犯太阳之表，卫阳被遏，肌肤失于温煦，则见恶寒；寒邪郁表，卫阳奋起抗邪，正邪交争，故有发热；寒性收引，卫阳郁遏，经脉拘急，筋骨失于温养，故头身疼痛；寒性凝滞，肤腠致密，玄府不开，故见无汗；寒邪袭表，脉气亦鼓动于外，脉管拘急，故脉浮紧；寒邪束表，肺气失宣，则呼吸喘促。

本证以恶寒、无汗、头身痛、脉浮紧为辨证依据。

3）病机：卫阳被遏，营阴郁滞。

4）治法：发汗散寒，开表逐邪。

5）方剂：麻黄汤。

6）主要条文：《伤寒论》第35、第36、第37、第46、第51、第52、第55、第232、第235条。

《伤寒论》第35条：太阳病，头痛、发热、身疼、腰痛、骨节疼痛、恶风、无汗而喘者，麻黄汤主之。

麻黄汤方

麻黄三两（去节）　桂枝二两（去皮）　甘草一两（炙）　杏仁七十个（去皮尖）

上四味，以水九升，先煮麻黄，减二升，去上沫，内诸药，煮取二升半，去滓，温服八合，覆取微似汗，不须啜粥，余如桂枝法将息。

《伤寒论》第36条：太阳与阳明合病，喘而胸满者，不可下，宜麻黄汤。

《伤寒论》第37条：太阳病，十日以去，脉浮细而嗜卧者，外已解也。设胸满胁痛者，与小柴胡汤；脉但浮者，与麻黄汤。

小柴胡汤方

柴胡半斤　黄芩、人参、甘草（炙）、生姜（切）各三两　大枣十二枚（擘）
半夏半升（洗）

上七味，以水一斗二升，煮取六升，去滓，再煎取三升，温服一升，日三服。

《伤寒论》第46条：太阳病，脉浮紧、无汗、发热、身疼痛，八九日不解，表证仍在，此当发其汗。服药已微除，其人发烦目瞑，剧者必衄，衄乃解。所以然者，阳气重故也。麻黄汤主之。

《伤寒论》第51条：脉浮者，病在表，可发汗，宜麻黄汤。

《伤寒论》第52条：脉浮而数者，可发汗，宜麻黄汤。

《伤寒论》第55条：伤寒脉浮紧，不发汗，因致衄者，麻黄汤主之。

《伤寒论》第232条：脉但浮，无余证者，与麻黄汤。若不尿，腹满加哕者，不治。

《伤寒论》第235条：阳明病，脉浮、无汗而喘者，发汗则愈，宜麻黄汤。

（3）太阳风湿证：

1）病因：本证由风湿病邪外袭所致，以湿邪为主。《金匮要略》称为湿痹，侵袭部位除体表营卫外，还较多地影响到肌肉关节。

2）主症：发热、恶寒、肌肉关节疼痛。

3）临床表现：发热或高或低，恶寒轻重不一，无汗或有汗，肌肉关节疼痛，或一身尽痛，或关节痛剧，活动不便，或局部肿胀。进一步发展可见小便不利、心悸、短气等症，脉濡细，舌胖润。

4）症候分析：风湿袭表，卫气被遏则见发热恶寒。风邪较重则证情分析发热、有汗、恶寒轻；夹寒邪则恶寒重、无汗、身痛明显；湿邪重则身重、肿、活动不利。证情加重则侵犯心、肾二脏，出现小便不利、心悸、短气等症。

5）病机：风湿病邪外袭，侵犯体表营卫，影响肌肉关节。

6）治法：发汗祛湿（麻黄加术汤），轻清宣化、祛风除湿（麻杏薏甘汤）。

7）方剂：麻黄加术汤、麻杏石甘汤。

8）主要条文：《金匮要略·痉湿暍病脉证治第二》，《伤寒论》第14、第18、第20、第21条。

《伤寒论》第14条：太阳病，项背强几几，反汗出恶风者，桂枝加葛根汤主之。

桂枝家葛根汤方

葛根四两　麻黄三两（去节）　芍药二两　生姜三两（切）　甘草二两（炙）大枣十二枚（擘）　桂枝二两（去皮）

上七味，以水一斗，先煮麻黄、葛根，减二升，去上沫，内诸药，煮取三升，去滓，温服一升。覆取微似汗，不须啜粥，余如桂枝法将息及禁忌。

《伤寒论》第18条：喘家，作桂枝汤，加厚朴、杏子佳。

《伤寒论》第20条：太阳病，发汗，遂漏不止，其人恶风，小便难，四肢微急，难以屈伸者，桂枝加附子汤主之。

桂枝加附子汤方

桂枝三两（去皮）　芍药三两　甘草三两（炙）　生姜三两（切）　大枣十二枚（擘）　附子一枚（炮，去皮，破八片）

上六味，以水七升，煮取三升，去滓，温服一升。本云桂枝汤，今加附子，将息如前法。

《伤寒论》第21条：太阳病，下之后，脉促（一作"纵"）、胸满者，桂枝去芍药汤主之。

桂枝去芍药汤方

桂枝三两（去皮）　甘草二两（炙）　生姜三两（切）　大枣十二枚（擘）

上四味，以水七升，煮取三升，去滓，温服一升。本云桂枝汤，今去芍药，将息如前法。

（4）太阳中暍证：

1）病因：本证属暑邪初感，也称太阳中热。

2）主症：身热而渴，汗出恶寒。

3）临床表现：发热恶寒，身重疼痛，小便已洒洒毛耸，手足逆冷，小有劳即热，口开，前板齿燥，脉弦细芤迟。

4）症候分析：发热恶寒，暑邪在表；身重疼痛，暑邪夹湿，卫表失宣；热随尿失小便已洒洒毛耸，阳气一时虚馁；手足逆冷，动则扰阳，阳虚冷阳虚失煦；小有劳即热气浮；口开前板，阴虚津伤；脉弦阴阳两虚之象，非四脉并见。

5）病机：暑热伤津耗气，气阴两虚。

6）治法：暑热偏盛：清热生津，益气养阴；暑湿偏盛：祛暑除湿。

7）方剂：暑热偏盛宜白虎加人参汤，暑湿偏盛宜瓜蒂散。

8）主要条文：《伤寒论》第25、第26、第27条，《金匮要略·痉湿暍病脉证治第二》。

《伤寒论》第25条：服桂枝汤，大汗出，脉洪大者，与桂枝汤，如前法。若形似疟，一日再发者，汗出必解，宜桂枝二麻黄一汤。

桂枝二麻黄一汤方

桂枝一两十七铢（去皮）　芍药一两六铢　麻黄十六铢（去节）　生姜一两六铢（切）　杏仁十六个（去皮尖）　甘草一两二铢（炙）　大枣五枚（擘）

上七味，以水五升，先煮麻黄一二沸，去上沫，内诸药，煮取二升，去滓，温服一升，日再服。本云桂枝汤二分、麻黄汤一分，合为二升，分再服。今合为一方，将息如前法。

《伤寒论》第26条：服桂枝汤，大汗出后，大烦渴不解，脉洪大者，白虎加人参汤主之。

白虎加人参汤方

知母六两　石膏一斤（碎，绵裹）　甘草二两（炙）　粳米六合　人参三两

上五味，以水一斗，煮米熟，汤成去滓，温服一升，日三服。

《伤寒论》第27条：太阳病，发热恶寒，热多寒少，脉微弱者，此无阳也。不可发汗，宜桂枝二越婢一汤。

桂枝二越婢一汤方

桂枝（去皮）　芍药、麻黄、甘草（炙）各十八铢　大枣四枚（擘）　生姜一两二铢（切）　石膏二十四铢（碎，绵裹）

上七味，以水五升，煮麻黄一二沸，去上沫，内诸药，煮取二升，去滓，温服一升。本云：当裁为越婢汤、桂枝汤，合之饮一升；今合为一方，桂枝汤二分、越婢汤一分。

《金匮要略·痉湿暍病脉证治第二》：太阳中热者，暍是也。汗出恶寒，身热而渴，白虎加人参汤主之。

2. 太阳腑证（里证）　太阳经证不解，病邪由太阳之表内传膀胱腑所表现的症候。根据病机之不同，又分为太阳蓄水证和太阳蓄血证。太阳表证不解，病邪随经入腑（膀胱及其附近部位）或原发于膀胱腑而形成本证。若邪从气分入腑与水结则形成蓄水证；若邪从血分入腑与血结则形成蓄血证。此二者之间没有必然的传变关系，入水或入血以内脏气虚或素有蓄血之不同而定。

（1）太阳蓄水证（五苓散证）：指太阳经证不解，邪与水结，膀胱气化不利，水液停蓄，以发热恶寒、小便不利等为主要表现的症候。

1）临床表现：发热恶寒，小便不利，小腹满，口渴，或水入即吐，脉浮或浮数。微发热、汗出；小便不利，少腹胀满里急；渴欲饮水，水入则吐，舌苔薄白，脉浮或浮数。

2）症候分析：太阳经证不解，故见发热，恶寒，脉浮等表证；邪热内传膀胱之腑，气化失职，邪与水结，水液停蓄，故见小便不利，小腹满；水停而气不化津，津液不能上承，故渴欲饮水；若饮多则水停于胃，胃失和降，可见饮入即吐。

本证以太阳经证与小便不利、小腹满并见为辨证依据。

3）病机：热与水结，膀胱气化失司。

4）治法：化气行水，表里双解。

5）方剂：五苓散。

6）主要条文：《伤寒论》第71、第72、第73、第74、第141、第156、第244、第386条。

《伤寒论》第71条：太阳病，发汗后，大汗出、胃中干、烦躁不得眠，欲得饮水者，少少与饮之，令胃气和则愈；若脉浮、小便不利、微热、消渴者，五苓散主之。

五苓散方

猪苓十八铢（去皮）　泽泻一两六铢　白术十八铢　茯苓十八铢　桂枝半两（去皮）

上五味，捣为散，以白饮和服方寸匕，日三服。多饮暖水，汗出愈，如法将息。

《伤寒论》第72条：发汗已，脉浮数、烦渴者，五苓散主之。

《伤寒论》第73条：伤寒，汗出而渴者，五苓散主之；不渴者，茯苓甘草汤主之。

茯苓甘草汤方

茯苓、桂枝各二两（去皮）　甘草一两（炙）　生姜三两（切）

上四味，以水四升，煮取二升，去滓，分温三服。

《伤寒论》第74条：中风，发热六七日不解而烦，有表里证，渴欲饮水，水入则吐者，名曰水逆，五苓散主之。

《伤寒论》第141条：病在阳，应以汗解之；反以冷水潠之。若灌之，其热被劫不得去，弥更益烦，肉上粟起，意欲饮水，反不渴者，服文蛤散；若不瘥者，与五苓散；寒实结胸，无热证者，与三物小陷胸汤，白散亦可服。

文蛤散方

文蛤（五两）

上一味为散，以沸汤和一方寸匕服。汤用五合。

五苓散方

猪苓十八铢（去黑皮）　白术十八铢　泽泻一两六铢　茯苓十八铢　桂枝半两（去皮）

上五味为散，更于臼中杵之。白饮和方寸匕服之，日三服；多饮暖水，汗出愈。

三物小白散方

桔梗三分　巴豆一分（去皮心，熬黑，研如脂）　贝母三分

上三味为散，内巴豆，更于臼中杵之，以白饮和服。强人半钱匕，羸者减之。病在膈上必吐，在膈下必利。不利，进热粥一杯；利过不止，进冷粥一杯。身热、皮粟不解，欲引衣自覆；若以水胺之，洗之，益令热劫不得出，当汗而不汗则烦。假令汗出已，腹中痛，与芍药三两如上法。

《伤寒论》第156条：本以下之，故心下痞；与泻心汤，痞不解。其人渴而口燥烦、小便不利者，五苓散主之。一方云，忍之一日乃愈。

《伤寒论》第244条：太阳病，寸缓、关浮、尺弱，其人发热汗出，复恶寒，不呕，但心下痞者，此以医下之也。如其不下者，病患不恶寒而渴者，此转属阳明也。小便数者，大便必硬，不更衣十日，无所苦也。渴欲饮水，少少与之，但以法救之。

渴者，宜五苓散。

《伤寒论》第386条：霍乱，头痛、发热、身疼痛、热多欲饮水者，五苓散主之；寒多不用水者，理中丸主之。

五苓散方

猪苓（去皮）　　白术、茯苓各十八铢　桂枝半两（去皮）　　泽泻一两六铢

上五味，为散，更治之，白饮和服方寸匕，日三服。多饮暖水，汗出愈。

理中丸方

人参、干姜、甘草（炙）、白术各三两

上四味，捣筛，蜜和为丸，如鸡子黄许大。以沸汤数合，和一丸，研碎，温服之，日三四、夜二服；腹中未热，益至三四丸，然不及汤。汤法：以四物根据两数切，用水八升，煮取三升，去滓，温服一升，日三服。若脐上筑者，肾气动也，去白术加桂四两；吐多者，去白术加生姜三两；下多者还用术；悸者，加茯苓二两；渴欲得水者，加术，足前成四两半；腹中痛者，加人参，足前成四两半；寒者，加干姜，足前成四两半；腹满者，去白术，加附子一枚。服汤后，如食顷，饮热粥一升许，微自温，勿发揭衣被。

（2）太阳蓄血证：指太阳经证不解，邪热传里，与血相结于少腹，以少腹急结或硬满、大便色黑等为主要表现的症候。

1）临床表现：少腹急结或硬满，小便自利，如狂或发狂，善忘，大便色黑如漆，脉沉涩或沉结。

2）症候分析：太阳经证失治，邪热随经内传，与血相结，瘀热结于下焦少腹，故见少腹急结，甚则硬满；瘀热内结，上扰心神，故见神志错乱如狂，甚则发狂，以及善忘等症；病在血分，未影响膀胱气化功能，故小便自利；瘀血下行随大便而出，则大便色黑如漆；脉沉涩或沉结，是因瘀热阻滞，脉气不利所致。

本证以少腹急结、小便自利、大便色黑等为辨证依据。

A. 瘀轻证（桃核承气汤证）：

a. 病因：太阳表证不解，内陷化热，随经入腑，与血相结。

b. 主症：其人如狂，少腹急结。

c. 临床表现：少腹疼痛，固定不移拒按；神情烦躁、萎靡；小便自利；舌暗红或紫暗或有瘀斑，脉沉涩。

d. 症候分析：神志症状精神激奋，语言失伦，行动多妄，此因热与血结，心神被扰所致；少腹痛，固定不移，拒按热与血结，停蓄少腹，故有胀满、拘挛之感，按之有轻度压痛和抵抗说明病在血分而不在气分；脉力；小便自利沉主里，脉涩主血行不畅。舌象为瘀血之征。

e. 病机：热与血结，停蓄少腹。

f. 治法：泻热行瘀。

g. 方剂：桃核承气汤。

h. 主要条文：《伤寒论》第106条。

《伤寒论》第106条：太阳病不解，热结膀胱，其人如狂，血自下，下者愈。其外

不解者，尚未可攻，当先解其外；外解已，但少腹急结者，乃可攻之，宜桃核承气汤。

桃核承气汤方

桃仁五十个（去皮尖）　大黄四两　桂枝二两（去皮）　甘草二两（炙）　芒硝二两

上五味，以水七升，煮取二升半，去滓，内芒硝，更上火微沸，下火。先食温服五合，日三服，当微利。

B. 久瘀重证（抵当汤证）：

a. 病因：病人素有瘀血，继发于太阳表证，或系原发证。

b. 主症：神志狂乱，少腹硬满，小便自利。

c. 临床表现：谵语，发狂；少腹硬满按之痛剧，舌有瘀斑或舌面瘀紫，小便自利，脉沉结。

d. 症候分析：神志狂乱精神亢奋，行为鄙野，语无伦次，不避亲疏，较之如狂其病笃重；少腹硬满之少腹，前人有的认为是指小肠，有的认为是指大肠，有的认为是指膀胱，张锡纯认为是指子宫，总之，是泛指下焦部位。硬满，胀满较甚，按之压痛明显，抵抗力较大；小便自利病在血分，不在气分；沉脉主病邪在里。结脉主结滞而脉不流利，非指一般结脉。

e. 病机：热与血结而较深固，停蓄少腹，扰乱神明。

f. 治法：破结逐瘀。

g. 方剂：抵当汤、抵当丸。

h. 主要条文：《伤寒论》第124、第125、第126条。

《伤寒论》第124条：太阳病，六七日表证仍在，脉微而沉，反不结胸；其人发狂者，以热在下焦，少腹当硬满，小便自利者，下血乃愈。所以然者，以太阳随经，瘀热在里故也。抵当汤主之。

抵当汤方

水蛭（熬）、虻虫（去翅足，熬）各三十个　桃仁二十个（去皮尖）　大黄三两（酒洗）

上四味，以水五升，煮取三升，去滓，温服一升，不下更服。

《伤寒论》第125条：太阳病，身黄、脉沉结、少腹硬、小便不利者，为无血也；小便自利，其人如狂者，血证谛也，抵当汤主之。

《伤寒论》第126条：伤寒有热，少腹满，应小便不利，今反利者，为有血也，当下之，不可余药，宜抵当丸。

抵当丸方

水蛭二十个（熬）　虻虫二十个（去翅足，熬）　桃仁二十五个（去皮尖）　大黄三两

上四味，捣分四丸。以水一升，煮一丸，取七合服之。时，当下血；若不下者，更服。

（二）阳明病证

阳明病证指伤寒病发展过程中，阳热亢盛，胃肠燥热所表现的症候。阳明病的主

要病机是"胃家实"。胃家，包括胃与大肠；实，指邪气亢盛。故阳明病的性质属里实热证，为邪正斗争的极期阶段。阳明病证又可分为阳明经证和阳明腑证。

1. 阳明经证

（1）热盛阳明证（白虎汤证）：指邪热亢盛，充斥阳明之经，弥漫全身，肠中尚无燥屎内结，以高热、汗出、口渴、脉洪等为主要表现的症候。

1）临床表现：身大热，不恶寒，反恶热，汗大出，大渴引饮，心烦躁扰，面赤，气粗，舌苔黄燥，脉洪大。高热持续不退，不恶寒而恶热，腹满身重，烦躁、汗自出、口大渴；面垢，头剧痛，谵语，遗尿，脉洪大滑数。舌红、苔黄燥。

2）症候分析：阳明病证多由太阳经证不解，或因少阳病失治，邪热内传入里而成。或因素体阳盛，初感外邪即成里实热证。

阳明为多气多血之经，阳气旺盛，邪入阳明最易化燥化热。里热炽盛，弥漫全身，蒸腾于外，故见身大热，不恶寒，反恶热；邪热炽盛，迫津外泄，故汗大出；热盛伤津，且汗出复伤津液，故大渴引饮；邪热上扰，心神不宁，则见烦躁；气血涌盛于面，故面赤；热迫于肺，呼吸不利，故气粗；脉洪大有力，舌苔黄燥，为阳明里热炽盛之象。

本证以大热、大汗、大渴、脉洪大为辨证要点。

3）病机：里热炽盛，津液受损。

4）治法：清热护津。

5）方剂：白虎汤。

6）主要条文：《伤寒论》第 176、第 219、第 350 条。

《伤寒论》第 176 条：伤寒脉浮滑，此以表有热、里有寒，白虎汤主之。

白虎汤方

知母六两 石膏一斤（碎） 甘草二两（炙） 粳米六合

上四味，以水一斗，煮米熟，汤成去滓，温服一升，日三服。

《伤寒论》第 219 条：三阳合病，腹满、身重，难以转侧，口不仁、面垢（又作枯，一云向经）、谵语、遗尿。发汗，则谵语；下之，则额上生汗、手足逆冷；若自汗出者，白虎汤主之。

白虎汤方

知母六两 石膏一斤（碎） 甘草二两（炙） 粳米六合

上四味，以水一斗，煮米熟，汤成去滓。温服一升，日三服。

《伤寒论》第 350 条：伤寒脉滑而厥者，里有热，白虎汤主之。

（2）热伤气阴证：

1）病因：阳明经无形邪热下后未得缓解，而且津气受到严重损伤。

2）主症：白虎汤主症基础上有口干，舌燥，欲饮水。

3）临床表现：白虎汤临床表现加口大渴而干燥，饮水不能缓解。

4）症候分析：口大渴而干燥，饮水不能缓解阳明津气损伤严重的表现。

5）病机：阳明里热独盛，津气两伤。

6）治法：清热益气生津。

7）方剂：白虎加人参汤证。

8）主要条文：《伤寒论》第26、第168、第169、第170、第222条。

《伤寒论》第26条：服桂枝汤，大汗出后，大烦渴不解，脉洪大者，白虎加人参汤主之。

白虎加人参汤方

知母六两　石膏一斤（碎，绵裹）　甘草二两（炙）　粳米六合　人参三两

上五味，以水一斗，煮米熟，汤成去滓，温服一升，日三服。

《伤寒论》第168条：伤寒若吐若下后，七八日不解，热结在里，表里俱热，时时恶风、大渴、舌上干燥而烦、欲饮水数升者，白虎加人参汤主之。

白虎加人参汤方

知母六两　石膏一斤（碎）　甘草二两（炙）　人参二两　粳米六合

上五味，以水一斗，煮米熟，汤成去滓，温服一升，日三服。此方立夏后、立秋前，乃可服；立秋后不可服；正月、二月、三月尚凛冷，亦不可与服之，与之则呕利而腹痛。诸亡血虚家，亦不可与，得之则腹痛利者，但可温之，当愈。

《伤寒论》第169条：伤寒无大热、口燥渴、心烦、背微恶寒者，白虎加人参汤主之。

《伤寒论》第170条：伤寒脉浮、发热、无汗，其表不解，不可与白虎汤。渴欲饮水，无表证者，白虎加人参汤主之。

《伤寒论》第222条：若渴欲饮水，口干舌燥者，白虎加人参汤主之。

白虎加人参汤

知母六两　石膏一斤（碎）　甘草二两（炙）　粳米六合　人参三两

上五味，以水一斗，煮米熟，汤成去滓，温服一升，日三服。

（3）阴伤停水证：

1）病因：阳明经下后津伤而邪热未去，出现阴虚水热互结下焦之证。

2）主症：脉浮，发热，口渴，小便不利。

3）临床表现：阳明余热犹存的表现和脉浮发热不恶寒，口渴欲饮水，心烦不寐，小便不利，舌红苔少。

4）症候分析：脉浮主热；口渴为下后津液受伤的欲饮水表现；心烦不寐，为郁热扰神；小便不利，膀胱气化不利；舌红苔少，阴虚津伤之象。

5）病机：阴虚水热互结于下焦。

6）治法：养阴清热利水。

7）方剂：猪苓汤证。

8）主要条文：《伤寒论》第223、第319条。

《伤寒论》第223条：若脉浮、发热、渴欲饮水、小便不利者，猪苓汤主之。

猪苓汤方

猪苓（去皮）、茯苓、泽泻、阿胶、滑石（碎）各一两

上五味，以水四升，先煮四味，取二升，去滓；内阿胶烊消。温服七合，日三服。

《伤寒论》第319条：少阴病，下利六七日，咳而呕、渴，心烦不得眠者，猪苓汤

主之。

猪苓汤方

猪苓（去皮）、茯苓、阿胶、泽泻、滑石各一两

上五味，以水四升，先煮四物，取二升，去滓，内阿胶烊尽。温服七合，日三服。

2. 阳明腑证 邪热内盛，与肠中糟粕相搏，燥屎内结，以潮热汗出、腹满痛、便秘、脉沉实等为主要表现的症候。

【临床表现】 日晡潮热，手足濈然汗出，脐腹胀满疼痛，拒按，大便秘结，甚则神昏谵语，狂躁不得眠，舌苔黄厚干燥，或起芒刺，甚至苔焦黑燥裂，脉沉实或滑数。

【症候分析】 阳明经气旺于日晡，四肢禀气于阳明，肠腑实热弥漫，故日晡潮热，手足濈然汗出；邪热与糟粕结于肠中，腑气不通，故脐腹胀满而痛，大便秘结；邪热上扰心神，则见神昏谵语，甚则狂躁不安；舌苔黄燥有芒刺，或焦黑燥裂，为燥热内结，津液被劫之故；邪热亢盛，有形之邪阻滞，脉道壅滞，故脉沉而有力，若邪热迫急则脉滑数。

本证以潮热汗出、腹满痛、便秘、脉沉实等为辨证要点。

（1）燥实证（调胃承气汤证）：

1）病因：阳明热邪伤津化燥与肠中糟粕相结，或由太阳病汗后转属阳明。

2）主症：日晡潮热、谵语、烦躁、口渴、便秘、腹满，舌苔淡黄而燥。

3）临床表现：发热持续，傍晚升高，不恶寒，汗出热不退，烦躁，谵语，持续性腹胀满或腹痛，大便干结有燥屎，或数日不通，脉沉实有力。

4）症候分析：蒸蒸发热，同时不断出汗，犹釜之蒸物，系里热发越于外；口渴胃邪热化燥而伤津；谵语，烦躁热上熏，心神被扰，轻则烦躁，重则谵语；便秘、腹满邪热化燥与糟粕相结，腑气不通；舌苔淡黄而燥，此属燥热伤津之轻证；脉沉实有力多见于阳明腑证。

5）病机：腑实燥结。

6）治法：和胃泄热，软坚润燥。

7）方剂：调胃承气汤。

8）主要条文：《伤寒论》第70、第94、第105、第123、第207、第248、第249条。

《伤寒论》第70条：发汗后，恶寒者，虚故也；不恶寒，但热者，实也，当和胃气，与调胃承气汤。

调胃承气汤方

芒硝半升 甘草二两（炙） 大黄四两（去皮，清酒洗）

上三味，以水三升，煮取一升，去滓，内芒硝，更煮两沸，顿服。

《伤寒论》第94条：太阳病未解，脉阴阳俱停，（一作微）必先振栗，汗出而解；但阳脉微者，先汗出而解；但阴脉微（一作尺脉实）者，下之而解。若欲下之，宜调胃承气汤。

《伤寒论》第105条：伤寒十三日，过经，谵语者，以有热也，当以汤下之。若小便利者，大便硬，而反下利，脉调和者。知医以丸药下之，非其治也。若自下利者，

脉当微厥，今反和者，此为内实也，调胃承气汤主之。

《伤寒论》第 123 条：太阳病，过经十余日，心下温温欲吐而胸中痛，大便反溏，腹微满，郁郁微烦。先此时自极吐下者，与调胃承气汤；若不尔者，不可与；但欲呕、胸中痛、微溏者，此非柴胡汤证，以呕故知极吐下也。调胃承气汤。

《伤寒论》第 207 条：阳明病，不吐、不下、心烦者，可与调胃承气汤。

调胃承气汤方

甘草二两（炙） 芒硝半斤 大黄四两（清酒洗）

上三味，切，以水三升，煮二物至一升，去滓；内芒硝，更上微火一二沸，温顿服之，以调胃气。

《伤寒论》第 248 条：太阳病三日，发汗不解，蒸蒸发热者，属胃也，调胃承气汤主之。

《伤寒论》第 249 条：伤寒吐后，腹胀满者，与调胃承气汤。

（2）痞满证（小承气汤证）：

1）病因：太阳表邪化热内陷，与肠中糟粕相结；或本经自发，此与病人体质及内脏有关。

2）主症：发热，大便硬，腹胀满，舌苔老黄燥。

3）临床表现：潮热、心烦，甚则谵语，腹胀满，便秘或热结旁流。

4）症候分析：蒸蒸发热，其热自内而外；潮热阳明经气旺于申酉之时，此时邪正相争更剧，故发热更甚；大便触诊可以摸到，且大便亦硬，为阳明燥硬，或热结旁流的重要指征。腹胀满拒按较调胃承气汤胀感更明显；苔老黄或燥苔或深黄而乏津液，此因燥热较甚；脉滑疾主热邪充斥。

5）病机：腑实内结，气机阻滞。

6）治法：泄热通便，破气除满。

7）方剂：小承气汤。

8）主要条文：《伤寒论》第 208、第 209、第 213、第 214、第 250、第 251 条。

《伤寒论》第 208 条：阳明病，脉迟，虽汗出不恶寒者，其身必重，短气，腹满而喘，有潮热者，此外欲解，可攻里也。手足然汗出者，此大便已硬也，大承气汤主之；若汗多，微发热恶寒者，外未解也；（一法与桂枝汤）其热不潮，未可与承气汤；若腹大满不通者，可与小承气汤，微和胃气，勿令至大泄下。

大承气汤方

大黄四两（酒洗） 厚朴半斤（炙，去皮） 枳实五枚（炙） 芒硝三合

上四味，以水一斗，先煮二物，取五升，去滓；内大黄，更煮取二升，去滓；内芒硝，更上微火一两沸，分温再服。得下，余勿服。

小承气汤方

大黄四两（酒洗） 厚朴二两（去皮，炙） 枳实三枚（大者，炙）

上三味，以水四升，煮取一升二合，去滓，分温二服。初服汤当更衣，不尔者尽饮之；若更衣者，勿服之。

《伤寒论》第 209 条：阳明病，潮热、大便微硬者，可与大承气汤；不硬者，不可

与之。若不大便六七日，恐有燥屎，欲知之法，少与小承气汤，汤入腹中，转失气者，此有燥屎也，乃可攻之；若不转失气者，此但初头硬，后必溏，不可攻之，攻之必胀满不能食。欲饮水者，与水则哕，其后发热者，必大便复硬而少也，以小承气汤和之；不转失气者，慎不可攻也。

《伤寒论》第213条：阳明病，其人多汗，以津液外出，胃中燥，大便必硬，硬则谵语，小承气汤主之。若一服谵语止者，更莫复服。

《伤寒论》第214条：阳明病，谵语、发潮热、脉滑而疾者，小承气汤主之。因与承气汤一升，腹中转气者，更服一升；若不转气者，勿更与之。明日又不大便，脉反微涩者，里虚也，为难治，不可更与承气汤也。

《伤寒论》第250条：太阳病，若吐、若下、若发汗后，微烦，小便数、大便因硬者，与小承气汤，和之愈。

《伤寒论》第251条：得病二三日，脉弱，无太阳柴胡证，烦躁、心下硬；至四五日，虽能食，以小承气汤，少少与，微和之，令小安；至六日，与承气汤一升。若不大便六七日，小便少者，虽不能食，但初头硬，后必溏，未定成硬，攻之必溏；须小便利，屎定硬，乃可攻之，宜大承气汤。

（3）痞满燥实证（大承气汤证）：

1）病因：伤寒误治重伤津液，或属原发。

2）主症：潮热心烦谵语，汗出腹满痛，便秘或热结旁流。

3）临床表现：脘腹胀满，大便燥结，腹痛拒按，按之痞硬，身热，潮热，谵语狂躁，或痉厥，汗出多，手足濈然汗出，舌苔焦黄或黑焦燥裂。

4）症候分析：脘腹胀满，大便燥结，腹痛拒按，按之痞硬，痞、满、燥、实四证齐备，说明燥结深重；身热、潮热、谵语狂躁，或痉厥说明热邪炽盛，上扰神明，神志失常；汗出多，手足濈然汗出，胃肠热盛，逼汗外出。方有执云："濈濈热而汗出貌。"舌苔焦黄或焦黑燥裂，胃肠热盛，津液大伤之象；脉沉迟有力或实大滑数，实热内结。

5）病机：壅滞不通。实热燥结，

6）治法：攻下实热，荡涤燥结。

7）方剂：大承气汤。

8）主要条文：《伤寒论》第208、第209、第212、第215、第217、第220、第238、第240、第241、第242、第251、第252、第253、第254、第255、第256、第320、第321、第322条。

《伤寒论》第208条：阳明病，脉迟，虽汗出不恶寒者，其身必重，短气，腹满而喘，有潮热者，此外欲解，可攻里也。手足然汗出者，此大便已硬也，大承气汤主之；若汗多，微发热恶寒者，外未解也；（一法与桂枝汤）其热不潮，未可与承气汤；若腹大满不通者，可与小承气汤，微和胃气，勿令至大泄下。

大承气汤方

大黄四两（酒洗）　厚朴半斤（炙，去皮）　枳实五枚（炙）　芒硝三合

上四味，以水一斗，先煮二物，取五升，去滓；内大黄，更煮取二升，去滓；内

芒硝，更上微火一两沸，分温再服。得下，余勿服。

小承气汤方

大黄四两（酒洗）　厚朴二两（去皮，炙）　枳实三枚（大者，炙）

上三味，以水四升，煮取一升二合，去滓，分温二服。初服汤当更衣，不尔者尽饮之；若更衣者，勿服之。

《伤寒论》第 209 条：阳明病，潮热、大便微硬者，可与大承气汤；不硬者，不可与之。若不大便六七日，恐有燥屎，欲知之法，少与小承气汤，汤入腹中，转失气者，此有燥屎也，乃可攻之；若不转失气者，此但初头硬，后必溏，不可攻之，攻之必胀满不能食。欲饮水者，与水则哕，其后发热者，必大便复硬而少也，以小承气汤和之；不转失气者，慎不可攻也。小承气汤。

《伤寒论》第 212 条：伤寒若吐、下后不解，不大便五六日，上至十余日，日晡所发潮热，不恶寒，独语如见鬼状；若剧者，发则不识人，循衣摸床，惕而不安，微喘直视，脉弦者生，涩者死。微者，但发热谵语者，大承气汤主之。若一服利，则止后服。

《伤寒论》第 215 条：阳明病，谵语、有潮热、反不能食者，胃中必有燥屎五六枚也；若能食者，但硬耳，宜大承气汤下之。

《伤寒论》第 217 条：汗出谵语者，以有燥屎在胃中，此为风也。须下者，过经乃可下之；下之若早，语言必乱，以表虚里实故也。下之愈，宜大承气汤。

《伤寒论》第 220 条：二阳并病，太阳证罢，但发潮热，手足汗出、大便难而谵语者，下之则愈，宜大承气汤。

《伤寒论》第 238 条：阳明病，下之，心中懊侬而烦，胃中有燥屎者，可攻。腹微满，初头硬，后必溏，不可攻之。若有燥屎者，宜大承气汤。

《伤寒论》第 240 条：病患烦热，汗出则解；又如疟状，日晡所发热者，属阳明也。脉实者，宜下之；脉浮虚者，宜发汗。下之与大承气汤，发汗宜桂枝汤。

《伤寒论》第 241 条：大下后，六七日不大便，烦不解，腹满痛者，此有燥屎也。所以然者，本有宿食故也，宜大承气汤。

《伤寒论》第 242 条：病患小便不利，大便乍难乍易，时有微热，喘冒（一作息）不能卧者，有燥屎也，宜大承气汤。

《伤寒论》第 251 条：得病二三日，脉弱，无太阳柴胡证，烦躁、心下硬；至四五日，虽能食，以小承气汤，少少与，微和之，令小安；至六日，与承气汤一升。若不大便六七日，小便少者，虽不能食，但初头硬，后必溏，未定成硬，攻之必溏；须小便利，屎定硬，乃可攻之，宜大承气汤。

《伤寒论》第 252 条：伤寒六七日，目中不了了，睛不和，无表里证，大便难，身微热者，此为实也。急下之，宜大承气汤。

《伤寒论》第 253 条：阳明病，发热、汗多者，急下之，宜大承气汤。

《伤寒论》第 254 条：发汗不解，腹满痛者，急下之，宜大承气汤。

《伤寒论》第 255 条：腹满不减，减不足言，当下之，宜大承气汤。

《伤寒论》第 256 条：阳明少阳合病，必下利。其脉不负者，为顺也；负者，失也。互相克贼，名为负也。脉滑而数者，有宿食也，当下之，宜大承气汤。

《伤寒论》第 320 条：少阴病，得之二三日，口燥咽干者，急下之，宜大承气汤。

《伤寒论》第 321 条：少阴病，自利清水，色纯青，心下必痛，口干燥者，可下之，宜大承气汤。

《伤寒论》第 322 条：少阴病，六七日，腹胀、不大便者，急下之，宜大承气汤。

（三）少阳病证

1. 正邪分争证 指邪犯少阳胆腑，枢机不运，经气不利，以寒热往来、胸胁苦满等为主要表现的症候。

【临床表现】 口苦，咽干，目眩，寒热往来，胸胁苦满，默默不欲饮食，心烦，欲呕，脉弦。往来寒热，胸胁苦满，心烦喜呕，嘿嘿不欲饮食。加七个或然症状（或胸中烦而不呕，或渴，或腹中痛，或胁下痞硬，或心下悸、小便不利，或不渴、身有微热，或咳），脉弦细。

【症候分析】 本证多由太阳经证不解，邪传足少阳胆经及胆腑部位所致，亦可由厥阴病转出少阳而成。

邪出于表与阳争，正胜则发热；邪入于里与阴争，邪胜则恶寒，邪正相争于半表半里，故见寒热往来；胆热扰心则心烦，上炎则口苦，灼津则咽干，上扰清窍则头目晕眩；邪郁少阳，经气不利，故胸胁苦满；邪热扰胃，胃失和降，则见默默不欲饮食，欲呕；脉弦为肝胆受病之征。

本证是以寒热往来、胸胁苦满等为辨证依据。

【病机】 邪郁少阳，正邪分争，三焦气机不畅。

【治法】 和解少阳，扶正祛邪。

【方剂】 小柴胡汤。

【主要条文】 《伤寒论》第 37、第 96、第 97、第 99、第 101、第 103、第 104、第 144、第 148、第 229、第 230、第 231、第 266、第 379、第 394 条。

《伤寒论》第 37 条：太阳病，十日以去，脉浮细而嗜卧者，外已解也。设胸满胁痛者，与小柴胡汤；脉但浮者，与麻黄汤。

小柴胡汤方

柴胡半斤　黄芩、人参、甘草（炙）、生姜（切）各三两　大枣十二枚（擘）半夏半升（洗）

上七味，以水一斗二升，煮取六升，去滓，再煎取三升，温服一升，日三服。

《伤寒论》第 96 条：伤寒五六日中风，往来寒热，胸胁苦满、嘿嘿不欲饮食、心烦喜呕，或胸中烦而不呕，或渴，或腹中痛，或胁下痞硬，或心下悸、小便不利，或不渴、身有微热，或咳者，小柴胡汤主之。

若胸中烦而不呕者，去半夏、人参，加瓜蒌实一枚；若渴，去半夏，加人参，合前成四两半，瓜蒌根四两；若腹中痛者，去黄芩，加芍药三两；若胁下痞硬，去大枣，加牡蛎四两；若心下悸，小便不利者，去黄芩，加茯苓四两；若不渴，外有微热者，去人参，加桂枝三两，温覆微汗愈；若咳者，去人参、大枣、生姜，加五味子半升、干姜二两。

《伤寒论》第97条：血弱、气尽，腠理开，邪气因入，与正气相搏，结于胁下。正邪分争，往来寒热，休作有时，嘿嘿不欲饮食，脏腑相连，其痛必下，邪高痛下，故使呕也，（一云脏腑相违，其病必下，胁膈中痛）小柴胡汤主之。服柴胡汤已，渴者属阳明，以法治之。

《伤寒论》第98条：得病六七日，脉迟浮弱、恶风寒、手足温，医二三下之，不能食而胁下满痛，面目及身黄，颈项强，小便难者，与柴胡汤，后必下重。本渴饮水而呕者，柴胡汤不中与也，食谷者哕。

《伤寒论》第99条：伤寒四五日，身热、恶风、颈项强、胁下满、手足温而渴者，小柴胡汤主之。

《伤寒论》第101条：伤寒中风，有柴胡证，但见一证便是，不必悉具。凡柴胡汤病证而下之；若柴胡证不罢者，复与柴胡汤，必蒸蒸而振，却复发热汗出而解。

《伤寒论》第103条：太阳病，过经十余日，反二三下之。后四五日，柴胡证仍在者，先与小柴胡。呕不止、心下急、郁郁微烦者，为未解也，与大柴胡汤下之则愈。

大柴胡汤方

柴胡半斤　黄芩三两　芍药三两　半夏半升（洗）　生姜五两（切）　枳实四枚（炙）　大枣十二枚（擘）

上七味，以水一斗二升，煮取六升，去滓再煎，温服一升，日三服。一方，加大黄二两；若不加，恐不为大柴胡汤。

《伤寒论》第104条：伤寒十三日不解，胸胁满而呕，日晡所发潮热，已而微利。此本柴胡证，下之以不得利；今反利者，知医以丸药下之，此非其治也。潮热者，实也。先宜服小柴胡汤以解外，后以柴胡加芒硝汤主之。

柴胡加芒硝汤方

柴胡二两十六铢　黄芩一两　人参一两　甘草一两（炙）　生姜一两（切）　半夏二十铢（本云五枚，洗）　大枣四枚（擘）　芒硝二两

上八味，以水四升，煮取二升，去滓，内芒硝，更煮微沸，分温再服；不解更作。

《伤寒论》第144条：妇人中风，七八日续得寒热，发作有时，经水适断者，此为热入血室，其血必结，故使如疟状发作有时，小柴胡汤主之。

《伤寒论》第148条：伤寒五六日，头汗出、微恶寒、手足冷、心下满、口不欲食、大便硬、脉细者，此为阳微结，必有表，复有里也。脉沉，亦在里也。汗出，为阳微；假令纯阴结，不得复有外证，悉入在里，此为半在里半在外也。脉虽沉紧，不得为少阴病。所以然者，阴不得有汗，今头汗出，故知非少阴也，可与小柴胡汤；设不了了者，得屎而解。

《伤寒论》第229条：阳明病，发潮热、大便溏、小便自可、胸胁满不去者，与小柴胡汤。

《伤寒论》第230条：阳明病，胁下硬满，不大便而呕，舌上白苔者，可与小柴胡汤。上焦得通，津液得下，胃气因和，身然汗出而解。

《伤寒论》第231条：阳明中风，脉弦浮大，而短气，腹部满，胁下及心痛，久按之气不通，鼻干，不得汗，嗜卧，一身及目悉黄，小便难，有潮热，时时哕，耳前后

肿，刺之小瘥，外不解。病过十日，脉续浮者，与小柴胡汤。

《伤寒论》第266条：本太阳病不解，转入少阳者，胁下硬满，干呕不能食，往来寒热，尚未吐下，脉沉紧者，与小柴胡汤。

小柴胡汤方

柴胡八两　人参三两　黄芩三两　甘草三两（炙）　半夏半升（洗）　生姜三两（切）　大枣十二枚（擘）

上七味，以水一斗二升，煮取六升，去滓，再煎取三升，温服一升，日三服。

《伤寒论》第379条：呕而发热者，小柴胡汤主之。

《伤寒论》第394条：伤寒瘥以后更发热，小柴胡汤主之；脉浮者，以汗解之；脉沉实（一作紧）者，以下解之。

2. 少阳经热证

【病因】　热邪直接侵犯足少阳胆经以及胆腑。

【主症】　发热、头痛、耳聋，口苦，咽干，目眩。

【临床表现】　发热不恶寒，头痛多在两太阳穴或两侧，耳聋如塞，口苦，咽干，目眩，目赤，胸闷，心烦，脉弦细，舌红、苔薄黄。

【症候分析】　发热不恶寒提示并非表证而属里热。口苦胆热上炎；心烦胆热扰心；头痛多在两太阳穴或两侧，耳聋如塞，口苦，咽干，目眩，目赤热在胆经。

【病机】　热郁胆经胆腑。

【治法】　和解枢机，解郁清热。

【方剂】　大柴胡汤。

【主要条文】　《伤寒论》第103、第136、第165条。

《伤寒论》第103条：太阳病，过经十余日，反二、三下之。后四、五日，柴胡证仍在者，先与小柴胡。呕不止、心下急、郁郁微烦者，为未解也，与大柴胡汤下之则愈。

大柴胡汤方

柴胡半斤　黄芩三两　芍药三两　半夏半升（洗）　生姜五两（切）　枳实四枚（炙）　大枣十二枚（擘）

上七味，以水一斗二升，煮取六升，去滓再煎，温服一升，日三服。一方，加大黄二两；若不加，恐不为大柴胡汤。

《伤寒论》第136条：伤寒十余日，热结在里，复往来寒热者，与大柴胡汤；但结胸，无大热者，此为水结在胸胁也；但头微汗出者，大陷胸汤主之。

《伤寒论》第165条：伤寒发热、汗出不解，心中痞硬、呕吐而下利者，大柴胡汤主之。

（四）太阴病证

太阴病证指脾阳虚弱，寒湿内生，以腹满而痛、不欲食、腹泻等为主要表现的虚寒症候。

【临床表现】　腹满而吐，食不下，大便泻泄，口不渴，时腹自痛，四肢欠温，脉沉缓或弱。

【症候分析】 太阴病证可由寒湿之邪直接侵犯脾胃而成，亦可因三阳病治疗失当，损伤脾阳所致。太阴病为三阴病之轻浅阶段，属于里虚寒证。

脾阳虚弱，寒湿内生，气机阻滞，故腹满时痛；脾失健运则食纳减少；寒湿下注则下利；寒湿犯胃，胃失和降，故见呕吐；阳虚而失于温煦，故四肢欠温；脾阳虚弱，鼓动无力，故脉沉缓或弱。

本证以腹满时痛、腹泻等虚寒表现为辨证要点。

1. 太阴吐利证（理中汤证）

【病因】 三阳误治，或属原发。

【主症】 呕吐而利，腹满时痛，食少不渴，舌淡苔白。

【临床表现】 下利稀溏，多为不消化物，或有白色黏液而无血液，纳少，饮食略多即脘痞恶心，甚则呕吐，反复间歇性腹胀腹痛，喜按，舌苔白腻、舌质淡胖，脉濡缓。

【症候分析】 上吐下泻，以泄为主，此乃脾胃虚呕吐而利寒，升降失常所致；腹满时痛脾阳不振，气机阻滞；下利稀溏，多脾阳不运，不受纳谷；其证属阴故不渴；舌淡苔白中焦虚寒之象。

【病机】 中焦虚寒，湿邪停聚。

【治法】 温中复阳，燥湿散寒。

【方剂】 理中丸。

【主要条文】 《伤寒论》第386、第396条。

《伤寒论》第386条：霍乱，头痛、发热、身疼痛、热多欲饮水者，五苓散主之；寒多不用水者，理中丸主之。

五苓散方

猪苓（去皮） 白术、茯苓各十八铢 桂枝半两（去皮） 泽泻一两六铢

上五味，为散，更治之，白饮和服方寸匕，日三服。多饮暖水，汗出愈。

理中丸方

人参、干姜、甘草（炙）、白术各三两

上四味，捣筛，蜜和为丸，如鸡子黄许大。以沸汤数合，和一丸，研碎，温服之，日三四、夜二服；腹中未热，益至三四丸，然不及汤。汤法：以四物根据两数切，用水八升，煮取三升，去滓，温服一升，日三服。若脐上筑者，肾气动也，去白术加桂枝四两；吐多者，去白术加生姜三两；下多者还用白术；悸者，加茯苓二两；渴欲得水者，加术，足前成四两半；腹中痛者，加人参，足前成四两半；寒者，加干姜，足前成四两半；腹满者，去白术，加附子一枚。服汤后，如食顷，饮热粥一升许，微自温，勿发揭衣被。

《伤寒论》第396条：大病瘥后，喜唾，久不了了，胸上有寒，当以丸药温之，宜理中丸。

2. 太阴腹痛证

【病因】 中焦阳气不足，寒邪入里所致。

【主症】 发作性腹部绞痛，畏寒，脉弦。

【临床表现】 发作性腹部绞痛，喜温喜按，得食则缓解，但又不能多食；畏寒怯冷，神疲，心悸，一般无腹泻，舌淡苔白，脉弦细无力。

【症候分析】 发作性腹部绞痛，喜温喜按，得食则缓解，但又不能多食中焦阳虚有寒所致。畏寒怯冷，神疲，心悸，一般无腹泻。舌淡苔白，脉弦细无力阳气虚衰之象。脉弦痛证脉象，痛重则弦象明显。

【病机】 中焦阳气虚衰。

【治法】 温中回阳。

【方剂】 四逆汤。

【主要条文】 《伤寒论》第 277 条。

《伤寒论》第 277 条：自利、不渴者，属太阴，以其脏有寒故也，当温之。宜服四逆辈。

（五）少阴病证

少阴病证指伤寒病变后期，全身阴阳衰惫，以脉微细、但欲寐为主要表现的症候。少阴病证的病位主要在心、肾。病性从阴化寒则为少阴寒化证；从阳化热则为少阴热化证。

1. 少阴寒化证 指心肾阳气虚衰，阴寒独盛，病性从阴化寒，以畏寒肢凉、下利清谷等为主要表现的虚寒症候。

【临床表现】 无热恶寒，但欲寐，四肢厥冷，下利清谷，呕不能食，或食入即吐，或身热反不恶寒，甚至面赤，脉微细。

【症候分析】 病至少阴，心肾阳气俱虚，故表现为整体的虚寒症候。阳气衰微，阴寒内盛，失于温养，故见无热恶寒（即畏冷），但欲寐，肢厥；肾阳虚，火不暖土，脾胃纳运、升降失职，故下利清谷，呕不能食；若阴盛格阳，则见自觉身热而反不恶寒，面色赤；心肾阳虚，鼓动无力，则脉微细。

本证以畏寒肢厥、下利清谷、脉微细等为辨证依据。

（1）阳微厥利证（四逆汤证）：

1）病因：寒邪直中少阴，或太阳误汗伤阳而转属少阴。

2）主症：四肢厥逆，下利清谷，腹中冷痛拘急，口淡不渴，舌淡苔白。

3）临床表现：精神萎靡，四肢不温，下利清谷，脉微细，或沉迟无力，或脉微欲绝。

4）症候分析：四肢四肢厥逆末梢发冷，从手、足冷至腕、踝。盖由阳气衰微，不能敷布于四末；下利清谷大便稀冷，完谷不化。盖由阴寒内盛，阳微不能运化所致；腹中冷痛拘急寒为痛因，寒主收引，此皆寒邪过盛而致；口淡不渴，舌淡苔白，阳气衰微，阴寒过盛。

5）病机：心肾阳微，全身虚寒。

6）治法：回阳救逆。

7）方剂：四逆汤。

8）主要条文：《伤寒论》第 29、第 91、第 92、第 225、第 323、第 324、第 353、第 354、第 372、第 377、第 388、第 389 条。

《伤寒论》第29条：伤寒脉浮、自汗出、小便数、心烦、微恶寒、脚挛急，反与桂枝，欲攻其表，此误也。得之便厥、咽中干、烦躁吐逆者，作甘草干姜汤与之，以复其阳。若厥愈足温者，更作芍药甘草汤与之，其脚即伸；若胃气不和谵语者，少与调胃承气汤；若重发汗，复加烧针者，四逆汤主之。

甘草干姜汤方

甘草四两（炙）　干姜二两

上二味，以水三升，煮取一升五合，去滓，分温再服。

芍药甘草汤方

白芍药、甘草（炙）各四两

上二味，以水三升，煮取一升五合，去滓，分温再服。

调胃承气汤方

大黄四两（去皮，清酒洗）　甘草二两（炙）　芒硝（半升）

上三味，以水三升，煮取一升，去滓，内芒硝，更上火微煮令沸，少少温服之。

四逆汤方

甘草二两（炙）　干姜一两　半附子一枚（生用，去皮，破八片）

上三味，以水三升，煮取一升二合，去滓，分温再服。强人可大附子一枚、干姜三两。

《伤寒论》第91条：伤寒，医下之，续得下利清谷不止，身疼痛者，急当救里；后身疼痛，清便自调者，急当救表，救里宜四逆汤，救表宜桂枝汤。

《伤寒论》第92条：病发热、头痛，脉反沉，若不瘥，身体疼痛，当救其里，四逆汤方。

《伤寒论》第225条：脉浮而迟，表热里寒，下利清谷者，四逆汤主之。

《伤寒论》第323条：少阴病，脉沉者，急温之，宜四逆汤。

《伤寒论》第324条：少阴病，饮食入口则吐；心中温温欲吐，复不能吐。始得之，手足寒、脉弦迟者，此胸中实，不可下也，当吐之；若膈上有寒饮，干呕者，不可吐也，当温之，宜四逆汤。

《伤寒论》第353条：大汗出，热不去，内拘急，四肢疼，又下利厥逆而恶寒者，四逆汤主之。

《伤寒论》第354条：大汗，若大下利而厥冷者，四逆汤主之。

《伤寒论》第372条：下利腹胀满，身体疼痛者，先温其里，乃攻其表；温里宜四逆汤，攻表宜桂枝汤。

《伤寒论》第377条：呕而脉弱，小便复利，身有微热，见厥者，难治，四逆汤主之。

《伤寒论》第388条：吐利汗出，发热恶寒，四肢拘急，手足厥冷者，四逆汤主之。

《伤寒论》第389条：既吐且利，小便复利而大汗出，下利清谷，内寒外热，脉微欲绝者，四逆汤主之。

（2）阳虚寒凝证（附子汤证）：

1）病因：寒邪直中少阴，或他经误治损伤心肾阳气。

2）临床表现：背恶寒，手足寒；身体疼，骨节疼；口中和。

3）症候分析：背恶寒，手足寒背为阳，督脉行之；四肢者，诸阳之本，阳虚故有此症；心肾阳虚，寒湿凝身体疼，骨节疼和滞，气血不荣也；口中和，不干，不苦，不燥，不腻之谓，说明内主里虚。脏无火邪，无食积，无痰湿；脉沉主里虚。

4）病机：少阴阳虚，寒湿内盛。

5）治法：温经扶阳，祛寒化湿。

6）方剂：附子汤。

7）主要条文：《伤寒论》第304、第305条。

《伤寒论》第304条：少阴病，得之一二日，口中和，其背恶寒者，当灸之，附子汤主之。

附子汤方

附子二枚（炮，去皮，破八片）　茯苓三两　人参二两　白术四两　芍药三两

上五味，以水八升。煮取三升，去滓，温服一升，日三服。

《伤寒论》第305条：少阴病，身体痛，手足寒，骨节痛，脉沉者，附子汤主之。

（3）阳虚水泛证（真武汤证）：

1）病因：寒邪直中少阴，或它经误治损伤心肾阳气。

2）主症：腹痛，小便不利，四肢沉重疼痛，下利。

3）临床表现：腹痛，小便不利，下利，四肢沉重疼痛，或见水肿，或咳，或呕。脉沉弦。

4）症候分析：阳虚腹痛阴寒内盛，阳失温煦；小便不利气化不行；下利小便不利，水气下趋；四肢沉重疼痛，或见浮脉沉主里，脉弦主饮肿水气泛于肌表；脉沉弦。咳、呕水气犯肺则咳，犯胃则呕。

5）病机：肾阳虚衰，水气泛溢。

6）治法：温经扶阳，培土利水。

7）方剂：真武汤。

8）主要条文：《伤寒论》第316条。

《伤寒论》第316条：少阴病，二三日不已，至四五日，腹痛、小便不利，四肢沉重疼痛，自下利者，此为有水气。其人或咳，或小便利，或下利，或呕者，真武汤主之。

真武汤方

茯苓三两　芍药三两　白术二两　生姜三两（切）　　附子一枚（炮，去皮，破八片）

上五味，以水八升，煮取三升，去滓。温服七合，日三服。若咳者，加五味子半升，细辛一两，干姜一两；若小便利者，去茯苓；若下利者，去芍药，加干姜二两；若呕者，去附子，加生姜，足前为半斤。

（4）阴盛格阳证（通脉四逆汤证）：

1）病因：寒邪直中少阴，或他经误病因治而转属。

2）主症：下利清谷，手足厥逆，身反不恶寒，面赤，脉微欲绝。

3）临床表现：下利清谷，里寒外热，手足厥逆，身反不恶寒，面色发赤，或腹痛，或干呕，或咽痛，或利出脉不止。脉微欲绝。阳气大衰，阴寒内盛

4）症候分析：下利清谷；里寒外热内有真寒，外有假热；手足厥逆寒盛于里，阳不外达；阴盛于内，阳浮于外，阴阳格拒；或腹恶寒，面色发赤，阳衰阴盛，寒凝气滞；或干呕痛寒气逆，胃失和降；或泻利过甚寒盛于里，虚阳上浮；或利不止，阳气大虚，气血运行将绝。阴液内竭而致脉微欲绝。

5）病机：阴盛于内，阳浮于外，阴阳格拒。

6）治法：破阴回阳，通达内外。

7）方剂：通脉四逆汤。

8）主要条文：《伤寒论》第317、第370条。

《伤寒论》第317条：少阴病，下利清谷，里寒外热，手足厥逆，脉微欲绝，身反不恶寒，其人面色赤；或腹痛，或干呕，或咽痛，或利止脉不出者，通脉四逆汤主之。

通脉四逆汤方

甘草二两（炙）　附子大者一枚（生用，去皮，破八片）　干姜三两（强人可四两）

上三味，以水三升，煮取一升二合，去滓，分温再服，其脉即出者愈。面色赤者，加葱九茎；腹中痛者，去葱，加芍药二两；呕者，加生姜二两；咽痛者，去芍药，加桔梗一两；利止脉不出者，去桔梗，加人参二两。病皆与方相应者，乃服之。

《伤寒论》第370条：下利清谷，里寒外热，汗出而厥者，通脉四逆汤主之。

通脉四逆汤方

甘草二两（炙）　附子大者一枚（生，去皮，破八片）　干姜三两（强人可四两）

上三味，以水三升，煮取一升二合，去滓，分温再服，其脉即出者愈。

2. 少阴热化证（黄连阿胶汤证）　指心肾阴虚阳亢，病性从阳化热，以心烦不寐、舌尖红、脉细数等为主要表现的虚热症候。

【临床表现】　心烦不得眠，口燥咽干，舌尖红，舌质红绛、苔少色黄，脉细数。

【症候分析】　邪入少阴，从阳化热，热灼真阴，水不济火，心火独亢，侵扰心神，故心中烦热而不得眠；阴亏失润，则口燥咽干；阴虚而阳热亢盛，故舌尖红，脉细数。本证以心烦不得眠，以及阴虚症候为辨证依据。

【病机】　邪从热化，水不济火，心肾不交，心神失养。

【治法】　育阴清火，交通心肾。

【方剂】　黄连阿胶汤。

【主要条文】　《伤寒论》第303条。

《伤寒论》第303条：少阴病，得之二三日以上，心中烦、不得卧，黄连阿胶汤主之。

黄连阿胶汤方

黄连四两　黄芩二两　芍药二两　鸡子黄二枚　阿胶三两（一云三挺）

上五味，以水六升，先煮三物，取二升，去滓；内胶烊尽，小冷；内鸡子黄，搅令相得。温服七合，日三服。

（六）厥阴病证

厥阴病证指伤寒病发展传变的较后阶段，表现为阴阳对峙、寒热交错、厥热胜复的症候。

【临床表现】 消渴，气上撞心，心中疼热，饥而不欲食，食则吐蛔。

【症候分析】 厥阴病为六经病之末，多由他经传变而成。其基本病理变化为上热下寒。

邪入厥阴，心包之火炎上则上热；热灼津伤，故消渴饮水。厥阴之脉夹胃，上贯膈，火性炎上，肝气横逆莫制，故见气上撞心，心中疼热。又因下焦有寒，脾失健运，更因肝木乘犯，故不能进食，强食则吐，内有蛔虫者，常可吐出蛔虫。

1. 寒热错杂证（干姜芩连人参汤证）

【病因】 伤寒误用吐下，中寒更盛，格邪热于上。

【主症】 呕吐，下利，食入即吐。

【临床表现】 四肢欠温，腹痛喜温喜按，面白，畏寒呕吐，下利，食入即吐，脉虚数。

【症候分析】 呕吐、下利盖因厥阴属肝，肝木克土，脾气下陷，升降失常。故多见呕吐、下利、哕等脾胃症伏；食入即吐寒格阳逆，拒不纳食。

【病机】 误治伤正，寒格阳逆。

【治法】 清上降逆，温中益胃。

【方剂】 干姜芩连人参汤、乌梅丸。

【主要条文】 《伤寒论》第 338、第 359 条。

《伤寒论》第 338 条：伤寒脉微而厥，至七八日肤冷，其人躁，无暂安时者，此为脏厥，非蛔厥也。蛔厥者，其人当吐蛔。今病者静，而复时烦者，此为脏寒。蛔上入其膈，故烦，须臾复止；得食而呕，又烦者，蛔闻食臭出，其人常自吐蛔。蛔厥者，乌梅丸主之。又主久利。

乌梅丸方

乌梅三百枚 细辛六两 干姜十两 黄连十六两 当归四两 附六两子（炮，去皮） 蜀椒四两（出汗） 桂枝六两（去皮） 人参六两 黄檗六两

上十味，异捣筛，合治之。以苦酒渍乌梅一宿，去核，蒸之五斗米下，饭熟捣成泥，和药令相得。内臼中，与蜜杵二千下，丸如梧桐子大。先食饮服十丸，日三服，稍加至二十丸。禁生冷、滑物、臭食等。

《伤寒论》第 359 条：伤寒本自寒下，医复吐下之，寒格，更逆吐下；若食入口即吐，干姜黄芩黄连人参汤主之。

干姜黄芩黄连人参汤方

干姜、黄芩、黄连、人参各三两。

上四味，以水六升，煮取二升，去滓，分温再服。

2. 厥阴寒化证

【病因】 厥阴病阴阳对峙，厥热胜复，阴胜而寒化。

【主症】 手足厥寒，干呕吐涎沫，脉细欲绝。

【临床表现】 手足厥寒，干呕吐涎沫，头痛，脉细欲绝。

【症候分析】 手足厥寒肝血不足，寒邪凝滞，气血运行不畅，四肢失于温养；脉细欲绝血虚寒凝，血脉不畅；干呕吐涎沫，头痛肝寒犯胃，浊阴上逆。头痛以巅顶为甚。

【病机】 血虚寒凝，肝寒犯胃，浊阴上逆。

【治法与方剂】 养血散寒，温通经络。当归四逆汤。

暖肝温胃，益气降逆。方用吴茱萸汤。

【主要条文】 《伤寒论》第351、第352条。

《伤寒论》第351条：手足厥寒，脉细欲绝者，当归四逆汤主之。

当归四逆汤方

当归三两　桂枝三两（去皮）　芍药三两　细辛三两　甘草二两（炙）　通草二两　大枣二十五枚（擘，一法十二枚）

上七味，以水八升，煮取三升，去滓，温服一升，日三服。

《伤寒论》第352条：若其人内有久寒者，宜当归四逆加吴茱萸生姜汤。

当归四逆加吴茱萸生姜汤方

当归三两　芍药三两　甘草二两（炙）　通草二两　桂枝三两（去皮）　细辛三两　生姜半斤（切）　吴茱萸二升　大枣二十五枚（擘）

上九味，以水六升，清酒六升和，煮取五升，去滓，温分五服（一方，酒水各四升）。

3. 厥阴热化证

【病因】 厥阴病阴阳对峙，厥热胜复，阳胜而热化。

【主症】 腹痛，里急后重，痢下脓血，肛门灼热。

【临床表现】 腹痛，里急后重，痢下脓血，肛门灼热，身热口渴，舌红苔黄，脉滑数有力。

【症候分析】 腹痛，里急后重热壅气滞；便下脓血热注大肠。热从大便而出故肛门灼热；身热口渴，舌红苔黄，脉滑数有热邪内力盛之证。

【病机】 邪热内迫大肠，传导失职。

【治法】 清热解毒燥湿，凉肝止痢。

【方剂】 白头翁汤。

【主要条文】 《伤寒论》第371、第373条。

《伤寒论》第371条：热利下重者，白头翁汤主之。

白头翁汤方

白头翁二两　黄檗三两　黄连三两　秦皮三两

上四味，以水七升，煮取二升，去滓，温服一升；不愈，更服一升。

《伤寒论》第373条：下利欲饮水者，以有热故也，白头翁汤主之。

二、六经病证的传变

六经病证是脏腑、经络病变的反映，而脏腑、经络之间又是相互联系不可分割的整体，因此，六经病证可以相互传变，从而表现为传经、直中、合病、并病等。

病邪自外侵入，逐渐向里发展，由某一经病证转变为另一经病证，称为"传经"。其中若按伤寒六经的顺序相传者，即太阳病证──→阳明病证──→少阳病证──→太阴病证──→少阴病证──→厥阴病证，称为"循经传"；若是隔一经或两经以上相传者，称为"越经传"；若相互表里的两经相传者，称为"表里传"，如太阳病传少阴病等。

伤寒病初起不从三阳经传入，而病邪直入于三阴者，称为"直中"。

伤寒病不经过传变，两经或三经同时出现的病证，称为"合病"，如太阳阳明合病、太阳太阴合病等。

伤寒病凡一经病证未罢，又见他经病证者，称为"并病"，如太阳少阴并病、太阴少阴并病等。

第十二章　卫气营血辨证

卫气营血辨证，是清代叶天士在《外感温热篇》中所创立的一种适用于外感温热病的辨证方法。即将外感温热病发展过程中，不同病理阶段所反映的症候，分为卫分证、气分证、营分证、血分证四类，用以说明病位的浅深、病情的轻重和传变的规律，并指导临床治疗。

张仲景创立的六经辨证，以及后世医家对温热邪气致病的认识，为卫气营血辨证的形成奠定了理论基础。叶氏借用《内经》中关于卫、气、营、血四种物质的分布、功能不同而又密切相关的生理概念，将温热之邪侵袭人体分为由浅入深传变的四个阶段。温热病邪由卫分——→气分——→营分——→血分，说明病情逐渐加重。

卫气营血辨证就其病位及层次、病变发展趋势而言，卫分证主表，邪在肺与皮毛，为外感温热病的开始阶段；气分证主里，病在胸、膈、胃、肠、胆等脏腑，为邪正斗争的亢盛期；营分证为邪热陷入心营，病在心与心包络，病情深重；血分证则为病变的后期，邪热已深入心、肝、肾等脏，重在耗血、动血，病情更为严重。故叶天士《外感温热篇》说："温邪上受，首先犯肺，逆传心包，肺主气属卫，心主血属营。""大凡看法，卫之后方言气，营之后方言血。"

一、辨卫气营血证

（一）卫分证

卫分证指温热病邪侵袭肤表，卫气功能失调，肺失宣降，以发热、微恶风寒、脉浮数等为主要表现的表热症候。

【临床表现】　发热，微恶风寒，少汗，头痛，全身不适，口微渴，舌边尖红、苔薄黄，脉浮数，或有咳嗽、咽喉肿痛。

【症候分析】　卫分证是温热病的初起阶段。温热之邪侵及卫表，卫气阻遏不能布达于外，故发热，微恶风寒；卫阳与温热邪气郁蒸，故多为发热重而恶寒轻。温邪上犯，肺失宣降，气逆于上则咳嗽；上灼咽喉，气血壅滞，故咽喉红肿疼痛；上扰清窍，则头痛；邪在肺卫之表，津伤不重，故口干微渴；舌边尖红，脉浮数，为邪热在卫表的征象。

本证以发热而微恶风寒，舌边尖红，脉浮数等为辨证要点。

（二）气分证

气分证指温热病邪内传脏腑，正盛邪炽，阳热亢盛所表现的里实热症候。根据邪热侵犯肺、胸膈、胃肠、胆等脏腑的不同，而兼有不同的表现。

【临床表现】　发热不恶寒，口渴，汗出，心烦，尿赤，舌红苔黄，脉数有力。或兼咳喘胸痛，咯痰黄稠；或兼心烦懊侬，坐卧不安；或兼潮热，腹胀痛拒按，或时有谵语、狂乱，大便秘结或下秽臭稀水，舌苔黄燥，甚则焦黑起刺，脉沉实；或见口苦、胁痛、心烦、干呕，脉弦数等。

【症候分析】 气分证多由卫分证不解，邪传入里所致，亦有初感温热邪气即直入气分者。邪正剧争，里热炽盛，故身热盛，不恶寒；邪热蒸腾，迫津外泄，则汗出；热扰心神，则心烦；热灼津伤，则口渴、尿赤、舌苔黄；热盛血涌，则舌红，脉数有力。

若邪热恋肺，肺失肃降，肺气不利，则见咳喘、胸痛，咯痰黄稠。

若热扰胸膈，心神不宁，则心烦懊侬，坐卧不安。

若热结肠道，腑气不通，则见日晡潮热，腹部胀痛拒按。邪热与燥屎相结而热愈炽，上扰心神，则时有谵语、狂乱；燥屎结于肠中，邪热迫津从旁而下，则下利稀水，秽臭不堪，此即"热结旁流"；实热内结，故舌苔黄而干燥，甚或焦黑起刺，脉沉实。

若热郁胆经，胆气上逆，则口苦；经气不利，故胁痛；扰心则烦；胆热犯胃，胃失和降，故干呕；脉弦数为胆经有热之象。

气分证以发热不恶寒、舌红苔黄、脉数有力为辨证要点。

（三）营分证

营分证指温热病邪内陷，营阴受损，心神被扰，以身热夜甚、心烦不寐、斑疹隐隐、舌绛等为主要表现的症候。

【临床表现】 身热夜甚，口不甚渴或不渴，心烦不寐，甚或神昏谵语，斑疹隐隐，舌质红绛无苔，脉细数。

【症候分析】 营分证是温热病发展过程中较为深重的阶段。可由气分证不解，邪热传入营分，或由卫分证直接传入营分而成，称为"逆传心包"；亦有营阴素亏，初感温热邪盛，来势凶猛，发病急骤，起病即见营分证者。

邪热入营，灼伤营阴，阴虚则身热夜甚；邪热蒸腾营阴上朝于口，故口不甚渴，或不渴；邪热深入营分，侵扰心神，故见心烦不寐，神昏谵语；热伤血络，则见斑疹隐隐；舌质红绛无苔，脉细数，为邪热入营，营阴劫伤之象。

本证以身热夜甚、心烦不寐、舌绛、脉细数等为辨证要点。

（四）血分证

血分证指温热病邪深入血分，耗血、伤阴、动血、动风，以发热、谵语神昏、抽搐或手足蠕动、斑疹、吐衄、舌质深绛等为主要表现的症候。

【临床表现】 身热夜甚，躁扰不宁，甚或谵语神昏，斑疹显露、色紫黑，吐血、衄血、便血、尿血，舌质深绛，脉细数；或见抽搐，颈项强直，角弓反张，目睛上视，牙关紧闭，脉弦数；或见手足蠕动、瘛疭等；或见持续低热，暮热早凉，五心烦热，神疲欲寐，耳聋，形瘦，脉虚细。

【症候分析】 本证由邪在营分不解，传入血分；或气分热炽，劫营伤血，直入血分；或素体阴亏，已有伏热内蕴，温热病邪直入血分而成。

血分证是温热病发展过程中最为深重的阶段，病变主要累及心、肝、肾三脏。主要表现为热盛动血、热盛动风、热盛伤阴三大类型。

邪热入血，灼伤阴血，阴虚内热，夜间阳入于阴，故身热夜甚；血热内扰心神，故躁扰不宁，甚或谵语神昏。

邪热迫血妄行，则有出血诸症；邪热灼津，血行壅滞，故斑疹紫黑，舌质深绛，脉细数。

若血分热炽，燔灼肝经，筋脉挛急，则见"动风"诸症。若肝阴不足，筋失所养，可见手足蠕动、瘛疭等虚风内动之象。

若邪热久羁，劫灼肝肾之阴，阴虚内热，故见低热，或暮热早凉，五心烦热；阴津不能上承，故口干咽燥，舌红少津；肾阴亏耗，耳窍失养故耳聋，神失所养则神疲欲寐，形体失养则体瘦；脉虚细，为精血不充之象。

本证以身热夜甚、谵语神昏、抽搐或手足蠕动、斑疹、吐衄、舌质深绛、脉细数等为辨证要点。

二、卫气营血证的传变

温热病的整个发展过程，实际上就是卫气营血症候的传变过程。卫气营血症候的传变，一般有顺传和逆传两种形式。

（一）顺传

顺传指病变多从卫分开始，依次传入气分、营分、血分。它体现了病邪由表入里、由浅入深，病情由轻而重、由实致虚的传变过程，反映了温热病发展演变的一般规律。

（二）逆传

指邪入卫分后，不经过气分阶段而直接深入营、血分。实际上"逆传"只是顺传规律中的一种特殊类型，病情更加急剧、重笃。

此外，由于病邪和机体反应的特殊性，温病的传变也有不按上述规律传变者。如发病之初无卫分证，而径见气分证或营分证；卫分证未罢，又兼气分证，而致"卫气同病"；气分证尚存，又出现营分证或血分证，称"气营两燔"或"气血两燔"。

第十三章　三焦辨证

三焦辨证，是清代吴鞠通在《温病条辨》中，对外感温热病进行辨证归纳的一种方法。

三焦辨证是依据《内经》关于三焦所属部位的概念，在《伤寒论》六经辨证及叶天士卫气营血辨证的基础上，将外感温热病的症候归纳为上焦病证、中焦病证、下焦病证，用以阐明三焦所属脏腑在温热病发展过程中不同阶段的病理变化、症候表现及其传变规律。

上焦病证主要包括手太阴肺和手厥阴心包的病变，其中手太阴肺的症候多为温病的初起阶段；中焦病证主要包括手阳明大肠、足阳明胃和足太阴脾的病变，脾胃同属中焦，阳明主燥，太阴主湿，邪入阳明而从燥化，则多呈现里热燥实证；邪入太阴从湿化，多为湿温病证；下焦病证主要包括足少阴肾和足厥阴肝的病变，多为肝肾阴虚之候，属温病的末期阶段。

一、辨三焦病证

（一）上焦病证

上焦病证指温热之邪侵袭手太阴肺和手厥阴心包，以发热汗出、咳嗽气喘，或谵语神昏等为主要表现的症候。

【临床表现】 发热，微恶风寒，头痛，汗出，口渴，咳嗽，舌边尖红，脉浮数或两寸独大；或见但热不寒，咳嗽，气喘，口渴，舌苔黄，脉数；甚则高热，大汗，谵语神昏或昏愦不语，舌謇肢厥，舌质红绛。

【症候分析】 肺主气，外合皮毛，与卫气相通。上焦病证中，温热之邪初犯人体，既可肺卫同时受邪，出现卫表症候与肺的症候；也可局限于肺脏受邪，邪热壅肺而卫表症状不甚明显。

温热之邪犯表，卫气失和，肺气失宣，故见发热，微恶风寒，咳嗽，舌边尖红，脉浮数或两寸独大等症；温邪上扰清窍则头痛，伤津则口渴，迫津外泄则汗出；邪热入里，故身热不恶寒；邪热壅肺，肺失肃降而上逆，则见咳嗽，气喘；口渴，舌苔黄，脉数，均为邪热内盛之征。

若肺经之邪不解，病情严重时，温热之邪可逆传心包。邪陷心包，热扰心神甚或热闭心神，则见谵语神昏，或昏愦不语，舌謇；里热炽盛，蒸腾于外，故见高热，大汗；阳热内郁，不达四肢，故肢厥；灼伤营阴，则舌质红绛。

本证以发热汗出、咳嗽气喘，或谵语神昏等为辨证的主要依据。

1. 手太阴肺病证 上焦手太阴肺的病变主要是指温病初起邪从上受、侵袭于肺而致肺卫失宣的症候，但也包括邪热入里、热壅肺气的肺热证。两者虽有表里浅深之分，但其病位则皆以肺为主，故均属手太阴肺的病变。

【临床表现】 脉浮，头项强痛而恶寒（《伤寒论》第 1 条）；发热，汗出，恶风（《伤寒论》第 2 条）；啬啬恶寒，淅淅恶风，翕翕发热（《伤寒论》第 12 条）；伤寒表不解，心下有水气，干呕发热而咳（《伤寒论》第 40 条）；汗出而喘（《伤寒论》第 63、第 162 条）。

【症候分析】 肺属上焦，开窍于鼻，外合皮毛，主一身之表。故温病初起，邪从口鼻上受，多先犯于肺，而产生肺卫失宣的症候。卫气失宣，皮毛开合失常，则发热、恶寒、有汗不多；由于温为阳邪，故发热偏重而恶寒轻微。从上而受侵袭肺卫之邪多系风温之邪。风温之邪，其性疏泄，故邪虽在表而多有汗出，但终因皮毛开合失常，所以有汗又并不太多。邪袭于肺，肺气失宣，故见咳嗽。这是本证的主要特点。表邪不能及时外解，则可内传入里热壅肺气。此时卫分之邪虽解，但气分里热已炽，病位虽仍在肺，但已属里证范围。其症身热、汗出、口渴乃里热炽盛之象，而咳嗽、气喘为热邪壅肺、肺气壅实的表现，是病位在肺的主要特征。总之，本证虽属邪热入里的气分证范围，但病位仍以肺为主，故亦属手太阴肺的病变。

2. 手厥阴心包病证 是指温病过程中邪热内陷心包，导致机窍堵闭，心神严重失常的一种病变。它的病位虽亦在上焦，但病情已很深重。

【临床表现】 昼日明了，暮则谵语，如见鬼状（《伤寒论》第 145 条）；谵语遗尿（《伤寒论》第 219 条）。

【症候分析】 心包为心之外衣，有护卫心脏的作用；心包之脉络为血脉运行的通路。古人认为：心为五脏六腑之主而不能受邪，受邪则神去而死。凡邪之入心者，皆心之包络受之。故有"心包代心受邪"之说。由于心包为心神出入之所，在生理上与心的功能一致。所以，温病过程中的心包病变，亦以神志变化为主要表现。其症见神昏谵语或昏愦不语，是本证的主要特点，乃因热扰神明所致。

（二）中焦病证
中焦病证指温热之邪侵袭中焦脾胃，邪从燥化和邪从湿化，以发热口渴、腹满便秘，或身热不扬、呕恶脘痞、便溏等为主要表现的症候。

【临床表现】 身热面赤，呼吸气粗，腹满，便秘，神昏谵语，渴欲饮冷，口干唇裂，小便短赤，舌苔黄燥或焦黑起刺，脉沉实有力。或身热不扬，头身重痛，胸脘痞闷，泛恶欲呕，大便不爽或溏泄，舌苔黄腻，脉濡数。

【症候分析】 温邪自上焦传入中焦，脾胃二经受病，若邪从燥化，表现为阳明燥热证；若邪从湿化，则成为太阴湿热证。

邪入阳明，热炽津伤，胃肠失润，燥屎内结，故见腹满、便秘；邪热蒸腾，则身热面赤、呼吸气粗；热扰心神，故见神昏谵语；灼津耗液，则见渴欲饮冷、口干唇裂、小便短赤；舌苔黄燥或焦黑起刺，脉沉实有力，为燥热内结，津液被劫之征。

邪从湿化，湿热郁阻中焦，脾失健运，胃失和降，故见胸脘痞闷、泛恶欲呕、大便不爽或溏泄；湿遏热伏，郁于肌腠，故身热不扬；湿性重着，湿热郁阻，气机不畅，故头身重痛；舌苔黄腻，脉濡数，为湿热内蕴之象。

本证以发热口渴、腹满便秘，或身热不扬、呕恶脘痞、便溏等为辨证的主要依据。

1. 足阳明胃病证 热邪传入中焦阳明，或为无形邪热亢盛，或为有形实邪内结。前者称为阳明经证，后者称为阳明腑证。两者虽均属邪热燥实之证，但具体表现则有所不同。

【临床表现】 胃中干，烦躁不得眠，欲得饮水（《伤寒论》第71条）；胃家实（《伤寒论》第180条）；以津液外出，胃中燥，大便秘硬（《伤寒论》第213条）；面合赤色（《伤寒论》第206条）；谵语发潮热（《伤寒论》第214条）；手足汗出，大便难而谵语（《伤寒论》第220条）。

【症候分析】 邪在中焦阳明属里热实证。其中阳明经证属无形邪热亢盛，临床以大热、大汗、大渴、脉洪大的"四大"见症为主要表现。阳明经热蒸腾于外则体表壮热，热迫津泄则身出大汗，热壅气机则呼吸粗大，热灼胃津则大渴引饮，阳明经热循经上冲则面目红赤。舌苔黄燥、脉象洪数均为热盛气分的特征。本证虽邪在阳明之经，但其病机实为邪热蒸腾内外、弥漫全身。阳明腑证为热邪与肠中燥屎相结而成有形实邪结聚，其病位以肠腑为主，病机以热结阴伤、腑气壅实为主要特点，故临床以潮热、便秘、腹满、舌苔老黄甚或焦黑起刺、脉象沉实为主要表现。本证与《伤寒论》"六经"辨证中的阳明腑证性质相同，表现一致，只是温病过程中的阳明腑实之证，燥结阴伤的变化尤为显著。

2. 足太阴脾病证 主要是指湿热蕴蒸中焦困阻脾胃的一种病变，这与"六经"辨证中之太阴病证属脾胃虚寒者有所不同。

【临床表现】 腹满而痛，食不下，自利益甚，时腹自痛（《伤寒论》第273条）；手足自温，系在太阴（《伤寒论》第278条）；腹胀满（《伤寒论》第66条）。

【症候分析】 温病过程中足太阴脾经症候的病机特点是湿中蕴热困阻脾胃，运化失常。因脾为湿土之脏，胃为水谷之海，而湿土之气同类相召，故温病感受湿热之邪多先犯中焦脾胃。脾胃受困运化失职，气机升降失常，以致症见脘痞腹胀，恶心欲吐，大便溏薄而舌苔厚腻。脾主四肢，外合肌肉，湿阻于脾，经气不利，则身重肢倦。湿为阴邪，热为阳邪，湿处热外，热蕴湿中，故身热不扬。综观本证虽属湿热为病，但以湿邪为甚，病机虽属湿热蕴阻气分，但以中焦脾胃为重心。

（三）下焦病证

下焦病证指温热之邪犯及下焦，劫夺肝肾之阴，以身热颧红、手足蠕动或瘛疭、舌绛苔少等为主要表现的症候。

【临床表现】 身热颧红，手足心热，口燥咽干，神倦，耳聋，或见手足蠕动、瘛疭，心中憺憺大动，舌绛苔少，脉细数或虚大。

【症候分析】 温病后期，邪传下焦，损及肝肾之阴。肾阴亏耗，耳失充养，故耳聋；神失阴精充养，故神疲；阴亏不能制阳，虚热内生，则见身热颧红、口燥咽干、手足心热、舌绛苔少、脉虚大；热邪久羁，真阴被灼，水亏木旺，筋失所养，虚风内扰，以致出现手足蠕动，甚或瘛疭，心中憺憺大动等证。

本证以身热颧红、手足蠕动或瘛疭、舌绛苔少等为辨证的主要依据。

1. 足少阴肾病证 是指温病后期热邪耗损下焦肾阴所致的真阴欲竭症候。

【临床表现】 口燥咽干（《伤寒论》第 320 条）；少阴病，得之二三日以上，心中烦，不得卧（《伤寒论》第 303 条）；脉微细，但欲寐（《伤寒论》第 281 条）。

【症候分析】 肾居下焦，藏真阴而寓元阳，为人身之本。温热病邪久羁不解，深入下焦，劫灼阴精，导致真阴欲竭，阳不潜藏，是形成本证的病理基础。热灼真阴，阴伤不能制阳，故出现低热面赤，手足心热甚于手足背，口干咽燥以及舌绛少苔等一派阴虚内热的征象。两少阴同气，足少阴肾之阴精损耗，则手少阴心必失其滋养，故见神倦脉虚。耳为肾之窍，肾精不能上滋则耳聋失聪。总之，本证以肾阴损伤为主，以阴伤不能制阳、阴精不能滋养脏腑器官为其主要病理变化。其形成虽属热伤肾阴，但病机以虚为主，邪热不甚，所以吴鞠通称其为"虚多邪少"之候。

2. 足厥阴肝病证 主要是指肾阴耗损而致肝风内动的虚风痉厥之证。

【临床表现】 若被火者，微发黄色，剧则如惊痫，时瘛疭（《伤寒论》第 6 条）；手足厥寒，脉微细欲绝（《伤寒论》第 351 条）。

【症候分析】 肝虽位居胁下，但在生理上由于"乙癸同源"与肾密切相关。在病理上肝风内动又常因"水不涵木"而导致，所以吴鞠通将其作为下焦病变看待。足厥阴肝经病证的形成，主要是因肾阴耗损，不能涵养肝木而致虚风内动。因肝为风木之脏，体阴而用阳，赖肾水以涵养，故肾阴耗损，每易导致"水不涵木"的虚风内动之变，而见手指蠕动，甚或瘛疭的动风征象。这是因为筋脉属肝所主，肾阴枯涸不能濡养筋脉，则筋膜干燥而挛急，故见手指蠕动，甚或瘛疭。由于"阴阳气不相顺接"而见手足厥冷等症。本证病机虽以肝风内动为主，但其形成则与足少阴肾的阴精耗损有着因果关系。

二、三焦病证的传变

三焦病证多由上焦手太阴肺经开始，传入中焦，进而传入下焦，此为"顺传"，标志着病情由浅入深、由轻到重的病理进程。若病邪从肺卫而传入心包者，称为"逆传"，说明邪热炽盛，病情重笃。故《温病条辨·中焦篇》总结为："温病由口鼻而入，鼻气通于肺，口气通于胃。肺病逆传则为心包。上焦病不治，则传中焦，胃与脾也。中焦病不治，即传下焦，肝与肾也。始上焦，终下焦。"

三焦病证自上而下的传变，是一般的规律。临床有邪犯上焦，经治而愈，并不传变者；亦有上焦病证未罢而又见中焦病证者，或自上焦而径传下焦者；亦有中焦病证未除而又出现下焦病证者，或起病即见下焦病证者；还有两焦病证错综互见和病邪弥漫三焦者。因此，对三焦病势的判断，应根据临床资料，进行全面、综合的分析。

第十四章　经络辨证

经络辨证，是以经络学说为理论依据，对病人所反映的症状、体征进行分析综合，以判断病属何经、何脏、何腑，进而确定发病原因、病变性质及其病机的一种辨证方法。

划分病变所在的经络病位，源于《内经》，后世多有发挥。《灵枢·经脉》载有十二经病证，奇经八脉病证则以《素问·骨空论》《难经·二十九难》及李时珍《奇经八脉考》论述甚详。

经络分布周身，运行全身气血，联络脏腑关节，沟通上下内外，使人体各部相互协调，共同完成各种生理活动。当人体患病时，经络又是病邪传递的途径，外邪从皮毛、口鼻侵入人体，首先导致经络之气失调，进而内传脏腑；反之，如果脏腑发生病变时，同样也可循经络反映于体表，在体表经络循行的部位，特别是经气聚集的腧穴之处，出现各种异常反应，如麻木、酸胀、疼痛，对冷热等刺激的敏感度异常，或皮肤色泽改变等。这样，便可辨别病变所在的经络、脏腑。

经络辨证是对脏腑辨证的补充和辅助，特别是在针灸、推拿等治疗方法中，更常运用经络辨证。

经络辨证的内容有十二经脉病证和奇经八脉病证。

一、辨十二经脉病证

（一）概述

十二经脉包括手、足三阴经和手、足三阳经。

十二经病证有一定规律可循，可表现为本经经脉循行部位和所属脏腑的病变。掌握其规律和特点，便有助于推求病变所在的经络及脏腑。

1. 经络循行部位的症状　经脉受邪，经气不利，所现病变多与其循行部位有关。如足太阳膀胱经受邪，可见项背、腰脊、腘窝、足跟等处疼痛；由于肝经循行于胁肋、少腹，故《素问·藏气法时论》说："肝病者，两胁下痛，引少腹。"

2. 经络及所属脏腑症状　经络受病可影响脏腑，脏腑病变可反映于经络，而常表现为脏腑病候与经脉所属部位的症状相兼。如手太阴肺经病证，可见咳喘气逆、胸满、臑臂内侧前缘疼痛等，并常在肺俞、中府等穴出现压痛感。

3. 多经合病的症状　一经受邪，可影响其他经脉，表现为多经合病的症状。如脾经有病可见胃脘疼痛、食后作呕等胃经症状；足厥阴肝经受病可出现胸胁满痛、呕逆、飧泄、癃闭等症。

（二）病证

1. 手太阴肺经病证　反映于手太阴肺经所过部位的病变及肺的病变为主者，属于太阴肺经病证。

【临床表现】　肺胀满膨而喘咳，缺盆中痛，甚则交两手而瞀（心胸闷乱、视力模糊）；渴，上气，喘咳，烦心，胸满，臑臂内前廉痛厥，掌中热；气盛有余，则肩背痛，风寒汗出中风，小便数而欠，气虚则肩背痛、寒，少气不足以息，溺色变（小便颜色异常）。

【原文】　太阳病，发热，汗出，恶风（《伤寒论》第2条）；喘家（《伤寒论》第18条）；烦躁（《伤寒论》第4条）；太阳病，下之后，脉促胸满（《伤寒论》第21条）；自汗出，小便数，心烦，微恶寒（《伤寒论》第29条）。

【释义】　肺主一身之皮毛，太阳中风，邪从口鼻上受，多先犯于肺，导致手太阴肺经病变，故发热，汗出，恶风；表虚，微恶寒；素有喘病，感寒复发；表证未解入里，邪气犯胃，或邪陷胸中，胸阳不振，而出现胸满闷。

【辨证要点】

（1）见肺经所过部位疼痛，如有缺盆、臂内侧前缘、肩背等处的疼痛等。

（2）可见肺经本脏的病变，如胸闷肺胀，咳喘少气等。尚可表现为肺卫失常的症候，如洒淅寒热、自汗等。

2. 手阳明大肠经病证　反应于手阳明大肠经所过部位的病变及大肠的病变为主者，属于手阳明大肠经的病证。

【临床表现】　齿痛，颈肿；目黄、口干、衄血、喉痹、肩前臑痛，大指次指痛不用；气有余，则当脉所过者热肿，虚则寒栗不复。

【原文】　口渴、衄血、咽必痛（《伤寒论》第198条）。

【释义】　阳明之为病，胃家实。《灵枢·本输篇》有"大肠、小肠皆属于胃"之说，《伤寒论》沿用了这个观点，指出"阳明之为病，胃家实是也"。因而出现邪热壅滞手阳明大肠经本腑的病证，口干口渴。由于手阳明大肠经脉其支者，左之右，右之左，上挟鼻孔，阳明腑实热盛、邪热上壅，热伤血络，出现鼻衄；肺与大肠相表里，咽喉为肺之门中，肺热上蒸咽喉，咽必痛。

【辨证要点】

（1）可见大肠经所过部位经气活动失常的病变，如下齿痛，颈肿，喉痹，衄血，肩前臑痛、指痛等。

（2）可见大肠经本腑的病变，如口干、目黄、便秘等。

3. 足阳明胃经病证　反映于足阳明大肠经所过部位的病变及胃的病变为主者，属于足阳明大肠经的病证。

【临床表现】　洒洒振寒，善呻数欠，颜黑，病至则恶人与火，闻木声则惕然而惊，心欲动，独闭户塞牖而处，甚则欲上高而歌，弃衣而走，贲响腹胀；狂、疟，温淫（热性、口病），汗出，唇胗（唇疡），颈肿，喉痹，大腹水肿，膝膑肿痛，循膺、乳、气街、股、伏兔、骭外廉、足跗上皆痛，中指不用；气盛则身以前皆热，其有余于胃，则消谷善饥，溺色黄，气不足，则身以前皆寒栗，胃中寒则胀满。

【原文】 胃气不和，谵语者（《伤寒论》第 29 条）；胃家实（《伤寒论》第 180 条）；若能食，名中风，不能食，名中寒，小便不利，手足濈然汗出（《伤寒论》第 190、第 191 条）；奄然发狂（《伤寒论》第 192 条），日晡所发潮热，不恶寒，独语如见鬼状，发则不识人，循衣摸床，惕而不安（《伤寒论》第 212 条）；鼻衄（《伤寒论》第 202、第 227 条）。

【释义】 胃腑为水谷之海，化生精微之气而为血，其经脉多气多血，因而外邪一旦侵犯足阳明胃经，即易化燥化热，表现为一系列胃家实的症状，如身大热，汗自出，不恶寒，反恶热，口渴、心烦的经证，以及实热之结聚胃腑的表现，如发热，汗出，不恶寒，潮热，谵语或心烦，腹胀满等。如风邪侵犯足阳明胃经，风为阳邪，容易化热，致使足阳明胃经气盛有余，助胃阳消谷，表现为能食；若感受寒邪，寒为阴邪易伤胃阳，导致足阳明胃经出现气虚不足的症状，不能腐熟水谷，故表现为不能食。外邪初犯足阳明胃经时，阳气一时被郁，肌表失温，亦可见恶寒。阳明经多气多血，邪至阳明，邪盛正旺，邪热充斥全身，正气抗邪有力，故热势特甚，若邪热与胃肠燥屎相结，形成痞、满、燥、实之证，则可见潮热，然汗出，甚则谵语，不识人，循衣摸床，手足濈惕而不安。足阳明胃经多气多血，且足阳明胃经之脉起于鼻，还出挟口，若热邪充斥阳明经脉，迫血妄行，可见鼻衄，此时常伴有发热、汗出、口渴、脉洪大等症。

【辨证要点】

（1）见胃经所过部位为主的病变，如身前胸腹部发热为甚，膺、乳、气街、股、伏兔、膝膑、胫外缘、足跗上等处疼痛不用。

（2）反映胃腑燥热的病变，如消谷善饥，腹胀肠鸣，惊惕，发狂、口疮、颈肿、喉痹等。

（3）若胃火循经上炎，则可见痹痛、衄衄、口角歪斜等。

4. 足太阴脾经病证 反映于足太阴脾经所过部位的病变及脾的病变为主者，属于足太阴脾经的病证。

【临床表现】 舌本强，食则呕，胃脘痛，腹胀善噫，得后与气则快然如衰，身体皆重，舌本痛，体不能动摇，食不下，烦心，心下急痛，溏瘕泄，水闭，黄疸，不能卧，强立股膝内肿厥，足大指不用。实则身尽痛，虚则百节皆纵。

【原文】 太阴之为病，腹满而吐，食不下，自利益甚，时腹自痛（《伤寒论》第 273 条）；太阳中风，四肢烦疼（《伤寒论》第 274 条）；太阴当发身黄，若小便自利者，不能发黄；至七八日，虽暴烦下利日十余行，必自止，以脾家实，腐秽当去故也（《伤寒论》第 278 条）。

【释义】 脾足太阴之脉入腹，属脾，络胃，上膈，挟咽，连舌本，散舌下。寒邪传入太阴，故腹满时自痛，寒邪循经犯胃，故呕滞，下不得上，自利益吐食不下，脾经寒邪壅甚。太阴经感受风邪，脾主四末，故四肢疼烦，是邪正相争的一种表现。脾失健运而水湿内停。可见身黄，若小便自利、寒湿之邪可从小便而出则不发黄。至七八日，若脾阳恢复，病人自觉心烦，继则下利，乃病情好转之兆。脾家实，是指脾阳恢复。

【辨证要点】

（1）可见脾经本脏健运失常，气机不畅的病变，如食少、善噫、腹胀、泄泻、矢气则舒。

（2）若脾失健运而水湿内停，可见身体沉重，转动不利，甚或为水闭、黄疸等。

（3）见脾经所过部位为主的病变，如舌本强或痛、股膝内侧肿痛、厥冷、大趾不用等。

5. 手少阴心经病证　反映于手少阴心经所过部位的病变及心的病变为主者，属于手少阴心经的病证。

【临床表现】　嗌干，心痛，渴而欲饮，目黄，胁痛，臂内后廉痛。

【原文】　心下必痛，口干燥（《伤寒论》第 321 条）。

【释义】　手少阴心经，起于心中，其支者，上挟咽，少阴之阴本虚，又见阳明燥实，肝胆火热，是心下必痛，火盛水竭，故而口干燥。

【辨证要点】

（1）见心经所过部位的病变，如心痛、臂内后廉痛、厥、掌中热痛。

（2）心火循经上炎，可见咽干，渴而欲饮，甚至目赤、目黄。

6. 手太阳小肠经病证　反映于手太阳小肠经所过部位的病变及小肠的病变为主者，则属于手太阳小肠经的病证。

【临床表现】　臑似折，耳聋、嗌痛，颔肿，不可以顾，肩似拔，目黄、颊肿，颈、颔、肩、臑、肘臂外后廉痛。

【原文】　太阳病，无汗而小便反少，气上冲胸，口噤不得语（《金匮要略·痉湿暍病脉证治第二》）。

【释义】　足太阳与手太阳是同经关系，邪阻经脉，循手太阳经筋，上曲牙，循耳前，上颔结于角，致经脉痉挛，牙关强急，口噤不得语。

【辨证要点】

（1）见小肠经所过部位的病变，如面颊肿，肩、臑、肘、臂疼痛等。

（2）小肠之火循经上炎，可见咽干，耳聋，目黄或赤等。

7. 足太阳膀胱经病证　反映于足太阳膀胱经所过部位的病变及膀胱的病变为主者，则属于足太阳膀胱经的病证。

【临床表现】　冲头痛，目似脱，项如拔，脊痛，腰似折，髀不可屈，腘如结，踹如裂；痔，疟，狂，癫疾，头囟项痛，目黄，泪出，鼽衄，项背、腰、尻、腘、踹脚皆痛，小指不用。

【原文】　项强头痛，项背强几几（《伤寒论》第 14、第 31 条）；身痛腰痛，骨节疼痛（《伤寒论》第 106 条）；鼻衄（《伤寒论》第 46、第 47、第 55、第 56 条）；阳病十八，头痛，项、腰、脊、臂、脚掣痛（《金匮要略·脏腑经络先后病脉证第一》）。

【释义】　太阳经主人身之表，为人身之藩篱，风寒之邪侵袭人体，则太阳首当其冲。邪犯太阳，正气奋起抗邪，正邪相互交争，导致太阳经脉发生异常变化。足太阳经起于目内眦，上额交巅，其直者，从巅入络脑，还出别下项，挟脊，抵腰至足，其支者，从巅至耳上角。风寒外袭太阳，经脉受邪，太阳经气运行受阻，必见头项强痛。项强是指项背拘急，俯仰不能自如，有拘挛紧固之感；项背强几几，是因太阳病本有头痛项强痛，若项强较重，紧束不舒，顾盼不能自如者，称为"项背强几几"，皆因风寒之邪侵袭太阳经，以致经气不舒，津液运行受阻，经脉失去濡养所致。足太阳膀胱经脉下项，挟脊，抵腰至足，行于人身之后，因而在其走行路线上出现身疼腰痛，骨节疼痛，也是由于太阳经脉受风寒侵袭，经脉为之不利，故出现之。衄血是指鼻腔出血，其属性多为热证，但亦可见于虚寒证者，热邪多因表邪闭郁，或邪热内盛，伤及阳络；虚证则为阳虚，气不摄血，血不循经，妄行升越于上而致。

【辨证要点】

（1）见膀胱经所过部位的病变，如头、囟、项、脊、腰以至小趾等处的疼痛、不用等症。甚则目似脱，项似拔，腰似折，髀不可屈，腘如结，踹如裂。

（2）尚可见膀胱经病证。

8. 足少阴肾经病证 反映于足少阴肾经所过部位的病变及肾的病变为主者，属于足少阴肾经的病证。

【临床表现】 饥不欲食，面如漆柴，咳唾则有血，喝喝而喘，坐而欲起，目如无所见，心如悬若饥状，气不足，则善恐，心惕惕如人将捕之；口热、舌干、咽肿、上气、嗌干及痛、烦心、心痛、黄疸、肠澼、脊、股内后廉痛、痿厥、嗜卧、足下热而痛。

【原文】 其人脐下悸，欲作奔豚（《伤寒论》第65条）；下利清谷（《伤寒论》第225条）；咽痛而复吐利（《伤寒论》第283条）；心中烦，不得卧（《伤寒论》第303条）；少阴病，下利，咽痛，胸满，心烦（《伤寒论》第310条）。

【释义】 少阴肾经络心，注胸中，汗后伤心阳，心火不能下蛰于肾，故欲作奔豚，少阴经脉循喉咙，挟舌本，其支者，从肺出络心，注胸中，少阴虚火循经上扰，经气不利，故见咽痛、胸满、心烦；阴寒内盛，中阳不守，阴寒上逆则吐，下注则利。

【辨证要点】

（1）见肾经所过部位的病变，脊痛、股内后缘痛，足下热痛及舌干、咽干痛等。

（2）可表现为肾经所联络、交注的多个脏器和部位的病变，如心烦、善恐、心惕惕如人将捕之，咳如无所见；面色黧黑如漆，形体瘦削如柴等。

9. 手厥阴心包经病证 反映于手厥阴心包经所过部位的病变及心包的病变为主者，属于手厥阴心包经的病证。

【临床表现】 手心热，臂、肘挛急，腋肿，甚则胸胁支满，心中憺憺大动，面赤，目黄，喜笑不休，心烦，心痛，掌中热。

【原文】 太阳病中的"其人如狂"（《伤寒论》第125条），"其人发狂"（《伤寒论》第124条）；阳明病中的"发则不识人，循衣摸床，惕而不安"（《伤寒论》第21条）；少阳病中的"昼日明了，暮则谵语，如见鬼状"（《伤寒论》第145条）；以及三阳合病中的"腹满身重，难以转侧，口不仁，面垢，谵语遗尿"等。

【释义】 太阳表证未解，邪热互结，随经入里，瘀热冲心，致"其人如狂""其人发狂"；阳明热盛循经上扰神明，故出现不识人、循衣摸床、惕而不安的阳明腑实重证。

【辨证要点】

（1）见心包经所过部位的病变，如掌中热，臂肘挛急，腋肿，胸胁支满等。

（2）可见心包本脏的病变，如心中憺憺大动，心烦，心痛，喜笑不休等。

10. 手少阳三焦经病证 反映于手少阳三焦经所过部位的病变为主者，属于手少阳三焦经的病证。

【临床表现】 耳聋，浑浑焞焞，嗌肿，喉痹，汗出目锐眦痛，颊痛，耳后、肩、臑、肘、臂外皆痛，小指、次指不用。

【原文】 少阳中风，两耳无所闻，目赤，胸中满而燥（《伤寒论》第264条）。

【释义】 手少阳三焦经脉，布膻中，散络心包，下膈、循属三焦。少阳中风，风火循经上扰空窍，则两耳无所闻，目赤，邪阻少阳经脉，枢机不利，则胸中满而烦。

【辨证要点】 根据三焦经循行所过部位，而以上述临床表现为主症。

11. 足少阳胆经病证 反映于足少阳胆经所过部位的病变及胆的病变为主者，属于足少阳胆经的病证。

【临床表现】 口苦、善太息，心胁痛，不能转侧，甚则面微有尘，体无膏泽，足外反热；头痛，颌痛，目锐眦痛，缺盆中肿痛，腋下肿，马刀、侠瘿，汗出振寒，疟，胸胁、肋、髀、膝外至胫、绝骨、外踝前及诸节皆痛，小指、次指不用。

【原文】 少阳之为病，口苦，咽干，目眩（《伤寒论》第263条）；往来寒热，胸胁苦满，嘿嘿不欲饮食，心烦喜呕（《伤寒论》第96条）；少阳中风，两耳无所闻，目赤，胸中满而烦（《伤寒论》第264条）。

【释义】 足少阳之脉，起于目锐眦，上抵头角，下耳后，至肩，入缺盆，下胸贯膈，络肝属胆，行于人身之侧。外感病由表入里，传至少阳，或外邪直中少阳经，使少阳为病，又"足少阳之正……贯心以上挟咽"（《灵枢·经水》），"咽为之使"（《灵枢·奇病篇》），故口苦，咽干，目眩。足少阳胆经下胸中，贯膈络肝属胆，循胁里，邪入其位，则胸胁苦满，少阳胆火内郁，则嘿嘿不欲饮食。少阳之邪居半表关里，表现为寒热往来，邪热循经扰心，则心烦喜呕。少阳感受风邪，风性为阳，而少阳主火，故少阳中风表现出风火炽盛、循经上扰症候，故见口苦，咽干，目眩，两耳无闻，目赤，胸中满而烦等。

【辨证要点】

（1）见胆经所过部位的病变，如偏头痛，下颌痛乃至诸关节皆痛，第四趾不用等症。以及生于腋下、颈部之马刀、侠瘿等。

（2）可见少阳胆经气机不利的病变，如口苦、善太息、心胁痛等。以及振寒发热汗出之疟疾，一般归属少阳。

12. 足厥阴肝经病证 反映于足厥阴肝经所过部位的病变及肝的病变为主者，属于足厥阴肝经的病证。

【临床表现】 腰痛不可以俯仰，丈夫㿗疝，妇人少腹肿，甚则嗌干，面尘脱色，胸满，呕逆，飧泄，狐疝，遗溺，闭癃。

【原文】 气上撞心，心中疼热，饥而不欲食（《伤寒论》第326条）；热利下重（《伤寒论》第371条，白头翁汤证）；下利欲饮水（《伤寒论》第373条），干呕，吐涎沫，头痛（《伤寒论》第378条，吴茱萸汤证）；蚀于下部则咽干（《金匮要略·百合狐惑阴阳毒病脉证治第三》）。

【释义】 厥阴之脉，挟胃贯膈，风木相火上冲，故见气上撞心，心中疼热，嘈杂似饥；肝经湿热下迫，壅滞肠道，故下利；又上贯膈，布胁肋，循喉咙之后，上入颃颡（鼻咽部）肝寒犯胃，胃气上逆，故见干呕，肝胃皆寒，饮邪不化，则口吐涎沫；因肝经和督脉交于巅，寒邪循经上扰清窍，故见头痛。狐惑病湿热下注致前阴溃烂，而足厥阴肝经绕阴器，上循于咽，蕴积前阴之湿热又可循经上冲，阻遏津液上承，故兼见咽喉干燥。

【辨证要点】

（1）见肝经循行所过部位的病变，如男子疝，狐疝，妇女少腹肿。或遗尿，癃闭，腰痛等。

（2）又有肝经气逆的病变，如呕逆、胸满、咽干等。

二、辨奇经八脉病证

奇经八脉，即冲、任、督、带、阳维、阴维、阳跷、阴跷等八条经脉。奇经八脉具有联系十二经脉，调节人体阴阳气血的作用。

奇经八脉的病证，由其所循行的部位和所具有的特殊功能所决定。

督脉总督一身之阳，任脉总任一身之阴，冲脉为十二经之海，三脉皆起于下极而一源三歧，与足阳明胃经、足少阴肾经联系密切。所以，冲、任、督脉的病证，常与人的先天、后天真气有关，并常反映为生殖功能的异常。如调理冲任可以治疗妇女月经不调、不孕、滑胎流产等；温养督任可以治疗生殖机能衰退等。

带脉环绕腰腹，其病常见腰脊绕腹而痛、子宫脱垂、赤白带下等。

阳跷为足太阳之别，阴跷为足少阴之别，能使机关跷健。其病多表现为肢体痿痹无力，运动障碍。

阳维脉起于诸阳会，以维系诸阳经，阴维脉起于诸阴交，以维系诸阴经，所以为全身之纲维。阳维脉为病，多见寒热；阴维脉为病，多见心胸、脘腹、阴中疼痛。

第四篇 病 案

第十五章 中医病历书写通则

一、病历书写的基本要求

（1）病历书写应当客观、真实、准确、及时、完整。

（2）住院病历书写应当使用蓝黑墨水或碳素墨水。

（3）门（急）诊病历和需复写的资料可以使用蓝色或黑色油性的圆珠笔。

（4）病历书写应当使用中文和医学术语。通用的外文缩写和无正式中文译名的症状、体征、疾病名称等可以使用外文。中医术语的使用依照中华人民共和国国家标准《中医临床诊疗术语》《中医病证分类与代码》和中医药行业标准《中医病证诊断疗效标准》等有关标准规范；中药名称的使用依照《中华人民共和国药典》。西医疾病诊断及手术名称依照国际疾病分类（ICD-10），译名应以《英汉医学词汇》（人民卫生出版社 1996 年版）和全国高等医药院校统一教材的名称为准；西药名一律用规范的中文名称书写，没有中文名称的可以使用规范的英文名称书写，不能用代替性符号或非规范缩写，一种药名不能中英文混写。

（5）病历书写应当文字工整，字迹清晰，表述准确，语句通顺，标点正确。书写过程中出现错字时，应当用书写时的笔墨在错字上画双线，不得采用刮、粘、涂等方法掩盖或去除原来的字迹。

（6）词句中数字可使用汉字，但双位数以上则一律使用阿拉伯数字。

（7）各项记录必须有完整日期，按"年-月-日"方式书写。月、日、时、分为单位数时，应在数字前加 0。急诊、抢救要写时间。所有时间以 24 h 表示，如 2006 年 5 月 30 日下午 5 时 30 分记录为"2006-05-30，17：30"。

（8）各种表格内容应逐项认真填写，每张记录纸均须有病人姓名、住院号、页码（记录为单张纸的可免页码）。

（9）各种记录结束时，书写者应签全名并清楚易认。

（10）凡药物过敏者，应在病历的过去史中用红色笔注明过敏药物的名称。

（11）病历书写要求使用统一印制的纸张。

二、病历书写人员资格要求

（1）病历应当由在本院工作并已获得执业医师资格或执业护士资格者书写或审核签名。

（2）病历应当按照规定的内容书写，并由相应医务人员签名。实习医务人员、试用期医务人员书写的病历，应当经过在本院合法执业的医务人员审核、修改并签名。非执业医师的签名应以斜线开始。

（3）实习医师不能书写入院记录、首次病程记录、手术记录。

（4）新分配转科医师3个月后因科室工作需要书写入院记录、开医嘱者，必须经科主任书面向医务科申请同意后，方能书写，且必须有合法执业医师签名后才生效。

（5）具有执业医师资格的进修医务人员由医务科根据其胜任本专业工作的实际情况，经认定后方可书写病历和开医嘱。

（6）出现在病历上的各级医师职称要以医院的正式聘任为准，在下级医师缺位时，其上级医师应代为签名；在病历书写要求中需二级或二级以上签名时，至少应有两位医师签名。

三、病历书写的时限

（1）门（急）诊病历记录应当在病人就诊时及时完成。

（2）"抢救记录""会诊记录"要求即时完成。

（3）因抢救急危病人，未能及时书写病历的，有关医务人员应当在抢救结束后6 h内据实补记，并加以注明。

（4）"入院记录""再次入院记录"或"多次入院记录"应于病人入院后24 h内完成。

（5）"24 h内入出院记录""出院记录"应当于病人出院后24 h内完成。

（6）"死亡记录""24 h内入院死亡记录"应于病人死亡后24 h内完成。

（7）"接班记录""转入记录""手术记录"应当于事件发生（接班后或转入后或手术后）后24 h内完成。

（8）"首次病程记录"应于入院8 h内完成。

（9）"交班记录""转出记录"要求事先（交班前或转出前）完成。

（10）"死亡病例讨论记录"要求在病人死亡后1周内完成，必要时及时讨论。

（11）住院病历要求在出院后72 h内完成归档。

四、病历的阅改

（1）上级医务人员有审查修改下级医务人员书写病历的责任。上级医师查房记录需有查房医生（或陪同查房的同级别医生）审核签名。

（2）上级医师修改病历时用红色墨水笔，注意保持原记录清楚、可辨，并在本项记录的原记录者签名处前（或后）用红色墨水笔签名，同时注明修改日期及时间。

（3）上级医师发现病历字迹潦草难以辨认的或在病历的其中一页中阅改超过三处以上时应令其24 h内重新抄写后才签名。

（4）入院记录、首次病程记录、会诊记录、转科记录、抢救记录、死亡记录、出院记录、死亡病例讨论记录等重要记录应有主治或以上医师签名。

（5）正、副主任医师要经常督促检查病案质量，并对与自己有关记录亲自修改（用红色墨水笔）并签名（用蓝黑墨水笔）。病历阅改应在该项记录完成后72 h内完成。

（6）住院病历经各级医师签署首页并归档后，不得再做任何修改。

五、知情同意书

（1）如下四项医疗活动：①有一定危险性，可能产生不良后果的检查、治疗和手术。②由于病人体质特殊或者病情危笃，可能对病人产生不良后果和危险的检查、治疗和手术；临床试验性检查和治疗。③收费可能对病人造成较大经济负担的检查、治疗和手术，应当由病人本人签署同意书；病人不具备完全民事行为能力时，应当由其法定代理人签字；病人因病无法签字时，应当由其近亲属签字，没有近亲属的，由其关系人签字；为抢救病人，在法定代理人或近亲属、关系人无法及时签字的情况下，可由医院负责人或者被授权的负责人签字。

（2）因实施保护性医疗措施不宜向病人本人说明情况的，应当将有关情况通知病人近亲属，由病人近亲属签署同意书，并及时记录。病人无近亲属的或者病人近亲属无法签署同意书的，由病人的法定代理人或者关系人签署同意书。

六、中医病历的标题名称

（1）病历：指医务人员在医疗活动过程中形成的文字、符号、图表、影像、切片等资料的总和，包括门（急）诊病历和住院病历。

（2）门诊病历：指病人在门诊就诊时的全部诊疗资料。包括门诊病历首页（门诊手册封面）、病历记录、化验单（检验报告）、医学影像检查资料等。

（3）急诊病历：指病人在急诊就诊和急诊留观期间的全部诊疗资料。包括急诊病历首页（急诊手册封面）、病历记录、化验单（检验报告）、医学影像检查资料等。

（4）住院病历：指病人在住院期间的全部诊疗资料。包括住院病案首页、住院志、体温单、医嘱单、化验单（检验报告）、医学影像检查资料、特殊检查（治疗）同意书、手术同意书、麻醉记录单、手术及手术护理记录单、病理资料、护理记录、出院记录（或死亡记录）、病程记录（含抢救记录）、疑难病例讨论记录、会诊意见、上级医师查房记录、死亡病例讨论记录等。

（5）住院志：指病人入院后，由经治医师通过问诊、查体、辅助检查获得有关资料，并对这些资料归纳分析书写而成的记录。形式分为入院记录、再次或多次入院记录、24 h内入出院记录、24 h内入院死亡记录。

（6）入院记录：指病人因病第1次住入本院后，由经治医师通过问诊、查体、辅助检查获得有关资料，并对这些资料归纳分析书写而成的记录。

（7）再次入院记录：指病人因同一种病再次住入本院时书写的记录。

（8）多次入院记录：指病人因同一种病3次以上（含3次）住入本院时书写的记录。

（9）24 h内入出院记录：指病人入院不足24 h出院书写的记录。

（10）24 h 内入院死亡记录：指病人入院不足 24 h 死亡后书写的记录。

（11）病程记录：指对病人病情和诊疗过程所进行的连续性记录。

（12）交（接）班记录：指病人经治医师发生变更之际，交班医师和接班医师分别对病人病情及诊疗情况进行简要总结的记录。

（13）转出记录：指病人住院期间需要转科时，经转入科室会诊并同意接收后，由转出科室医师书写的记录。

（14）转入记录：指病人住院期间需要转科时，经转入科室会诊并同意接收后，由转入科室医师书写的记录。

（15）阶段小结：指病人住院时间较长，由经治医师每月所做病情及诊疗情况的总结。

（16）术前小结：指在病人手术前，由经治医师对病人病情所做的总结。

（17）手术记录：指手术者书写的反映手术一般情况、手术经过、术中发现及处理等情况的特殊记录。

（18）出院记录：指经治医师对病人此次住院期间诊疗情况的总结。

（19）死亡记录：指经治医师对死亡病人住院期间诊疗和抢救经过的记录。

七、住院病历的排列顺序

（1）住院期间病历排列顺序（标志☆的项目按页号倒排，其余项目按页号顺排）：

1）体温单☆。

2）长期医嘱单☆。

3）临时医嘱单☆。

4）入院记录（再次或多次入院记录）。

5）首次病程记录。

6）日常病程记录。

7）有手术的按下列次序排列：

术前小结（或术前讨论）

手术同意书

麻醉同意书

麻醉记录

手术记录

手术护理记录

术后病程记录

8）特殊病情及治疗记录（如糖尿病、心衰等）。

9）会诊记录。

10）特殊检查治疗同意书、输血同意书等各类知情同意书。

11）辅助检查报告。包括：

专科检查报告（如视野、听力和介入检查等）

特殊检查报告单

特殊化验报告单（生化、免疫、细菌等）

常规化验报告单

12）护理记录（含一般及危重病人护理）。

13）住院病案首页。

14）入院通知单。

15）前次住院病历或门诊病历或急诊病历等。

16）外院诊疗资料。

17）有关医疗证明（病人工作单位的介绍信，外院诊断书，医疗、行政、司法部门的医疗文件副本等）。

（2）出院后病历装订顺序：

1）病历封面及目录。

2）住院病案首页。

3）出院记录或死亡记录。

4）入院通知单。

5）入院记录（再次或多次入院记录）。

6）首次病程记录。

7）日常病程记录。

8）有手术的按下列次序排列：

术前小结（或术前讨论）

手术同意书

麻醉同意书

麻醉记录

手术记录

手术护理记录

术后病程记录

9）特殊病情及治疗记录（如糖尿病、心衰等）。

10）会诊记录。

11）特殊检查治疗同意书、输血同意书等各类知情同意书。

12）辅助检查报告。包括：

专科检查报告（如视野、听力和介入检查等）

特殊检查报告单

特殊化验报告单（生化、免疫、细菌等）

常规化验报告单

13）长期医嘱。

14）临时医嘱。

15）护理记录（含一般及危重病人护理）。

16）体温单。

17）有关医疗证明（病人工作单位的介绍信，外院诊断书，医疗、行政、司法部门的医疗文件副本等）。

18）前次住院病历或门诊病历或急诊病历等。

19）随访记录。

八、病历主要内容的规范要求

（1）主诉：是指促使病人就诊的主要症状（或体征）及持续时间。要求重点突出、高度概括，简明扼要，能导出第一诊断且在 20 字左右。不能用诊断或实验室检查结果代替症状、体征。时间描述应确切。

（2）现病史：是指病人本次疾病的发生、演变、诊疗等全过程的详细情况，应当按时间顺序书写并结合中医问诊要求，记录目前情况。内容包括：起病诱因；发病情况、主要症状特点及其发展变化情况、伴随症状；发病后诊疗经过及结果；睡眠和饮食等一般情况的变化，以及与鉴别诊断有关的阳性或阴性资料等。与本次疾病虽无紧密关系、但仍需治疗的其他疾病情况，可在现病史后另起一段予以记录。病人述及的疾病和手术名称应加引号。

（3）既往史：是指病人过去的健康和疾病情况。内容包括既往一般健康状况、疾病史、传染病史、预防接种史、手术外伤史、输血史、药物过敏史等。

（4）个人史：出生地及居留地，生活情况与习惯，如烟酒嗜好、工作环境与条件。

（5）婚育史：婚否，配偶健康情况，死亡原因。生育情况按下列顺序：足月分娩数—早产数—流产或人流产数—存活数。

（6）月经史：初潮年龄（［经期天数/经期间隔天数］）（"［ ］"表示分子式书写，"［ ］"不要写出，下同），末次月经时间（或闭经年龄），月经量、颜色、有无血块、痛经、白带等情况。

（7）家族史：父母兄妹及子女的健康情况，死亡原因，两系三代中有无遗传性、免疫性和精神性疾病。

（8）体格检查：生命体征、阳性体征、有鉴别意义的阴性体征。

（9）辅助检查：是指与本次疾病相关的主要检查及其结果。应当写明检查日期，如系在其他医疗机构所做检查，应当写明该机构名称。

（10）诊断：分行列举各个中医诊断、西医诊断。中医诊断中的症候诊断另起一行，右退一字列在疾病诊断的下面。西医诊断中的从属诊断亦另起一行、右退一字列在主要诊断的下面。诊断为多项时应当主次分明，按"重要的、急性的、本科的在先，次要的、慢性的、他科的在后"的顺序排列。诊断应完整确切，不能以症状代替诊断，尽量避免用"待查"字样。如暂不能明确的西医诊断，可在病名后用"？"。如有修正诊断、确定诊断、补充诊断时，应书写在原诊断的左下方，并签上姓名和诊断时间。

中医诊断：包括疾病诊断与症候诊断。西医诊断：分行列举各个西医诊断。

（11）治疗意见：

1）中医论治：记录治法、方药、用法等。

2）西医治疗：记录具体用药、剂量、用法等。

3）进一步的检查项目。

4）饮食起居宜忌、随诊要求、注意事项。

（12）医师签名：写在右边靠边处。每次记录医师均须正楷签署全名。

第十六章 门诊病历

1. 门诊病历书写要求

（1）门诊病历记录分为初诊病历记录和复诊病历记录。

（2）记录要求简明扼要、重点突出、文字简练、字迹清楚。

（3）门诊病历封面内容应当包括病人姓名、性别、出生年月（年龄）、工作单位或住址、联系电话、药物过敏史等项目。

（4）主诊医师要严格执行疫情报告制度，发现法定传染病除在病历上注明外，必须按规定报告。药物过敏史必须填写在病历封面。

2. 门诊初诊病历记录　书写内容应当包括就诊时间、科别、主诉，现病史、既往史、阳性体征、必要的阴性体征和辅助检查结果、诊断及治疗意见和医师签名。

【规范要求】

时间；科别；主诉；现病史；既往史；体格检查；辅助检查；诊断；治疗意见；医师签名。

【门诊初诊病历记录示例】

初诊日期：2005 年 11 月 11 日 11 时 20 分　　　　**科别**：肝病专科

主诉：胁痛间作 20 年，加重伴双下肢水肿半个月。

现病史：病人平素嗜食辛辣厚味，自 1982 年因工作劳累后，感右胁隐痛间作，遂来我院体检发现 HBsAg（+）、肝功能异常，在门诊间断服用柴胡疏肝丸等中成药，未见明显好转。国庆节前后劳累不堪，自 10 月 25 日起感右胁痛加重，呈刺痛间作，且伴有双下肢水肿，在我院门诊就诊，检验报告示 ALT 203u/L，AST 306u/L，ALB 30g/L，A/G＝1.2/1；B 超示：肝脏小于正常，回声不均，门静脉 18cm。脾厚 46cm。现症见：右胁痛，夜寐不安，腹胀，纳差，双下肢水肿，尿黄，便秘。

既往史：既往未发现其他传染病，亦无其他系统慢性病史，无手术、外伤及输血史，未发现药物过敏。

体格检查：慢性肝病面容。舌暗红、苔白厚，脉弦。皮肤、巩膜未见黄染，可见肝掌，未见蜘蛛痣。浅表淋巴结未触及。双肺呼吸音清晰。心率 80 次/min、律齐，各瓣膜听诊区未闻及病理性杂音。腹稍隆起，肝上界于第五肋间，肋下未触及，脾在左锁骨中线肋缘下 1.5cm 处可触及，质中、表面光滑，无压痛，墨菲征阳性，腹部叩诊呈鼓音，肝区轻叩痛，移动性浊音（−）。双下肢指凹性水肿（+）。

辅助检查：

血生化（10 月 27 日）：ALT 203u/L，AST 306u/L，T－BLL 121mmol/L，

DB 17mmol/L。

B 超（10 月 27 日）：肝脏回声不均，小于正常，脾大，胆壁粗糙，增厚。

诊断：

中医诊断：胁痛

肝郁血瘀型

西医诊断：病毒性肝炎

1. 肝硬化，失代偿

2. 慢性胆囊炎

治疗意见：

（1）中医论治：以疏肝祛瘀通络之法，方拟疏肝散合血府逐瘀汤加减。

方药：柴胡 10g　桃仁 30g　杏仁 10g　莪术 30g　茯苓 20g　枳实 10g　防己 10g

麦冬 30g　郁金 10g　薏苡仁 10g

5 剂，每日 1 剂，加水 300mL 取汁 150mL，复煎，二煎相兑，分 2 次温服。

（2）西医治疗：

1）5%葡萄糖注射液，500mL；肝复肽针，160mg。静脉滴注，1 次/d，40 滴/min×5d。

2）复方丹参注射液 250mL。静脉滴注，1 次/d，40 滴/min×5d。

3）肝安注射液 250mL。静脉滴注，1 次/d，40 滴/min×5d。

4）西利宾胺 24#×3 盒，4 片，3 次/d。

（3）进一步完善肝功能三项、蛋白电泳、AFP、CEA、血常规等检查。

（4）饮食忌辛辣，避风寒，勿劳作，不适随诊。

医师签名：李某

3. 门诊复诊病历记录　应当包括就诊时间、科别、主诉、病史、必要的体格检查和辅助检查结果、诊断、治疗处理意见和医师签名。

【规范要求】

复诊时间：＿＿＿＿年＿＿月＿＿日　　　　　　科别：＿＿＿＿＿＿＿

主诉：（是指促使病人复诊的主要症状或体征）。

现病史：（应重点记录前次诊疗后的病情变化、药物反应、上次检查后送回的报告单的主要内容，特别注意新出现的症状及可能原因，避免使用"病情同前"之类字样）。

体格检查：（必要的体格检查。复查上次发现的阳性体征，注意新发现的体征，扼要加以记录）。

辅助检查：（是指复诊时的主要检查及其结果）。

诊断：（上次已确诊的，如无变更，可不再写诊断）。

治疗处理意见：

医师签名：

【门诊复诊病历记录示例】

复诊时间：2005 年 11 月 17 日 16 时 40 分　　　　科别：肾病专科

病史：经服初诊药 3d，恶寒发热及头痛身楚已除，腰痛减轻，小便频数、滴沥刺痛明显好转，夜寐安，食纳尚可，口干，小便黄赤，大便秘结。

体格检查：体温 36.6℃。舌质红，舌苔黄腻，脉滑。右上输尿管点无压痛，右肾脏区轻度叩击痛。双下肢无水肿。

辅助检查：

血常规（11 月 17 日）：WBC $9.6×10^9/L$，N 0.82，L 0.18。

尿常规（11 月 17 日）：白细胞 5 个/HP，红细胞 0~1 个/HP。

诊断：

中医诊断：淋证

　　　　　　热淋

西医诊断：急性肾盂肾炎

治疗意见：

（1）中医论治：以清热利湿通淋为治法。

方药：通草 10g　车前子 30g　瞿麦 10g　滑石 20g　大黄 10g　枳实 10g　山栀 10g

　　　白茅根 20g　黄柏 10g　凤尾草 30g　甘草梢 10g

　　　3 剂，每日 1 剂，加水 300mL 取汁 150mL，复煎，二煎相兑，分 2 次服。

（2）西医治疗：

①复方磺胺噁唑片。2 片/次，2 次/d，共 3d。

②诺氟沙星胶囊。0.2g/次，3 次/日，共 3d。

（3）建议进一步做尿 C 反应蛋白测定、尿 β-微球蛋白测定，定期复查小便常规，注意尿细胞学检查及药敏试验结果回报。

（4）应多饮水，勤排尿，3d 后复诊。

医师签名：邱某

第十七章　急诊病历

一、急诊初诊病历记录

【规范要求】

时间（具体到分、时）；科别；主诉；现病史；既往史；体格检查；辅助检查；诊断；治疗意见；医师签名。

【急诊病历示例】

时间：2005 年 10 月 28 日 23 时 30 分　　　　　科别：急诊内科

主诉：黑便，伴胃脘灼痛 30min。

现病史：病人于今晚 23 时饮酒后，突然出现解黑便 1 次，量约为 100g，便溏，伴胃脘灼痛阵作。无恶寒、发热，无头晕、心悸，无恶心、呕吐，无里急后重及肛门灼热。即来我院急诊就诊。

既往史：平素体健，无肝炎、结核、痔疮等病史。无药物过敏史。

体格检查：T 36.8℃，P 96 次/min，R 18 次/min，BP 100/72mmHg。

急性病面容，表情焦虑，神志清楚，检查合作。舌质红、苔薄黄，脉弦滑数。全身皮肤黏膜无出血点，无蜘蛛痣及肝掌。睑结膜不苍白，口唇不发绀。心肺无异常。腹平软，无胃肠型及蠕动波，中上腹部有轻度压痛，无反跳痛。未触及肝脾，墨菲征阴性，肠鸣音活跃，8 次/min。

辅助检查：

血常规（10 月 28 日）：RBC $380×10^{12}$/L，Hb 116g/L，WBC $8.2×10^{9}$/L，N 0.76，L 0.24。

大便常规（10 月 28 日）：黑色糊便，白细胞 2~3/HP，红细胞++/HP，大便隐血试验++++。

诊断：

中医诊断：便血

　　　　　胃中积热

西医诊断：上消化道出血

治疗意见：

（1）中医论治：

1）中药汤剂治以清胃泻火，凉血止血，方选三黄泻心汤加减。

方药：生大黄10g　黄连10g　黄芩10g　地榆炭10g　茜草根10g　槐角10g　田七末3g（冲服）　蒲公英30g　乌贼骨10g　紫珠草10g　甘草5g

3 剂，每日 1 剂，水煎服。

2）中药成药：云南白药。4g×3 瓶，0.5g/次，3 次/d。

（2）西医治疗：

1）巴曲酶注射液 1ku，静脉注射，1 次/d，共 3 次。

2）奥美拉唑注射液 20mg，静脉注射，1 次/d，共 3 次。

3）5%葡萄糖氯化钠注射液，500mL；西咪替丁注射液，600mg，静脉滴注；60 滴/min，1 次/d，共 3 次。

4）10%葡萄糖注射液，500mL；维生素 B_6 注射液，200mg；维生素 C 注射液，2.0g；10%氯化钾注射液，10mL，静脉滴注，1 次/d，60 滴/min，共 3 次。

（3）待出血停止后做胃镜检查，以进一步明确诊断。

（4）暂禁食，随时复诊。

医师签名：许某

二、急诊复诊病历记录

【规范要求】

复诊时间： _____年_____月_____日_____时_____分

科别： _____

主诉：（是指促使病人复诊的主要症状或体征）。

现病史：（应重点记录前次诊疗后的病情变化、药物反应、上次检查后送回的报告单的主要内容，特别注意新出现的症状及可能原因，避免使用"病情同前"之类字样）。

体格检查：（必要的体格检查。复查上次发现的阳性体征，注意新发现的体征，扼要加以记录）。

辅助检查：（是指复诊时的主要检查及其结果）。

诊断：

治疗处理意见：

医师签名：

【急诊复诊病历示例】

复诊时间： 2005 年 10 月 31 日 09 时 08 分　　　　**科别：** 急诊内科

主诉： 胃脘疼痛间作 3d。

现病史： 病人于 10 月 28 日 23 时因黑便在我院急诊就诊，诊断为上消化道出血，经治疗后黑便已除，大便转黄，每日 1 次，便溏。仍胃脘部疼痛间作，口干口苦，无痛引肩背及泛酸嘈杂，无恶心呕吐，故今来我科复诊。

体格检查： P 73 次/min　　　　R 16 次/min　　　　BP 126/81mmHg

表情自如，神志清楚，检查合作。舌质稍红、苔薄黄，脉弦滑。腹平软，无胃肠型及蠕动波，中上腹部有轻度压痛，无反跳痛。肠鸣音正常，4 次/min。

辅助检查：

血常规（10 月 31 日）：RBC $4.28×10^{12}$/L，HGB 112g/L，WBC $5.6×10^9$/L，N 0.68，L 0.32。

大便常规（10月31日）：黄色糊便，白细胞0~1/HP，大便隐血试验阴性。

诊断：

中医诊断：胃痛

肝胃郁热

西医诊断：消化性溃疡？

治疗意见：

（1）中医论治：

1）中药汤剂治以疏肝泄热和胃，方选化肝煎加减。

方药：青皮10g 白芍30g 牡丹皮10g 黄芩10g 栀子10g 黄连10g 佛手10g

元胡10g 蒲公英30g 甘草5g

3剂，每日1剂，水煎服。

2）中药成药：胃苏冲剂，2盒，1包/次，3次/d。

（2）西医治疗：

1）奥美拉唑胶囊，20mg×20粒×1瓶，20mg/次，1次/d。

2）复方铝酸铋片，1瓶，2片/次，3次/d。

（3）申请胃镜检查，以明确诊断。

（4）注意饮食有节，宜清淡；随时复诊。

医师签名：吴某

三、急诊留观病历记录

1. 首次病程记录

【规范要求】

时间：＿＿年＿＿月＿＿日＿＿时＿＿分；

一般情况：主诉；现病史；临床表现；既往史；个人史；过敏史；体格检查；辅助检查；诊断；中医诊断；西医诊断；诊疗计划；医师签名。

【首次病程记录示例】

时间：2005年10月29日09时30分 首次病程记录

现病史：病人王某，男，20岁。主因"黑便，伴胃脘灼痛30min"于2005年10月29日09时30分收于我科留观。

病人于今晚23时饮酒后突然出现解黑便1次，量约100g，便溏，伴胃脘灼痛阵作。无恶寒、发热，无头晕、心悸，无恶心、呕吐，无里急后重及肛门灼热。即来我院急诊就诊，予收入留观进一步治疗。

既往史：平素体健，无肝炎、结核、痔疮等病史。

个人史：生长于徐闻县迈陈镇，生活条件好，生活上无特殊嗜好。

过敏史：否认有药物、食物过敏史。

体格检查：T 36.9℃ P 96次/min R 18次/min BP 100/72mmHg

急性病面容，表情焦虑，神志清楚，检查合作。舌质红、苔薄黄，脉弦滑数。全身皮肤黏膜无出血点，无蜘蛛痣及肝掌。睑结膜不苍白，口唇不发绀。心肺无异常。腹平软，无胃肠型及蠕动波，中上腹部有轻度压痛，无反跳痛。未触及肝脾，墨菲征阴性，肠鸣音活跃，8 次/min。

辅助检查：

血常规（10 月 28 日）：RBC 3.80×10^{12}/L，HGB 116g/L，WBC 8.2×10^9/L　N 0.76，L 0.24。

大便常规（10 月 28 日）：黑色糊便，白细胞 2~3/HP，红细胞+/HP，大便隐血试验+++。

诊断：

中医诊断：血证·便血

胃中积热

西医诊断：上消化道出血

诊疗计划：

（1）按急诊内科常规 1 级护理。

（2）暂禁食，禁饮。

（3）完善相关检查，以助诊断。

（4）中医予以清胃泻火、凉血止血为治则，处方三黄泻心汤化裁。

（5）西医予以止血、制酸、保护胃黏膜等对症支持治疗。

医师签名：吴某

2. 急诊留观病历

【急诊留观病历记录示例】

科别：急诊科　　**时间：**2005 年 10 月 29 日 09 时 30 分

姓名：王某　　**性别：**男　　**年龄：**20 岁　　**职业：**工人　　**婚况：**未婚

地址：某县某镇　　　　**联系人：**张某

主诉：黑便，伴胃脘灼痛 30min。

现病史：病人于今晚 23 时饮酒后突然出现解黑便 1 次，量约为 100g，便溏，伴胃脘灼痛阵作。无恶寒、发热，无头晕、心悸，无恶心、呕吐，无里急后重及肛门灼热。即来我院急诊就诊。

既往史：平素体健，无肝炎、结核、痔疮等病史。

个人史：生长于某县某镇，生活条件好，生活上无特殊嗜好。

过敏史：否认有药物、食物过敏史。

体格检查：T 36.9℃，P 96 次/min，R 18 次/min，BP 100/72mmHg。

急性病面容，表情焦虑，神志清楚，检查合作。舌质红、苔薄黄，脉弦滑数。全身皮肤黏膜无出血点，无蜘蛛痣及肝掌。睑结膜不苍白，口唇不发绀。心肺无异常。腹平软，无胃肠型及蠕动波，中上腹部有轻度压痛，无反跳痛。未触及肝脾，墨菲征阴性，肠鸣音活跃，8 次/min。

辅助检查：

血常规（10 月 28 日）：RBC 3.80×10^{12}/L，HGB 116g/L，WBC 8.2×10^9/L，N 0.76，L 0.24。

大便常规（10 月 28 日）：黑色糊便，白细胞 2~3/HP，红细胞+/HP，大便隐血试验+++。

诊断：

　　中医诊断：血证·便血

　　　　　　　胃中积热

　　西医诊断：上消化道出血

诊疗计划：

（1）按急诊内科常规 1 级护理。

（2）暂禁食，禁饮。

（3）完善相关检查，以助诊断。

（4）中医论治：

1）中药汤剂治以清胃泻火，凉血止血，方选三黄泻心汤加减。

方药：生大黄 10g　黄连 10g　黄芩 10g　地榆炭 10g　茜草根 10g　槐角 10g　田七

　　　末 3g 冲服　蒲公英 30g　乌贼骨 10g　紫珠草 10g　甘草 5g

　　　3 剂，每日 1 剂，水煎服。

2）中药成药：云南白药，4g×3 瓶，0.5g/次，3 次/d。

（5）西医治疗：

1）立止血注射液，1ku，静脉注射，1 次/d，共 3 次。

2）奥美拉唑注射液，20mg，静脉注射，1 次/d，共 3 次。

3）10%葡萄糖注射液，500mL；维生素 B_6 注射液，200mg；维生素 C 注射液，2.0g；10%氯化钾注射液，10mL，静脉滴注，60 滴/min，1 次/d，共 3 次。

（6）待出血停止后做胃镜检查，以进一步明确诊断。

　　　　　　　　　　　　　　　　　　　　　　　　医师签名：谢某

第十八章　住院病历

一、住院志

1. 首次入院记录

【规范要求】

入院记录

姓名：　　　　　　　　　　　　性别：

年龄：　　　　　　　　　　　　民族：

婚姻状况：　　　　　　　　　　出生地：

职业：　　　　　　　　　　　　入院日期：

病史陈述者：　　　　　　　　　记录日期：

发病节气：

主诉：

现病史：

既往史：

个人史：

婚育史：

月经史：

家族史：

体格检查：T　　P　　R　　BP

一般情况：（望神、望色、望形、望态、语声、气息、舌象、脉象、小儿望指纹等。）

皮肤、黏膜及全身浅表淋巴结：（皮肤、黏膜、淋巴结。）

头部及其器官：（头颅、眼、耳、鼻、口腔。）

颈部：（形、态、气管、甲状腺、颈脉。）

胸部：（胸廓、肺部、心脏、血管。）

腹部：（肝脏、胆囊、脾脏、肾脏、膀胱。）

直肠肛门及外生殖器：

脊柱四肢：［脊柱、四肢、指（趾）甲等。］

神经系统：（感觉、运动、浅反射、深反射、病理反射。）

专科情况：（应当根据专科需要记录专科特殊情况。）

辅助检查：

初步诊断：如初步诊断为多项时，应当主次分明。对病史清楚、体征明确或已做过特殊检查、诊断依据充分者，可直接写"诊断"；如经过多方检查，诊断有误可用"修正诊断"或"最后诊断"等。

医师签名：_____

【首次入院记录示例】

入院记录

姓名：钱某	**出生地**：某县某镇
性别：女	**常住地址**：某县某镇
年龄：31 岁	**工作单位**：某县建筑工程公司
民族：汉族	**入院日期**：2005 年 11 月 16 日 9 时 45 分
婚况：已婚	**病史采集时间**：2005 年 11 月 16 日 9 时 55 分
职业：职员	**病史陈述者**：病人本人
发病节气：立冬后第 9d	**记录日期**：2005 年 11 月 16 日 11 时 30 分

主诉：小便短数，灼热刺痛，尿色黄赤 2d。

现病史：病人于今年 11 月 14 日因劳累后出现小便短数，灼热刺痛，尿色黄赤，无恶寒发热，无少腹拘急，无腰腹绞痛，无小便艰涩，当时到我院门诊就诊，诊断为"淋证（泌尿系感染）"，予清热利湿通淋之中药汤剂口服，并辅以头孢曲松静脉滴注抗感染治疗，症状未见明显改善。为进一步系统治疗，由门诊拟"热淋（泌尿系感染）"收入我病区住院。入院症见：精神稍倦怠，周身乏力，夜寐不安，纳可，口干口苦，小便短数，灼热刺痛，尿色黄赤，大便秘结。

既往史：既往体健。无肝炎、伤寒、结核等传染病史，无高血压、糖尿病、心脏病等病史，无手术、外伤、输血史。未发现药物及食物过敏史。

个人史：出生并成长于某县某镇，居住条件可，无阴冷潮湿之弊，生活上无特殊嗜好，无烟酒或其他不良嗜好。

婚育史：26 岁结婚，配偶及子女均体健。

月经史：月经 14 $\frac{4\sim5}{26\sim30d}$，末次月经 2005.10.30。

家族史：无家族遗传病史。

体格检查：T 36.3℃，P 80 次/min，R 20 次/min，BP 120/80mmHg。

神志清楚，发育正常，营养良好，呈急性病容，表情痛苦，查体合作，自动体位。舌质红、苔黄腻，脉弦滑。全身皮肤黏膜无黄染，浅表淋巴结不肿大。头颅大小形态正常，眼睑无水肿，双侧瞳孔等大等圆，对光反射灵敏，巩膜无黄染，耳鼻无异常，口唇无发绀，咽无充血，扁桃体不肿大。颈软，气管居中，甲状腺不肿大，颈静脉无怒张。胸廓对称，双肺呼吸音清晰，未闻及干湿性啰音。心浊音界不大，心率 80 次/min，律齐，各瓣膜听诊区未闻及病理性杂音。全腹平软，无压痛及反跳痛，未触及肝脾，墨菲征阴性，双肾区无叩击痛。脊柱四肢无畸形。前后二阴未查。生理反射存在，病理反射未引出。

实验室检查：

血常规（2005 年 11 月 16 日）：WBC $12.6×10^9$/L，N 0.92，L 0.8。

尿常规（2005 年 11 月 16 日）：白细胞+++/HP　　红细胞 2~6/HP

入院诊断：

　　中医诊断：热淋

　　　　　　　湿热蕴结

　　西医诊断：泌尿系感染

　　杨某　　　住院医师：秦某

2. 再次或多次入院记录

【规范要求】　再次或多次入院记录是指病人因同一种疾病再次或多次住入本院时书写的记录。要求及内容基本同入院记录，其特点有：主诉是记录病人本次入院的主要症状（或体征）及持续时间；现病史中要求首先对本次住院前历次有关住院诊疗经过进行小结，然后再书写本次入院的现病史。

【再次入院记录示例】

再次入院记录

姓名：张某　　　　　　　　　　　性别：男

年龄：55 岁　　　　　　　　　　 民族：汉

婚姻状况：已婚　　　　　　　　　出生地：某省某市

职业：工人　　　　　　　　　　　入院日期：2005 年 8 月 1 日 17 时 10 分

病史陈述者：病人本人　　　　　　记录日期：2005 年 8 月 1 日 18 时 15 分

发病节气：立秋前 7d

主诉：胸闷、心悸反复发作 4 年，加重 1 周。

现病史：病人于 2001 年 7 月因劳累后开始反复出现胸闷、心悸，伴头晕、气短间作，当时到我院门诊就诊，经心电图检查示：窦性心动过缓。经中西医治疗后上症有所好转，但劳累后胸闷、心悸、头晕时有发作。2003 年 5 月 23 日因冠状动脉粥样硬化性心脏病、病窦综合征第 1 次收入我科住院。经应用参附注射液、麝香保心丸、单硝酸异山梨酯等药治疗后症状有所改善，于同年 6 月 16 日出院。

近 1 周来病人劳累后胸闷、心悸加重，时有头晕、气短，今日由门诊以冠状动脉粥样硬化性心脏病第 2 次收入我科住院，入院时症见：神疲乏力，胸闷，心悸气短，头晕，形寒肢冷，纳眠一般，小便调，大便溏。

既往史：平素体健。无肝炎、结核等传染病史；无外伤、中毒、输血史；未发现药物过敏史。

个人史：出生及成长于某市。居住环境及生活条件尚可，平素饮食不节。

婚育史：25 岁结婚，育有一子，配偶及儿子均体健。

家族史：家中成员均体健，家族无遗传性疾病病史。

体格检查：T 36.5℃，P 73 次/min，R 20 次/min，BP 130/80mmHg。

发育正常，营养中等，神志清楚，对答切题，自动体位，查体合作。舌淡暗，边有齿印，舌苔白腻，脉缓。全身皮肤黏膜无黄染，浅表淋巴结无肿大。头颅大小形态正常，双侧瞳孔等大等圆，直径约 3mm，对光反射存在，耳鼻无异常，口唇淡暗，咽无充血，扁桃体无肿大。颈软，颈静脉无怒张，气管居中，甲状腺不肿大。胸廓对称，双肺呼吸音清晰，未闻及干、湿性啰音；心界不大，心率37次/min，律齐，A2略亢进，各瓣膜听诊区未闻及病理性杂音。腹平软，无压痛及反跳痛，肝脾肋下未及，墨菲征阴性，双肾区无叩击痛，肠鸣音正常。脊柱四肢无畸形，前后二阴未查。生理反射存在，病理反射未引现。

辅助检查：

心电图报告（2005年5月15日）：室上性心动过缓、中度ST段压低。

入院诊断：

中医诊断：胸痹心痛

脾肾亏虚痰瘀内阻

西医诊断：冠状动脉粥样硬化性心脏病

心绞痛、病窦综合征

医师签名：黄某

多次入院记录

姓名：黄某	性别：男性
年龄：49岁	民族：汉族
婚姻状况：未婚	出生地：某县某镇
职业：干部	入院时间：2005年10月29日15时
病史陈述者：病人本人	记录时间：2005年10月29日15时

发病节气：小满前5d

主诉： 右胁疼痛间作4年，加重伴乏力1周。

现病史： 病人于1998年在学校体检，发现乙肝两对半HBsAg，HBeAg、HBcAb阳性，肝功能在正常范围，无不适，未予治疗。2001年起渐感右胁疼痛，在某县人民医院检查转氨酶轻度异常，予肝氨注射治疗2个疗程，乙肝两对半转为1、5阳性；后因工作忙碌，兼饮食不节，嗜酒，乙肝两对半复转为1、3、5阳性。2004年5月，因工作劳累，出现右胁疼痛加重来我院门诊就诊，经检验：ALT 601u/L、AST 275u/L，乙肝两对半1、3、5阳性，诊断为胁痛、病毒性肝炎而第1次收入我科住院，经清利肝胆、护肝等治疗3个月，病情好转，胁痛消失，肝功恢复正常，乙肝两对半转为1、4、5阳性，HBV-DNA阳性。出院后病人因工作劳累，肝功反复异常，在外院服用中药治疗，病情时好时坏。2005年1月感右胁疼痛加重，在我院门诊复查ALT 264u/L、AST 128u/L，乙肝两对半1、3、5阳性而第2次收入我科住院治疗，予干扰素治疗，甘利欣、3AA等保肝降酶治疗3个月后，胁痛缓解，肝功能恢复正常出院。同年4月病人再次因劳累过度出现右胁疼痛加重，检验报告示：ALT 366u/L、AST 237u/L、GGT 66u/L；HB-sAg、HBeAg、HBcAb阳性而第3次在我科住院，经干扰素抗病毒、胸腺素增强免疫，复查HB-sAg、HBcAb阳性，HBV-DNA阴性，肝功能恢复正常出院。

今年10月22日病人因工作劳累又出现右胁胀痛、乏力，无恶寒发热，无痛引肩背，无恶心及呕吐，今来我院门诊就医，检验报告示：ALT 306.1u/L，AST 119.6u/L；HBsAg、HBe-Ab、HBcAb阳性，故以胁痛、病毒性肝炎而第6次收入住院。入院时症见：精神稍倦、乏力、右胁疼痛、纳差、口干口苦、睡眠欠安、小便黄、大便调。

既往史：平素体健。无外伤、手术史，无中毒及输血史，未发现药物及食物过敏史。

个人史：出生于某县某镇，工作环境及生活条件较好。生活上无特殊嗜好，偶尔饮酒。

婚姻史：未婚。

家族史：家中成员均体健，无类似疾病发作史，无遗传性疾病病史。

体格检查：T 36.2℃，P 76 次/min，R 20 次/min，BP 105/74mmHg。

发育正常，营养中等，神志清楚，表情自如，语音清晰，自动体位，查体合作。舌质红、苔黄腻、脉弦滑，全身皮肤黏膜无黄染，未见蜘蛛痣，无肝掌。浅表淋巴结未扪及，巩膜无黄染，双瞳孔等大等圆，对光反射灵敏。咽无充血，双侧扁桃体不大。颈软，气管居中，甲状腺无肿大。胸廓对称，双肺呼吸音清晰，未闻及干、湿性啰音。心界大小正常，心率 76 次/min，律齐，各瓣膜听诊区无病理性杂音。腹平软，无压痛及反跳痛，肝上界位于右锁骨中线第 5 肋间，下界肋下未触及，脾肋下未扪及，有肝区叩击痛，双肾区无叩击痛，腹水征阴性，肠鸣正常。脊椎四肢无畸形，双下肢无水肿，神经系统检查：生理反射存在。病理反射未引出。

辅助检查：

肝功能检查（10 月 28 日）：ALT 306.1u/L，AST 119.6u/L。

乙肝两对半（10 月 28 日）：HBsAg、HBeAb、HBcAb 阳性。

初步诊所：

 中医诊断：胁痛

     肝胆湿热

 西医诊断：病毒性肝炎，乙型（慢性，中度）

医师签名：李某

3. 24h 内入出院记录 病人入院不足 24h 出院的，可以书写 24h 内入出院记录。入院不足 8h 者可免写首次病程记录和出院记录。

【规范要求】

姓名；性别；年龄；职业；入院时间；出院时间；主诉；入院情况；入院诊断；诊疗经过；出院情况；出院诊断；出院医嘱；医师签名。

【24h 内入出院记录示例】

姓名：黄某   **性别**：女性

年龄：33 岁   **职业**：会计

入院时间：2005 年 10 月 10 日 15 时

出院时间：2005 年 10 月 11 日 08 时

主诉：停经 37d。下腹隐痛伴阴道少许出血 9h。

入院情况：病人末次月经：2005 年 9 月 3 日，10 月 10 日早晨 6 时开始出现下腹隐痛，伴阴道少许出血而收入住院。入院时症见：下腹隐痛，阴道少许出血，夜寐安，食纳正常，二便调。

体格检查：T 36.3℃，P 78 次/min，R 20 次/min，BP 120/80mmHg。

辅助检查：呈急性痛苦面容，神志清楚，检查合作。舌质淡红、苔白，脉滑。心肺无异常。腹平软，无压痛及反跳痛，未触及肝脾，双肾区无叩击痛。

妇检：宫体如孕40d左右。尿HCG：阳性；B超示：宫内孕，小于6周。

入院诊断：

　　中医诊断：胎动不安

　　　　　　　气血虚弱

　　西医诊断：先兆流产

诊疗经过：入院后查血常规未发现异常，予中药益气养血安胎之剂口服，肌内注射黄体酮以促进黄体功能，现病人诸症消失，要求出院。

出院情况：无腹痛，无阴道出血，纳可，二便调。神清合作，表情自如，舌质淡红、苔白，脉滑。

出院诊断：

　　中医诊断：胎动不安

　　　　　　　气血虚弱

　　西医诊断：先兆流产

出院医嘱：注意休息，禁房事，继续门诊治疗。

医师签名：龙某

4. 24h内入院死亡记录　病人入院不足24h死亡的，可以只书写24h内入院死亡记录。入院后不足8h死亡者可免写首次病程记录和死亡记录。

【规范要求】

24h内入院死亡记录

姓名；性别；年龄；职业；性别；入院时间；死亡时闻；主诉；入院情况；入院诊断；诊疗经过；抢救经过；死亡原因；死亡诊断；医师签名。

【24h内入院死亡记录示例】

姓名：赵某　　　　　　　　　　　**性别**：男

年龄：76岁　　　　　　　　　　　**职业**：退休工人

入院时间：2005年9月13日19时54分

死亡时间：2005年9月14日04时52分

主诉：头痛，呕吐，突然昏仆，不省人事36min。

入院情况：病人因头痛，呕吐，突然昏仆，不省人事入院。入院时症见：不省人事，牙关紧闭，口眼歪斜，口噤不开，面赤身热，两手固握，肢体强痉，大小便闭。体查：T 37.2℃、P 96次/min、R 22次/min、BP 176/94mmHg。呈急性危重病容，深昏迷。脉弦滑而数。双侧瞳孔散大、等圆、固定、直径约5mm，对光反射迟钝。口角稍向左歪。颈项强直。双肺呼吸音粗，未闻及干、湿性啰音。心浊音界稍向左下扩大，心率96次/min，律齐，无杂音。腹平软，未触及肝脾。双侧肌张力增高，巴宾斯基征阳性。头颅CT扫描提示脑室内大面积高密度块影，周围有低密度水肿。

入院诊断：

　　中医诊断：中风·中脏腑

阳闭

西医诊断：原发性脑出血

诊疗经过：病人入院后立即请来脑外科吴安任副主任参与抢救。下病危通知，并告知病人家属病情及预后，家属拒绝手术；予生命体征监测；导尿；吸氧以减轻脑缺氧；头部置冰帽以减轻脑水肿及促使脑细胞恢复功能；建立静脉通道，给予 20% 甘露醇注射液 125mL 快速静脉滴注，呋塞米 40mg 加入 10% 葡萄糖注射液 60mL 内静脉注射以控制脑水肿、降低颅内压，防止脑疝形成；氨基己酸注射液 8g 加入 5% 葡萄糖注射液 500mL 静脉滴注以抗纤溶而止血。14 日 4 时 13 分病人呼吸突然减慢至 12 次/min，立即给予尼可刹米 0.37g 静脉缓慢推注，随即以尼可刹米 1.25g 加入 5% 葡萄糖注射液 250mL 静脉滴注以兴奋呼吸中枢及醒脑；4 时 19 分病人突然呼吸停止，颈动脉搏动消失，瞳孔散大至 6mm，对光反射消失，心搏骤停，心电示波呈一条直线，血压为 0mmHg，立即予人工呼吸、胸外心脏按压，肾上腺素 1mg 加生理盐水 20mL 静脉推注；4 时 21 分心电示波为室颤，予利多卡因 50mg 静脉注射，连接 ID 除颤；4 时 22 分病人仍无心跳和自主呼吸，立即给予气管插管接呼吸机，并继续胸外心脏按压，经积极抢救 30min 无效，临床死亡。

死亡原因：脑出血致呼吸循环衰竭。

死亡诊断：

中医诊断：中风·中脏腑

阳闭

西医诊断：1. 原发性脑出血

2. 呼吸循环衰竭

医师签名：许某

二、病程记录

病程记录是指继住院志之后，对病人病情和诊疗过程所进行的连续性记录。内容包括病人的病情变化及症候变化情况、重要的辅助检查结果及临床意义、上级医师查房意见、会诊意见、医师分析讨论意见、所采取的诊疗措施及效果、医嘱更改及理由、向病人及其近亲属告知的重要事项等。

1. 首次病程记录 是指病人入院后由签开入院医嘱的医师或其指定的执业医师于病人入院 8h 内完成的第 1 次病程记录。

【规范要求】

___年___月___日___时___分

一、病例特点：[一般情况、病史、临床表现（症状及体征）、辅助检查等]

二、中医辨病辨证依据及鉴别诊断：

1. 中医诊断：

2. 中医辨病辨证依据：

3. 中医鉴别诊断：

三、西医诊断依据及鉴别诊断：

1. 西医诊断：

2. 西医诊断依据：

3. 西医鉴别诊断：

四、诊疗计划：

经治医师（值班医师）签名：

【首次病程记录示例】

首次病程记录

2005-10-31，10：08

孙某，男，38岁。因黑便3d，加重伴胃脘部疼痛、呕血30min，于今天8时26分由家人护送入院。

一、病例特点：

1. 孙军，男，38岁，既往有胃溃疡病史12年；平素饮酒嗜辛。

2. 现病史：缘病人3d前由于劳累过度后解黑色柏油样便，量中，无发热恶寒等表证，无脓血；无恶心呕吐，无头晕等，未予以注意，自服药丸治疗（具体不详），症状好转停药。30min前，自觉胃脘部疼痛并呕血一次，量约60mL，色鲜，伴胸闷、心慌、头晕等。遂由家人急送我院要求住院治疗。入院症见：精神倦怠，面色苍白，四肢欠温，胸闷心悸，胃脘灼痛阵作，呕血，黑便质溏。

3. 体格检查：P 106次/min，BP 86/52mmHg。舌质红、苔薄黄，脉弦滑数。无蜘蛛痣及肝掌。睑结膜苍白。腹平软，无胃肠型及蠕动波，中上腹部有轻度压痛，无反跳痛。未触及肝脾，墨菲征阴性，肠鸣音活跃，10次/min。

4. 辅助检查：血常规；红细胞 $2.23×10^{12}$/L，血红蛋白59g/L。大便常规：红细胞+++，白细胞2~5/HP，隐血试验++++。

二、中医辨病辨证依据及鉴别诊断：

1. 中医诊断：血证·便血

     胃中积热

2. 辨病辨证依据：由于病人平素饮食不节，饮酒嗜辛，以致热积于胃，损伤胃络，迫血妄行，血溢脉外，胃气上逆则为呕血；随大便而下则为便血；热郁中宫，气机失畅，故胃脘部疼痛；出血量多，血不华面，则面色苍白；血不养心，则胸闷心悸；气随血脱，阳气虚衰，故精神倦怠，四肢欠温。舌质红、苔薄黄，脉弦滑数为胃中有积热之征。四诊合参，本病属中医"血证"之"便血"范畴，属虚实夹杂之证，胃中积热为实、为标，气血不足为虚、为本。

3. 中医鉴别诊断：便血一证需与痢疾相鉴别，痢疾初期有发热恶寒等表证，便血为脓血相兼，且有腹痛、里急后重、肛门灼热等症，而便血则无，可资鉴别。

三、西医诊断依据及鉴别诊断：

1. 西医诊断：上消化道出血

     失血性休克

     失血性贫血

2. 西医诊断依据：

（1）病人以呕血，解黑色柏油样便，伴胸闷，心慌，腹痛为主要表现。

（2）体查：P 106 次/min，BP 86/52mmHg。睑结膜苍白。中上腹部有轻度压痛，无反跳痛，肠鸣音活跃，10 次/min。

（3）血常规：红细胞 2.23×10^{12}/L，血红蛋白 59g/L。大便常规：红细胞+++，细胞 2~5/HP，隐血试验++++。

3. 西医鉴别诊断：应与肺结核、支气管扩张、非特异性直肠炎、痔疮等疾病相鉴别。后者以咯血、便鲜红血等相区别。

四、诊疗计划：

1. 消化内科护理常规，一级护理。暂禁食。

2. 绝对卧床休息，告病重。

3. 密切观察生命体征变化，记 24h 出入量。

4. 完善入院各项检查，待出血停止后，做胃镜检查以进一步明确诊断。

5. 中医中药：

（1）益气固脱：参附注射液、生脉注射液。

（2）中药汤剂治以清胃泻火，凉血止血，方选三黄泻心汤加减。

方药：生大黄10g　黄连10g　黄芩10g　地榆炭10g　茜草根10g　槐角10g　三七末3g（冲服）　蒲公英30g　乌贼骨10g　紫珠草10g　甘草5g

3 剂，每日 1 剂，水煎服。

（3）中药成药：云南白药，0.5g/次，3 次/d。

6. 西医治疗：

（1）止血：氨基己酸注射，液静滴注；巴曲酶注射液，静脉注射。

（2）制酸：奥美拉唑注射液、西咪替丁注射液，静脉注射。

（3）补充血容量：予以林格液、能量合剂等支持疗法。

（4）对症处理。

值班医师签名：李某

2. 日常病程记录　是指对病人住院期间诊疗过程的经常性、连续性记录，由医师书写，也可由实习生或试用期医务人员书写，无执业资格的人员书写的记录应当经上级医师审阅签名。书写日常病程记录时，首先标明记录日期，另起一行记录具体内容；对病危病人应当根据病情变化随时书写病程记录，每天至少 1 次，记录时间应当具体到分；病危病人的病程记录每天应有一次主治医生签名；对病重病人，至少 2d 做 1 次病程记录；对病情稳定的病人，至少 3d 做 1 次病程记录；对病情稳定的慢性病病人，至少 5d 做 1 次病程记录。手术后应连续 3d 每天记录，以后视病情按上述要求记录。

日常病程记录的基本内容要求：

（1）病情变化及治疗情况，特别要注意对生命体征的检查和记录。在病情平稳阶段，要记录病人一般情况如神志、精神、情绪、饮食、二便等；病情骤然出现变化时，要对病情的变化进行详细记录，并对可能的预后（如合病、并病等）进行分析判断。

（2）各项检查的回报结果，以及前后对比变化及其分折等。

（3）新开医嘱、停用医嘱及其依据。若变更治法及用药，则要求有理有据。

（4）原诊断的修改、新诊断的确定，均应说明理由。

（5）详细记录诊疗操作的情况（如腰穿、骨穿、胸穿等）。

（6）与病人本人、病人家属、病人单位负责人谈话的内容。必要时请对方签字。

（7）临床药师查房、行政领导查房与病人病情有关的意见也要记录。

3. 上级医师查房记录　是指上级医师查房时对病人病情、症候、诊断、鉴别诊断、当前治疗措施、疗效的分析及下一步诊疗意见等的记录。

主治医师首次查房记录应当于病人入院 48h 内完成，内容包括查房医师的姓名、专业技术职务、补充的病史和体征、诊断依据与鉴别诊断的分析及诊疗计划等。

上级医师日常查房记录间隔时间视病情和诊疗情况确定，但主治医师至少 5d 一次，副主任以上医师对疑难危重病例至少每周 1 次，内容包括查房医师的姓名、专业技术职务、对病情的分析和诊疗意见等。

【三级医师查房记录示例1】

主治医师查房记录

2005-12-12，09：00　　　　　　何某主治医师查房

病人入院第 2 日，症见：右侧肢体活动不利，口角稍歪向左侧，语言欠流利，精神欠佳，偶感头晕、胸闷，无头痛及呕吐，无饮水呛咳，纳可，口不干苦，夜寐安，二便调。体查：神志清楚，表情淡漠，偏瘫步态，运动性失语。舌暗红、苔白腻，脉弦滑，舌底脉络怒张。中枢性面瘫面容，伸舌右偏，听力正常。悬雍垂右偏，咽反射正常。右侧肢体感觉减退、肌萎缩；右上肢肌力Ⅱ级，右下肢肌力Ⅲ级，肌张力减退，右二、三头肌反射，桡骨膜反射，膝腱反射及跟腱反射稍亢进，右 Hoffmann 征（+），右 Babinski 征（+）。

何某主治医师查房详细询问病人病史及检查病人后指示：

（1）病人年逾花甲，体弱多病，气血不足，阴阳失调，加之长期寡居，性急易怒，以致阴液暗耗，肝肾阴虚，肝阳上亢；又因病人喜食辛辣，致脾胃损伤，运化失职，痰湿内生。此次遇情绪紧张，情志过极，以致阳化风动，肝风挟痰走窜经络，脉络不畅周而复始见右侧肢体抽动不利，口歪，运动性失语。符合中医"中风"诊断，因发病时神志清楚，故属于"中经络"范畴。舌、脉、症合参，本病中医辨证为：肝肾阴虚·风痰阻络。

（2）西医诊断考虑：脑出血（左）（恢复期）；高血压病 3 级极高危组。诊断依据如下：既往有高血压病史，此次因情绪激动突然发病，并在外院住院治疗后遗留右侧肢体活动不利；发病前有头晕、头痛等前驱症状。继而出现右侧肢体活动不利，口歪，运动性失语，呕吐胃内容物 1 次；体查：口歪，运动性失语，右上肢肌力Ⅱ级，右下肢肌力Ⅲ级，右侧肢体肌张力减退，右膝腱反射亢进，右 Babinski 征阳性；头部 CT 扫描结果：左侧基底节区脑出血。

（3）本病临床上主要与脑梗死相鉴别。病史结合影像学检查不难做出判断。

（4）本病已属中风稳定期。病位在脑，涉及肝、肾、脾、经络，因阳主动，肢体运动障碍其病在阳，即手、足阳经为主。针灸康复治疗尤其重要。针灸治疗可采用本科协定处方——中风二号，治以醒脑开窍，滋肝补肾，活血化痰通络，每日 1 次，10

次为 1 个疗程，休息 2d 继续下 1 个疗程。西药口服氨氯地平（络活喜）控制血压，百路达改善脑循环，维乐生营养神经。

（5）加强功能锻炼及语言训练，调情志，忌辛辣。

医师签名：谢某

【三级医师查房记录示例 2】

副主任医师查房记录

2005-11-11，08：30　　　　　　符某副主任医师查房

病人胸闷，心悸，气短，头晕，乏力，畏寒，肢冷，精神一般，胃脘不适，纳眠一般，小便调，大便溏。体查：P 37 次/min，BP 160/90mmHg。神志清楚，查体合作。舌质暗，边有齿印，舌苔白腻，脉缓。口唇淡暗、颈软、颈静脉无怒张。胸廓对称，双肺呼吸音清晰，未闻及干湿性啰音；心界扩大，心率 37 次/min，律齐，A2 略亢进，各瓣膜听诊区未闻及病理性杂音。腹平软，肝脾肋下未及，双肾区无叩击痛。双下肢无水肿。心电图报告：室上性心动过缓、中度 ST 段压低。心导纳图报告：符合冠心病改变，左心室收缩功能受损。

符某副主任医师查房后指示：

（1）根据其病史、症状、体征及各项检查，中医诊断：胸痹心痛（脾肾亏虚痰瘀内阻）；眩晕（脾肾亏虚痰瘀内阻）。西医诊断：冠状动脉粥样硬化性心脏病（心绞痛、病窦综合征）；高血压病 2 级极高危组。

（2）其病因病机为病人平素劳累体弱。加之饮食不节。以致脏腑耗损，脾肾亏虚，温煦气化推动无力，气血运行不畅，痰瘀内生痹阻心脉经络，心失所养而发为本病，病位在心，涉及脾肾。属本虚标实之证，以脾肾亏虚为本，痰瘀内阻为标；病人久病体衰，窦房结功能低下，心率较慢，须心电监测观察病情变化，积极治疗，预后一般。

（3）本病可与胸痛相鉴别，两者均可有胸闷痛、气短、乏力，但胸部疼痛在呼吸、运动、转侧时加剧，常合并咳嗽、喘息、喉鸣等呼吸系症状；胸部 X 线及心电图、心导纳图等检查可助鉴别。

（4）中医以"标本兼治"为治则，以健脾补肾，活血化痰通络为治法，方用四君子汤合四逆汤加减如下：

黄芪 30g　白术 15g　茯苓 20g　炙甘草 30g　干姜 15g　法夏 15g　葛根 30g　延胡索 15g　丹参 15g　巴戟天 15g　桂枝 10g　制附子 5g（先煎）

3 剂（4~6/8）

符某　　　　医师签名：谢某

4. 疑难病例讨论记录　是指由科主任或具有副主任医师以上专业技术职务任职资格的医师主持，召集有关医务人员对确诊困难或疗效不确切病例讨论的记录。

内容包括讨论日期、主持人及参加人员姓名、专业技术职务、讨论意见等。

【疑难病历讨论示例】

疑难病例讨论记录

时间：2005 年 9 月 21 日 09 时 30 分

地点：内科医护办公室。

参加人员：符某副主任医师，何某主治医师、黄某主治医师、李某主治医师、陈某主治医师、谢某医师、曾某医师等7人。

主持人：内科主任何某主治医师。

病史报告：

谢某住院医师：病人男性，65岁，退休工人。因右胁胀痛3个月，伴纳呆、消瘦1个月，于2005年9月13日入院。病人1年来感胃脘部不适、在外院一直按"胃病"治疗，时轻时重，今年6月中旬出现右胁胀痛，轻度厌油，无恶寒、发热，无呕吐及腹泻。近1个月来纳呆，消瘦，乏力。既往无肝炎、肝硬化病史。无血吸虫疫水接触史。有吸烟史30年，每日20支，不饮酒。

体格检查：T 36.8℃，P 92次/min，R 21次/min，BP 121/76mmHg。发育正常，营养不良，慢性病容，神清合作。舌质暗红、苔黄腻，脉弦滑。皮肤无黄染、出血点、瘀点、瘀斑，无蜘蛛痣、肝掌。浅表淋巴结未触及。巩膜黄染。颈软，气管居中，甲状腺不肿大，颈静脉无怒张。胸廓对称，两肺呼吸音清。心界不扩大，心率92次/min，律齐，无杂音。上腹稍膨胀，肝上界位于右锁骨中线第5肋间，肝肋下5cm，剑突下7cm，边缘钝，质中，肝脏表面隆起一肿块，大小约4cm×5cm，表面不光滑，触痛明显。脾未触及。腹水征阴性。双下肢无水肿。神经系统无阳性体征。

辅助检查：血红蛋白113g/L，红细胞3.8×10¹²/L，白细胞13.5×10⁹/L，中性粒细胞0.80，淋巴细胞0.10，嗜酸粒细胞0.01，血小板120×10⁹/L。凝血酶原时间16.5s，对照14s。尿、粪常规正常。血总胆红素20μmol/L，总蛋白63.6g/L，白蛋白33.9g/L，白/球比例1.1/1，天冬氨酸转氨酶90u/L，丙氨酸转氨酶67u/L，HBsAg阴性。r-谷氨酰转肽酶（r-GT）365u/L，血清乳酸脱氢酶（LDH）147u/L。血总胆固醇7.6mmol/L，三酰甘油0.36mmol/L。血尿素氮2.47mmol/L。肌酐69μmol/L。血糖56mmol/L，血清钾、钠、氯、钙、镁、磷及二氧化碳结合力均正常。血清甲胎蛋白（AFP）488ug/L，癌胚抗原（CEA）28ug/L。头颅CT及胸片检查无异常。腹部B超及CT均提示：肝内多个占位性病变。诊断为肝癌。后腹膜淋巴结转移性肿大。胆、胰、脾未见病变。B超引导下肝穿病理示：肝细胞性肝癌。

入院诊断：中医诊断：肝癌（湿热聚毒，气滞血瘀）；西医诊断：原发性肝癌伴后腹膜淋巴结转移。

入院后给予清热解毒、化瘀散结之中药治疗，配合对症和支持治疗，右胁胀痛减轻，食欲增加，精神稍好转。9月20日晚病人诉全身不适、四肢麻木、精神错乱、全身汗出清冷，继而神志模糊，陷入昏迷，无口吐白沫，无口中怪叫，无抽搐。当时测得血压为107/71mmHg，呼吸30次/min，心率102次/min，律齐。约2h后清醒，醒后如常人，无失语，无半身不遂及口眼㖞斜，以后不同程度类似发作数次。

发言记录：

黄某主治医师：病人病史特点：老年男性，慢性起病，病程近1年；右胁胀痛3个月，巩膜黄染，血清AFP、r-GT增高显著、CEA，LDH增高；肝脏B超及CT检查均示肝占位性病变，后腹膜淋巴结肿大；肝肿块穿刺查见癌细胞。根据以上特点，中医诊断为肝癌（湿热聚毒，气滞血瘀）；西医之原发性肝癌的诊断可确立。由于后腹膜淋巴结肿大有转移，晚期病例，已失去手术治疗机会，可给予中医药治疗及放射介入局部化疗。病人昨晚突然发生昏迷，临床上要考虑：

（1）肝性脑病：本例为肝癌晚期，癌组织较大，肝受损严重，加上癌组织以外的肝脏有可能并存肝硬化，肝代偿功能降低，出现肝功能衰竭。如果门体分流存在，其毒性物质极易进入血液，通过血脑屏障作用脑部而引起昏迷，可行血氨、脑电图等检查。

（2）肝癌结节破裂出血：本例癌组织较大且表浅，如受到挤压、碰撞等容易破裂。一部分肝癌病人也可出现自发性破裂出血而引起失血性休克、昏迷，严重者致死。该例无失血貌，无腹痛，腹部无移动性浊音，不支持大量出血而引起昏迷。但少量活动性出血和肝包膜下出血要警惕，要严密观察血红蛋白、红细胞、血压、脉搏波动情况，可复查腹部 B 超。

（3）脑转移：病人肝癌病变较广泛，后腹膜淋巴结已有转移，癌细胞亦可经血行扩散转移至脑，脑部转移性肿瘤易并发脑血管意外，均可引起昏迷。但本例清醒后神志如常人，无半身不遂及口眼歪斜等任何神经系统阳性体征，头颅 CT 无异常，故不支持。

（4）感染：晚期肿瘤可使病人免疫功能减低，极易导致感染。感染严重时可致感染性休克而昏迷。本例昏迷前一般情况良好，无任何感染迹象，突然昏迷不符合感染性休克之病理生理过程，故可排除。

（5）水、电解质、酸碱平衡紊乱：严重水、电解质、酸碱平衡紊乱可引起昏迷，但病人昏迷前未进入恶病质状态，饮食尚可，亦未服用易引起水、电解质紊乱的药物，故可能性不大。但发作时应急查血电解质。

符某主任医师：同意主治医师的分析。根据本病的特点，病人为老年男性，生理功能减退，气血亏虚，遂致气血逆乱，发为厥证，为气厥之虚证。治疗上宜补气、回阳、醒神，首先应急用生脉注射液、参附注射液静脉注射，也可用四味回阳饮加味。

另外，在西医诊断方面还需考虑原发性肝癌伴癌综合征诊断的可能。虽然其总体发病率低，只有少数病人由于癌肿本身代谢异常或影响机体而致的内分泌或代谢紊乱，可出现特殊的全身表现，但临床上常易于忽略。本例应考虑为原发性肝癌并发自发性低血糖而引起的反复昏迷，引起低血糖症的机制尚未十分明了，认为以下几种可能性较大：

（1）因肝癌细胞能异位分泌胰岛素或胰岛素样物质；或肿瘤抑制胰岛素酶，而使血中胰岛素过度增高；或肿瘤可能分泌一种胰岛 β 细胞刺激因子刺激胰腺 β 细胞而使胰岛素分泌过多。

（2）肝癌病人肝组织广泛破坏，可引起肝糖原的储备严重不足，或糖原异生能力减弱，以致肝的代偿功能下降，在空腹时发生低血糖症。

（3）由于肝癌本身比正常肝组织需要较多的葡萄糖，故巨大肝癌组织过多消耗葡萄糖而引起低血糖。发作时应急查血糖。

通过本例讨论，可提高对原发性肝癌少见临床表现的认识，从中积累经验。对原发肝癌病人要定期观察血糖，一旦有降低趋势，要警惕低血糖昏迷的发生。临床上如肝癌病人突然出现昏迷，在考虑常见引起昏迷病因的同时，也要考虑肝癌性低血糖之可能，应及早发现，及早纠正。

何某　记录人：谢某

5. 交（接）班记录 是指病人经治医师发生变更之际，交班医师和接班医师分别对病人病情及诊疗情况进行简要总结的记录。对入院 3d 内的病例可不书写"交班记录"，但接班医师应在接班后 24h 内书写较详细的病程记录。

【规范要求】

交班或接班日期；病人姓名，性别，年龄，主诉，入院日期；入院情况；入院诊断；诊疗经过；目前情况；目前诊断；交班医师书写注意事项；接班医师书写诊疗计划；医师签名：

【交班记录示例】

交班记录

2005-6-23，09：00

病人梁某，女，66 岁，因"右侧肢体活动不利，伴语謇 2 个月"于 2005 年 6 月 3 日 9 时由门诊以"中风（脑卒中）"病收入我区。已住院 20d。

入院情况： 右侧肢体活动不利，口角稍歪向左侧，语言欠流利，精神欠佳，夜寐安，偶感头晕、胸闷，无头痛及呕吐，无饮水呛咳，纳可，口不干苦，二便调。体查：表情淡漠，神志清楚，舌暗红、苔白腻，脉弦滑，舌底脉络怒张。偏瘫步态，运动性失语，中枢性面瘫面容，伸舌右偏，悬雍垂右偏，咽反射正常，右侧肢体感觉减退、肌萎缩。右侧上肢肌力 II 级，右下肢肌力 III 级，肌张力减退，右二、三头肌反射，桡骨膜反射，膝腱反射及跟腱反射稍亢进，右 Hoffmann 征（+），右 Babinski 征（+）。

入院诊断：

中医诊断：中风·中经络

　　　　　肝肾阴虚，风痰阻络

西医诊断：脑出血（左）（恢复期）

　　　　　高血压病 3 级极高危组

诊疗经过： 入院后予神经内科二级护理，测血压每日 1 次。主要采取针灸康复治疗，用药治疗采用协定处方——中风二号，治以醒脑开窍，滋肝补肾，活血化痰通络，每日 1 次；西药口服氨氯地平控制血压，百路达改善脑循环，维乐生营养神经。配合肢体功能锻炼及语言训练。

目前情况： 病人血压稳定，头晕、胸闷消失；右侧肢体运动障碍明显好转，右侧上肢肌力 III 级，右下肢肌力 IV 级；失语症状改善不明显；情绪低沉，功能锻炼不甚配合。

目前诊断： 同入院诊断。

注意事项： 病人情绪变化，适当做好病人本人及其家属心理辅导工作，增强其战胜疾病的信心，达到增强功能锻炼的目的，必要时可请本院心理专科会诊。下一步治疗考虑请推拿科会诊，予推拿治疗。

交班医师签名：秦某

【接班记录示例】

接班记录

2005-6-22，10：00

病人梁某，女，66 岁，因"右侧肢体活动不利，伴语謇 2 个月"于 2005 年 6 月 3 日 9 时由门诊以"中风（脑卒中）"病收入我区，已住院 20d。

入院情况：右侧肢体活动不利，口角稍歪向左侧，语言欠流利，精神欠佳，偶感头晕、胸闷，无头痛及呕吐，无饮水呛咳，纳可，口不干苦，夜寐安，二便调。舌暗红、苔白腻，脉弦滑，舌底脉络怒张。体查：神志清楚。表情淡漠，偏瘫步态，运动性失语，中枢性面瘫面容，伸舌右偏，悬垂右偏，咽反射正常。右侧肢体感觉减退、肌萎缩。右侧上肢肌力Ⅱ级，右下肢肌力Ⅲ级，肌张力减退，右二、三头肌反射，桡骨膜反射，膝腱反射及跟腱反射稍亢进，右 Hoffmann 征（＋），右 Babinski 征（＋）。

入院诊断：

    中医诊断：中风·中经络

              肝肾阴虚，风痰阻络

    西医诊断：脑出血（左）（恢复期）

              高血压病 3 级，极高危组

治疗经过：住院期间予用药治疗，采用本科协定处方——中风二号，治以醒脑开窍，滋肝补肾，活血化痰通络，每日 1 次。西药口服氨氯地平控制血压，百路达改善脑循环，维乐生营养神经。配合肢体功能锻炼及语言训练。

目前情况：接班：接班时病人头晕、胸闷消失，血压稳定，右侧肢体运动障碍较入院时明显好转，失语症状改善不明显，情绪低迷，功能锻炼不甚配合。查体：表情淡漠，神志清楚，偏瘫步态，运动性失语，中枢性面瘫面容，伸舌右偏，悬雍垂右偏，咽反射正常。右侧肢体感觉减退、肌萎缩。右侧上肢肌力Ⅲ级，右下肢肌力Ⅳ级，肌张力减退，右二、三头肌反射，桡骨膜反射，膝腱反射及跟腱反射稍亢进，右 Hoffmann 征（＋），右 Babinski 征（＋）。

目前诊断：同入院诊断。

诊疗计划：接班后着重做好病人本人及其家属心理辅导，必要时可请本院心理专科会诊。今日请示科主任同意后请推拿科会诊，予推拿治疗。

接班医师签名：秦某

6. 转科记录　是指住院期间需要转科时，经转入科室医师会诊并同意接收后，由转出科室和转入科室医师分别书写的记录。包括转出记录和转入记录。转出记录由转出科室医师在病人转出科室前书写完成（紧急情况除外）；转入记录由转入科室医师于病人转入后 24h 内完成。转入记录应另立专页。转入科如修正原诊断或增加新诊断，不需要在入院记录上修改，只在转入记录、出院记录、病案首页上书写即可。

【规范要求】

转出或转入日期；病人姓名，性别，年龄；主诉；入院情况；入院诊断；诊疗经过；目前情况；目前诊断；转科目的；转出科室医师书写注意事项；转入科室医师书写诊疗计划；医师签名。

【转出记录示例】

转出记录

2005-10-30，09：26

病人张某，男，52岁，因便血间作12年，加重伴肛门坠胀2个月，于2005年10月22日收入肛肠科住院治疗。

入院情况：大便带血，色鲜红，量中等，肛门坠胀，有排便不尽之感、精神稍差，眠可，乏力，纳少，二便调。舌质淡红、苔白微腻，脉弱。专科情况：视诊：肛缘EK位3、7、11点可见赘物。指诊：肛缘EK位3、7、11点可触及柔软肿物，指套有血迹黏附，未触及异常硬性肿物。镜检：黏膜暗红，肛缘EK位3、7、11点黏膜隆起明显，其中11点黏膜糜烂。

入院诊断：

中医诊断：混合痔（脾气亏虚）

西医诊断：混合痔

诊治经过：入院后，在手术室局麻下行混合痔外剥内扎术，术中顺利，术后予甲硝唑静滴以消炎，祛毒汤坐浴，马应龙膏换药，伤口恢复良好。

目前情况：今日突然出现胸闷，心悸，气促。做心电图示：室早二联律。经内科李飞主治医师会诊，并征求病人及其家属意见后，同意转内科治疗。

目前诊断：

中医诊断：心悸（心脾气虚）

混合痔（脾气亏虚）

西医诊断：心律失常

混合痔术后

转科目的：治疗心律失常。

注意事项：（1）继续抗感染治疗。

（2）伤口换药治疗至痊愈。

医师签名：王某

【转入记录示例】

转入记录

2005-6-31，11：32

病人周某，男，63岁，因"胸闷间作2年"于2005年10月22日收入我院内科。

入院情况：胸闷，心悸间作，每次持续2~3min，精神尚可，眠安，面色少华，时有乏力，纳呆，二便调。舌质淡红、苔薄白，脉弱。

入院诊断：

中医诊断：心悸（心气亏虚）

西医诊断：冠状动脉粥样硬化性心脏病

治疗经过：予生脉注射液静滴以益气养阴，中药内服以健脾益气，现病人症状明显好转，胸闷心悸偶有发作。

目前情况：今日突然出现肛门肿物，疼痛明显。经会诊同意转入肛肠科处理。

目前诊断：

中医诊断：混合痔（气虚血瘀）

心悸（心气亏虚）

西医诊断：混合痔

冠心病

转科目的：治疗痔疮。

诊疗计划：拟行手术治疗。

医师签名：王某

7. 阶段小结 是指病人入院时间较长，由经治医师每月所做病情及诊疗情况的总结。阶段小结的内容包括入院日期、小结日期、病人姓名、性别、年龄、入院诊断、诊疗经过、目前情况、目前诊断、诊疗计划、医师签名等。

交（接）记录、转科记录可代替阶段小结。

【规范要求】

小结日期；病人姓名，性别，年龄，主诉；入院日期；入院情况；入院诊断；诊疗经过；目前情况；目前诊断；诊疗计划；医师签名。

【阶段小结示例】

阶段小结

2005-9-30，11：30

病人刘某，女性，21 岁。因"右眼被铁片刺伤致红痛、失明 12h"，于 2005 年 8 月 30 日 11 时由门诊收入院。

入院情况：右眼红痛难睁，畏光流泪，视物不见，精神一般，纳眠可，二便调。舌质红，少苔，脉弦。眼科检查：右眼视力；手动/眼前 左眼视力：1.0，右眼睑红肿，右眼球结膜混合充血（++），角膜从 11 点方形向斜下方约 5 点钟处见一约 12mm 的穿通伤口，前房消失，虹膜少许脱出，前粘。瞳孔不圆，直径约 3mm，对光反射不存在，晶体前囊破裂，混浊。右眼底窥不入。左眼前节及后段无明显异常。TOD（右眼压）：T-2，TOS（左眼压）：正常眼内压（Tn）。

入院诊断：

中医诊断：真睛破损（右眼）

风邪乘袭

眼珠破损

风邪乘袭

西医诊断：右眼角膜穿通伤

右眼外伤性白内障

右眼眼内炎？

诊疗经过：入院后即于当天下午 3 时急诊行右眼角膜缝合术及晶体皮质冲吸术、虹膜还纳术、前房形成术，术后予以一级护理，术后换药；静脉滴注 0.9%生理盐水加头孢唑林 5.0g，1 次/日，以消炎；口服中药，以除风益损、活血凉血为法；经治疗后病人病情稳定，角膜伤口愈合情况好，遂于 2005 年 9 月 20 日上午 8 时 30 分行右眼外伤性白内障囊外摘除术并人工晶体植入术，手术后继续抗感染治疗，并予以散瞳，术眼换药，中药继服。

目前情况：病人神清，精神好，术眼无明显不适，纳眠可，二便调，舌淡红，少苔，脉弦。查右眼视力：0.5，左眼视力：1.0，结膜囊内无分泌物，右眼角膜伤口愈合好，缝线可见，角膜伤口下见少许斑翳，前房深浅可，房水清，虹膜无粘连，人工晶体位置居中。

目前诊断：

中医诊断：真睛破损（右眼），眼珠破损，风邪乘袭

西医诊断：右眼角膜穿通伤术后

右眼外伤性白内障术后

诊疗计划：下一步治疗可继续散瞳，以防虹膜粘连；继滴眼药水以预防感染；可停输液，中药以活血养血为法：

当归10g　生地10g　川芎10g　赤芍10g　白术10g　茯苓10g　黄芪20g　党参15g　桃仁10g　红花10g　丹参30g　葛根30g　黄芩10g　野菊10g

3剂（30/9～2/10）

医师签名：陈某

8. 抢救记录

【规范要求】

抢救记录是指病人病情危重，采取抢救措施时做的记录。内容包括病情变化情况、抢救时间及措施、参加抢救的医务人员姓名及专业技术职务等。记录抢救时间应当具体到分。因抢救急危病人，未能及时书写病历的，有关医务人员应当在抢救结束后6h内据实补记，并加以说明。

【抢救记录示例】

抢救记录

2005-8-23，23：39

病人于今晚22时20分突然胃脘部疼痛，呕吐咖啡色样胃内容物2次，每次量约200mL，解黑色柏油样便1次，量约350g，伴头晕、面色苍白、胸闷、心悸，四肢不温。

体格检查：P 116次/min，R 22次/min，BP 80/52mmHg。急性贫血面容，表情淡漠，神志清楚。舌质红、苔薄黄、脉细数。睑结膜苍白，心率116次/min。腹平软，中上腹部有轻度压痛，无反跳痛，肠鸣音活跃，10次/min。立即下病重通知，向病人家属告知病情及预后；予生命体征监测，吸氧，急查血常规和血生化，请脾胃专科万从容副主任医师急会诊；22时22分给予去甲肾上腺素8mg加冷冻生理盐水100mL口服，黄芪注射液40mL加10%葡萄糖注射液500mL静脉滴注以益气固脱，巴曲酶1ku静脉注射以止血，奥美拉唑20mg静脉注射、5%葡萄糖氯化钠注射液500mL加西咪替丁600mg静脉滴注以制酸，补充血容量抗休克。

22时26分脾胃专科李飞主治医师来到，详细询问了病史，并进行了体查，急查血常规结果回报：红细胞$3.5×10^{12}$/L，血红蛋白106g/L，血小板$201×10^9$/L，凝血酶原

时间 13s，凝血酶原消耗时间 22s。表示同意上述治疗并参与了抢救，同时指示：若血红蛋白低于 60g/L，可考虑输血；必要时请外科会诊。

23 时 16 分病人病情渐趋稳定，胃脘疼痛减轻，无呕吐，四肢转温。查体：P 86 次/min，R 18 次/min，BP 108/62mmHg。心率 86 次/min。腹平软，无压痛，肠鸣音活跃，6 次/min。复查血常规报告：红细胞 $3.1×10^{12}$/L，血红蛋白 89g/L，血小板 $246×10^9$/L。

参加抢救医务人员：李某主治医师、谢某住院医师。

李某　　　医师签名：谢某

9. 会诊记录

【规范要求】

会诊记录（含会诊意见）是指病人在住院期间需要其他科室或者其他医疗机构协助诊疗时，分别由申请医师和会诊医师书写的记录。内容包括申请会诊记录和会诊记录。

申请会诊记录应当简要说明病人病情及诊疗情况、申请他科会诊的理由和目的，申请医师签名。会诊记录应当有会诊意见、会诊医师的科别、会诊时间及会诊医师签名。

【申请会诊记录示例】

申请会诊记录

病人姓名：潘某　　**性别**：男　　**年龄**：52 岁　　**会诊科别**：内科

病人病情及诊疗情况：病人因"便血间作 12 年，加重伴肛门坠胀 2 个月"于 2005 年 10 月 22 日入院。

入院症见：大便带血，色鲜红，量中等，肛门坠胀，有排便不尽之感，精神稍差，眠可，乏力，纳少，二便调。舌质淡红、苔腻，脉弱。专科情况：视诊：肛缘 EK 位 3、7、11 点可见赘物。指诊：肛缘 EK 位 3、7、11 点可触及柔软肿物，指套有血迹黏附，未触及异常硬性肿物。镜检：黏膜暗红，肛缘 EK 位 3、7、11 点黏膜隆起明显，其中 11 点黏膜糜烂。

入院诊断：

　　中医诊断：混合痔（脾气亏虚）。

　　西医诊断：混合痔。

入院后，在手术室局麻下行混合痔外剥内扎术，术中顺利，术后予甲硝唑静滴以消炎，祛毒汤坐浴，马应龙膏换药，伤口恢复良好。今日突然出现胸闷，心悸，气促。做心电图示：频发室性期前收缩。

申请会诊的理由和目的：协助诊治。

申请科别：肛肠科　　**申请会诊医师**：王某　　　　**申请会诊日期**：2005 年 10 月 26 日

【会诊记录示例】

会诊记录

会诊医师：何某　　**职称**：主治医师　　**机构名称**：某县中医医院

会诊意见记录：病史已悉，既往无心肌炎、甲状腺功能亢进性心脏病、晚期二尖瓣病变等病史。病人突然出现心悸、胸闷、乏力、头晕 15min，无胸痛及气促，无恶心、呕吐。

体格检查：脉搏 76 次/min，呼吸 16 次/min，血压 116/82mmHg。表情焦虑，呈急性病面容。神志清楚，检查合作。舌质淡红、苔薄白，脉滑而结。肺部无异常发现。心尖冲动正常，未触及心包震颤，心浊音界不扩大，心率 76 次/min，心律失常，可听到期前收缩 9 次/min，未闻及病理性杂音。腹平软，未触及肝脾，双肾区无叩击痛。心电图检查示：QRS 波群提早出现，其形态异常，时限>0.12s，T 波与 QRS 波主波方向相反，ST 随 T 波移位，其前无 P 波。

初步诊断：

中医诊断：心悸

心脾两虚

西医诊断：心律失常

频发室性期前收缩

建议：转内科诊治。 医师签名：何某

会诊时间：2005 年 10 月 26 日 16 时 30 分

10. 术前小结 是指在病人手术前，由经治医师对病人病情所做的总结。住院病人的手术均应做术前小结，内容包括简要病情、术前诊断、手术指征、拟施手术名称和方式、拟施麻醉方式、注意事项等。

【术前小结示例】

术前小结

2005-10-22，10：30

简要病情：病人张某，男，32 岁，因"便血间作 2 年，加重伴肛门坠胀 2 个月"入院，入院时症见：大便带血，色鲜红，量中等，肛门坠胀，有排便不尽之感，精神可，纳可，二便调，眠可。舌质红、苔黄腻，脉滑。

术前诊断：混合痔。

手术指征：视诊：肛缘 EK 位 3、7、11 点可见赘物。指诊：肛缘 EK 位 3、7、11点可触及柔软肿物，指套有血迹黏附。未触及异常硬性肿物。镜检：黏膜暗红，肛缘 EK 位 3、7、11 点黏膜隆起明显，其中 11 点黏膜糜烂。

拟施手术名称：混合痔外剥内扎术、内痔注射术。

拟施麻醉方法：局部麻醉。

注意事项：结扎线务必牢紧，否则有脱线或坏死不全之虞。尽量保护肛门皮肤，勿切除过多。各痔间必须保留正常皮肤 1cm 以上为宜。术后 1 周左右脱线期易便血，如站起后无出血则不必特殊处理。外痔及内痔表面为皮肤的部位不能做注射疗法，所有注射都须经黏膜而不能经皮肤进行。术中注意避免损伤肛窦，以免继发其他感染性疾病。结扎线应位于痔核的基底部，否则极易复发。痔核的结扎线不应在同一平面，否则会引起肛门狭窄。不能将齿线以下组织进行结扎，否则会引起剧痛。

医师：王某

11. 术前讨论记录 是指因病人病情较重或手术难度较大，手术前在上级医师主持下，对拟实施手术方式和术中可能出现的问题及应对措施等进行讨论的记录。内容包括术前准备情况、手术指征、手术方案，可能出现的意外及防范措施、参加讨论者姓名、专业技术职务、讨论日期，记录者的签名等。

【术前讨论示例】

术前讨论记录

讨论时间：2005 年 11 月 18 日 14 时 30 分

讨论地点：骨科医护办公室

参加人员：吴某副主任医师、韩某主治医师、黄某主治医师、陈某医师、吴某医师、秦某住院医师

病人姓名：钟某　　　　**性别**：男　　**年龄**：30 岁　　**住院号**：226011

术前诊断：（1）左髋臼骨折；（2）左耻骨骨折；（3）骶骨骨折；（4）L2 压缩性骨折；（5）L5 左侧横突骨折。

手术指征：左髋臼骨折有移位大于 2mm。

手术目的：切开复位内固定左髋臼骨折。

手术方式和路径：臀部后侧入路，切开复位 AO 髋臼重建钢板内固定。

术中、术后可能出现的问题及其预防和处理指征：

（1）麻醉意外：术中监护，密切观察，做好抢救准备。

（2）出血：小心操作，注意避开血管，术中输血。

（3）神经损伤：仔细操作，尽量避免。

（4）术后感染：尽量无菌操作，术前术后应用有效抗生素。

（5）术后髋臼骨折不愈合或延迟愈合：减少骨折周围创伤，适当使用促进愈合药物。

（6）术后内固定物松脱：选用合适的重建钢板，严格按照手术规范操作。

（7）术后左髋创伤性关节炎，影响关节功能，术后加强功能锻炼。

审阅：韩某

记录者：陈某

12. 手术同意书　是指手术前，经治医师向病人告知拟施手术的相关情况，并由病人（或其委托人、监护人）签署同意手术的医学文书。内容包括术前诊断、手术名称、术中或术后可能出现的并发症、手术风险、病人签名、医师签名等。

【手术同意书示例】

手术同意书

姓名：陈某　**性别**：女　**年龄**：45 岁　**科别**：骨科　**床号**：36　**住院号**：226123

术前诊断：右肱骨干中段斜形骨折。

拟定手术名称：右肱骨干骨折切开复位钢板内固定术。

拟定手术时间：2005 年 10 月 14 日。

手术指征与目的：

（1）骨折完全移位，不稳定骨折。

（2）无手术禁忌证。

（3）达致解剖复位、可靠固定。

术中及术后可能发生的问题：

（1）麻醉意外、麻醉过程中可能出现呼吸或心搏骤停之可能。

（2）损伤神经、血管，有大出血致出血性休克、瘫痪、肢体功能障碍之可能。

（3）有切口感染或不愈合、皮肤坏死，术后瘢痕挛缩影响外观及功能之可能。

（4）术中或术后有创伤性休克、心衰、心梗、肾衰、呼衰、应激性消化道出血、脂肪栓塞、脑血管意外、血栓性深静脉炎之可能。

（5）术中有根据具体情况改变更切合实际的手术方案之可能。

（6）术后恢复情况不完全取决于手术，需患方配合进一步治疗和功能锻炼。

（7）其他：钢板松动，骨折移位等。

手术有风险，医生将严格执行各项技术操作规程尽力而为，是否接受手术，请慎重考虑。如同意手术请签署手术志愿。

医师签名：陈某

手术志愿

日期：2005-10-23

陈某，因患右肱骨干中段斜形骨折病经你院医师详细检查和诊断后，认为需要施行手术。有关手术中及术后可能发生的各种并发症、后遗症和意外以及危及生命等情况，你院医师已与我们详细讲清，病人及家属完全明白和理解，现要求你院医师施行手术治疗，若有意外本人愿承担应负的责任。

此致

某县中医医院

签名：谭某

与病人关系：夫妻

时间：2005-10-23，11：20

13. 特殊检查、治疗同意书　是指在进行有创性或较大风险的特殊检查、特殊治疗前，经治医师向病人或其法定代理人告知此项检查、治疗的相关情况，并由病人或其法定代理人签署同意检查、治疗的医学文书。内容包括特殊检查、特殊治疗项目名称和目的、可能出现的并发症及风险、病人签名、医师签名等。

【特殊检查同意书示例】

姓名：王某　　**性别：**男　**年龄：**35 岁　**科别：**内科　**床号：**36　**住院号：**225700

临床诊断：十二指肠球部溃疡？

检查项目名称：胃镜检查。

检查目的：通过观察食管、胃、十二指肠球部直至降部的黏膜状态，对上消化道黏膜的病变及畸形做出诊断，加上必要的病理学和细胞学检查，更加明确病变的性质，为临床诊断、治疗提供依据。

并发症及风险：

（1）心脏意外，如心绞痛、心肌梗死、心律失常和心搏骤停。

（2）肺部检查并发症，检查时可能出现低氧血症。

（3）穿孔。

（4）出血。

（5）继发感染，如吸入性肺炎等。

（6）下颌关节脱臼。

（7）喉头痉挛。

（8）癔症。

（9）食管贲门撕裂。

（10）其他：少见并发症。

病人或法定代理人意见：同意

签名：王某

医生签名：李某

【特殊治疗同意书示例】

姓名：张某　**性别：**男　**年龄：**53 岁　**科别：**内科　**床号：**9　住院号：224905

临床诊断：原发性支气管肺癌 T2：N2M0 Ⅲ A 期。

治疗项目名称：联合化疗。

治疗目的：由于手术很难完全切尽，5 年生存率很低，行术前化疗可缩小瘤体，以利手术，提高疗效。

并发症及风险：

（1）骨髓抑制。（2）胃肠道反应。（3）肝、肾损伤。（4）心、肺毒性。（5）神经毒性。（6）其他不良反应：如脱发、听力减退、局部组织坏死、过敏反应、影响生育等。

病人或委托代理人意见：同意

签名：张某

医生签名：秦某

【输血治疗同意书示例】

姓名：林某　**性别：**男　**年龄：**49　**病案号：**226213　**科别：**外科

输血目的：纠正血容量不足。**输血史：**无。

输血成分：悬浮浓缩红细胞。**临床诊断：**脾破裂出血、失血性休克。

输血前检查：ALT 46u/L；HBsAg 阴性；Anti-HBs 阳性；HBeAg 阴性；梅毒阴性。

输血治疗包括输全血、成分血，是临床治疗的重要措施之一，是临床抢救急危重病人生命行之有效的手段。但输血存在一定风险，可能发生输血反应及感染经血传播疾病。虽然我院使用的血液，均已按卫生部（现卫计委）有关规定进行检测，但由于当前科技水平的限制，输血仍有某些不能预测或不能防止的输血反应和输血传染病。输血时可能发生的主要情况如下：

（1）过敏反应。（2）发热反应。（3）感染肝炎（乙肝、丙肝、丁肝等）。（4）感染艾滋病、梅毒。（5）感染疟疾。（6）巨细胞病毒或 EB 病毒感染。（7）输血引起的其他疾病。

在您及家属或监护人了解上述可能发生的情况后，如同意输血治疗，请在下面签字。

受血者（家属/监护人）签字：林某

2005 年 6 月 3 日

医师签字：杨某

2005 年 6 月 3 日

【特殊检查治疗志愿书示例】

特殊检查治疗志愿书

江某因病需要施行食管造影特殊检查治疗，有关检查治疗中可能发生的各种并发症、后遗症和意外以及危及生命等情况，你院医师已与我们详细讲清，病人及家属完全明白和理解，现要求你院医师施行，若有意外本人愿承担应负的责任。

此致

某县中医医院

签名：江某

2005 年 4 月 12 日

【尸体解剖同意书示例】

尸体解剖同意书

死者姓名：_____性别：_____年龄：_____出生地：_____

死亡日期：_____年____月____日____时____分

死亡原因：_____

死亡诊断：_____

尸体解剖目的：明确死因

根据国家规定，对猝死或其他死亡原因不清或对死因有疑问时，院方有责任提出进行尸体解剖要求。尸解能确定死因，若出现医疗争议，可分清责任。如不同意尸解，导致的不明因素将由拒绝者负责。

医师：_____

时间：_____年____月____日

死者家属意见：_____

签字：_____

与死者关系：_____

时间：_____年____月____日

14. 麻醉记录　是指麻醉医师在麻醉实施中书写的麻醉经过及处理措施的记录。麻醉记录应当另页书写，内容包括病人一般情况、麻醉前用药、术前诊断、术中诊断、麻醉方式、麻醉期间用药及术中出现的异常情况和处理经过、手术起止时间、麻醉效果是否满意、麻醉医师签名等。

15. 手术记录　是指手术者书写的反映手术一般情况、手术经过、术中发现及处理等情况的特殊记录。特殊情况下由第一助手书写时，应有手术者签名。手术记录应当另页书写，内容包括：一般项目、手术日期、术前诊断、术中诊断、手术名称、手术者及助手姓名、麻醉方法，以及手术经过。

手术经过主要有以下内容：

（1）术时病人体位，皮肤消毒方法，清毒中的铺无菌巾、切口位置、方向、长度、解剖层次及止血方式。

（2）主要病变部位、大小、与邻近脏器或组织的关系。肿瘤应记录有无转移、淋巴结肿大等情况，如与临床诊断不符时，更应详细记录。

（3）手术方式及步骤，包括离断、切除病变组织或脏器的名称及范围，修补、重建组织与脏器的名称、切合口大小、缝合方法、缝合名称及缝线粗细号数，引流材料的名称、数目和放置部位，吸引物的性质及数量。

（4）送检化验、培养、病理标本的名称及病理标本的肉眼所见情况。

（5）术中病人情况，输血量，特殊处理和抢救情况。

【手术记录示例】

手术记录

姓名：王某　**性别**：女　**年龄**：62 岁　**住院号**：225640　**床号**：28　**科别**：外科

手术日期：2005 年 2 月 15 日

手术时间：09 时 30 分至 10 时 20 分

术前诊断：急性阑尾炎

手术名称：阑尾切除术

术后诊断：急性阑尾炎

手术者：杨某

助手：陈某

麻醉方法：硬外麻醉

麻醉者：钟某

施械者：李某

巡回：黄某

手术经过：病人仰卧，麻醉满意后，腹部手术常规消毒、铺巾。做右下腹 McBurney 切口，长 5cm，切开皮肤及皮下组织后，顺纤维走向切开腹外斜肌腱膜，用组织剪在腱膜的深面走向内、外侧分离，牵开腹外斜肌腱膜，显露腹内斜肌，依肌纤维方向切开腹内斜肌肌膜，用血管钳交替分开腹内斜肌与腹横肌，直达腹膜，术者及助手反复交替用无齿镊提起腹膜，肯定腹膜下无肠壁后，在两镊之间将腹膜切一小口，以弯血钳提起切口的两缘，再剪开腹膜，未见有渗出物及脓液溢出，用拉钩将切口向两侧牵开暴露盲肠，见阑尾浆膜表面充血，无明显化脓，用手指将阑尾尖端拨至切口处，以阑尾钳夹住阑尾系膜，将阑尾提出切口，周围以纱布隔开，在阑尾系膜根部以血管钳穿一小洞，引过 1 条 4 号丝线予以结扎，近端再贯穿结扎 1 次，围绕阑尾根部在盲肠壁上以 1 号丝线做一荷包缝合，暂不收紧，紧靠阑尾根部以直血管钳轻轻压榨，然后将血管钳向阑尾尖端方向移动 0.5cm 后夹住，以 0 号丝线结扎阑尾，阑尾周围用盐水纱布垫妥为保护，在血管钳与结扎线之间切断阑尾，残端以苯酚、乙醇、生理盐水涂擦，移除阑尾残端周围的盐水纱布垫，在拉紧结扎荷包缝合的同时，将阑尾残端埋于盲肠内，最后将盲肠放回腹腔内，检查无出血，清点器械、敷料对数后，以 0 号线连续缝合腹膜，再以盐水清理伤口，分层缝合切口。术中出现的情况及处理：手术过程顺利，麻醉满意，术中出血约 20mL，历时 50min。

手术后情况： 病人术毕一般情况良好，安返病房。

病理检查： 切除阑尾送病理室检查。

医师签名：杨某

16. 手术护理记录　是指巡回护士对手术病人术中护理情况及所用器械、敷料的记录，应当在手术结束后即时完成。手术护理记录应当另页书写，内容包括病人姓名、住院病历号（或病案号）、手术日期、手术名称、术中护理情况、所用各种器械和敷料数量的清点核对、巡回护士和手术器械护士签名等。

17. 术后首次病程记录　是指参加手术的医师在病人术后即时完成的病程记录，应当另页书写。内容包括手术时间、术中诊断、麻醉方式、手术方式、手术简要经过、术后处理措施、术后应当特别注意观察的事项等。

【术后首次病程记录示例】

术后首次病程记录

2005-5-3，11：00

病人郑某，男性，62 岁，于今日 8 时 30 分送手术室，在持续硬外麻下行右肱骨中段骨折切开复位钢板内固定术。术中见右肱骨中段短斜形骨折，未见神经、血管损伤，对位满意后予 6 孔钢板内固定，手术过程顺利，术中出血少量，留置伤口胶片引流条后加压包扎伤口，术后安返病房，术后给予一级护理、硬外麻后常规护理、6h 后普食、止血、抗感染治疗，请值班医师注意观察病人生命体征和伤口疼痛及渗血情况，如病人伤口疼痛难忍，可给予止痛药处理。

医师签名：陈某

18. 出院记录　是指经治医师对病人此次住院期间诊疗情况的总结。内容主要包括入院日期、出院日期、入院情况、入院诊断、诊疗经过、出院诊断、出院情况、出院医嘱、医师签名。

【出院记录示例】

出院记录

姓名： 刘某　**性别：** 女　**年龄：** 41 岁　**职业：** 会计　第 1 次住院　**转归：** 治愈

入院日期： 2005 年 6 月 20 日 10 时　　**出院日期：** 2005 年 6 月 28 日 10 时　共住院 8d

入院情况： 病人因"双下肢水肿 20d"收入院。入院症见：精神一般，面色㿠白，双下肢水肿，无眼睑水肿，畏寒，腰寒，无腰痛，无尿热痛，无头晕，无心悸胸闷，无口干口苦，胃纳差，二便可，眠可。舌淡暗、苔白，脉沉细。查体：双下肢轻度凹陷性水肿。尿常规：PRO 3＋，RBC 5～8/HP。血：ALB 32g/L，TRIC 5.3mmol/L，CHOL 7.6mmol/L。

入院诊断：

中医诊断：水肿　脾肾阳虚

西医诊断：肾病综合征

诊疗经过：入院后完善各项检查：大便常规：正常。血常规：WBC $3.76×10^9/L$，HGB 79g/L，血型 A。小便常规：PRO 3+，BLD 3+，RBC 1090.6/uL，WBC 106.3/uL，CAST 1.28/uL，BACT 429.3/uL。血生化：TP 50.1g/L，ALB 26.34g/L，TRIG 3.3mmol/L，CHOL 7.6mmol/L，APOA 1.67g/L，CA 2.06mmol/L，余正常。24h 尿蛋白定量：1244.5mg。尿本周蛋白：阴性。B超：子宫偏大，双肾、输尿管、膀胱、肝、胆、脾未见异常。入院后予低盐低糖优质蛋白饮食。中药以益气温肾健脾利水为治法，方选真武汤加减，后根据病情变化，予辨证施治。配合静脉滴注灯盏细辛注射液以活血通络，爱罗苏（氨氯西林钠）以预防感染，至灵胶囊以扶正，复方氨基酸胶囊以补充氨基酸，从而改善低蛋白，20%白蛋白静脉滴注以补充蛋白，呋塞米（速尿）以利尿消肿。经治疗后复查尿常规：PRO 1+，余正常。血生化：TP 58.1g/L，ALB 34.4g/L，余正常。24h 尿蛋白定量：342mg。病情好转，病人要求出院，请示上级医师同意后于今日出院。

出院时情况：病人精神一般，双下肢水肿已消失，无畏寒，腰酸不明显，纳可，二便调，舌淡红、苔薄白，脉沉。尿常规：PRO 1+，余正常。血生化：TP 58.1g/L，ALB 34.4g/L，余正常。

出院诊断：

    中医诊断：水肿

             脾肾阳虚

    西医诊断：肾病综合征

出院医嘱：（1）慎起居，避风寒，畅情志。

             （2）低盐低脂优质蛋白饮食。

             （3）出院后泌尿专科定期复诊。

                          医师签名：谢某

                          记录时间：2006-6-28，09：00

19. 死亡记录 是指经治医师对死亡病人住院期间诊疗和抢救经过的记录。内容包括入院日期、死亡时间（具体到分）、入院情况、入院诊断、诊疗经过（重点记录病情演变、抢救经过）、死亡原因、死亡诊断等。家属是否同意遗体解剖情况亦应做记录。

【死亡记录示例】

死亡记录

2005 年 12 月 6 日 11 时 30 分

    秦某，男性，34 岁，2005 年 12 月 5 日 9 时 10 分入院，于 2005 年 12 月 6 日 10 时 20 分死亡。

入院情况：病人以恶心欲呕 1d，烦躁不安、神志模糊 1h 入院。既往有慢性乙肝病史 13 年，慢性丙肝病史 3 年，肝硬化病史 2 年，有脾脏切除手术史。入院症见：神志模糊，烦躁，恶心欲呕，时或抽搐。体格检查：T 36.7℃，P 96 次/min，R 21 次/min，BP 124/76mmHg，神志模糊，吐词不清，狂躁不安，查体不合作。舌质暗红，舌苔暗黄，脉弦细而数。全身皮肤巩膜中度黄染，可见蜘蛛痣、肝掌。双瞳孔等大等圆，对光反射迟钝。颈项强直。心率 96 次/min，律齐。肝上界位于右锁骨中线第 5 肋间，肋下未满意触及，脾已切除，肝区有叩击痛，腹部移动性浊音（±）。双下肢无水肿，神经系统检查：四肢肌张力增强，生理反射存在，巴、布、克氏征未引现。

入院诊断：

中医诊断：肝瘟（湿热壅盛、上扰清窍）

肋痛（肝胆湿热）

西医诊断：肝性脑病（Ⅲ－Ⅳ级）

肝炎肝硬化失代偿期（乙肝合并丙肝）

脾切除术后

诊疗经过：病人入院后即给予告病危、心电监护、持续低流量吸氧、记 24h 出入量、导尿；予醒脑静注射以醒脑开窍，茵栀黄注射液以清利肝胆湿热；醋谷胺、左旋多巴等以恢复中枢神经系统的正常兴奋递质，促进体内毒性物质的代谢清除，纠正血浆氨基酸失衡；配合抑肠道菌群，减少毒性代谢产物的生成，20%甘露醇、呋塞米交替使用以减轻脑水肿；同时辅以护肝及维持水、电解质及酸碱平衡和对症治疗。病人于 17 时出现深昏迷，呼之不应，呼吸气促，P 98 次/min，R 26 次/min，BP 118/70mmHg，19 时 15 分病人仍深昏迷，牙关紧闭，四肢抽搐频繁，即予东莨菪碱静脉注射以镇静。21 时 15 分病人大汗淋漓，肢冷，血压下降至 85/50mmHg，P 102 次/min，R 30 次/min，给予参附注射液静脉注射 20mL 以益气升阳固脱，多巴胺 40mg 静脉注射以升高血压，21 时 36 分病人血压升至 108/66mmHg。12 月 6 日 6 时 01 分病人 P 69 次/min，R 15 次/min，BP 111/88mmHg。7 时 23 分病人出现呼吸困难，呼吸 8 次/min，立即给予尼可刹米 0.37g 静脉缓慢推注，随即以尼可刹米 1.5g 加入 5%葡萄糖注射液250mL 静脉滴注以兴奋呼吸中枢及醒脑；8 时 05 分病人突然呼吸停止，颈动脉搏动消失，瞳孔散大至 6mm，对光反射消失，心搏骤停，心电示波呈一条直线，血压为 0，立即予人工呼吸、胸外心脏按压，肾上腺素 1mg 加生理盐水 20mL 静脉推注；8 时 10 分仍无心跳及自主呼吸，又予肾上腺素 1mg 加生理盐水 20mL 静脉推注；8 时 12 分心电示波为室颤，予利多卡因 50mg 静脉注射，连接 ID 除颤；8 时 15 分病人仍无心跳和自主呼吸，立即给予气管插管接呼吸机，并继续胸外心脏按压，经积极抢救 30min 无效，临床死亡。

死亡原因：肝性脑病致呼吸循环衰竭。

死亡诊断：

中医诊断：肝瘟（湿热闭窍、亡阳气脱）

肋痛（肝胆湿热）

西医诊断：肝性脑病（Ⅲ－Ⅳ级）

呼吸循环衰竭

肝炎肝硬化失代偿期（乙肝合并丙肝）

脾切除术后

何某 医师签名：谢某

20. 死亡病例讨论记录 是指由科主任或具有副主任医师以上专业技术职务任职资

格的医师主持，对死亡病例进行讨论、分析的记录。讨论记录另页书写，内容包括讨论日期、主持人及主要参加人员姓名、专业技术职务、讨论意见等。

【死亡病例讨论示例】

章某死亡病例讨论

时间：2005 年 12 月 21 日。

地点：内科医护办公室。

参加人员：符某副主任医师、邱某副主任医师、秦某主治医师、何某主治医师、李某主治医师、陈某主治医师、谢某医师和唐某护师等 10 人。

主持人：符某副主任医师。

病历报告：谢某医师（内容略）。

发言记录：

谢某医师：依据病史、症状体征及辅助检查，入院诊断明确，中医诊断为胸痹心痛、卒中后遗症、眩晕，属肾气亏虚，痰瘀阻络；西医诊断为冠心病（心绞痛）、高血压病 3 级、脑动脉硬化症、左侧脑梗死。该病特点是病人长期抽烟，且量大，又有陈旧性脑梗死、心梗病史，长期抽烟，其体内儿茶酚胺增加。易产生心律失常，心肌缺血。加之寒冷、饥饿等易诱发恶性心律失常而致死亡。

李某主治医师；病人入院诊断明确．属高危状态，易急性发作变生他证，且久病多病体衰，正气亏虚，入院时病人心率偏缓，心率 48 次/min，Ⅰ度房室阻滞，提示窦房结功能低下，一旦发生心脏骤停，较难心肺复苏成功。从舌脉看病人系脾肾亏虚，痰瘀内阻，用药宜注重温阳之品以扶正气；病人住院期间出现肾功三项指标升高，考虑存在高血压肾病还是药物性肾损害，心血管病病人危险性较高，宜注意保暖、休息等防护措施。

唐某护师：该病人没有较好卧床休息，且死亡前做完体外反搏后自觉情况可，自行在床边走廊锻炼，活动量较大，对其病情变化有影响。心血管病人发病多在晚上，宜重视夜间巡房，加强观察，该病人心绞痛夜间频发，应注意病情变化。除了注意卧床、保暖、保持大便通畅外，在护理上还有什么其他措施？

邱某副主任医师：病人入院诊断明确，中医为胸痹心痛、卒中后遗症、眩晕，属肾气亏虚，痰瘀阻络；西医为冠心病（心绞痛）、高血压病 3 级、脑动脉硬化症、左侧脑梗死。其死亡原因考虑有：天气冷，小便用力，诱发心梗；心绞痛频作，再发展为心梗；冠脉栓子脱落引起血管阻塞，心肌缺血低氧，终致心脏骤停。

符某副主任医师：该病人在我科一直是比较重视的，其诊断明确，但可再细分为：病人胸闷痛，气短，心慌 1 年并头晕收入院，稍活动则心慌、气短、头晕加重，不能站、坐，明显为恶化劳累型心绞痛，其后夜间上症也发作，提示为卧床型心绞痛、心律失常。病人外院用药不理想，并有高血压、脑梗死、下壁及正后壁心梗，其脑梗死超过半年为陈旧性，且有吸烟史，伸舌右歪，口唇暗黑；其心跳过缓，为外院应用阿替洛尔之类所致，停用后心率有所恢复，为药物性引起传导阻滞、窦缓；病人心脏听诊瓣膜有杂音，考虑为退行性变或心脏大，该病人为退行性病变量/瓣膜硬化；故入院大体诊断明确，同前所述。其高血压肾病诊断：入院时生化检查提示有轻微肾功能损害，其后进行性加重，考虑为药物性肾损害，系吲达帕胺（寿比山）所引起，但其血压较高，且血容量增多，宜用吲达帕胺，合用第三代 ACEI 类降血药，对肾功能有保护作用，而应用尿激酶溶栓不会引起肾功能损害，除非脱落栓子阻塞肾血管所致。治疗方面，一开始应用扩冠、降血黏、降血脂及中药补肾化痰活血后效果并不理想，其病情好转改善是在溶栓后开始的。美托洛尔宜逐渐停用，急停用易诱发恶化性心律失常。到后期其症状无明显改善，应卧床休息，告病重，吸氧等措施。该病人在我科治疗情况总的来说是有好转趋势，但心血管症状在病情稳定后亦易出现猝死，宜高度重视；体外反搏应该有效，急性期都可实行，但病人往返途中病情有可能加重。另外病人应用单硝酸异山梨酯后出现头痛，经一段时间后缓解，且其维持用量较大，说明该药同硝酸甘油一样有耐受性。抢救时应快速判断呼吸、心跳是否停止，在 10～20s，瞳孔直径 2～4mm 是正常的；若心脏停搏可予盲目除颤，有一定希望。因为心脏停搏，出现室颤概率 80%，另外机电分离、心电示一直线，心脏听诊无心跳时可予电除颤，予 300J 非同步除颤，1min 成功率为 90%，2min 为 80%，3min 基本上无效。一般病人表现为抽搐，呼吸停止，心跳停止，应立即抢救，上心电监护，行心肺复苏术，肾上腺素 1min、3min、5min 分别 1mg、3mg、5mg 立即静注，但室颤（粗颤）不用。窦房结功能差则药物除颤无效后可立即予电除颤；另外抢救时应判断是为呼吸（外局、中枢）或心脏或脑的病变而致病。一般有心血管病变，多为心脏停搏，脑血管意外比较严重时才会引起心跳停止，且一般是有呼吸变化（脑呼吸中枢首先受波及）。其肾功能差一般不用甘露醇，且该病人首先不是脑部病变（应用甘露醇减轻脑水肿宜快，卒中后遗症促进脑细胞恢复宜慢），昏迷时间较长、抢救较久，脱水只能用呋塞米，没有溃疡者可用激素，配合中药之回阳救逆，该病人之抢救工作都是到位的、及时的、有效的。

该病人死亡原因考虑为：

（1）由于寒冷，外周血管收缩．冠状动脉痉挛，引起心肌缺血加重甚至梗死而致心电不稳定，出现心律失常。

（2）由于小便用力后冠状斑块脱落，破裂，阻塞血管致心梗，进而合并恶性心律失常。

（3）由于起床活动量大，心脏摇摆，引起心律失常，心脏停搏。

（4）美托洛尔没有很好维持应用，停用过早，引起恶性心律失常，以后用药要注意抗心律失常药减量要缓慢。

符某　　记录者签名：谢某

三、专科病历

专科病历的书写应符合病案书写的一般要求，同时还应反映各专科的特点。各科可以根据实际需要经医务科审批使用表格式专科检查记录表。

（一）中医肛肠科病历书写要点

1. 病史　中医肛肠科专科病历的病史应注意以下几个方面：

（1）现病史：应注意记录肛肠病常见症状如便血、腹痛、脱出物、肿物的出现与加重的原因。便血的量、色泽，疼痛的性质、程度、持续时间，脱出物的大小、回纳情况。病人的大便习惯、量、性状，是否有分泌物及其性状与量。伴随症状如肛门瘙痒、坠胀、发热等。

(2) 个人史：应注意询问与记录病人的生活习惯、饮食习惯、工作性质等情况。

2. 专科检查　肛肠科的专科检查应有图示以标明病变。

(1) 视诊：注意检查与记录肛门及其周围的皮肤色泽、有无肿块、皮赘、外口、裂口，并注明其部位、大小、范围及其与周围正常组织界线等。外口有无分泌物及其性状。

(2) 指诊：肛门及其周围有无肿块（热度、硬度、波动感）。肛门括约肌有无痉挛或松弛，有无肛管狭窄。肛门内有无肿物（大小、压痛、活动度、质地、界线、有无蒂）、瘘管（部位、走向、有无分泌物及其性状），有无指套染血。

(3) 肛镜检查：注意记录黏膜色泽、有无充血，齿线上黏膜有无隆起（部位、色泽），直肠下端肿物（部位、形态、大小、表面出血等）。

(4) 其他检查：如肛管内压测定。

【中医肛肠科入院记录示例】

姓名：赵某	**性别**：男性
年龄：39 岁	**民族**：汉族
婚姻状况：已婚	**出生地**：某省某县
职业：干部	**入院日期**：2005 年 10 月 22 日 09 时 15 分
病史陈述者：病人本人	**记录日期**：2005 年 10 月 22 日 15 时 43 分

发病节气：惊蛰前 1d

主诉：便后肛门肿物脱出伴便血间作 2 年，加重 2 个月。

现病史：病人 2003 年因大便干燥后出现肛门肿物脱出，大便带血，每逢大便干燥时加重。未曾诊治。今年 8 月开始症状加重，伴肛门坠胀感。曾自购马应龙膏外用，病情无明显缓解，为求根治，现收入我病区。入院时症见：便后肛门肿物脱出，大便带血，色鲜红，量中等，肛门坠胀，脱出物较大，质地柔软，便后可回纳。有排便不尽之感，精神可，纳可，二便调，眠可。

既往史：既往体健，无肝炎、结核病史，无地方病、职业病史及传染病接触史，无手术、外伤、输血史。未发现药物、食物过敏史。

个人史：出生成长于某省某县，生活环境较好，住地无潮湿之弊，性格开朗，喜食辛辣之品。

婚育史：已婚，育有 1 子。

家族史：父、母均体健，未发现家族遗传病史。

体格检查　T 37.4℃，P 82 次/min，R 20 次/min，BP 98/60mmHg。

面色荣润，表情自然，神志清楚，语言清晰，呼吸调匀。舌质红、苔黄腻，脉滑。全身皮肤及巩膜无黄染，浅表淋巴结未扪及肿大。头颅大小形态正常，双瞳孔等大等圆，对光反射灵敏。咽无充血，双侧扁桃体不大。颈软，气管居中，甲状腺无肿大。胸廓对称，双肺呼吸音清晰，未闻及干湿啰音。心界正常，心率 82 次/min，律齐，各瓣膜听诊区未闻及病理性杂音。腹平软，无压痛及反跳痛，肝脾肋下未触及，双肾区叩击痛，肠鸣音正常。脊椎四肢无畸形，活动自如，双下肢无水肿。神经系统检查：

生理反射存在，病理反射未引出。

专科情况：

视诊：肛缘 EK 位 3、7、11 点可见赘物。

指诊：肛缘 EK 位 3、7、11 点可触及柔软肿物，指套有血迹黏附，未触及异常硬性肿物。

镜检：黏膜暗红，肛缘 EK 位 3、7、11 点黏膜隆起明显，其中 11 点黏膜糜烂。

辅助检查：血常规（2002-10-21）：WBC $5.2×10^9$/L，N 0.68，L 0.31，RBC $4.32×10^{12}$/L，HGB 145g/L。

初步诊断：

中医诊断：混合痔

湿热下注

西医诊断：混合痔

医师签名：王某

（二）中医骨伤病历书写要点

中医骨伤病历书写专科检查应注意以下几个方面：

（1）望诊：

1）体位：肢体躯干姿态、行走步态等。

2）局部情况：损伤部位、肢体肿胀部位、肿物部位、肌肉有无萎缩、皮肤色泽、水疱、瘀斑、瘢痕、肢体关节畸形等。

3）伤口情况：形状、大小、皮缘、颜色、污染或感染情况、分泌物量及色泽等。

（2）触诊：皮肤、肌肉、肌腱、温度、波动、粘连、条索、紧张、挛缩、捻发音等。肿块：大小、形状、质地、移动度、边界与周围组织关系等。伤口的深度，压痛（部位、性质）、叩击痛等。

（3）骨关节检查：僵直、异常活动、骨擦音、弹性固定、特殊响声。

（4）骨科特殊检查：神经血管检查：感觉、运动、肌力、反射、血运等。

（5）量诊：肢体长度、周径、主动被动的关节活动度（以中立位 0 度计算）

【中医骨伤科入院记录示例】

姓名：张某	**性别：**男
年龄：68 岁	**民族：**汉
婚姻状况：已婚	**出生地：**某县某镇
职业：干部	**入院日期：**2005 年 5 月 3 日 10 时 05 分
病史陈述者：病人本人	**记录日期：**2005 年 5 月 3 日 12 时 06 分

发病节气：立夏前 3d

主诉：跌倒致左上臂肿痛、畸形伴活动受限 1h。

现病史：病人于今天上午 9 时行走时不慎跌倒致左上臂肿痛、畸形伴活动受限，即来我院门诊就诊，经 X 线摄片检查报告示（X 线号：56981）：左肱骨中段短斜形骨折，远折端向前成角移位。门诊拟"左肱骨中段骨折"收入我科住院。入院症见：精神可、左上臂肿痛、畸形伴活动受限，纳眠可、二便调。

既往史：既往体健，无慢性病病史，无手术及外伤史，无传染病史无药物及食物过敏史。

个人史：出生于某县某镇，居住环境良好，平素无嗜烟酒辛辣之品。

婚育史：配偶及子女均体健。

家族史：无家族遗传性疾病史。

体格检查：T 36.5℃，P 78 次/min，R 20 次/min，BP 125/80mmHg。

发育正常，营养一般，面红有华，形体适中，活动受限，对答合理，查体合作，语声清晰，双目有神，呼吸平顺。舌暗红、苔薄白，脉弦细。皮肤黏膜无黄染，浅表淋巴结无肿大。头颅无畸形，五官端正，双侧瞳孔等大正圆，直径约 3mm，对光反射存在，耳鼻无异常口唇无发绀，咽无充血，扁桃体无肿大。颈软，气管居中，颈静脉无怒张。双侧甲状腺无肿大。胸廓对称，双肺呼吸音清，未闻及干、湿性啰音。心浊音界正常，心率 78 次/min，律齐，各瓣膜听诊区未闻及病理性杂音。腹软，无压痛，无反跳痛，肝脾肋下未及，墨菲征（-），麦氏征（-），移动性浊音（-），双肾区叩击痛（-），肠鸣音正常。上肢见专科检查，双下肢无水肿。前后二阴未查。生理性神经反射存在，病理性反射未引出。

专科检查：左上臂中段瘀肿，环形压痛，可触及骨擦音及异常活动，左上臂纵向叩击痛（+），左上肢运动功能活动障碍，末梢血运可，手指活动正常。

辅助检查：X 线摄片（X 线号：56981）：左肱骨中段短斜形骨折，远折端向前成角移位。

初步诊断：

　　中医诊断：左肱骨中段斜形骨折
　　　　　　　气滞血瘀
　　西医诊断：左肱骨中段斜形骨折

医师签名：陈某

（三）中医外科病历书写要点

中医外科病历书写专科检查包括病变的部位、形态、大小、活动情况、表面情况、质地、压痛、颜色及分泌物的性质等。

【中医外科入院记录示例】

姓名：苏某	**性别**：女
年龄：29 岁	**民族**：汉
婚姻状况：已婚	**出生地**：某县某镇
职业：无	**入院时间**：2005 年 10 月 29 日 02 时 15 分
病史陈述者：病人本人	**记录时间**：2005 年 10 月 29 日 05 时 02 分

发病节气：霜降

主诉：右下腹痛 23d，再发加重 1d。

现病史：该病人于 10 月 6 日无明显诱因下出现右下腹疼痛，10 月 8 日在外院门诊诊治，予输液、抗炎等治疗后症状缓解。今天上午 8 时许又突然出现右下腹疼痛，遂来我院急诊。查体：腹平软，麦氏点有压痛、反跳痛，右下腹腹肌紧张、肠鸣音稍减弱，查血常规示：WBC 15.5×10^9/L，拟"急性阑尾炎"收入我科。入院症见：精神倦怠，痛苦面容，右下腹疼痛，痛有定处，拒按、反跳痛，口干口苦，纳呆，大小便未解。

既往史：否认心肺病史，无糖尿病，无肝炎、结核等传染病史及外伤及手术病史。

过敏史：否认药物、食物过敏史。

个人史：某县某镇，现居住于某县，居住环境无特殊。

婚育史：25 岁结婚，育 1 子，爱人及儿子体健。

月经史：月经 14　4~5/28~30，LMP 2002.10.20。量中，色红，痛经（−），血块（−），带下量中色黄。

家族史：父母体健，未发现家族遗传，传染病史。

体格检查：T 37.3℃，P 77 次/min，R 20 次/min，BP 110/70mmHg。

发育正常，营养中等，痛苦面容，神志清楚，精神倦怠，对答合理，查体合作。舌质红、苔黄厚腻，脉弦滑。全身皮肤黏膜无黄染，全身浅表淋巴结无肿大。头颅大小正常，眼结膜无充血、无苍白，巩膜无黄染，双侧瞳孔等大正圆，直径约 3mm，对光反射灵敏，耳鼻无异常，口唇无发绀，咽部无充血，双侧扁桃体无肿大。颈部无抵抗，气管居中，甲状腺不肿大，颈静脉无怒张。胸廓正常，双肺叩诊呈清音，双肺呼吸音清，未闻及干、湿性啰音。心浊音界不大，心率 77 次/min，律齐，各瓣膜听诊区未闻及病理性杂音。腹部见专科检查。脊柱及四肢无畸形，双下肢无水肿，前后二阴未查，神经系统检查生理反射存在，未引出病理性反射。

专科检查：右下腹肌紧张，麦氏点明显压痛、反跳痛，墨菲征（−），肝脾肋下未触及，未触及包块，肝区无叩击痛，双肾叩击痛（−），肠鸣音稍减弱。

辅助检查：

血常规：WBC 15.5×10^9/L，N 91%。

入院诊断：

　　中医诊断：肠痈

　　　　　　　湿热蕴结

　　西医诊断：急性阑尾炎

医师签名：陈某

（四）中医妇科病历书写要点

1. 病史　要着重记录经、带、胎、产史及性生活情况。

2. 妇科检查　记录外阴的婚产型；有无肿物，阴毛分布情况，阴道是否通畅，阴道黏膜及分泌物情况，宫颈大小，宫颈有无糜烂、出血等，宫体位置、大小、形状、质地、活动度、压痛，附件有无增厚、包块、压痛等。

【中医妇科入院记录示例】

姓名：刘某	**性别：**女
年龄：39 岁	**民族：**汉
婚姻状况：已婚	**出生地：**某省某市

职业：出纳　　　　　　　　　　　入院日期：2005 年 9 月 10 日 11 时

病史陈述者：病人本人　　　　　　记录日期：2005 年 9 月 10 日 13 时

发病节气：白露后 2 天

主诉： 药流清宫术后下腹痛 40d，加重 15d。

现病史： 病人平素月经规律，月经为 13　7/30，量中等，LMP 2002.10.20。于 2005 年 7 月 12 日在私人诊所行药流术，后因药流不全于 7 月 30 日在同一家私人诊所行清宫术，术后即开始下腹痛，呈刺痛状，无恶心呕吐，无头晕心慌，曾在市妇儿医院门诊诊为盆腔炎，反复静脉滴注头孢唑林及甲硝唑等治疗，疗效不明显，期间曾于 8 月 15 日阴道有出血，持续 3d，少于月经量，15d 前腹痛加重，伴白带色黄量多，自服妇科千金片，症状仍未减轻，今至我院门诊求治。子宫附件 B 超：陶氏腔液性暗区，约 39mm×11mm，由门诊拟"盆腔炎"收住院进一步治疗。入院时症见：精神可，下腹部疼痛，呈刺痛感，白带量多色黄，无恶寒发热，无恶心呕吐，无头晕心慌，无肛门坠胀感，无阴道出血，胃纳可，大便调，小便黄，夜寐安。

既往史： 既往健康，无心脏、肾脏、脑病及糖尿病等病史，无结核、肝炎等病史。无中毒、输血、外伤史。未发现药物及食物过敏史。

个人史： 出生成长于某省某市，2000 年迁居某县，居住生活条件良好，平素饮食不节，性情温和。

婚育史： 29 岁结婚，孕 1 产 0，配偶健康。

月经史： 13　7/30　LMP 2005.05.29，量中，色红，痛经（-），血块（-），带下量多色黄。

家族史： 否认家族遗传病史。

体格检查： T 36.3℃，P 78 次/min，R 20 次/min，BP 120/80mmHg。

发育正常，营养中等，神志清楚，面色略暗，形体适中，体态自如，语音清晰，呼吸平顺，对答合理，查体合作。舌暗红、苔黄腻，脉弦滑。皮肤、黏膜无黄染，全身浅表淋巴结无肿大。头颅大小正常，双侧瞳孔等大等圆，直径约 3mm，对光反射灵敏，耳鼻无异常，伸舌居中，口唇无发绀，咽部无充血，双侧扁桃体无肿大。颈软、无抵抗，颈静脉无怒张，气管居中，甲状腺不肿大。胸廓对称，双肺叩诊呈清音，双肺呼吸音清，未闻及干、湿性啰音。心浊音界正常，心率 78 次/min，律齐，各瓣膜听诊区未闻及病理性杂音。腹平，腹肌不紧，下腹部压痛，无反跳痛，肝脾肋下未触及，墨菲征（-），未触及异常包块，双肾区无叩击痛，移动性浊音（-），肠鸣音正常，脊柱四肢无畸形，双下肢无水肿。肛门外观无异常。神经系统检查：生理性反射存在，病理性反射未引出。

妇科检查：

外阴：已婚未产式。阴毛分布正常，外阴未见白斑。

阴道：畅，分泌物色黄量多。

宫颈：光滑。抬举痛（-），摇摆痛（-）。

宫体：后位，大小正常，质中，活动可，压痛（+）。

双附件：左侧附件增厚，压痛（+），右侧附件未扪及异常，无压痛。

辅助检查：

子宫附件 B 超（2002 年 10 月 9 日）：陶氏腔液性暗区，约 39mm×11mm。

初步诊断：

　　中医诊断：妇人腹痛

　　　　　　　湿热瘀结

　　西医诊断：盆腔炎

医师签名：龙某

（五）中医儿科病历书写要点

中医儿科与中医内科病历（案）要求相同，但书写儿科病历时应重视以下几个方面：

（1）既往史：要特别强调传染病史的记录（各种儿童传染病如麻疹、水痘、痄腮、风疹等的患病情况）。

（2）个人史：应根据不同年龄阶段详细记录以下内容：

1）母亲妊娠史：母亲孕期健康、饮食、营养状况，妊娠期患过哪些疾病（如早期有无风疹、巨幼细胞病毒感染等），是否有子宫出血、妊娠高血压、子痫等并发症，曾经接受过哪些检查和治疗，是否接触化学毒物、电离辐射等。

2）母亲分娩史：是否足月产或过期产（以周计算），胎次、产次、分娩情况（产程，是否难产，是否手术助产或剖宫产）。

3）胎儿出生后情况：出生体重，有无窒息、青紫、苍白、出血、惊厥、昏迷、畸形等，有无黄疸，黄疸持续时间。

4）喂养史：对婴幼儿应详细记录其喂养方式（母乳喂养、人工喂养或混合喂养），何时添加辅食，何时断奶及断奶后的饮食情况；对年长儿应详细记录其饮食情况，有无偏食等。

5）发育史：语言、智力、动作的发育情况。

6）预防接种史：预防接种种类、时间及反应等。

（3）体格检查：2 岁以内小儿应记录囟门、指纹情况（风、气、命三关定位、色泽、形态、沉浮等）。

【中医儿科入院记录示例】

姓名：张某	**性别**：男
年龄：4 岁	**民族**：汉
婚况：未婚	**出生地**：某省某县
职业：无	**入院日期**：2005 年 7 月 3 日 10 时 28 分
病史陈述者：病人母亲	**记录日期**：2005 年 7 月 3 日 11 时 40 分

发病节气：夏至后 7d

主诉：咳嗽、吐痰 5d，加重伴发热 2d。

现病史：患儿于 2005 年 6 月 28 日因受凉后出现咳嗽，痰少难咳，伴鼻塞，流涕，在市中心医院诊断为"上感"，予"泰诺林""鱼腥草口服液"等药物治疗 4d，患儿鼻塞，流涕缓解，仍咳嗽、吐痰。昨天又复受凉出现发热，咳嗽加重，痰多难咳，色白，无喘促及抽搐，无咯血，今由家人护送来我院门诊就医，查血常规报告：WBC 13.4×10^9/L，N 66.2%；胸部 X 线检查报告示（X 线号：56236）：两肺纹理增多。为系统治疗，门诊拟"支气管炎"收入我科住院。入院时症见：咳嗽。痰多难咳，色白稍黄，伴发热，纳呆，少许流涕，夜寐安，二便调。

既往史： 无麻疹、水痘、痄腮等病史，无肝炎、结核等传染病史、无外伤、手术、输血、中毒等病史。未发现药物及食物过敏史。

个人史： 出生于某省某县，家庭环境良好，6 个月会坐，8 个月会爬，周岁会走，按计划免疫接种疫苗。

家族史： 父母体健，无家族遗传病史。

体格检查： T 38.2℃，P 104 次/min，R 23 次/min，Wt 18.5kg。

发育正常，营养良好，神志清楚，精神一般，对答合理，查体合作，自动体位。舌边尖红、苔薄黄、脉滑数。全身皮肤、黏膜无黄染。浅表淋巴结无肿大。头颅大小形态正常，双侧瞳孔等大正圆，直径约 2mm，对光反射灵敏，耳鼻无异常，口唇无发绀，咽部充血，双侧扁桃体Ⅱ度肿大，未见脓性渗出物。颈软，无抵抗，气管居中，甲状腺不肿大。胸廓对称，无三凹征，双肺呼吸音粗，未闻及干湿性啰音。心界正常，心率 104 次/min，律齐，心音有力，各瓣膜听诊区未闻及病理性杂音。腹平软，全腹无压痛，反跳痛，肝脾肋下未触及异常包块，肾区无叩击痛，肠鸣音正常。脊柱、四肢无畸形。前后二阴无异常。生理反射存在，病理反射未引出。

辅助检查： 胸片报告（2005 年 7 月 3 日）：支气管炎。

初步诊断：

    中医诊断：咳嗽

              风热犯肺

    西医诊断：急性支气管炎

医师签名：黄某

（六）中医针灸科病历书写要点

1. 体格检查 要重视经络感传现象、体表压痛点、耳穴反应点等的检查与描述。

2. 治法 要说明配穴方法、针刺手法、疗程间隔等。

【中医针灸科入院记录示例】

姓名： 李某	**性别：** 女
年龄： 58 岁	**民族：** 汉
婚姻状况： 已婚	**出生地：** 某省某市
职业： 退休工人	**入院日期：** 2005 年 9 月 6 日 09 时 20 分
病史陈述者： 病人本人	**记录日期：** 2005 年 9 月 6 日 11 时 15 分
发病节气： 秋分	

主诉： 右侧肢体活动不利伴语謇 2 个月。

现病史： 病人今年 7 月 6 日晚上 8 时许在家中与人争吵，随即感觉头晕，左侧后头部疼痛不适，继而出现右侧肢活动不利，口角向左歪斜，语言欠流利，呕吐胃内容物一次，无昏迷及二便失禁，家人急送至某医附院诊治。当时测得血压为 150/98mmHg，神志清楚，口角歪斜，语言謇涩，右侧肢体肌力 0 级，肌张力低，左侧肢体正常，诊断为"急性脑血管病·脑梗死?"予以留观。给予静脉点滴药物（药名及剂量不详）治疗，病情无明显变化，7 月 27 日上午在该院行头部 CT 扫描检查，报告"左侧基底节区脑出血"，诊断为："脑出血、高血压病Ⅲ期"，即收入神经内科住院。住院期间予以降颅内压、止血、抗炎等药物治疗及支持、对症处理，病情稳定，右侧肢体活动功能及口歪语涩均有所好转，无头痛，偶尔头晕，右侧上、下肢肌力恢复至Ⅱ级，无感觉障碍，于今年 9 月 5 日带药出院，继续治疗。为促使患肢尽快康复，病人今由家人送来我科门诊求治，门诊以"中风，中经络，脑出血（恢复期）"收入我病区。病人现右侧肢体活动不利，口角稍歪向左侧，语言欠流利，精神欠佳，偶感头晕、胸闷，无头痛及呕吐，无饮水呛咳，纳可，无口干口苦，夜寐安，二便调。

既往史： 1996 年发现"高血压病"，间断自服复方降压胶囊、尼群地平片等药维持，血压波动在（180～106）/（136～90）mmHg。无结核、肝炎等传染病史，无外伤、中毒及输血史，无地方及职业病史。否认药物、食物及其他物质过敏史。

个人史： 出生于某省某市，家境贫困，生活、工作条件差。未去过其他地方，无血吸虫疫水接触史，无地方病及职业病史。性情急躁，喜食辛辣。

婚育史： 20 岁结婚，孕 2 产 2，1 女 1 男，均体健。

月经史： 月经 10（5～7/28～30）LMP1993.01.02。量多、色红，质正常。无痛经史，白带正常。

家族史： 配偶因患"重型肝炎"于 1983 年 39 岁去世。母亲 52 岁患"骨髓炎"于 1960 年去世，父亲 1973 年 66 岁去世，死因不详，1 弟 1 妹健在。未发现家族遗传病史。

体格检查： T 36.8℃，P 80 次/min，R 20 次/min，BP 150/90mmHg。

发育正常，营养中等，面色潮红，表情淡漠，神志清楚，形体中等，偏瘫步态，被动体位；运动性失语。舌暗红、苔白腻，脉弦滑，舌底脉络怒张。全身皮肤及黏膜无黄染。浅表淋巴结不大。头部大小正常，双瞳孔等圆等大，对光反射灵敏，中枢性面瘫面容，伸舌右偏，听力正常，悬雍垂右偏。颈软，无压痛及肿块，颈动脉无异常搏动及杂音，颈静脉无怒张，肝颈静脉回流征（-），气管居中，甲状腺不大。胸廓正常，双肺呼吸音清，呼吸均匀，叩诊正常，未闻及干湿性啰音，心率 80 次/min，律齐，各瓣膜听诊区未闻及病理性杂音。腹软，无压痛及反跳痛，无包块，叩诊无移动性浊音，肠鸣音正常，肝浊音界正常，肋下未触及，无压痛，脾肋下未触及，双肾区无叩击痛。脊柱、四肢及指（趾）甲无畸形。直肠、肛门未查，外生殖器正常。生理性神经反射存在，咽反射正常，右侧上肢肌力Ⅱ级，右下肢肌力Ⅲ级，肌张力减退，右二、三头肌反射，桡骨膜反射，膝腱反射及跟腱反射稍亢进，右 Hoffmann 征（+），右 Babinski 征（+）。右侧肢体感觉减退、肌萎缩。

专科检查： 体表相关经络腧穴无压痛及反应点，未发现明显经络感传现象，耳穴按压肝穴、肾穴压痛明显。

辅助检查： 颅脑 CT（2005 年 7 月 7 日某中心医院、片号：26395）：左基底节区脑出血。

初步诊断：

    中医诊断：中风·中经络

           肝肾阴虚，风痰阻络

    西医诊断：脑出血（左）（恢复期）

           高血压病 3 期，极高危组

医师签名：林某

（七）中医皮肤科病历书写要点

1. 病史　详细描述皮疹初发时间、部位、性质、可能原因，皮疹发生的前驱症状、发展速度、传播次序、程度，局部症状如瘙痒、疼痛、麻木等，伴随症状如发热、关节疼痛、疲乏等，传染病史及接触史、既往过敏史、特殊物品接触史等。

2. 专科检查　着重描述皮肤损害。原发皮损（斑疹、丘疹、水疱、脓疱、风团、结节）、继发皮损（鳞屑、糜烂、痂皮、溃疡、瘢痕、萎缩、皲裂、苔藓化）的色泽、形态及分布情况等。

【中医皮肤科入院记录示例】

姓名：黄某　　　　　　　　　　**性别**：男

年龄：34 岁　　　　　　　　　　**民族**：汉

婚姻状况：已婚　　　　　　　　**出生地**：某县某镇

职业：教师　　　　　　　　　　**入院时间**：2005 年 12 月 29 日 12 时 20 分

病史陈述者：病人本人　　　　　**记录时间**：2005 年 12 月 29 日 13 时 20 分

发病节气：冬至

主诉：全身皮肤红斑鳞屑，伴瘙痒 10 年，加重 5d。

现病史：病人于 1995 年无明显诱因四肢出现红斑丘疹，其上覆有多层干燥的银白色鳞屑，轻刮表面鳞屑，可见半透明薄膜，再刮薄膜．可见点状出血。逐渐扩大增多，融合成片，自觉瘙痒，每至冬季病情加重。曾在当地人民医院就诊，诊断为"寻常型银屑病"，给予维 A 酸（维甲酸）外用，口服维 A 酸 2.5mg/d，症状有所缓解，停药后又复发，一直在门诊治疗。今年 12 月 24 日因天气变冷，症状加重，为求系统治疗，遂来我院住院。入院症见：精神倦怠，头部、面部、躯干及四肢可见绿豆至蚕豆大小的红斑丘疹，或融合成片，自觉瘙痒，其上覆有多层干燥的银白色鳞屑，头部皮损处毛发呈束状，指（趾）甲各有三个甲板出现点状凹陷，甲板不平，失去光泽。夜寐欠安，食欲可，二便调。

既往史：无心肺病史，无糖尿病病史，无肝炎、结核等传染病史，无外伤、手术、中毒、输血病史。未发现药物、食物过敏史。

个人史：出生于某县某镇，居住环境无特殊。

婚育史：25 岁结婚，育一女，爱人及女儿体健。

家族史：父亲和弟弟有类似疾病病史。

体格检查：T 36.4℃，P 76 次/min，R 18 次/min，BP 110/70mmHg。

发育正常，营养中等，痛苦面容，神志清楚，精神一般，对答合理，体查合作。

舌质红、苔黄腻，脉弦滑。全身皮肤黏膜无黄染。皮损见专科检查。全身浅表淋巴结无肿大。头颅大小正常，眼结膜无充血、无苍白，巩膜无黄染，双侧瞳孔等大正圆，直径3mm，对光反射灵敏，耳鼻无异常，口唇无发绀，咽部无充血。双侧扁桃体无肿大。颈部无抵抗，气管居中，甲状腺不肿大。颈静脉无怒张。胸廓正常，双肺叩诊呈清音，双肺呼吸音清，未闻及干、湿性啰音。心浊音界正常，心率76次/min，律齐，各瓣膜听诊区未闻及病理性杂音。腹平软，未触及肝脾，墨菲征阴性，双侧肾区无叩压痛。脊柱及四肢无畸形，双下肢无水肿，前后二阴未查，神经系统检查生理反射存在，未引出病理性反射。

专科检查：头部、面部、躯干及四肢可见绿豆至蚕豆大小的红斑丘疹，或融合成片；其上覆有多层干燥的银白色鳞屑。薄膜现象（+），出血现象（+）。头部皮损处毛发呈束状；指（趾）甲各有三个甲板出现点状凹陷，甲板不平，失去光泽。

辅助检查：

血常规（2005年12月24日）：RBC $5.21×10^{12}$/L，HGB 138g/L，WBC $6.8×10^{9}$/L，N 0.69，L 0.30。

入院诊断：

中医诊断：白疕

血虚风燥

西医诊断：寻常型银屑病

医生签名：陈某

（八）中医推拿科病历书写要点

1. 病变的主要临床表现　如疼痛的部位、性质，有无放射痛、伴随症状等。

2. 本科功能检查　如功能活动度，有无肿胀、肌紧张、压痛、结节或条索状物等，特殊功能检查的阳性体征及有鉴别意义的阴性体征。

【推拿科入院记录示例】

姓名：王某　　　　　　　　　　**性别**：男

年龄：28岁　　　　　　　　　　**民族**：汉

婚姻状况：已婚　　　　　　　　**出生地**：某县某镇

职业：退休　　　　　　　　　　**入院日期**：2005年8月13日15时

病史陈述者：病人本人　　　　　**记录日期**：2005年8月13日15时

发病节气：立秋后5d

主诉：腰痛间作5年，加重7d。

现病史：病人于2000年因久坐致腰痛，当时赴深圳市平乐骨伤科医院就诊，行X线检查：未见骨质异常。嘱卧床休息，给予系统治疗。在家中自予药酒及扶他林外涂按摩，症状缓解。今年8月6日因做家务劳累，致腰痛加重，频繁发作，遂来我院门诊就诊，查CT示：腰椎间盘突出。为求系统治疗，由门诊收入我科住院。入院症见：神清，精神尚可，腰痛，以腰中部酸痛为主，劳累后、坐位、行走时加重，平卧休息后减轻，无臀部、双下肢放射痛，纳可，眠一般，二便调。

既往史：病人有过敏性鼻炎史30年，无手术、外伤史，无高血压、糖尿病等慢性病史，无伤寒、肝炎、结核等传染病病史，未发现药物及食物过敏史。

个人史：生于某县某镇，生活，工作条件可，无潮湿之弊，平素无嗜烟酒、辛辣之品。

婚育史：已婚，未育，配偶体健。

家族史：无家族遗传病史。

体格检查：T 36.5℃，P 78 次/min，R 20 次/min，BP 120/78mmHg。

发育正常，营养一般，双目有神，面红有华，形体适中。语声清晰，呼吸平顺，对答合理，查体合作。舌淡暗、苔薄白，脉沉。全身皮肤黏膜无黄染，浅表淋巴结肿大。头颅大小正常，五官端正，双侧瞳孔等大正圆，直径约 3mm，对光反射灵敏，耳鼻无异常，口唇无发绀，咽部无充血，扁桃体无肿大。颈软，气管居中，颈静脉无怒张，双侧甲状腺无肿大，胸廓对称，双肺呼吸音清，未闻及干、湿性啰音，心浊音界正常，HR：78 次/min，律齐，各瓣膜听诊区未闻及病理性杂音，腹软，肠鸣音正常，未触及异常包块，无压痛，无反跳痛，肝脾肋下未及，移动性浊音（-），墨菲征（-），麦氏征（-），双肾区叩击痛（-），脊柱及四肢见专科情况，双下肢无水肿，前后二阴未查，神经系统检查见专科检查。

专科检查：腰曲直，轻度左侧凸，腰部活动轻度受限，L5/S1 左棘旁、棘间压痛（+），左臀部环跳穴压痛，并可诱发左下肢麻木，左下肢直腿抬高 45°，加强试验右侧（+），左侧（-）。双侧 4 字征（-），双梨状肌牵拉试验（-）。左侧膝跳反射较弱，左足底感觉减弱，末梢血液循环正常。双下肢肌力正常。

辅助检查：腰椎 CT：腰椎间盘突出。

初步诊断：

  中医诊断：腰椎间盘突出症

             肝肾亏虚

  西医诊断：腰椎间盘突出

医师签名：陈某

第十九章 医 嘱

（1）医嘱是指医师在医疗活动中下达的医学指令。

（2）每项医嘱应当只包含一个内容，并注明下达时间，时间具体到分。两项以上医嘱不能写在同一行内，如禁食与胃肠造影、小便常规与大便常规应分行书写。

（3）医嘱不得涂改。需要取消时，长期医嘱可同一时间停止，护士不予签名执行；临时医嘱应当使用红笔在医嘱第二个字上重叠书写"取消"字样并签名。

（4）一般情况下，医师不得下口头医嘱。因抢救而下达口头医嘱时，护士应当复诵一遍。抢救结束后，医师应当即刻据实补记医嘱。

（5）医嘱单分长期医嘱单和临时医嘱单。医嘱楣栏由医师填写。

（6）长期医嘱内容的顺序为：护理常规，护理级别，特殊护理、病危或病重，隔离种类，体位，饮食种类，各种检查和治疗，药物名称、剂量和用法（口服、肌内注射、静脉注射或静脉滴注）。

（7）首次临时医嘱内容的顺序为：常规检查，特殊检查，诊断性医嘱，治疗性医嘱。

（8）医嘱单书写要求：

1）医嘱应顶行书写，不得空格；一行不够另起一行时，前面应空一格；若只余下剂量和时间，则末尾排齐写于第二行。

2）若有数条医嘱，且时间相同，只需第一行及最后一行写明日期时间和签名，余项在时间栏内和医师签名栏内用直线连接。临时医嘱执行后，执行者必须签名并注明执行时间。

3）长期医嘱：有效时间24h以上，医师注明停止时间后即失效。

4）临时医嘱：有效时间24h以内，一般只执行一次。

5）手术、转科或重新整理医嘱时，应在最后一项医嘱下面用红笔画线，表示以前医嘱一律作废；线下正中用红笔标明"术后医嘱""转科医嘱""重整医嘱"。重抄医嘱按新开医嘱处理。长期医嘱单超过三页应及时整理。

6）新入院病人应于病人入院1h内开出医嘱；日常医嘱应于每天上午上班后2h内开出。遇病情变化等特殊情况可随时更改或新开医嘱。

第二十章　辅助检查

　　检查报告分常规、生化（包括免疫、细菌学等化验检查）、技诊检查等三大类粘贴，要求按日期顺序呈叠瓦状左边粘贴，以整齐美观为度，其上缘可折（或不折），以刚好显示医院名称为宜。

　　检验报告单不得直接粘贴分析仪器打印的结果（该结果应作为原始数据保存）。

第二十一章 申请单及诊断证明书

一、检查申请单

（1）各种申请单均应依照表格规定项目如实填写，并应签全名，方为有效。

（2）申请特殊检查（X线、B超、动态心电图等），应扼要书写病史、体检及临床诊断，提出诊疗目的与要求。

（3）须立即报告结果者，可在申请单右上角加注"急"字。

二、理疗申请记录单

（1）理疗申请记录单为理疗科主要医疗文件之一，须填写清楚。

（2）理疗申请记录单包括：临床申请部分、理疗医师记录、治疗记录部分及治疗总结等项。

（3）申请部分包括一般项目，病历摘要（患病时间、主要症状、主要检查结果、临床上的主要治疗、其他疾病情况等），由临床医师按常规要求填写清楚。

（4）理疗医师记录部分包括：接诊检查简要记录、理疗医嘱、复查记录。医嘱应填写：理疗种类、部位（必要时附图说明）、方法、剂量（电流强度、生物剂量、温度、刺激强度等）、时间、间隔天数、总次数、几次后复查，并签名。

（5）治疗记录应包括：日期、次数、理疗种类、治疗时间、剂量、反应及其他，由操作者在每次治疗后填写，并签名。

（6）理疗病人定期复查或更换理疗种类时，理疗医师应在医嘱部分填写清楚。理疗结束，应及时写出总结，判定疗效。

三、诊断证明书

（1）诊断证明书主要用以证明诊断，所诊断的疾病应尽量明确具体。病情复杂，一时未能确诊者，须在诊断名后加上"？"。

（2）医师不得出具与自己执业范围无关或者与执业类别不相符的医学证明文件。

（3）处理意见须慎重考虑病情需要与实际可能，特别要注意本院的诊疗条件，一般只提出原则性建议。

（4）严格掌握休息时间，一般不超过一周，凡超过二周者须经医务科或门诊部负责人签名同意。休息天数应大写，最好标明起止日期。如有涂改，应加盖印鉴方为有效。

（5）建议疗养、变更工作、可能涉及纠纷或与保险、法律证供等的证明书，应有相应部门介绍信经医务科审查，方可出具。必要时所出证明直接送交有关部门。

（6）如需复诊，应在《门诊病历》中记录并口头告知病人，不再出具证明。

（7）诊断证明书中的主要处理意见，如休息方式及期限，要记入门诊病历，以备查考。

四、出院证明书

（1）出院病人均要求向其出具"出院证明书"。内容要求基本同"诊断证明书"。

（2）出院休息时间一般不超过三个月。

（3）出院证明书的建议意见，应在"出院记录"中如实记载。

第二十二章 处方书写及管理制度

一、处方权的获得

（1）经注册的执业医师在执业地点取得相应的处方权。经注册的执业助理医师开具的处方，应当经所在执业地点执业医师签名或加盖专用签章后方有效。

（2）医师注册后应当在医务科及药剂科签名留样或者专用签章备案后，方可开具处方。

（3）执业医师经考核合格后取得麻醉药品和第一类精神药品的处方权，药师经考核合格后取得麻醉药品和第一类精神药品调剂资格。

（4）医师取得麻醉药品和第一类精神药品处方权后，方可在本机构开具麻醉药品和第一类精神药品处方，但不能为自己开具该类药品处方。药师取得麻醉药品和第一类精神药品调剂资格后，方可在本机构调剂麻醉药品和第一类精神药品。

（5）试用期（轮科）人员开具处方，应当经所在科室有处方权的执业医师审核、并签名或加盖专用签章后方有效。

（6）进修医师由接收进修的医疗机构对其胜任本专业工作的实际情况进行认定后授予相应的处方权。

二、处方管理的一般规定

（1）处方书写应当符合下列规则：

1）病人一般情况、临床诊断填写清晰、完整，并与病历记载相一致。

2）每张处方限于一名病人的用药。

3）字迹清楚、不得涂改；如需修改，可用双横线删除所需修改内容，并在修改处签名并注明修改日期。

4）药品名称应当使用规范的中文名称书写，没有中文名称的可以使用规范的英文名称书写；医疗机构或者医师、药师不得自行编制药品缩写名称或者使用代号；书写药品名称、剂量、规格、用法、用量要准确规范，药品用法可用规范的中文、英文、拉丁文或者缩写体书写，但不得使用"遵医嘱""自用"等含糊不清的字句。

5）病人年龄应当填写实足年龄，新生儿、婴幼儿写日龄、月龄，必要时要注明体重。

6）西药和中成药可以分别开具处方，也可以开具一张处方，中药饮片应当单独开具处方。

7）开具西药、中成药处方，每种药品应当另起一行，每张处方不得超过5种药品。

8）中药饮片处方的书写，一般应当按照"君、臣、佐、使"的顺序排列；调剂、煎煮的特殊要求注明在药品右上方，并加括号，如布包、先煎、后下等；对饮片的产地、炮制有特殊要求的，应当在药品名称之前写明。

9）药品用法用量应当按照药品说明书规定的常规用法用量使用，特殊情况需要超剂量使用时，应当注明原因并再次签名。

10）除特殊情况外，应当注明临床诊断。

11）开具处方后的空白处画一斜线以示处方完毕。

12）处方医师的签名式样和专用签章应当与院内药学部门留样备查的式样相一致，不得任意改动，否则应当重新登记留样备案。

（2）药品剂量与数量用阿拉伯数字书写。

1）剂量应当使用法定剂量单位：重量以克（g）、毫克（mg）、微克（ug）、纳克（ng）为单位；容量以升（L）、毫升（mL）为单位；国际单位（IU）、单位（u）；中药饮片以克（g）为单位。

2）片剂、丸剂、胶囊剂、颗粒剂分别以片、丸、粒、袋为单位；溶液剂以支、瓶为单位；软膏及乳膏剂以支、盒为单位；注射剂以支、瓶为单位，应当注明含量；中药饮片以剂为单位。

三、处方的开具

（1）医师应当根据医疗、预防、保健需要，按照诊疗规范、药品说明书中的药品适应证、药理作用、用法、用量、禁忌、不良反应和注意事项等开具处方。

开具医疗用毒性药品、放射性药品的处方应当严格遵守有关法律、法规和规章的规定。

（2）医师开具处方应当使用经药品监督管理部门批准并公布的药品通用名称、新活性化合物的专利药品名称和复方制剂药品名称。

医师开具院内制剂处方时应当使用经省级卫生行政部门审核、药品监督管理部门批准的名称。

（3）处方开具当日有效。特殊情况不需延长有效期的，由开具处方的医师注明有效期限，但有效期最长不得超过 3d。

（4）处方一般不得超过 7d；急诊处方一般不得超过 3d；对于某些慢性病、老年病或特殊情况，处方用量可适当延长，但医师应当注明理由。

医疗用毒性药品、放射性药品的处方用量应当严格按照国家有关规定执行。

（5）医师应当按照卫计委制定的麻醉药品和精神药品临床应用指导原则，开具麻醉药品、第一类精神药品处方。

（6）门（急）诊癌症疼痛病人和中、重度慢性病痛病人长期使用麻醉药品和第一类精神药品的，首诊医师应当亲自诊查病人，建立相应的病历，要求其签署《知情同意书》。

病历中应当留存下列材料复印件：

1）二级以上医院开具的诊断证明。

2）病人户籍簿、身份证或者其他相关有效身份证明文件。

3）为病人代办人员身份证明文件。

（7）除需长期使用麻醉药品和第一类精神药品的门（急）诊癌症疼痛病人和中、重度慢性疼痛病人外，麻醉药品注射剂仅限于医疗机构内使用。

（8）为门（急）诊病人开具的麻醉药品注射剂，每张处方为一次常用量；控缓释制剂，每张处方不得超过 7d 常用量；其他剂型，每张处方不得超过 3d 常用量。哌醋甲酯用于治疗儿童多动症时，每张处方不得超过 15d 常用量。

第二类精神药品一般每张处方不得超过 7d 常用量；对于慢性病或某些特殊情况的病人，处方用量可以适当延长，医师应当注明理由。

（9）为门（急）诊癌症疼痛病人和中、重度慢性疼痛病人开具的麻醉药品、第一类精神药品注射剂，每张处方不得超过 3d 常用量；控缓释制剂，每张处方不得超过 15d 常用量；其他剂型，每张处方不得超过 7d 常用量。

（10）为住院病人开具的麻醉药品和第一类精神药品处方应当逐日开具，每张处方为 1d 常用量。

（11）对于需要特别加强管制的麻醉药品，盐酸二氢埃托啡处方为一次常用量，仅限于二级以上医院内使用；盐酸哌替啶处方为一次常用量，仅限于医疗机构内使用。

（12）医师应当要求长期使用麻醉药品和第一类精神药品的门（急）诊癌症病人和中、重度慢性疼痛串者，每 3 个月复诊或者随诊一次。

（13）医师利用计算机开具、传递普通处方时，应当同时打印出纸质处方，其格式与手写处方一致；打印的纸质处方经签名或者加盖签章后有效。药师核发药品时，应当核对打印的纸质处方，无误后发给药品，并将打印的纸质处方与计算机传递处方同时收存备查。

四、处方合格标准

（1）处方项目填写清楚、准确、齐全。

（2）处方书写规范、符合有关规定。

（3）药名正确、规格清楚、剂量准确、有合理使用方法。

（4）用量符合有关要求，不开人情处方、大处方。

（5）无配伍禁忌，若有配伍禁忌及超剂量使用，应双签字。

（6）毒麻药品单开红处方、剂量用法严格按照有关规定执行。

（7）医生签名清楚、应签全名。

注：①上述第（4）、（5）、（6）项发生错误，或者第（3）项中的药名、规格、使用方法等出现原则错误，均为不合格处方。②其余发现三个以上错误为不合格处方。

五、护理文书

护理文书是护理人员在护理活动过程中形成的文字、符号、图表等资料的总和。护理文书书写是指护理人员通过病情观察、实施治疗、整体护理活动获得服务对象的有关资料，并对此进行归纳、整理、分析形成的护理活动记录的行为。主要包括体温单、长期医嘱单、临时医嘱单、一般病人护理记录单、危重病人护理记录单、手术护理记录单等。

1. 护理文书书写的特殊要求　相关病情和治疗原则应与医师一致，发现疑义应与医师沟通后记录。

2. 体温单　用于记录病人体温、脉搏、呼吸、血压、排泄物、皮试、入院、出院、转科、手术、死亡等项目。体温单为表格式。用蓝、黑和红色签字笔填写。

（1）每页第 1 日填写格式为年-月-日（例如：2006-03-28），其余 6d，只填写日期；如遇新的月份，应填-月-日；遇到新的年度，填写-年-月-日。住院日数从入院当天开始填写。

（2）手术后日数：手术当日用红笔在相应的时间内填写 0（不写时间），手术次日开始记数，连续填写 10d（例 0、1、2…）。如在 10d 内又做手术，则停写第 1 次手术日数，改写Ⅱ—Ⅱ-1、Ⅱ2。第 3 次Ⅲ-0、Ⅲ-1、Ⅲ-2。连续填写 10d 止。

（3）时间：体温单绘制一般 4h 为一间隔。如 3—7—11—3—7—11。

（4）40℃横线以上的填写内容（用红笔填写）：

1）在相应的时间内，纵向顶格填写入院、出院、转入、手术、分娩、请假、死亡。除手术、请假、自行离院、出院不写时间，其他均应写出相应时间，要求具体到分、时。填写死亡时间要与医师一致。

2）病人请假或因故离院须经医师批准，并由当班护士履行相应手续，护士方可在体温单上注明"请假"，体温、脉搏前后不连线。病人无故未经批准自行离院者，护士应在体温单上注明"自行离院"，并在护理记录上注明。

3）转科（或转床）：在楣栏病区后加箭号"→"并写上转至的病区。例如病人从内二科转入外科，病区：内二科→外科。

4）入院时间和手术时间在同一时间段（即重叠），应先写入院时间后一格写手术时间。

（5）体温画法：

1）体温每小格 0.2℃。

2）体温用蓝（黑）签字笔填写，蓝（黑）圆点表示口温，黑（蓝）叉表示腋温，黑（蓝）圆圈表示肛温。

3）相邻两次体温之间用黑（蓝）线相连，若体温在粗线上不必连接。

4）物理降温 30min 测得的体温，以红圆圈表示，并用红虚线与降温前的温度在同一纵格内相连，下一次再测的体温与降温前的体温相连。如病人高热经多次采取降温措施后仍持续不降，受体温单记录的限制，需将体温变化情况记录在护理记录中。

5）发热病人物理降温后体温不降反而升高，以向上吊红灯笼形式表示，物理降温后（30min）体温无升无降，无须标记，在护理记录单内反映。

6）体温不升者，在 35℃横线下相应的时间格内用红笔纵行写"体温不升"字样，不升前后的体温不连线。

（6）脉搏画法：

1）脉搏每小格为 4 次。

2）红圆点表示脉搏，红圆圈表示心率，脉搏间或心率间用红线相连。

3）体温与脉搏重叠时，在蓝（黑）叉外画红圆圈表示，肛温与脉搏重叠时在蓝

（黑）圆圈内画红圆点表示，口温与脉搏重叠时，在蓝（黑）圆点外画红圆圈表示。

4）脉搏短绌病人测脉搏的同时必须测心率，并在体温单上描绘，以红圆圈表示心率，红圆点表示脉搏，脉率与心率两曲线之间不用红线填满，当脉率与心率一致后，则不划心率，继续绘制脉率曲线。

（7）呼吸：

1）呼吸用数字表示，用蓝（黑）笔在呼吸栏相应时间内填写，相邻两次呼吸上下错开，先下后上。

2）人工辅助呼吸的病人用蓝（黑）字笔在35℃以下，相应的时间格内写上"辅助呼吸"或"停辅助呼吸"。

（8）体温、脉搏、呼吸应当同步测量记录。

（9）其他填写内容：

1）下栏内容包括：大便次数，尿量（mL/次）、总入量（mL）、总出量（mL）、血压（mmHg）、体重（kg）、皮试。

2）下栏各项除皮试阳性用红笔填写（+），其余项用蓝（黑）笔填写，已注明单位，只填写数字即可。

3）空白栏可根据医嘱要求填写，如身高、腹围、各种引流量等。

4）大便次数每24h记录1次，填写在相应格内。新入院从第2日开始填写，以后每日填写1次。

A.1/E表示灌肠后排便1次。

B.0/E表示灌肠1次，无大便。

C.11/E表示自行排便1次，灌肠后又排便1次。

D."※"记号：表示大便失禁或人工肛。"※/E"：表示清洁灌肠后大便多次。

E.若需记录大便量时以斜线区分，斜线上表示大便次数，斜线以下表示大便量，例如，大便次数/大便量（g）。

5）出入量应当按医嘱记录24h出入量，并填写在相应格内。总入量：由下夜班护士在早晨7时将24h各入量项目综合的总入量统计后填写在总入量栏目相应日期格内；总出量：由下夜护士在早晨7时将24h各出量项目综合的总出量统计后填写在总出量栏目相应日期格内（即以在班24h内计算日期，例如，27日早上7AM统计，应写在26日出入量相应格内）。

6）医嘱开出记24h尿量，由下夜护士在7AM将尿量统计后填写在相应格内；停留尿管，不需记录尿量者，则在体温单尿量（次）栏用蓝（黑）笔画"△"表示，若需同时记录尿量者，则用"△"—尿量表示（例如，△—1500）；并在护理记录上反映，小便失禁时用"※"表示。

7）血压、体重应当按护理常规或医嘱测量并记录，每周至少1次。血压采用分子式的记录方式填写在相应栏内；医嘱每日测血压超过2次以上，在体温单上、下栏各填写1次，其余血压填写在生命体征动态监测单或危重病人护理记录单上。病人之病情变化，按护理记录频次要求，在护理记录单内体现。入院当天应有血压、体重的记录，入院时或住院期间因病情不能测量体重者，用"平车"或"卧床"表示。

8）皮试栏：记录此次住院所做皮试阳性结果，用红笔写"+"。

9）住院周数：用蓝（黑）笔填写（阿拉伯数字）。

3. 医嘱单

（1）长期医嘱（有效期24h以上），当医师注明停止时间后即失效，长期医嘱转抄或电脑打印的执行单（服药单、治疗单、注射单），护士必须在医嘱单和执行单上签名。

（2）临时医嘱（有效时间在24h以内）应在短时间内执行或立即执行，临时备用医嘱（SOS）应于执行后签名，注明执行日期时间。

（3）新开的医嘱：如在同一日期同一时间有数条医嘱，长嘱只需在第一行和最后一行写明日期、时间，护士在头尾行签名，在护士签名栏内用直线连接；临嘱要求护士每项分别签名。

（4）停止医嘱：应在相应执行单上注销，并在停止时间栏后签名。

各医嘱执行单（包括服药单、治疗单、注射单等）电脑执行单每次执行后护士签全名，由科室负责保存在各病房中，按月装订，注明年、月，保存一年。

4. 护理记录单　分为一般病人护理记录（单）和危重病人护理记录（单）。

（1）一般病人护理记录（单）是指根据医嘱和病情对一般病人住院期间护理过程的客观记录。一般病人护理记录包括新收护理记录、病程护理记录、手术前后护理记录、出院护理记录。日夜班均用蓝（黑）钢笔记录（每班之间书写不能空行），记录后签全名。

1）新收护理记录：由主（值）班护士书写。内容包括病人入院时间（年、月、日、时、分），入院方式（步行、搀扶、轮椅或平车），急诊或平诊入院，简短病史（就诊的主要病状及持续时间），到达病房时的状况（入院时生命体征及其他重要临床表现），入院后特殊检查、治疗和护理处置情况，疾病护理常规、护理级别、治疗饮食，需要向下一班交代的病情观察和检查、治疗重点等。

2）病程护理记录：入院当天班班应有护理记录，连续三班，由当班护士负责；病情稳定的病人至少3d记录一次，由责任护士负责；病情变化时随时记录。内容包括医嘱执行情况，护士观察到的客观病情变化，采取的护理措施和实际效果，执行护理程序过程中向病人交代的注意事项及其他有关内容：如健康教育项目（内容）、时间、效果等。

3）转科护理记录：病人转科需对病人现病情做护理小结记录，方可转交他科，转入护理记录按新收护理记录书写。

4）术前护理记录：手术前护理由责任护士或当班护士执行并记录。术前1d应了解病人诊断及手术指征，观察并记录病情和心理状态、术前准备情况（备皮、备血、药物过敏试验、清洁灌肠、留置胃管、导尿管等）、术前健康教育（训练病人床上排尿、深呼吸、有效排痰等）及向病人交代的注意事项、术前用药和特殊病情变化（发热、感冒、月经来潮等）。

5）术后护理记录：术后首次护理记录由主（值）班护士完成，重点记录麻醉方式、手术名称、病人返回病室时间及麻醉清醒状态、伤口情况、术后体位、引流情况

（含排尿或尿液引流情况）、术后医嘱执行情况等，之后应动态地观察和记录术后病情变化（排气时间、禁食及进食时间、拔引流管时间等）、病人思想和情绪变化对护理的需求等。手术当天班班记录，连续三班，由当班护士完成；术后3d（不包括当天手术记录）每天至少记录一次，由责任护士或当班护士负责。

6）出院护理记录：书写时简明扼要概括病人现在情况，是否遵医嘱做好病后康复指导，写明出院日期，由责任护士负责。

7）抢救记录、死亡护理记录：重点记录病情演变、病情观察、治疗、抢救经过、死亡原因等，记录时间应具体到分，由当班护士负责。

8）当病人病情危重，医师发出书面病危通知或特级护理的病人，停用"一般病人护理记录单"改用"危重病人护理记录单"，书写方法为在一般病人护理记录最后一行写"病人因病情需要医嘱开'告病危'或'特级护理'，转写危重病人护理记录（以下空白）"；在记录的当页空白处用"S"符号画上，且危重病人护理记录单的页码要与一般病人护理记录单的页码相连贯（如一般病人护理记录单的页码为"1、2"则危重病人护理记录单的页码为"3"，页码连贯下去）。

（2）危重病人护理记录（单）：根据病人情况决定记录的频次；危重抢救病人每班记录，病情有变化时随时记录。当病情好转，医嘱停"告病危"或"特级护理"此时应在危重病人护理记录最后一行写明"医嘱停'告病危'或'特级护理'转写一般病人护理记录（以下空白）"，并在空白处画"S"，页码连续。记录内容应包括：

1）出入液量：

A. 每餐饮食量［流质（mL），半流质、固体食物（g）］记在入量的项目栏内，食物含水量、鼻饲量和每次饮水量应及时准确记录实入量。

B. 输液及输血：准确记录相应时间内液体输入量。

C. 出量：包括尿、呕吐物、大便、各种引流液等，除记量（mL）外还需将其颜色、性质记录于护理措施、效果及签名栏内。

D. 日间出入量由白班小结1次，在白班最后1次记录的下方画一条蓝横线，同时将日间总入量和总出量分别记录在相应栏内；24h出入量由夜班总结，在最后一次记录的下方画一条红横线，于横线下用蓝（黑）笔写"24h总出入量"字样，并将总入量和总出量分别记录在相应栏内。

2）生命体征：遵医嘱或根据病情测量和记录生命体征，记录时间应具体到分。

3）护理措施、效果及签名栏内记录内容根据医嘱和病情需要，客观记录病人24h内病情变化、用药、治疗、检查以及护理措施和效果等。

5. 手术护理记录（单）　应另立专页，记录手术中护理情况。手术护理记录是指巡回护士对手术病人术中护理情况及所有器械、敷料的记录，应当在手术结束后即时完成，巡回护士将手术护理记录放于病人病历内，一同送回病房。手术护理记录内容应包括：

（1）一般情况及术中护理情况。

（2）手术所有植入体内医疗器械具的标识，经验后粘贴于手术护理记录单的背面。

（3）物品的清点：术前、术中、术后清点。清点时，如发现器械、敷料数量与术前不符，护士应当及时要求手术医师共同查找，如手术医师拒绝，护士应在手术护理记录"其他"栏内注明，并由手术医师签名。

（4）护理情况"其他"栏内：记录术前访视主要内容，术中、术毕的护理情况，需医师签字的项目要请医师确认签名。

6. 护理工作交班记录本　护理工作交班记录本格式可用厚病案报告样式，记录以提纲式（索引式）由值班护士将本班病区动态书写出书面报告，交班记录本由病区护士长保存3年。

附 录

附录一 住院病历评分标准

项目	标准分值	基本要求	缺陷内容	扣分标准	评分
首页	10分	项目齐全、准确、字迹清楚、严禁涂改、出院后24h内完成	☆3项未填写（自然缺损除外）	乙级	
			☆传染病漏报	乙级	
			门（急）诊诊断未填写	1	
			门（急）诊诊断填写有缺陷	0.5	
			入院诊断未填写	1	
			入院诊断填写有缺陷	0.5	
			出院诊断未填写	2	
			出院诊断未填写或有缺陷	0.5	
			出院情况未填写或有缺陷	0.5/项	
			医院感染未填写	2	
			手术、操作名称未填写	2	
			手术、操作名称填写有缺陷	0.5	
			有病理诊断报告、病理诊断未填写	1/项	
			病理报告填写有缺陷	0.5/项	
			过敏药物空白或填写错误	1	
			缺各级医师签名	2/项	
入院记录	20分	1. 入院24h内由住院医师完成 2. 一般项目齐全（10项） 3. 主诉体现症状（或体征）+持续时间	入院记录（再次或多次入院记录）未按时完成	5	
			一般项目填写不全	0.5/项	
			主诉描述有缺陷	1	
			有症状（或体征）而以诊断代替主诉	1	

续表

项目	标准分值	基本要求	缺陷内容	扣分标准	评分
入院记录	20分	4. 现病史必须与主诉相关、相符，能反映本次疾病的起始、演变、诊疗过程及一般情况变化，重点突出、概念明确，运用术语准确，有鉴别诊断资料 5. 既往史、个人史、月经史、生育史、家族史齐全，传染病有流行病史，小儿有喂养史 6. 体格检查项目齐全，记录全面系统，有专科重点检查 7. 辅助检查（入院时已获得）结果抄录正确 8. 诊断确切，依据充分，主次排列有序 9. 主治医师在48h内有审核签字	现病史描述主要症状不明确	3	
			发病诱因、主要疾病发展变化过程、诊断情况叙述不清，描写不准确	2/项	
			叙述混乱、颠倒、层次不清	2	
			缺少必要的鉴别诊断资料	2	
			缺四史（既往史、个人史、婚育史、家族史）	2/项	
			体格检查一般项目遗漏	0.5/项	
			☆体格检查遗漏系统或主要阳性体征	乙级	
			缺少鉴别诊断意义的阴性体征	2	
			体格检查记录描述不规范	1	
			☆缺必要的专科或重点检查	乙级	
			必要的辅助检查空缺	2	
			辅助检查抄录有缺陷	0.5/项	
			诊断不确切，依据不充分	2	
			诊断主次颠倒	1	
			☆主要疾病遗漏	丙级	
			缺少应该有的最后诊断或修正诊断	2	
			无医师签名	2	
			48h内无主治医师审核签字	2	
病程记录	40分	1. 首次病程记录应在病人入院8h后完成，内容包括病例特点、诊断依据、鉴别诊断和诊疗计划等 2. 日常病程记录：要及时反映病情变化，分析判断，处理措施，疗效观察，更改医嘱的时间，辅助检查结果异常的结果、分析及处理措施。有反映医师履行告知义务和解答病人疑问的记录	首次病程记录未在8h内完成	5	
			首次病程记录中缺诊断依据、鉴别诊断或诊疗计划	3/项	
			首次病程记录内容不规范	1/项	
			未按规定时间书写病程记录	2/次	
			病程记录内容不全面（包括其他特殊记录）	1/项	
			☆抢救病例无抢救记录	乙级	
			抢救记录内容有缺陷（指病情变化、抢救时间及措施、参加抢救人员的姓名、职称）	2/项	

项目	标准分值	基本要求	缺陷内容	扣分标准	评分
病程记录	40分	3. 病程记录时限：病危：随时记录，每天至少一次，时间具体到分。病重：至少 2d 记录一次。稳定（一般）：3d 记录一次。慢性：至少 5d 一次 4. 上级医师首次查房记录应当在病人入院 48h 内完成，内容包括补充的病史和体征，诊断依据与鉴别诊断的分析及诊疗计划 5. 上级医师查房记录：病危病人每天、病重病人 3d 内、病情稳定病人 5d 内必须有上级医师查房记录，疑难危重病人必须有主任或副主任医师以上人员的查房记录 6. 疑难、危重病例有病情讨论记录 7. 交接班或转科必须记录，交班（转出）记录要在交班（转出）之前书写完成，接班（转入）记录要在接班（转入）后 24h 内完成 8. 住院时间超过 1 个月的要有阶段小结 9. 抢救记录必须及时完成，特殊情况下必须抢救后 6h 内补记 10. 死亡讨论记录在病人死亡后一周内完成 11. 会诊记录内容齐全，包括会诊时间和医师签名 12. 术前要有手术者，麻醉师查看病人的记录，有手术前一天的病程记录，有手术小结，病人病情较重或手术难度较大的要有术前讨论	无交接班记录	2/次	
			无阶段小结	3/次	
			☆无转出、转入记录	乙级	
			缺特殊检查（治疗）记录	5	
			特殊检查（治疗）记录有缺陷	2	
			☆缺死亡讨论记录	乙级	
			死亡讨论记录有缺陷	1	
			缺会诊记录单	2/次	
			会诊记录有缺陷	1/处	
			上级医师首次查房未在 48h 内完成	3	
			上级医师首次查房记录有缺陷	1	
			规定时间内无上级医师查房记录	2/次	
			☆择期手术缺手术小结	乙级	
			☆病情较重或难度较大的手术缺手术前讨论记录	乙级	
			缺术前手术者查看病人的记录	2	
			缺麻醉师术前查看病人的记录	2	
			☆缺麻醉记录单	丙级	
			麻醉记录单有缺陷	1/项	
			☆缺手术记录	丙级	
			手术记录内容有明显缺陷	2/处	
			手术记录未在术后 24h 内完成	5	
			手术记录由第一助手书写而无手术者签名	3	
			缺术后当天病程记录	3	
			术后病程记录有缺陷	1	
			术后 3d 病程记录不连续	1/次	
			术后 3d 内无上级医师查房记录	5	

项目	标准分值	基本要求	缺陷内容	扣分标准	评分
病程记录	40分	13. 手术记录由手术者书写，并于手术后24h内完成，特殊情况下由第一助手书写，必须有手术者签名 14. 术后首次病程记录要及时完成，术后连续3d要有病程记录，3d内要有手术者或主治医师的查房记录 15. 麻醉记录项目齐全，有麻醉医师签名 16. 特殊检查（治疗）操作应及时记录			
出院记录	10分	1. 病人出院后24h内完成，内容全面，包括主诉、入院情况、入院诊断、诊疗经过、出院情况、出院诊断、出院医嘱及医师签名 2. 死亡记录在病人死亡24h内完成	☆缺出院（死亡）记录	乙级	
			出院（死亡）记录24h内未完成	5	
			出院（死亡）记录缺某一部分内容	2/部分	
			出院（死亡）记录缺某一部分内容不全面	1/部分	
			出院（死亡）记录缺两级医师签名	2/项	
辅助检查	5分	按广东省常见病基本诊疗规范的要求，完善各项检查	☆缺与主要诊断相关的辅助检查报告单	乙级	
			缺应有的检查报告单	1/张	
			报告单、检验单粘贴不规范，不整齐或缺标记	1	
基本要求和医嘱单	5分	1. 字迹清楚、无错别字、无自造字，不允许有任何涂改 2. 签名要能辨认 3. 医嘱内容应当准确、清楚，每项医嘱应当只包含一项内容，并注明下达时间，应当具体到分 4. 医嘱不得涂改。需要取消时，应当使用红笔标注"取消"字样并签名	☆缺整页病历记录造成不完整	乙级	
			☆缺主要项目造成病历不完整（如入院记录、病程记录……）	丙级	
			有明显涂改	1/处	
			正常修改后按规定需要重抄的，而未重抄	5	
			字迹潦草不能辨认	2	
			病历楣栏填写不完整（姓名、页、住院号等）	0.2/项	
			用蓝黑、碳素之外的墨水书写	5	
			缺医嘱时间或医师签名	2/处	

项目	标准分值	基本要求	缺陷内容	扣分标准	评分
知情同意书	10分	手术同意书内容包括术前诊断、手术名称、术中或术后可能出现的并发症、手术风险、病人（近亲属）和医师签名等。特殊检查（治疗）同意书包括特殊检查（治疗）项目名称、目的、可能出现的并发症及风险、病人和医师签名等	☆缺特殊检查（治疗）同意书后缺病人（近亲属）签名	乙级	
			☆缺手术同意书或缺病人（近亲属）签名	乙级	
			特殊检查（治疗）、手术同意书缺项	2/项	
			放弃治疗或抢救，缺病人（近亲属）意见或签名	5	
			缺尸体解剖同意书	5	

说明：

1. 适用范围：适用病历医疗文书的环节质量评价及终末质量评价。

2. 用于病历环节质量评价时，按评分标准找出病历中存在的缺陷，不评定病历等级。

3. 各项扣分以扣完该项标准分为止，不实行倒扣分。

4. 总分为100分，根据所得分划分病历等级。

（1）≥90分为甲级病案；（2）75~89.9分为乙级病案；（3）<75分为丙级病案。

附录二 门诊病历评分标准

项目	标准分值	基本内容	扣分标准	评分	
一般项目	10分	内容包括姓名、性别、出生年月、民族、婚姻、职业、工作单位或住址、药物过敏史及就诊日期（年、月、日，急诊病历写到时、分	缺一项扣1分		
主诉	15分	主要症状（或体征）+时间	缺一项扣5分，描述有缺陷扣2分		
病史	15分	现病史重点突出（包括与本次发病有关的过去史、个人史和家族史或其他有意义的病史）	重点不突出，不能反映疾病的主要症状扣5分，漏填与疾病有关既往史等扣5/项		
体检	20分	有一般情况，阳性体征及有助于鉴别诊断的主要阴性体征（专科医院应有针对性检查）	漏一项阳性体征扣5分，漏主要阴性体征扣3分		
诊断	10分	1. 有诊断或初步诊断。"待查"则应有进一步的处理措施 2. 三次门诊不能确诊者，应请上级医师诊治	1. 无诊断扣5分，"待查"无措施或建议扣3分 2. 处理不及时扣2分		

项目	标准分值	基本内容	扣分标准	评分	
处理	12 分	1. 处理要正确、及时 2. 治疗及处理意见均有记录 3. 必要的辅助检查	1. 无治疗意见扣 3 分 2. 未记录使用的药品名称及使用方法扣 2 分/项 3. 未做与疾病有关的检查扣 2 分		
其他	12 分	1. 急、危重者必须有生命体征、意识状态及诊断和抢救措施 2. 抢救病例，应有抢救记录，死亡病人应有死亡日期及时间、死亡诊断 3. 病情危重的抢救病人，应记录病情、告知情况及患方签名 4. 特殊检查及操作、转科、转院必须有记录 5. 应记录病假单时间 6. 法定传染病应注明疫情报告时间	1. 急、危重病人无生命体征记录的，扣 1 分/项 2. 缺抢救经过记录、死亡日期及时间、死亡诊断扣 3 分/项 3. 无告知情况扣 2 分 4. 缺特殊检查及操作、转科、转院记录扣 5 分/项 5. 无病假单时间扣 1 分 6. 传染病漏报扣 5 分		
病历书写	3 分	项目填写齐全、准确、字迹清楚，文字简练，医疗术语正确，严禁涂改；无错别字	字迹不清扣 0.5/处，涂改扣 3/处		
医师签名	3 分	经治医师全名，实习医师要有上级医师签名	无医师签名扣 3 分		

注：90 分为合格病历。

附录三　中西医处方书写及修改示例

西医处方书写示例：

项目	标准分值	基本内容	扣分标准	评分
一般项目	10分	内容包括姓名、性别、出生年月、民族、婚姻、职业、工作单位或住址、药物过敏史及就诊日期（年、月、日，急诊病历写到时、分）	缺一项扣1分	
主诉	15分	主要症状（或体征）+时间	缺一项扣5分，描述有缺陷扣2分	
病史	15分	现病史重点突出（包括与本次发病有关的过去史、个人史和家族史或其他有意义的病史）	重点不突出，不能反映疾病的主要症状扣5分，漏填与疾病有关既往史等扣5分/项	
体检	20分	有一般情况，阳性体征及有助于鉴别诊断的主要阴性体征（专科医院应有针对性检查）	漏一项阳性体征扣5分，漏主要阴性体征扣3分	
诊断	10分	1. 有诊断或初步诊断。"待查"则应有进一步的处理措施 2. 三次门诊不能确诊者，应请上级医师诊治	1. 无诊断扣5分，"待查"无措施或建议扣3分 2. 处理不及时扣2分	
处理	12分	1. 处理要正确、及时 2. 治疗及处理意见均有记录 3. 必要的辅助检查	1. 无治疗意见扣3分 2. 未记录使用的药品名称及使用方法扣2分/项 3. 未做与疾病有关的检查扣2分	
其他	12分	1. 急、危重者必须有生命体征、意识状态及诊断和抢救措施 2. 抢救病例，应有抢救记录，死亡患者应有死亡日期及时间、死亡诊断 3. 病情危重的抢救病人，应记录病情、告知情况及患方签名 4. 特殊检查及操作、转科、转院必须有记录 5. 应记录病假单时间 6. 法定传染病应注明疫情报告时间	1. 急、危重病人无生命体征记录的，扣1分/项 2. 缺抢救经过记录、死亡日期及时间、死亡诊断扣3分/项 3. 无告知情况扣2分 4. 缺特殊检查及操作、转科、转院记录扣5分/项 5. 无病假单时间扣1分 6. 传染病漏报扣5分	
病历书写	3分	项目填写齐全、准确、字迹清楚，文字简练，医疗术语正确，严禁涂改；无错别字	字迹不清扣0.5分，涂改扣3分/处	
医师签名	3分	经治医师全名，实习医师要有上级医师签名	无医师签名扣3分	

注：90分为合格病历。

修改处方示例：

徐闻县中医医院处方笺

费别： □公费 ☑自费
　　　　医保　其他

疗证/医保卡号：　　　　处方编号：№ 0006582

姓名：__张 某__　　　性别：　男☑ 女□　　年龄：__30岁__

门诊/住院病历号：__226732__　　科别（病区/床位号）　__内2科18床__

临床诊断：__泌尿系感染__　　开具日期：__2005__ 年 __07__ 月 __19__ 日

地址/电话：__某县某镇__

RP

1.　　0.9%氯化钠针　　　500mL
　　　头孢曲松钠针　　　1.0×4支
　　　　sig:MDS iv drip　AST（　）
　　　　qd×2天

2.　　5%葡萄糖针　　　250mL
　　　小诺霉素针　　　6万u×2支
　　　　sig:MDS iv drip
　　　　qd×2天

3.　　左氧氟沙星胶囊　　0.1×18粒
　　　　sig:　　2粒　~~t·i·d~~ 秦卫国 2005.07.19
　　　　　　3粒　　t·i·d

医　师：__秦 某__　药品金额：__100.50元__
审核药师：__曾 某__　调配药师/士：__神 某__　核对、发药药师：__陈 某__

徐闻县中医医院处方笺

费别：□公费 ☑自费
　　　医保　其他

疗证/医保卡号：　　　　处方编号：№ 0006582

姓名：　张　某　　　　　性别：　男☑ 女□　　　年龄：　30岁

门诊/住院病历号：226732　　　科别（病区/床位号）内2科18床

临床诊断：泌尿系感染　　　　开具日期：2005 年　07 月　19 日

地址/电话：某县某镇

Rp

北芪 30g　　白术 12g　　陈皮 8g　　升麻 15g

党参 20g　　甘草 6g　　归尾 12g　　川仲 15g

续断 15g　　怀牛膝 15g　　茯苓 30g

2剂，1剂/d

水 150mL，煎至 100mL，分三次服

医　　师：秦 某　药品金额：10.50元

审核药师：曾 某　调配药师/士：神　某　核对、发药药师：　陈　某

以上为医嘱格式规范，内容请结合临床。

附录四 医嘱单的书写标准

徐 闻 县 中 医 医 院
长 期 医 嘱

姓名　刘某　科室　内科　床号　21　　　　　　　　　　　　　住院号　226573

起　　始				医　　嘱	停　　止			
日期	时间	医师签名	护士签名		日期	时间	医师签名	护士签名
2005 3-4	09：00	李　某	李　某	1．按内科常规护理				
				2．一级护理				
				3．低盐低脂饮食				
				4．测血压1次/日	3-11	14：00	李　某	钟　某
3-4	09：00	李　某	李　某	5．凯尔胶囊30mg　　1次/日	3-9	08：00	李　某	符　某
3-5	09：00	李　某	李　某	6．中药日1剂　早晚分服				
3-8	09：00	李　某	李　某	7．复方芦荟胶囊2粒3次/日				
3-9	09：00	李　某	李　某	8．氯化钠针500mL　静滴				
3-9	09：00	李　某	李　某	血塞通针0.4　1次/日				
				重整医嘱				
3-4	09：00	李　某	李　某	1．按内科常规护理				
				2．一级护理				
3-4	09：00	李　某	李　某	3．低盐低脂普食				
3-5	09：00	李　某	李　某	4．中药1剂早晚分服				
3-8	09：00	李　某	李　某	5．复方芦荟胶囊2粒3次/日				
				6．氯化钠针500mL　静滴				
3-8	09：00	李　某	李　某	血塞通针0.4　1次/日				
				转入医嘱				
3-7	09：00	谢　某	黄　某	1．按内科二级护理				
				2．普食				
3-7	09：00	谢　某	黄　某	3．中药日1剂早晚分服				
				术后医嘱				
3-1	09：00	陈　某	柯　某	1．按骨科常规护理				
				2．一级护理				
				3．半卧位				
3-1	09：00	陈　某	柯　某	4．禁食、禁饮6h				

以上为医嘱格式规范，内容请结合临床。

徐 闻 县 中 医 医 院
临 时 医 嘱

姓名 __刘某__ 科室 __内科__ 床号 __21__　　　　　　　　　　　　　住院号 __226573__

起　　始		医　师签　名	医　　　　　嘱	执行时间	操作者签　名
日期	时间				
2005 3-4	09：00	李某	血常规	09：00	李某
			小便常规		
			大便常规		
			生化全项		
			心电图		
			胸部正侧位片（床边）		
3-4	09：00	李某	腹部B超	09：00	李某
3-5	10：00	李某	超声波治疗　　取消　李某		
3-6	09：00	李某	开塞露 2支 纳肛	09：10	符某

以上为医嘱格式规范，内容请结合临床。

附录五　西医首次病程记录书写标准

首次病程记录

2005-04-06，10：30

病人因"反复咳嗽咯痰5年，伴咯血3年，复发2d"于今天上午收入本科。

（一）病例特点

1. 中年女性，慢性病程，近2d复发。

2. 反复咳嗽咯黄脓痰5年，痰量可达150mL/d，症状于气候转凉时出现且常伴发热，平素无潮热盗汗。3年来伴少量咯鲜血史，抗生素治疗后上述症状可好转。2d前因淋雨后再次发热咳嗽并先后三次咯血，每次量50mL。

3. 入院体检：T 38.3℃，BP 120/75mmHg，慢性病容，桶状胸，双肺叩诊过清音，双下肺可闻及少许湿啰音。

4. 门诊正侧位胸片意见：左下支气管扩张并感染。

5. 其他辅助检查资料暂缺。

（二）诊断依据及鉴别诊断

1. 诊断为支气管扩张症。

诊断依据：5年来反复咳嗽咯黄脓痰，痰量可达150mL/d，近3年来发作时伴咯鲜血，抗生素治疗有效，胸片意见为左下肺支气管扩张并感染。

2. 鉴别诊断：肺结核。

肺结核应有结核既往史或有低热、盗汗等症状，胸片多见上肺结核病灶。病人既往无结核病史及结核中毒症状，胸片不支持肺结核诊断。但结核合并支气管扩张可表现为反复咯痰咯血，下肺结核也不少见，需行痰涂片查抗酸杆菌、抗酸菌培养、PPD皮试等，必要时行胸部CT检查。

（三）诊疗计划

1. 完成以下检查：三大常规，出、凝血时间，生化全套，血沉，痰涂片查抗酸杆菌、抗酸杆菌培养，痰细菌涂片，PPD试验，肺正侧位片，心电图和腹部B超。

2. 必要时做纤支镜及肺CT。

3. 抗感染治疗（应选择抗菌谱包括G+、G-及厌氧菌的抗生素），止血、稀释痰液。

4. 观察病人咯血量，警惕大咯血的发生。

医师签名：陈某